全国中等中医药教育规划教材

针 灸 学

（供中医药类专业用）

主　编　汪安宁

副主编　余伯亮

编　委　王燕平　刘宝林

　　　　李　珊　汪安宁

　　　　余伯亮

主　审　汪瀛乐

中国中医药出版社

北京

图书在版编目（CIP）数据

针灸学/汪安宁主编．—北京：中国中医药出版社，2002.8（2020.9重印）
全国中等中医药教育规划教材
ISBN 978 - 7 -80156-354-5

Ⅰ.针... Ⅱ.汪... Ⅲ.针灸学-专业学校-教材 Ⅳ.R245

中国版本图书馆 CIP 数据核字（2002）第 033612 号

中国中医药出版社出版

发行者：中国中医药出版社
　　　　（北京经济技术开发区科创十三街 31 号院二区 8 号楼 电话:64405750　邮编:100176）
　　　　（邮购联系电话：84042153　64065413）
印刷者：三河市同力彩印有限公司
经销者：新华书店总店北京发行所
开　本：787×1092毫米　16 开
字　数：748 千字
印　张：31
版　次：2002 年 8 月第 1 版
印　次：2020 年 9 月第 17 版
书　号：ISBN 978 - 7 - 80156 - 354 - 5
定　价：88.00 元
如有质量问题,请与出版社发行部调换（010　64405510）
HTTP://WWW.CPTCM.COM

前　言

为适应全国中等中医药教育发展的需要，根据教育部和国家中医药管理局组织制订的中等中医药专业目录和各专业教学计划，在国家中医药管理局指导下，由全国中医药职业技术教育学会组织编写了全国中等中医药教育规划教材。本次编写出版的教材有《中医基础学》《中药学》《方剂学》《人体解剖生理学》《药理学》《诊断学基础》《中医内科学》《外科学》《中医妇科学》《儿科学》《针灸学》《推拿学》《针灸推拿学》《中医伤科学》《内科学》《中医基础护理学》《内科护理学》《外科护理学》《妇科护理学》《儿科护理学》《常见急症处理》《中医学概要》《卫生防疫概论》《常用护理技术》等中医类专业主干课程教材共24门。

本次教材是在国家中医药管理局1988年统一组织编写出版的中等中医药教材基础上重新编写的全国中等中医药教育规划教材。进入21世纪，我国职业教育有较大的发展，人才培养模式、教学内容和课程体系的改革不断深入。为适应新形势的需要，本套教材编写出版遵循了坚持以市场为导向，岗位需要为前提，综合职业能力为基础，强化专业目标，淡化学科意识，突出职业教育特点等基本编写原则，根据中等中医药人才培养目标的要求，在教材编写形式和内容方面都有了较大的改进，在教材编写的组织管理、质量评价和出版发行上亦体现了改革意识，引入了竞争机制。为了保证本套教材的质量，国家中医药管理局科技教育司和全国中医药职业技术教育学会多次召开有关教材编写出版的会议，认真学习了教育部《关于制定中等职业学校教学计划的原则意见》等文件，制定下发了《中等中医药教育教材建设的指导性原则》《中等中医药专业教材编写基本原则》《中等中医药教育教材建设管理暂行办法》和《中等中医药教材出版基本原则意见》等相关文件，成立了各专业教材编审委员会和教材建设办公室，加强了对教材编写出版的组织与管理，力求提高本套教材质量，更好地为中等中医药教育和中医药人才培养服务。

鉴于本次教材编写从组织管理、运行机制到编写要求与内容都进行了较大改革，因此，存在不足之处在所难免，希望中等中医药教育战线的教育工作者和广大读者在使用过程中，提出宝贵意见，以利再版修订时日臻完善。

全国中医药职业技术教育学会

2002 年 4 月 27 日

编 写 说 明

本教材是由国家中医药管理局科技教育司和全国中医药职业技术教育学会共同组织编写的，供全国中等中医药学校中医药类专业使用。

《针灸学》是中医药类专业的主要课程，是按照国家中医药管理局科技教育司组织制订教学计划的规定和要求编写的。编写过程中参考中医药院校的教材和针灸教学经验，以上版中专教材为蓝本。教材力求突出中等中医药职业教育的特点，以培养农村基层、城镇社区中的卫生保健实用型人才为目的，注重实用性、继承性、先进性，贯彻少而精的原则。

全书分三篇。上篇"经络腧穴"，论述经络的概念、循行路线、生理功能和应用，腧穴的定位、主治、操作等；中篇"刺灸方法"分别论述刺灸方法的基本知识和操作技能，着重培养动手能力；下篇"针灸治疗"阐述针灸辨证、治疗原则、配穴处方、特定穴的运用，及临床各科常见病、多发病的治疗。

本教材与上版教材不同之处：体现中等职业教育特点，以知识够用，培养动手能力为本；内容由浅入深，由简到繁，其中将十二经脉、奇经八脉、十五络脉、十二经别等分节介绍；腧穴按督、任、手三阴、手三阳、足三阳、足三阴和经外奇穴的顺序介绍，便于学生的学习、理解、比较和老师授课；另将"参考资料"删去，突出中等中医药职业教育的特点和实用性。

本教材上篇主要由汪安宁、李珊执笔，其中手阳明大肠经由王燕平编写，手少阳三焦经、手太阳小肠经由刘宝林编写；中篇由刘茜执笔；下篇由余伯亮、王燕平、刘宝林执笔。但由于我们水平有限，时间较紧，内容取材、详略不当和错误一定不少，恳请各校通过教学提出宝贵意见，以利今后修订提高。

编 者

2002 年 3 月 28

目　录

绪言…………………………………………………………………………………………（1）

上　篇　经络腧穴

第一章　经络概论………………………（7）
　第一节　经络的基本概念及形成……（7）
　　一、经络的基本概念………………（7）
　　二、经络概念的形成………………（7）
　第二节　经络学说的形成与发展……（9）
　　一、经络学说的形成………………（9）
　　二、经络学说的发展………………（10）
　第三节　经络系统的概貌……………（11）
　　一、十二经脉…………………………（12）
　　二、奇经八脉…………………………（15）
　　三、十二经别…………………………（15）
　　四、十五络脉…………………………（15）
　　五、十二经筋…………………………（16）
　　六、十二皮部…………………………（16）
　第四节　经络的功能…………………（17）
　　一、运行血气，协调阴阳…………（17）
　　二、抗御病邪，反映证候…………（18）
　　三、传导感应，调整虚实…………（18）
第二章　经络各论………………………（20）
　第一节　十二经脉……………………（20）
　　一、手太阴肺经………………………（20）
　　二、手阳明大肠经……………………（22）
　　三、足阳明胃经………………………（24）
　　四、足太阴脾经………………………（26）
　　五、手少阴心经………………………（28）
　　六、手太阳小肠经……………………（29）
　　七、足太阳膀胱经……………………（30）
　　八、足少阴肾经………………………（32）
　　九、手厥阴心包经……………………（34）
　　十、手少阳三焦经……………………（35）
　　十一、足少阳胆经……………………（36）

　　十二、足厥阴肝经……………………（38）
　第二节　奇经八脉……………………（39）
　　一、督脉………………………………（40）
　　二、任脉………………………………（42）
　　三、冲脉………………………………（44）
　　四、带脉………………………………（46）
　　五、阳跷脉、阴跷脉…………………（47）
　　六、阳维脉、阴维脉…………………（50）
　　七、奇经八脉的综合作用……………（52）
　第三节　十五络脉……………………（53）
　　一、手太阴络脉………………………（53）
　　二、手阳明络脉………………………（53）
　　三、足阳明络脉………………………（54）
　　四、足太阴络脉………………………（55）
　　五、手少阴络脉………………………（55）
　　六、手太阳络脉………………………（56）
　　七、足太阳络脉………………………（56）
　　八、足少阴络脉………………………（57）
　　九、手厥阴络脉………………………（57）
　　十、手少阳络脉………………………（58）
　　十一、足少阳络脉……………………（58）
　　十二、足厥阴络脉……………………（59）
　　十三、任脉络…………………………（59）
　　十四、督脉络…………………………（60）
　　十五、脾之大络………………………（60）
　第四节　十二经别……………………（60）
　　一、手太阴经别………………………（60）
　　二、手阳明经别………………………（61）
　　三、足阳明经别………………………（62）
　　四、足太阴经别………………………（62）
　　五、手少阴经别………………………（62）

六、手太阳经别 …………………… （63）

七、足太阳经别 …………………… （63）

八、足少阴经别 …………………… （64）

九、手厥阴经别 …………………… （65）

十、手少阳经别 …………………… （65）

十一、足少阳经别 ………………… （65）

十二、足厥阴经别 ………………… （66）

第五节 十二经筋 ………………… （66）

一、手太阴经筋 …………………… （66）

二、手阳明经筋 …………………… （67）

三、足阳明经筋 …………………… （68）

四、足太阴经筋 …………………… （69）

五、手少阴经筋 …………………… （70）

六、手太阳经筋 …………………… （71）

七、足太阳经筋 …………………… （72）

八、足少阴经筋 …………………… （73）

九、手厥阴经筋 …………………… （74）

十、手少阳经筋 …………………… （75）

十一、足少阳经筋 ………………… （76）

十二、足厥阴经筋 ………………… （77）

第三章 经络的标本、根结、气街、四海…

………………………………… （78）

第一节 标本 ……………………… （78）

一、标本的意义 …………………… （78）

二、标本的内容及应用 …………… （78）

第二节 根结 ……………………… （80）

一、根结的意义 …………………… （80）

二、根结的内容及应用 …………… （80）

第三节 气街 ……………………… （82）

一、气街的意义 …………………… （82）

二、气街的内容及应用 …………… （82）

第四节 四海 ……………………… （83）

一、四海的意义 …………………… （83）

二、四海的内容及应用 …………… （83）

第四章 经络学说的临床应用 ………… （85）

第一节 经络学说在诊察方面的应用……

………………………………… （85）

一、望色切脉 ……………………… （85）

二、依部循经 ……………………… （86）

三、按压诊察 ……………………… （87）

四、证候归经 ……………………… （87）

第二节 经络学说在治疗方面的应用……

………………………………… （88）

一、指导针灸、推拿和气功治疗………

………………………………… （88）

二、指导药物的临床运用 ………… （89）

第三节 经络学说在考穴方面的应用……

………………………………… （90）

附 经络现象及其现代研究 ………… （91）

一、研究概况 ……………………… （91）

二、循经感传的调查和出现率 …… （91）

三、今后研究方向 ………………… （92）

第五章 腧穴概论 …………………… （93）

第一节 腧穴的基本概念 ………… （93）

一、腧穴释义 ……………………… （93）

二、腧穴与脏腑经络的关系 ……… （93）

第二节 腧穴的起源与发展 ……… （94）

一、腧穴的起源 …………………… （94）

二、腧穴的发展 …………………… （94）

第三节 腧穴的分类 ……………… （95）

一、十四经穴 ……………………… （95）

二、经外奇穴 ……………………… （95）

三、阿是穴 ………………………… （95）

第四节 腧穴的命名 ……………… （96）

一、自然类 ………………………… （96）

二、物象类 ………………………… （96）

三、人体类 ………………………… （96）

第五节 腧穴的定位法 …………… （97）

一、体表标志定位法 ……………… （97）

二、"骨度"分寸定位法 ………… （97）

三、手指比量定位法 ……………… （98）

第六节 腧穴的作用 ……………… （99）

一、输注气血 ……………………… （99）

二、反映病证 ……………………… （100）

三、防治疾病 ……………………… （100）

第七节 腧穴的主治规律 ………… （101）

一、分经主治规律 ………………… （101）

二、分部主治规律 ………………… （101）

第八节 特定穴 ……………………… (103)
　一、五输穴 ……………………… (103)
　二、原穴、络穴 ………………… (103)
　三、俞穴、募穴 ………………… (103)
　四、郄穴 ………………………… (104)
　五、下合穴 ……………………… (104)
　六、八会穴 ……………………… (104)
　七、八脉交会穴 ………………… (104)
　八、交会穴 ……………………… (105)

第六章　腧穴各论 …………………… (108)
第一节　督脉与任脉经穴 …………… (108)
　一、督脉经穴 …………………… (108)
　　1. 长强 ………………………… (108)
　　2. 腰俞 ………………………… (108)
　　3. 腰阳关 ……………………… (109)
　　4. 命门 ………………………… (109)
　　5. 悬枢 ………………………… (110)
　　6. 脊中 ………………………… (110)
　　7. 中枢 ………………………… (111)
　　8. 筋缩 ………………………… (111)
　　9. 至阳 ………………………… (111)
　　10. 灵台 ……………………… (111)
　　11. 神道 ……………………… (112)
　　12. 身柱 ……………………… (112)
　　13. 陶道 ……………………… (112)
　　14. 大椎 ……………………… (113)
　　15. 哑门 ……………………… (113)
　　16. 风府 ……………………… (114)
　　17. 脑户 ……………………… (115)
　　18. 强间 ……………………… (115)
　　19. 后顶 ……………………… (115)
　　20. 百会 ……………………… (115)
　　21. 前顶 ……………………… (116)
　　22. 囟会 ……………………… (116)
　　23. 上星 ……………………… (117)
　　24. 神庭 ……………………… (117)
　　25. 素髎 ……………………… (117)
　　26. 水沟 ……………………… (118)
　　27. 兑端 ……………………… (118)
　　28. 龈交 ……………………… (118)
　二、任脉经穴 …………………… (119)

　　1. 会阴 ………………………… (119)
　　2. 曲骨 ………………………… (120)
　　3. 中极 ………………………… (120)
　　4. 关元 ………………………… (121)
　　5. 石门 ………………………… (121)
　　6. 气海 ………………………… (122)
　　7. 阴交 ………………………… (122)
　　8. 神阙 ………………………… (122)
　　9. 水分 ………………………… (123)
　　10. 下脘 ……………………… (123)
　　11. 建里 ……………………… (123)
　　12. 中脘 ……………………… (124)
　　13. 上脘 ……………………… (124)
　　14. 巨阙 ……………………… (124)
　　15. 鸠尾 ……………………… (125)
　　16. 中庭 ……………………… (125)
　　17. 膻中 ……………………… (126)
　　18. 玉堂 ……………………… (126)
　　19. 紫宫 ……………………… (126)
　　20. 华盖 ……………………… (127)
　　21. 璇玑 ……………………… (127)
　　22. 天突 ……………………… (127)
　　23. 廉泉 ……………………… (128)
　　24. 承浆 ……………………… (128)

第二节　手三阴经经穴 ……………… (129)
　一、手太阴肺经经穴 …………… (129)
　　1. 中府 ………………………… (129)
　　2. 云门 ………………………… (129)
　　3. 天府 ………………………… (130)
　　4. 侠白 ………………………… (130)
　　5. 尺泽 ………………………… (131)
　　6. 孔最 ………………………… (131)
　　7. 列缺 ………………………… (132)
　　8. 经渠 ………………………… (132)
　　9. 太渊 ………………………… (132)
　　10. 鱼际 ……………………… (133)
　　11. 少商 ……………………… (133)
　二、手少阴心经经穴 …………… (134)
　　1. 极泉 ………………………… (134)
　　2. 青灵 ………………………… (135)
　　3. 少海 ………………………… (135)
　　4. 灵道 ………………………… (135)

5. 通里 ················ （135）
6. 阴郄 ················ （136）
7. 神门 ················ （136）
8. 少府 ················ （136）
9. 少冲 ················ （137）

三、手厥阴心包经经穴 ····· （137）
1. 天池 ················ （138）
2. 天泉 ················ （138）
3. 曲泽 ················ （138）
4. 郄门 ················ （139）
5. 间使 ················ （139）
6. 内关 ················ （139）
7. 大陵 ················ （140）
8. 劳宫 ················ （140）
9. 中冲 ················ （141）

第三节　手三阳经经穴 ····· （142）
一、手明明大肠经经穴 ····· （142）
1. 商阳 ················ （142）
2. 二间 ················ （143）
3. 三间 ················ （143）
4. 合谷 ················ （143）
5. 阳溪 ················ （144）
6. 偏历 ················ （144）
7. 温溜 ················ （145）
8. 下廉 ················ （145）
9. 上廉 ················ （145）
10. 手三里 ·············· （146）
11. 曲池 ················ （146）
12. 肘髎 ················ （146）
13. 手五里 ·············· （147）
14. 臂臑 ················ （147）
15. 肩髃 ················ （147）
16. 巨骨 ················ （148）
17. 天鼎 ················ （148）
18. 扶突 ················ （148）
19. 禾髎 ················ （149）
20. 迎香 ················ （149）

二、手太阳小肠经经穴 ····· （150）
1. 少泽 ················ （150）
2. 前谷 ················ （151）
3. 后溪 ················ （151）
4. 腕骨 ················ （151）

5. 阳谷 ················ （152）
6. 养老 ················ （152）
7. 支正 ················ （153）
8. 小海 ················ （153）
9. 肩贞 ················ （153）
10. 臑俞 ················ （154）
11. 天宗 ················ （154）
12. 秉风 ················ （155）
13. 曲垣 ················ （155）
14. 肩外俞 ·············· （155）
15. 肩中俞 ·············· （155）
16. 天窗 ················ （155）
17. 天容 ················ （156）
18. 颧髎 ················ （156）
19. 听宫 ················ （156）

三、手少阳三焦经经穴 ····· （157）
1. 关冲 ················ （157）
2. 液门 ················ （158）
3. 中渚 ················ （158）
4. 阳池 ················ （158）
5. 外关 ················ （159）
6. 支沟 ················ （159）
7. 会宗 ················ （160）
8. 三阳络 ·············· （160）
9. 四渎 ················ （160）
10. 天井 ················ （160）
11. 清冷渊 ·············· （161）
12. 消泺 ················ （161）
13. 臑会 ················ （161）
14. 肩髎 ················ （161）
15. 天髎 ················ （161）
16. 天牖 ················ （162）
17. 翳风 ················ （162）
18. 瘈脉 ················ （163）
19. 颅息 ················ （163）
20. 角孙 ················ （163）
21. 耳门 ················ （164）
22. 和髎 ················ （164）
23. 丝竹空 ·············· （164）

第四节　足三阳经经穴 ····· （166）
一、足阳明胃经经穴 ······· （166）
1. 承泣 ················ （166）

2. 四白 ……………… （167）
3. 巨髎 ……………… （167）
4. 地仓 ……………… （167）
5. 大迎 ……………… （168）
6. 颊车 ……………… （168）
7. 下关 ……………… （168）
8. 头维 ……………… （169）
9. 人迎 ……………… （169）
10. 水突 ……………… （169）
11. 气舍 ……………… （170）
12. 缺盆 ……………… （170）
13. 气户 ……………… （170）
14. 库房 ……………… （170）
15. 屋翳 ……………… （171）
16. 膺窗 ……………… （171）
17. 乳中 ……………… （171）
18. 乳根 ……………… （171）
19. 不容 ……………… （171）
20. 承满 ……………… （172）
21. 梁门 ……………… （172）
22. 关门 ……………… （172）
23. 太乙 ……………… （172）
24. 滑肉门 …………… （173）
25. 天枢 ……………… （173）
26. 外陵 ……………… （173）
27. 大巨 ……………… （174）
28. 水道 ……………… （174）
29. 归来 ……………… （174）
30. 气冲 ……………… （174）
31. 髀关 ……………… （175）
32. 伏兔 ……………… （175）
33. 阴市 ……………… （175）
34. 梁丘 ……………… （176）
35. 犊鼻 ……………… （176）
36. 足三里 …………… （176）
37. 上巨虚 …………… （177）
38. 条口 ……………… （177）
39. 下巨虚 …………… （178）
40. 丰隆 ……………… （178）
41. 解溪 ……………… （178）
42. 冲阳 ……………… （178）
43. 陷谷 ……………… （179）
44. 内庭 ……………… （179）

45. 厉兑 ……………… （179）
二、足太阳膀胱经经穴 ……… （181）
1. 睛明 ……………… （181）
2. 攒竹 ……………… （182）
3. 眉冲 ……………… （182）
4. 曲差 ……………… （182）
5. 五处 ……………… （183）
6. 承光 ……………… （183）
7. 通天 ……………… （183）
8. 络却 ……………… （183）
9. 玉枕 ……………… （184）
10. 天柱 ……………… （184）
11. 大杼 ……………… （184）
12. 风门 ……………… （184）
13. 肺俞 ……………… （185）
14. 厥阴俞 …………… （186）
15. 心俞 ……………… （186）
16. 督俞 ……………… （186）
17. 膈俞 ……………… （186）
18. 肝俞 ……………… （187）
19. 胆俞 ……………… （187）
20. 脾俞 ……………… （188）
21. 胃俞 ……………… （188）
22. 三焦俞 …………… （188）
23. 肾俞 ……………… （189）
24. 气海俞 …………… （189）
25. 大肠俞 …………… （189）
26. 关元俞 …………… （189）
27. 小肠俞 …………… （190）
28. 膀胱俞 …………… （190）
29. 中膂俞 …………… （190）
30. 白环俞 …………… （191）
31. 上髎 ……………… （191）
32. 次髎 ……………… （191）
33. 中髎 ……………… （191）
34. 下髎 ……………… （192）
35. 会阳 ……………… （192）
36. 承扶 ……………… （192）
37. 殷门 ……………… （192）
38. 浮郄 ……………… （192）
39. 委阳 ……………… （193）
40. 委中 ……………… （193）

41. 附分 …………………（193）
42. 魄户 …………………（193）
43. 膏肓 …………………（194）
44. 神堂 …………………（194）
45. 譩譆 …………………（195）
46. 膈关 …………………（195）
47. 魂门 …………………（195）
48. 阳纲 …………………（195）
49. 意舍 …………………（195）
50. 胃仓 …………………（195）
51. 肓门 …………………（196）
52. 志室 …………………（196）
53. 胞肓 …………………（196）
54. 秩边 …………………（196）
55. 合阳 …………………（197）
56. 承筋 …………………（197）
57. 承山 …………………（197）
58. 飞扬 …………………（197）
59. 跗阳 …………………（198）
60. 昆仑 …………………（198）
61. 仆参 …………………（198）
62. 申脉 …………………（198）
63. 金门 …………………（199）
64. 京骨 …………………（199）
65. 束骨 …………………（199）
66. 足通谷 …………………（199）
67. 至阴 …………………（200）
三、足少阳胆经经穴 …………（201）
1. 瞳子髎 …………………（201）
2. 听会 …………………（201）
3. 上关 …………………（202）
4. 颔厌 …………………（203）
5. 悬颅 …………………（203）
6. 悬厘 …………………（203）
7. 曲鬓 …………………（203）
8. 率谷 …………………（204）
9. 天冲 …………………（204）
10. 浮白 …………………（204）
11. 头窍阴 …………………（204）
12. 完骨 …………………（204）
13. 本神 …………………（205）
14. 阳白 …………………（205）

15. 头临泣 …………………（205）
16. 目窗 …………………（206）
17. 正营 …………………（206）
18. 承灵 …………………（206）
17. 脑空 …………………（206）
20. 风池 …………………（206）
21. 肩井 …………………（207）
22. 渊腋 …………………（207）
23. 辄筋 …………………（207）
24. 日月 …………………（208）
25. 京门 …………………（208）
26. 带脉 …………………（208）
27. 五枢 …………………（208）
28. 维道 …………………（209）
29. 居髎 …………………（209）
30. 环跳 …………………（209）
31. 风市 …………………（210）
32. 中渎 …………………（210）
33. 膝阳关 …………………（210）
34. 阳陵泉 …………………（210）
35. 阳交 …………………（211）
36. 外丘 …………………（211）
37. 光明 …………………（211）
38. 阳辅 …………………（212）
39. 悬钟 …………………（212）
40. 丘墟 …………………（212）
41. 足临泣 …………………（213）
42. 地五会 …………………（213）
43. 侠溪 …………………（213）
44. 足窍阴 …………………（213）
第五节 足三阴经经穴 …………（214）
一、足太阴脾经经穴 …………（214）
1. 隐白 …………………（215）
2. 大都 …………………（216）
3. 太白 …………………（216）
4. 公孙 …………………（216）
5. 商丘 …………………（217）
6. 三阴交 …………………（217）
7. 漏谷 …………………（218）
8. 地机 …………………（218）
9. 阴陵泉 …………………（219）
10. 血海 …………………（219）

11. 箕门 ……………………（219）
12. 冲门 ……………………（220）
13. 府舍 ……………………（220）
14. 腹结 ……………………（220）
15. 大横 ……………………（220）
16. 腹哀 ……………………（221）
17. 食窦 ……………………（221）
18. 天溪 ……………………（221）
19. 胸乡 ……………………（221）
20. 周荣 ……………………（222）
21. 大包 ……………………（222）

二、足少阴肾经经穴经 ………（223）
1. 涌泉 ……………………（223）
2. 然谷 ……………………（223）
3. 太溪 ……………………（224）
4. 大钟 ……………………（225）
5. 水泉 ……………………（225）
6. 照海 ……………………（225）
7. 复溜 ……………………（226）
8. 交信 ……………………（226）
9. 筑宾 ……………………（226）
10. 阴谷 ……………………（227）
11. 横骨 ……………………（227）
12. 大赫 ……………………（227）
13. 气穴 ……………………（228）
14. 四满 ……………………（228）
15. 中注 ……………………（228）
16. 肓俞 ……………………（228）
17. 商曲 ……………………（229）
18. 石关 ……………………（229）
19. 阴都 ……………………（229）
20. 腹通谷 …………………（229）
21. 幽门 ……………………（229）
22. 步廊 ……………………（230）
23. 神封 ……………………（230）
24. 灵墟 ……………………（230）
25. 神藏 ……………………（230）
26. 彧中 ……………………（231）
27. 俞府 ……………………（231）

三、足厥阴肝经经穴 …………（232）
1. 大敦 ……………………（233）
2. 行间 ……………………（233）

3. 太冲 ……………………（233）
4. 中封 ……………………（234）
5. 蠡沟 ……………………（234）
6. 中都 ……………………（234）
7. 膝关 ……………………（235）
8. 曲泉 ……………………（235）
9. 阴包 ……………………（235）
10. 足五里 …………………（236）
11. 阴廉 ……………………（236）
12. 急脉 ……………………（236）
13. 章门 ……………………（236）
14. 期门 ……………………（237）

第六节　常用经外奇穴 ………（238）
一、头颈部 ……………………（238）
1. 四神聪 …………………（238）
2. 印堂 ……………………（238）
3. 鱼腰 ……………………（239）
4. 球后 ……………………（239）
5. 太阳 ……………………（239）
6. 上迎香 …………………（239）
7. 夹承浆 …………………（240）
8. 牵正 ……………………（240）
9. 翳明 ……………………（240）
10. 安眠 ……………………（240）
11. 聚泉 ……………………（240）
12. 金津、玉液 ……………（241）
13. 上廉泉 …………………（241）
14. 颈百劳 …………………（241）

二、躯干部 ……………………（242）
1. 夹脊 ……………………（242）
2. 定喘 ……………………（242）
3. 胃脘下俞 ………………（243）
4. 痞根 ……………………（243）
5. 下极俞 …………………（243）
6. 腰眼 ……………………（243）
7. 十七椎 …………………（243）
8. 腰奇 ……………………（244）
9. 三角灸 …………………（244）
10. 提托 ……………………（244）
11. 子宫穴 …………………（244）

三、上肢部 ……………………（244）
1. 十宣 ……………………（244）

2. 中魁 ……………………… (245)
3. 大骨空 …………………… (245)
4. 小骨空 …………………… (245)
5. 四缝 ……………………… (245)
6. 八邪 ……………………… (245)
7. 落枕穴 …………………… (246)
8. 腰痛穴 …………………… (246)
9. 二白 ……………………… (246)
10. 臂中 …………………… (246)
11. 肩前 …………………… (246)

四、下肢部 …………………… (247)
1. 环中 ……………………… (247)
2. 百虫窝 …………………… (247)
3. 鹤顶 ……………………… (247)
4. 膝眼 ……………………… (247)
5. 胆囊穴 …………………… (247)
6. 阑尾穴 …………………… (248)
7. 八风 ……………………… (248)
8. 独阴 ……………………… (248)
9. 里内庭 …………………… (248)

中 篇 刺灸方法

第七章 毫针刺法 ……………… (249)
  第一节 毫针的结构与修藏 ……… (249)
    一、毫针的结构 …………………… (249)
    二、毫针的规格 …………………… (250)
    三、毫针的选用和检查 …………… (250)
    四、毫针的维修和保藏 …………… (251)
  第二节 手法练习 ……………… (251)
    一、纸垫练针法 …………………… (251)
    二、棉球练针法 …………………… (251)
    三、自身试针 ……………………… (252)
  第三节 针刺前的准备 ………… (252)
    一、选择体位 ……………………… (252)
    二、选择针具 ……………………… (254)
    三、定穴 …………………………… (254)
    四、消毒 …………………………… (254)
  第四节 针刺方法 ……………… (255)
    一、进针法 ………………………… (255)
    二、针刺的角度、方向和深度 … (256)
    三、行针手法 ……………………… (257)
    四、得气 …………………………… (260)
    五、针刺补泻 ……………………… (260)
    六、留针与出针 …………………… (262)
  第五节 针刺异常情况的预防和处理……
  ……………………………………… (262)
    一、晕针 …………………………… (262)
    二、滞针 …………………………… (263)
    三、弯针 …………………………… (263)

    四、断针 …………………………… (263)
    五、血肿 …………………………… (264)
    六、后遗感 ………………………… (264)
    七、刺伤脏器组织 ………………… (264)
  第六节 针刺宜忌 ……………… (265)
    一、部位宜忌 ……………………… (265)
    二、体质宜忌 ……………………… (265)
    三、病情宜忌 ……………………… (266)
    四、时间宜忌 ……………………… (266)
第八章 古代刺法概述 ………… (267)
  第一节 《内经》论刺法 ……… (267)
    一、九刺 …………………………… (267)
    二、十二刺 ………………………… (268)
    三、五刺 …………………………… (268)
  第二节 《难经》论刺法 ……… (269)
    一、强调押手的作用 ……………… (269)
    二、针刺补泻法 …………………… (270)
    三、针刺深浅法 …………………… (270)
  第三节 《金针赋》论刺法 …… (271)
    一、下针十四法 …………………… (271)
    二、飞经走气四法 ………………… (271)
    三、治病八法 ……………………… (272)
  第四节 《针灸大成》论刺法 … (275)
    一、十二字手法及下手八法 …… (275)
    二、补泻的大小之分 ……………… (276)
    三、透穴刺法 ……………………… (276)
第九章 灸法 …………………… (277)

第一节　灸法的概念和特点 ………（277）
　　一、灸法的概念 ……………（277）
　　二、灸法的特点 ……………（277）
第二节　灸用材料 ……………（277）
　　一、艾及艾制品 ……………（277）
　　二、其他灸材 ………………（279）
第三节　灸法的分类和应用 （279）
　　一、艾炷灸 …………………（279）
　　二、艾条灸 …………………（281）
　　三、温针灸 …………………（282）
　　四、温灸器灸 ………………（282）
　　五、天灸 ……………………（282）
　　六、灯草灸 …………………（283）
第四节　灸法的作用和适应范围 …（283）
　　一、灸法的作用 ……………（283）
　　二、灸法的适应范围 ………（283）
第五节　灸法的注意事项 ……（284）
第十章　拔罐法 ……………（286）
第一节　拔罐的起源和发展 …（286）
第二节　罐的种类 ……………（287）
　　一、竹罐 ……………………（287）
　　二、玻璃罐 …………………（287）
　　三、陶罐 ……………………（287）
　　四、抽气罐 …………………（287）
第三节　拔罐的方法 …………（288）
　　一、吸拔方法 ………………（288）
　　二、起罐方法 ………………（289）
第四节　拔罐法的运用 ………（289）
　　一、单罐 ……………………（289）
　　二、多罐 ……………………（289）
　　三、留罐 ……………………（289）
　　四、闪罐 ……………………（289）
　　五、走罐 ……………………（290）
　　六、针罐 ……………………（290）
　　七、刺血（刺络）拔罐 ……（290）
　　八、药罐 ……………………（290）
第五节　拔罐的适应范围 ………（291）
第六节　拔罐的注意事项 ………（291）

第十一章　三棱针、皮肤针、电针、水针…
　　……………………………（292）
第一节　三棱针法 ……………（292）
　　一、针具 ……………………（292）
　　二、操作方法 ………………（292）
　　三、适应范围 ………………（293）
　　四、注意事项 ………………（294）
第二节　皮肤针法 ……………（294）
　　一、针具 ……………………（294）
　　二、操作方法和针刺部位 …（295）
　　三、适应范围 ………………（295）
　　四、注意事项 ………………（296）
第三节　电针法 ………………（296）
　　一、电针仪器 ………………（296）
　　二、操作方法 ………………（296）
　　三、适应范围 ………………（298）
　　四、注意事项 ………………（298）
第四节　水针法 ………………（298）
　　一、针具与常用药液 ………（298）
　　二、操作方法 ………………（299）
　　三、适应范围 ………………（299）
　　四、注意事项 ………………（300）
附　皮内针法、火针法、穴位埋线法………
　　……………………………（301）
　　一、皮内针法 ………………（301）
　　二、火针法 …………………（302）
　　三、穴位埋线法 ……………（302）
第十二章　耳针、头针 ………（304）
第一节　耳针 …………………（304）
　　一、耳与经络脏腑的关系 ………（304）
　　二、耳廓的表面解剖 …………（305）
　　三、耳穴的分布、定位和主治 …（306）
　　四、耳穴的探察 ……………（314）
　　五、耳针的临床应用 ………（314）
　　六、注意事项 ………………（316）
第二节　头针 …………………（316）
　　一、头与脏腑经络的关系 …（316）
　　二、头皮刺激区的定位和主治 …（316）
　　三、操作方法 ………………（318）

四、适应范围 ……………… （319）
五、注意事项 ……………… （319）
附 腕踝针 ……………………… （319）
一、分区与主治 …………… （319）

二、进针点及其适应证 ………… （321）
三、操作方法 ……………… （323）
四、注意事项 ……………… （323）

下 篇 针灸治疗

第十三章 治疗概论 ………… （325）
第一节 针灸的治疗作用 …… （325）
一、疏通经络 ……………… （325）
二、扶正祛邪 ……………… （326）
三、调和阴阳 ……………… （326）
第二节 针灸治疗原则 ……… （327）
一、补虚与泻实 …………… （327）
二、清热与温寒 …………… （328）
三、治标与治本 …………… （328）
四、局部与整体 …………… （329）
五、同病异治与异病同治 … （330）
六、三因制宜 ……………… （330）
第三节 针灸辨证施治纲要 … （331）
一、八纲证治 ……………… （331）
二、脏腑证治 ……………… （332）
三、经络证治 ……………… （336）
第四节 针灸配穴处方 ……… （339）
一、选穴原则 ……………… （339）
二、配穴方法 ……………… （340）
三、处方的组成 …………… （342）
四、特定穴的临床应用 …… （343）
第十四章 治疗各论 ………… （350）
第一节 内科病证 …………… （350）
一、感冒 …………………… （350）
二、中暑 …………………… （351）
三、咳嗽 …………………… （352）
四、哮病 …………………… （354）
五、喘病 …………………… （355）
六、失音 …………………… （356）
七、呃逆 …………………… （357）
八、呕吐 …………………… （359）
九、胃痛 …………………… （360）

十、腹痛 …………………… （361）
十一、泄泻 ………………… （362）
十二、痢疾 ………………… （364）
十三、便秘 ………………… （365）
十四、脱肛 ………………… （366）
十五、胁痛 ………………… （367）
十六、鼓胀 ………………… （368）
十七、消渴 ………………… （369）
十八、胸痹 ………………… （370）
十九、心悸 ………………… （371）
二十、不寐 ………………… （372）
二十一、癫病 ……………… （373）
二十二、狂病 ……………… （374）
二十三、痫病 ……………… （375）
二十四、郁病 ……………… （377）
二十五、淋证 ……………… （378）
二十六、癃闭 ……………… （379）
二十七、遗精 ……………… （380）
二十八、阳痿 ……………… （381）
二十九、头痛 ……………… （382）
三十、眩晕 ………………… （384）
三十一、面痛 ……………… （385）
三十二、面瘫 ……………… （386）
三十三、中风 ……………… （387）
三十四、痹证 ……………… （389）
三十五、痿证 ……………… （391）
三十六、腰痛 ……………… （393）
第二节 妇科病证 …………… （394）
一、月经不调 ……………… （394）
二、痛经 …………………… （396）
三、闭经 …………………… （397）
四、崩漏 …………………… （399）
五、绝经前后诸症 ………… （400）

六、带下病 ……………………… (401)
七、妊娠恶阻 …………………… (402)
八、子痫 ………………………… (403)
九、胎位不正 …………………… (404)
十、滞产 ………………………… (405)
十一、产后血晕 ………………… (406)
十二、产后腹痛 ………………… (407)
十三、乳少 ……………………… (408)
十四、阴痒 ……………………… (408)
十五、阴挺 ……………………… (409)
十六、不孕 ……………………… (410)
第三节　儿科病证 ……………… (412)
一、急惊风 ……………………… (412)
附：慢惊风 …………………… (413)
二、痄腮 ………………………… (414)
三、顿咳 ………………………… (415)
四、疳疾 ………………………… (416)
五、小儿食积 …………………… (417)
六、小儿泄泻 …………………… (418)
七、小儿遗尿 …………………… (419)
八、小儿麻痹后遗症 …………… (420)
九、小儿脑性瘫痪 ……………… (422)
第四节　外科病证 ……………… (423)
一、蛇丹 ………………………… (423)
二、湿疹 ………………………… (424)
三、风疹 ………………………… (425)
四、痤疮 ………………………… (427)
五、疔疮 ………………………… (428)
六、丹毒 ………………………… (429)
七、扁平疣 ……………………… (430)
八、瘿病 ………………………… (431)
九、瘰疬 ………………………… (433)
十、乳痈 ………………………… (434)
十一、乳癖 ……………………… (435)
十二、肠痈 ……………………… (436)
十三、痔疮 ……………………… (437)
十四、腱鞘囊肿 ………………… (438)
十五、网球肘 …………………… (439)
十六、肩周炎 …………………… (440)
十七、扭伤 ……………………… (441)

十八、斑秃 ……………………… (442)
第五节　五官科病证 …………… (443)
一、麦粒肿 ……………………… (443)
二、眼睑下垂 …………………… (444)
三、目眴 ………………………… (445)
四、迎风流泪 …………………… (446)
五、目赤肿痛 …………………… (447)
六、青盲 ………………………… (448)
七、暴盲 ………………………… (449)
八、近视 ………………………… (450)
九、斜视 ………………………… (451)
十、聤耳 ………………………… (452)
十一、耳鸣、耳聋 ……………… (453)
十二、鼻渊 ……………………… (455)
十三、咽喉肿痛 ………………… (456)
十四、牙痛 ……………………… (457)
十五、口疮 ……………………… (458)
第六节　急症 …………………… (459)
一、高热 ………………………… (459)
二、痉证 ………………………… (460)
三、厥证 ………………………… (461)
四、脱证 ………………………… (462)
五、出血 ………………………… (463)
六、剧痛证 ……………………… (465)
第十五章　针刺麻醉 …………… (470)
第一节　针刺麻醉的作用和特点 … (470)
一、针刺麻醉的作用 …………… (470)
二、针刺麻醉的特点 …………… (470)
第二节　针刺麻醉的适应范围 …… (471)
一、手术种类 …………………… (471)
二、选择适宜病例 ……………… (471)
第三节　针刺麻醉的操作方法 …… (472)
一、术前准备 …………………… (472)
二、选穴原则 …………………… (472)
三、确定手法 …………………… (473)
四、施术方法 …………………… (474)
第四节　针麻的作用机理和影响效
　　　　果的因素 ……………… (475)
一、作用机理 …………………… (475)
二、影响效果的因素 …………… (475)

绪　　言

　　针灸学是以中医理论为指导，运用针刺和艾灸等方法防治疾病的一门学科。它是中医学的重要组成部分，其内容包括经络、腧穴、刺灸方法及临床治疗等部分。针灸具有治疗范围广、收效快、疗效高、操作方便、经济安全、易推广等特点。因而数千年来，它不仅在我国医疗保健事业中发挥着巨大的作用，而且对世界医学也有着深远的影响。

　　针灸是我国历代人民长期与疾病作斗争的经验总结，它的形成经历了一个漫长的过程。其起源已难稽考，但从最初的文字记载、出土文物、社会发展规律等方面探索，针灸医学起源于我国远古时代。

　　刺法的起源可追溯到石器时代。古代最原始的刺法工具称为"砭石"，是一些经过磨制而成的锥形或楔形的小石器，用来叩击皮肤的一定部位，浅刺出血和割治排脓。《说文》："砭，以石刺病也。"当古人身体某处有了痛楚时，很自然地会用手去揉按捶击，以减轻或解除痛苦。因其发现用一种石器叩击身体某部或放出一些血液时疗效更为显著，从而创造了砭刺疗法。砭刺可以说是针刺疗法的前身。

　　关于砭石的应用，最早记载如《山海经》："有石如玉，可以为针。"《素问·异法方宜论》说："东方之域……其病皆为痈疡，其治宜砭石。"可知砭石主要用于痈肿等外证。而在《素问·异法方宜论》中所说的"砭石者，亦从东方来"是有根据的。山东省微山县两城山出土的东汉画像石上的"扁鹊针灸行医图"，山东日照县出土的两枚长9.1厘米和8.3厘米的砭石针具，为刺法起源于我国东部提供了有力证据。

　　针具的发展，砭石之外，古代还有骨针和竹针的应用。据考，大约在山顶洞人文化时期，就能用石刀等工具削制比较精细而坚韧的骨针，这时就有可能将骨针应用于医疗方面。此外，从古代"箴"字的字形推求，当时一定有竹针的存在。到了仰韶文化时期，黄河流域发展了彩陶文化，故就出现了陶针，直至目前在少数民族地区还有人应用这种针具。到夏、商、周时期由于冶金术的发明，进入了青铜器时代，金属针具的制造已经有了条件。以后，又发明了冶铁术，铁针也相应得以广泛应用于医疗。到战国时期发展了炼钢术，于是针具的制作和应用才达到比较精细的阶段。关于《内经》中记载的"九针"，可能就是在青铜器时代开始萌芽，到了铁器时代才发展完成的。其后随着生产力的不断发展，还出现金针、银针、马衔铁针、合金针等。1968年在河北满城西汉刘胜墓中发掘出医用金针四根、银针五根，形状与九针中的锋针、圆针、圆利针等相合。这证明早在2000年前我们的祖先就已应用金、银制造医疗用具了。现代所用针具大多是采用不锈钢制成，既坚韧又不易生锈，优于其他金属。

　　根据砭石和针具的发展过程来推测，九针是由砭石发展而来的，近代所用针具又是从九针的基础上演变和改进产生。九针是古代九种医疗用具，包括长、短、大、小的针具，按摩用的圆棒和割治用的小刀，各有不同的用途（图1）。《灵枢·官针》说："九针之宜，各有所为，长短大小，各有所施。"从砭石发展到九针，才有了正式的刺法。《内经》总结了上古以来的针刺方法，提出根据疾病的程度选用大小长短不同的针具，还提出九刺、十二刺和五刺等，在补泻手法方面提到徐疾补泻、呼吸补泻、捻转补泻、迎随补泻、提插补泻和开阖补泻等，为后世的针刺方法奠定了基础。《难经》在继承《内经》的基础上，对针刺补泻法又有所发挥，并强调指出针刺时双手协作的重要性。后世历代医家以《内经》《难经》理论为指导，结合各自的经验，又创立了许多手法。元、明时期的针灸著作，如窦汉卿的《针经指南》、徐凤的《针灸大全》及杨继洲的《针灸大成》中都有关于刺法理论的论述，是我们学习刺法的重要参考文献。为了便于了解，现将九针应用分类列于下表（表1）。

表1　　　　　　　　　　　　九针应用分类表

名称	形状	用途
镵针	头大,末端一分尖锐	浅刺皮肤,泻阳分邪气,泻热
圆针	针身圆柱形,针头卵圆	按摩分肉之间,治分肉之间的病气
锓针	针头如黍粟状,圆而微尖	按压经脉外部(按脉勿陷)而令邪出,治虚弱者
锋针	针头锋利,呈三棱锥形	刺出血,主痈痹痼疾,泻热出血
铍针	形如剑	切开排脓,治痈肿已成脓
圆利针	针头微大,针身反小,圆而且利	用于深刺,主痹证、痹气暴发者
毫针	针身细如毫毛	应用最广,通调经络,治寒热痛痹
长针	针身细长而锋利	深刺,用于肌肉肥厚处,治深邪远痹
大针	针身粗圆	针刺放水,治关节积液

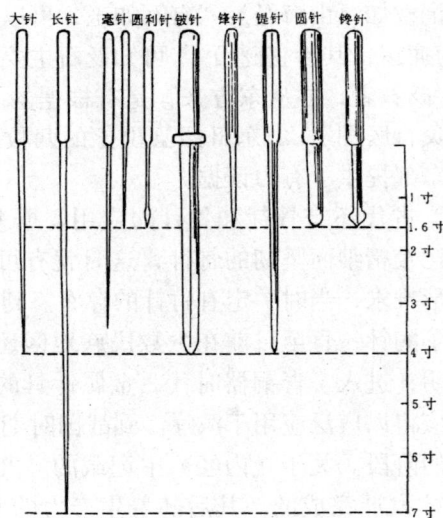

图1　九针图

　　新中国成立后，针刺手法的研究也步入了一个新的历史时期，从文献考察到临床观察，从实验研究到规律性的探索均做了大量的工作。此外，针刺方法结合现代科学知识，获得了新的发展。如针刺与电结合的电针、电热针、穴位电兴奋、微波针灸，与光结合的声波电针，与磁结合的磁疗仪、电磁针，与外科手术结合的穴位埋线、割治，与药物注射结合的水针等。以一定部位为刺激区的针法也有发展，如耳针、头针、腕踝针等。这些方法不仅扩大了针刺的治疗范围，而且推动了针灸医学的发展。

　　灸法起源于我国的原始社会，当人类知道用火以后，一些风湿痛之类的患者，很自然地煨火取暖，可能偶尔被火烧伤了某处，结果却减轻或解除了某种病痛，于是就发明了灸法。据考古证明，我国在距今 50 万年以前的"北京人"或 80 万年前的"蓝田人"就已开始用火。大约在 5 万年前的氏族公社时期，人们就懂得了用火来取暖、熟食，尤其是 1．8 万年前的"山顶洞人"已掌握了人工取火的方法。火的应用，为灸法提供了依据。《素问·异法方宜论》说："脏寒生满病，其治宜灸焫，故灸焫者，亦从北方来。"说明灸法与寒病关系最为密切。灸法所用的材料，最初可能是用树枝、柴草等燃料来烧灼、烫、熨，后来才专门选用了艾绒。《孟子·离娄》说："七年之病，求三年之艾。"《灵枢·经水》也说："其治以针艾。"

灸治的方法，古代一般用直接灸。古代的直接灸，艾炷较大，壮数较多，唐宋时期有主张累计灸至数百壮的。现代的直接灸，多采用小炷少壮灸，分瘢痕灸和无瘢痕灸等数种。晋、唐时期还发明了间接灸，如《肘后方》《千金方》等书记载的隔蒜灸、豆豉灸、隔盐灸、黄土灸等。宋代出现了"天灸"的记载，这是利用某些刺激性药物敷贴在有关部位上，使之发泡达到与艾灸相似的效果。在明代，又有"桑枝灸"及用特制的桃木棍蘸麻油点火后吹灭乘热垫绵纸熨灸的"神针火灸"，这种灸法，以后又发展为"雷火神针"及"太乙神针"，近代应用的艾条灸及药艾条灸，都是这一方法的发展。刺灸材料的逐步改进，促进了刺灸方法的发展，扩大了针灸治疗范围，提高了治疗效果。

随着刺灸术的发展，医疗经验不断丰富，使针灸腧穴由最早的"以痛为输"，进而逐步发现了许多可以治疗远隔部位病痛的腧穴，并加以定名、定位，逐步固定下来。在腧穴不断增加的基础上，根据腧穴的主治作用，结合刺灸的感应情况和古代的解剖学知识，古代医家又认识到在人体有一个经气运行的系统，即经络系统。通过不断总结、实践，将腧穴、经络进行理论上系统化，并结合当时盛行的阴阳五行学说而形成了经络学说。经络学说的形成、腧穴理论的总结、刺灸方法的发展及其他中医理论的形成使针灸成为中医学中一个独立的完整的学科——针灸学。

针灸学术的发展与成就，历代医籍均有记载，一般认为 1973 年在湖南长沙市马王堆三号汉墓出土的医学帛书中，发现记载有《足臂十一脉灸经》《阴阳十一脉灸经》，内容较《黄帝内经》为简，文字更加古朴，可能是《黄帝内经》前期的医学文献。

《黄帝内经》是我国现存最早的内容丰富而又系统的医学巨著，较详细地记载了阴阳、五行、脏腑、经络、腧穴、病机、刺灸方法、治疗原则以及针灸的适应证和禁忌证等，其中尤以《灵枢》所载针灸内容较系统而详细。故《灵枢》又称《针经》，为后世针灸学术发展奠定了理论基础。

秦汉时期，秦越人所著的《难经》，在经络、腧穴和针灸法中，对《黄帝内经》作了补充；汉末张仲景所著的《伤寒论》，创立了"六经辨证"，并运用针灸和针药结合治病。

《针灸甲乙经》为晋代皇甫谧所著，是我国第一部针灸学专书。这本书是把《黄帝内经》有关针灸部分加以系统整理，分类汇编，并参考了《明堂孔穴针灸治要》（已佚）而集成。内容包括生理、病理、诊断、治疗和预防。在《黄帝内经》的基础上，肯定了人体 349 个腧穴的名称、部位。对腧穴的排列，采取了头身分部、四肢分经的方法进行叙述，这是本书的一大特点。此外规定了针刺深浅、艾灸壮数、补泻方法，并创立了针灸治疗处方。这是继《黄帝内经》之后，对针灸医学的又一次总结，在针灸学的发展史上，起到了承前启后的作用。

《千金方》是唐代孙思邈所著，这本书发明了同身寸取穴法，肯定了阿是穴的作用，提倡灸法预防疾病，为预防医学作出了贡献。书中并绘制了人体仰、伏、侧三人彩色图。王焘编著的《外台秘要》中，有关针灸部分重点而全面地介绍了灸法，为推广灸法起了积极作用。另据《唐书·百官志》的记载，唐高祖武德七年（公元624年）在国家的医疗和教学机构"太医署"中，专设有针博士、针助教、针师等，从事专业针灸教学和医疗工作，自此以后，历代针灸都独立成科。

宋代王惟一编选了《铜人腧穴针灸图经》，考证了354个腧穴，次年，又铸成人体经穴模型两个，是我国最早的针灸经穴模型，开创了经穴模型直观教学的先河。宋代还有《针灸资生经》《备急灸法》等针灸名著，对针灸临床及灸法急救有一定贡献。庄绰所著《膏肓俞穴灸法》对灸法治疗虚劳病有所发挥。

元代滑伯仁认为奇经八脉中的督、任二脉各有专穴，可与十二经脉并论，于公元1341年写成《十四经发挥》。

明代是针灸学发展昌盛时期，针灸著书较多，如有陈会的《神应经》、徐凤的《针灸大全》、高武的《针灸聚英》、汪机的《针灸问对》、李时珍的《奇经八脉考》等。而《针灸大成》是这些针灸著作中的一颗明珠，它是在杨继洲家传《卫生针灸玄机秘要》的基础上，汇集经典著作、历代医家的针灸精华及本人的经验而写成的。全书分10卷共20余万言，内容丰富多彩，其中罗集针灸歌赋、记载针灸验案、著述小儿推拿方法等是其特点。该书是继《针灸甲乙经》之后又一次总结性针灸著作，至今仍然是针灸临床参考书之一。

清代的针灸书籍较少，仅有吴谦等编著的《医宗金鉴·刺灸心法要诀》、廖润鸿著的《针灸集成》和李学川的《针灸逢源》。

鸦片战争以后到民国的100多年间，由于统治者的扼杀和帝国主义的入侵，针灸疗法日趋衰落，只在民间流传使用。

1949年，中华人民共和国成立以来，由于国家颁布了保护和发展中医的政策，使中医学获得了新生，也带来了针灸事业的复兴和繁荣。针灸教育事业也有了迅速的发展，我国现有的134所高等医药院校和遍及全国各地的中等卫校、中医学校，均设有针灸课程。中医学院设立了针灸推拿系，有些中医学校还设有针推专业。许多中医学院和中医研究机构还培养了近百名硕士研究生和博士研究生。

为了便于开展学术交流，中国针灸学会初建于1979年。在学会的下面设有针灸临床、针法灸法、经络、腧穴、文献、针刺麻醉和实验针灸等7个全国性的研究会。

在临床方面，针灸对内、外、妇、儿等科100多种病证有较好和很好的疗效，尤其对心脑血管疾病、胆道结石、细菌性痢疾、乳腺增生、五官等疾病的针灸研究工作，取得了突出的成绩。1958年针刺麻醉开始用于临床，为麻醉方法增加了新的内容，推动了针灸医学的发展。

针灸学的研究工作，从开始对临床经验进行总结，到开展实验研究；从观察针灸对各器官功能的影响，到广泛而深入地进行针麻、针刺镇痛机理的研究，并在经络现象、经络实质的观察研究方面取得了新的进展。近年来对针刺手法的研究也取得了初步成绩。

针灸医学很早就传到国外，公元6世纪传到朝鲜，公元562年我国吴人知聪携带《明堂图》《针灸甲乙经》东渡，使针灸传入日本，针灸医学约在17世纪传入欧洲。近年来，针灸疗法在国外也逐渐盛行起来，大约有120多个国家和地区有自己的针灸医生，许多国家有针灸学术团体，国际针灸学术活动频繁。为使针灸为全人类服务，我国与世界卫生组织（WHO）合作，在北京、上海、南京等地成立了国际针灸培训中心。世界针灸学会联合会筹备委员会于 1984 年 8 月在北京成立，1987 年 11 月在中国举行成立大会。

　　学习针灸学，要以中医基础理论为指导，既要挖掘继承，又要实事求是；既要看到优点，又要看到不足。在理解的基础上学习经络、腧穴，结合骨度分寸和解剖标志反复划经点穴，熟练掌握刺灸操作方法，掌握常见病、多发病的针灸配穴处方；注意理论联系实际。只要勇于实践，不断探索，针灸医学必然会为人类防治疾病的健康保健事业作出更大的贡献。

上篇 经络 腧穴

第一章 经络概论

经络学说是中医学理论体系的重要组成部分，它是在漫长的医疗实践过程中逐步形成并不断发展和完善起来的，早在 2000 多年前的《内经》中，就已经有了系统的论述。《灵枢·经脉》说："经脉者，所以决死生，处百病，调虚实，不可不通也。"经络学说的产生，有着悠久的历史和广泛的实践基础，本章拟就经络的概念及其起源、经络学说的形成和发展、经络系统的概貌等内容作一概括的论述。

第一节 经络的基本概念及形成

一、经络的基本概念

经络是人体气血运行的通路，是经脉和络脉的总称。经，有路径的含义，经脉贯通上下，沟通内外，是经络的主干；络，有网络的含义，络脉纵横交错，遍布全身，较经脉细小，是经脉的分支。《灵枢·脉度》说："经脉为里，支而横者为络，络之别者为孙。"

二、经络概念的形成

经络学说来源于医疗实践，是通过长期的临床观察和不断总结而逐步形成的。人体气血运行的现象是形成经络概念的客观依据，气血运行既有一些显而易见的血流现象，更有一些不易于观察、较为复杂多样的气行现象，古人通过对这些现象的探索、认识、推理、总结，逐渐萌发了经络的概念，其产生过程可能与下列方面有关。

（一）针灸感应传导的观察

针灸起源于原始社会。早在新石器时期，古人就发明了用砭刺治病的方法，形成了针刺的雏形；灸法是随着火的发明和运用，逐渐产生和发展起来的。最初阶段的针灸治疗，有按病痛的局部取穴，或取按之快然、病人感到病痛减轻的局部刺灸，以及专门针刺瘀血、充血部位等数种情况。但最重要的是针刺时会出现酸、麻、胀、重等感觉，而且往往沿着一定的路线向远部传导，即所谓的"气行"现象。气行的情况常因人的体质类型差异而表现不同，《灵枢·行针》说："或神动而气先针行；或气与针相逢；或针已出，气独行；或数刺乃知……"等，说明古人对针刺感应的传导极为重视，并进行了详细的观察。古人通过对针感传导途径的长期观察，逐步认识到人体内部存在着一种复杂而有规律的联系通路，从而产生了经络的概念。

（二）气功行气的描述

气功，古称导引、行气，早在战国时期就已有记载。《灵枢·官能》说："缓节柔筋而心和调者，可使导引、行气。"认为肢节缓和、筋骨柔顺而心平气和的人，可让他掌握导引、行气的方法给人治病。导引要运动肢体，行气则要调整呼吸，即《庄子·刻意》所说："吹呼吸，吐故纳新，熊经、鸟申，为寿而已矣。此道引之士，养形之人，彭祖寿考者之所好也。"在气功练功过程中，练功者常自觉体内有气沿一定路线运行，这种气功行气现象也有可能对经络的发现和经络概念的形成起一定的作用。另外，在长沙马王堆汉墓出土的帛书中，有一幅画有各种姿势的"导引图"与记载十一条经脉循行的文字连在一起，也可说明导引行气与经络的关系是比较密切的。

（三）腧穴主治作用的总结

针灸治疗从局部取穴为主的"以痛为输"发展到根据腧穴的主治作用来选取腧穴，认识到腧穴并非仅能治疗局部疾病，还能用于有关的远隔部位的疾病，这在认识上是个飞跃。如《灵枢·终始》说："病在上者下取之，病在下者高取之；病在头者取之足，病在腰者取之腘。"为什么可以上病下取、下病上取，头部疾病选用下肢腧穴、腰部疾病选用腘部腧穴呢？这表明疾病部位和腧穴之间必然存在着一种内在联系，这种联系途径即是后来发现的经络。经络学说中所表述的经脉循行路线，可能是结合了这方面的认识。另外，在长期的针灸实践中，人们发现主治作用相似的腧穴往往有规律地排列在一条线上，例如分布在上肢内侧前缘的腧穴多能治疗喉、胸、肺的疾病，分布在上肢内侧后缘的腧穴多用于心、胸、神志病证的治疗。古代医家把治疗作用相类似的腧穴进行归纳分类，发现了这种有规律的联线，逐步形成了经络循行线。

（四）病理现象的推理

人体是一个有机的整体，各脏腑、组织、器官之间生理上相互联系，病理上相互影响。内脏的疾病可以反映到肌表，体表的疾病亦可内传影响脏腑。如《素问·脏气法时论》说："心病者，胸中痛，胁支满，膺背肩胛间痛，两臂内痛。"又《灵枢·邪客》说："肺心有邪，其气留于两肘；肝有邪，其气留于两腋；脾有邪，其气留于两髀；肾有邪，其气留于两腘。"古人在临床实践中观察、分析这些病理现象，逐渐认识到机体各部之间的内在联系，这也是发现经络的一个因素。

(五) 古代解剖的启发

我国古代很早就有关于人体解剖的记载，如《灵枢·经水》说："若夫八尺之士，皮肉在此，外可度量切循而得之，其死可解剖而视之，其脏之坚脆，腑之大小，谷之多少，脉之长短，血之清浊，气之多少，十二经之多血少气，与其少血多气，与其皆多血气，与其皆少血气，皆有大数。"说明古人通过解剖，对人体脏腑、血脉、骨骼和筋肉等的形态和功能有了一定的了解。特别需要指出的是，古人是通过活体观察与解剖相结合来认识人体的，古代解剖对经络的发展起了一定的作用。

综上所述，发现经络和形成经络概念的因素是多方面的，上述各种认识也并非是孤立的，而是相互启发、相互佐证、相互补充的，从而使人们对经络的认识逐步明确和完善。

第二节　经络学说的形成与发展

经络学说是研究人体经络系统的生理功能、病理变化以及经络与脏腑的相互关系，并用于指导临床防治疾病的理论学说，是中医学理论体系的重要组成部分。经络学说，从简单的经络概念，逐步形成为系统的理论学说，经历了漫长的历史发展过程。从现存的医学文献资料来看，经络学说早在2000多年前的《内经》中，就已总结发展为十二经脉，并提出了奇经八脉、十五络脉、十二经别、十二经筋、十二皮部，论述了经络的生理功能、病理变化等等，形成了较为完整的经络理论体系。后世医家在《内经》的基础上，进行了补充和发挥，使之日趋完善。本节内容，就其理论体系的形成和发展，作扼要介绍。

一、经络学说的形成

经络学说在形成过程中，受到先秦时期古代哲学及自然科学的影响，阴阳学说、藏象学说和天人相应的整体观念等理论，渗透到经络的命名、经络与脏腑的关系及经络与自然界的关系等诸多方面，从而形成了经络理论体系。

(一) 经络的命名

十二经脉是经络系统的主体部分，十二经脉的名称，是根据阴阳、手足、脏腑而定的。

经络系统大都以阴阳来分类命名。因为阴阳属中国古代哲学，是对自然界相互关联的事物和现象对立双方的概括。一切事物的运动，都包含着阴阳的运转规律。上肢通于手的三阴三阳经，下肢通于足的三阴三阳经，合称手足阴阳十二经。人体的躯干部，以身前为阴，身后为阳；四肢则以内侧面为阴，外侧面为阳；四肢的内、外两侧面，都以前、中、后分布三阴三阳，即内侧的前缘为太阴、中间为厥阴、后缘为少阴，外侧的前缘为阳明、中间为少阳、后缘为太阳。经络系统，除奇经八脉依据其功能作用命名外，其他大都以阴阳、手足分类命名；在经络系统中，是以十二经脉为主体，它内属脏腑，外络肢节，因而十二经脉，还冠以脏或腑的名称。

(二) 经络与脏腑的关系

经络学说与藏象学说的理论基本是一致的，藏象学说是说明十二脏腑深居于体内，其功能形象见诸于体外，也是通过十二经脉运行气血，内属外联而表现出来的。

脏与腑及其阴阳属性的分类是："藏精气而不泻"者称脏，属阴；"传化物而不藏"者称腑，属阳。两者结合起来，即阴经属于脏，阳经属于腑。在《灵枢·经脉》中确定了阴经属于脏而络于腑，阳经属于腑而络于脏，构成了阴与阳、脏与腑之间的阴阳配偶、表里相合关系。脏与腑之间，是以脏为主体，分别联系上下肢，即五脏中在胸腔的心、肺加上心的外卫心包络，联系上肢为手三阴经；在腹腔的肝、脾、肾，联系下肢为足三阴经。六腑则跟随其表里相合关系，分别联系于手足的六阳经。手足六阳经，总的都是分布到头部。这样，手足阴阳经与头面、胸腹之间，就构成了一种特定的联系。即手阴经联系胸部，足阴经联系腹部，手、足阳经联系头面部。这种联系，与汉墓《帛书》的记载也基本上一致，所不同者，《帛书》记载的十一脉走向，绝大多数是从四肢部开始，各脉之间不相衔接。《内经》则根据"阴升阳降"的理论，确定了手足阴阳经的走向逆顺，各脉之间且相互衔接。《灵枢·逆顺肥瘦》说："手之三阴，从脏走手；手之三阳，从手走头；足之三阳，从头走足；足之三阴，从足走腹。"说明经脉气血的运行是阴阳相贯、如环无端的。

（三）经络与自然界的关系

自然界气候的变化，万物的生长，都可以直接或间接地影响人体，而人体产生相应的反应。《灵枢·岁露论》说："人与天地相参与也，与日月相应也。"这种人与自然的天人相应观点，对经络学说的形成，产生了很大的影响。

首先体现在营卫气血的生成和运行方面。体内的营卫气血，都来源于自然界，呼吸而摄取的空气、饮食而吸收的谷气，在体内有关脏腑的作用下，转化为营卫气血。营卫气血是维持人体生命活动的物质基础。经络是人体气血运行的通路，营行脉中，卫行脉外，周而复始。经脉运行气血的动力，又赖于心脏的搏动、肺脏的呼吸（胸中宗气），以接受天气（吸清）、排除浊气（呼浊）。就是说血脉的运行，赖于气的推动，体内之气，必须在接受天气的同时，两相呼应，才有经脉的正常周流。其次是人体有适应自然界变化的能力，也是经络运行气血的不断调整作用。《素问·八正神明论》说："天温日明，则人血淖液而卫气浮，故血易泻，气易行；天寒日阴，则人血凝泣而卫气沉。"说明自然界中，四季寒暑的时令更迭、昼夜晨昏的时辰交替及风雨晦明的气候变化，都对人体经络的气血活动产生一定的影响，人体经络气血的活动受到自然界变化的影响，其运行周流、盛衰变化也呈现出了一定的规律。

总之，从经络现象的发现，到经络理论的形成，必然是经过了多种医疗保健方法的实践，总结了无数个人所出现的经络现象，随着我国古代文化的发展而创立出来一种学说。

二、经络学说的发展

关于经络的，据现有文字，首见于马王堆汉墓出土的《帛书》中，《内经》则系统记述了经络学说的理论。《内经》之后，经过数千年的实践，后世医家在经脉循行、病候、所属腧穴等诸多方面，进行了补充和发展。

在《内经》成书的战国至秦汉时期，中医理论体系逐步形成，经络学说也日趋系统和完善。《内经》中关于经络的记述主要有：十二经脉的内、外循行路线与脏腑之间的关系，十二经脉的病候及主治；十二经别、十二皮部、十二经筋、十五络脉的分布及病候；部分奇经的分布、病候和功能作用；十二经的标本和根结；人体营卫气血在经络内外的运行规律，及部分腧穴的名称、定位、主治、归经等等。《内经》中有关经络的记载，是秦汉之前经络理论的一次系统总结，它标志着经络理论从古人对经络现象的原始、朴素的记述，升华成为一种比较成熟的学术理论。

《难经》是一部与《内经》相媲美的古典医籍，一般认为是秦越人所著，成书于汉之前。《难经》认为"肾间动气"是经络脉气产生的根源，"命门"的原气，是发挥经络生理功能的主要因素。它还发展了奇经理论，提出了脏、腑、气、血等八会穴，对《内经》所述的经络内容，作了部分补充。

《针灸甲乙经》是晋代皇甫谧在《素问》《针经》《明堂孔穴针灸治要》的基础上，结合自己的经验编撰而成的，是我国现存最早的针灸专著。《甲乙经》论述了脏腑经络、脉诊理论、针灸方法及禁忌、病因病理、疾病证候及取穴，特别是详述了 349 穴的名称、位置、针刺和主治，成为经络学说在针灸临床运用的重要依据。

《脉经》系晋人王叔和所著，它集晋以前脉学之大成，是现存最早的脉学名著。《脉经》不但论述了脉学理论，而且对经络学说也有一定发展，如认为脏腑表里经各相交于上、中、下焦，而取其会穴则可调治三焦病证；以脉诊和经络相结合的方法，详述经脉病候，特别补充了《内》《难》中奇经八脉脉象及病候的不足等等，充实了经络学说的内容。

元代滑伯仁集前人经验，著有《十四经发挥》，将任、督二脉与十二经脉相提并论，合称"十四经"。对气血在经脉中的循行原理作了新的发挥，并对十四经脉和奇经的循行、分布、病候及十四经的所属腧穴，作了较为详细的论述。

明代李时珍所著的《奇经八脉考》一书，考证了奇经的循行部位和有关腧穴，阐明了奇经八脉与十二经脉脉气相通的途径，并论述奇经的作用和病候。

清光绪年间，陈寿田撰《经脉图考》四卷，根据历代经脉绘图资料，较系统地整理了十二经脉和奇经八脉共 20 条经脉的体表循行线，并详细地总结了人体重要部位的经络分布，写成《诸部经络循行发明》篇。

中华人民共和国诞生后，贯彻了"继承发扬"的中医政策。1956 年南京中医进修学校考证古籍，重新整理了经脉的外行线，绘制了内行线及病候关系示意图。1957 年后绘制了经别、经筋等示意图，在全国针灸界颇有影响。随着我国医学事业的发展和对针灸科研的重视，教学和临床工作者对经络做了大量的整理和研究工作，在搜集考证古籍的基础上，运用现代科学方法，对经络现象进行了广泛的调查研究和探讨，这对进一步深化经络学说的理论，尽快阐明经络实质，都具有重要意义。

第三节 经络系统的概貌

经络系统，包括十二经脉、奇经八脉、十二经别、十五络脉及其外围所连系的十二经筋和十二皮部等，其中十二经脉是主体（表 1-1）。

表 1-1　经络系统简表

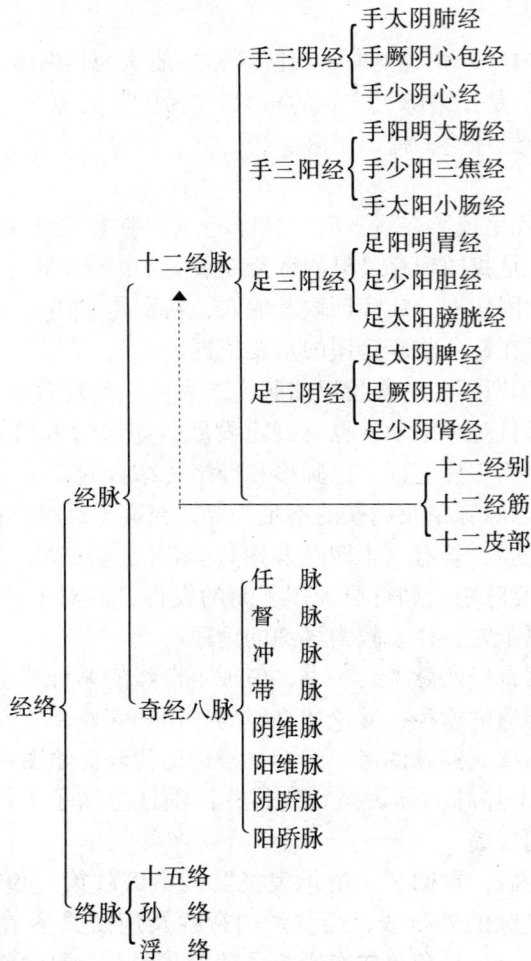

```
                                                      ┌ 手太阴肺经
                                          手三阴经 ┤ 手厥阴心包经
                                                      └ 手少阴心经
                                                      ┌ 手阳明大肠经
                                          手三阳经 ┤ 手少阳三焦经
                                                      └ 手太阳小肠经
                          十二经脉 ┤                ┌ 足阳明胃经
                                          足三阳经 ┤ 足少阳胆经
                                                      └ 足太阳膀胱经
                                                      ┌ 足太阴脾经
                                          足三阴经 ┤ 足厥阴肝经
                                                      └ 足少阴肾经
            经脉 ┤                                ┌ 十二经别
                                                      ┤ 十二经筋
                                                      └ 十二皮部
                                          ┌ 任　脉
                                          │ 督　脉
                                          │ 冲　脉
                          奇经八脉 ┤ 带　脉
经络 ┤                              │ 阴维脉
                                          │ 阳维脉
                                          │ 阴跷脉
                                          └ 阳跷脉
                                          ┌ 十五络
            络脉 ┤ 孙　络
                                          └ 浮　络
```

一、十二经脉

十二经脉是经络系统的主要内容，故又称十二正经。《灵枢·海论》说："十二经脉者，内属于腑脏，外络于肢节。"即概括说明了十二经脉的特点：内部，隶属于脏腑；外部，分布于躯干四肢。又因经脉是"行血气"的，故其循行有一定的方向，就是所说的"脉行之逆顺"，后来又称为"流注"。各经脉之间还通过分支等途径互相联系，即所谓"外内之应，皆有表里"。以下就十二经脉的分布、流注、交接、表里等加以论述。

（一）分布特点

十二经脉在四肢、头面、躯干部体表的分布均有一定的特点。

1. 四肢部　人体四肢的内侧为阴，外侧为阳，故阴经分布于内侧，阳经分布于外侧。内侧分为前、中、后，其中太阴在内侧前缘，厥阴在内侧中间，少阴在内侧后缘。外侧亦分前、中、后，其中阳明分布于外侧前缘，少阳分布于外侧中间，太阳分布于外侧后缘。

2. 头面部　十二经脉中分布于头面部表面的经脉主要是阳经，阳经在头面部的分布是：阳明经分布于面部、额部，太阳经分布于头顶、后头及面颊；少阳经分布于头侧部。

3．躯干部　十二经脉在人体躯干部的分布是：手三阴经联系胸部；足三阴经联系腹部；手三阳经分布于肩胛部；足三阳经中足阳明分布于前面（胸腹），足太阳经分布于后面（背部），足少阳经分布于侧面（腋下、胁肋）。分布于腹部表面的经脉，自内向外依次为足少阴、足阳明、足太阴和足厥阴（图 1-1、图 1-2、图 1-3）。

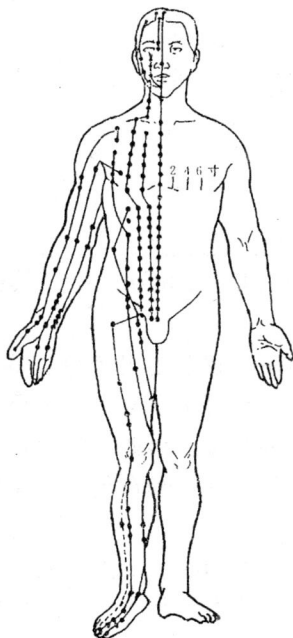

图 1-1　十四经分布　　　图 1-2　　　十四经分布　　　图 1-3　十四经分布
　　概况（正面）　　　　　　　　概况（背面）　　　　　　　概况（侧面）

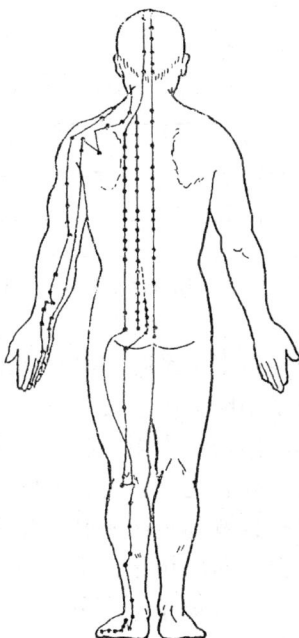

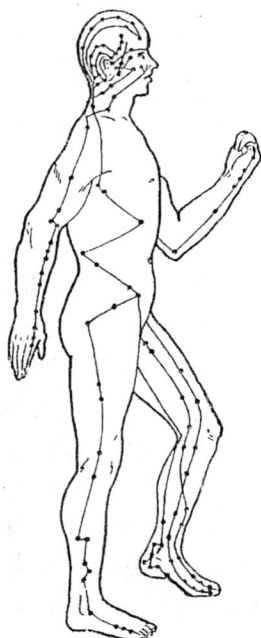

（二）流注和交接规律

十二经脉的流注和经脉之间的交接均具有一定的规律。

1．**流注规律**　流注即流行转注。十二经脉主运行气血，气血在经脉中流行转注、循环往复。十二经脉的循行走向有的上行，有的下行，在举臂直立的姿势时，其表现为阴升阳降。《灵枢·逆顺肥瘦》说："手之三阴，从脏走手；手之三阳，从手走头；足之三阳，从头走足；足之三阴，从足走腹。"即：手三阴经起于胸腔内脏，走向手指末端；手三阳经起于手指末端，走向头面部；足三阳经起于头面部，走向足趾末端；足三阴经起于足趾末端，走向腹腔和胸腔。

十二经脉中的气血是循环转注的，其气血传注的顺序，也就是十二经脉的排列次序，即从手太阴肺经开始，依次流注至足厥阴肝经，再传回手太阴肺经。这样首尾相贯，如环无端，构成了经脉的气血循环系统。其流注次序如表 1-2。

表 1-2 　　　　　　　　十二经脉流注概况

（←┄┄┄┄→表示属络、表里，　───→表示传注）

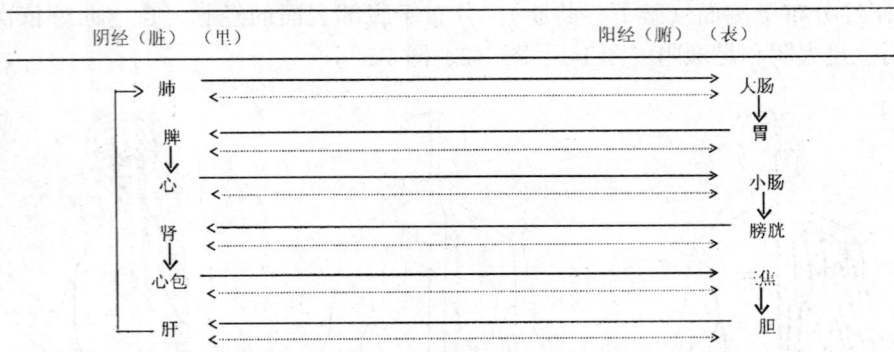

阴经（脏）　（里）	阳经（腑）　（表）
肺	大肠
脾	胃
心	小肠
肾	膀胱
心包	三焦
肝	胆

2．交接规律　十二经脉之间有着密切的联系，经脉之间通过分支相互连接，其交接的规律如下。

（1）阴经与阳经在四肢部交接：十二经脉的手足阴阳经均在四肢末端相交接。如手太阴肺经于腕后分出支脉至食指端与手阳明大肠经交接；手厥阴心包经自掌中分出支脉至无名指端与手少阳三焦经交接；手少阴心经与手太阳小肠经在手小指端交接。再如足阳明胃经从足跗上分出支脉至足大趾端与足太阴脾经交接；足太阳膀胱经与足少阴肾经在足小趾交接；足少阳胆经从足跗上分出支脉至足大趾背与足厥阴肝经相交接。

（2）阳经与阳经（同名经）在头面部相接：手足同名阳经，即阳明、少阳、太阳均在头面部相接。如手阳明大肠经与足阳明胃经相接于鼻部；手少阳三焦经与足少阳胆经相接于目外眦；手太阳小肠经与足太阳膀胱经相接于目内眦。

（3）阴经与阴经在胸部衔接：手三阴经与足三阴经相交于胸部。如足太阴脾经与手少阴心经相交于心中；足少阴肾经与手厥阴心包经相交于胸中；足厥阴肝经与手太阴肺经相交于肺中。

由于十二经脉之间通过分支和络脉等的沟通衔接，形成了脏与腑之间的六组"表里"关系和阴阳经脉之间的六组"属络"关系，再通过手、足同名阳经的交接和手、足三阴经的衔接，便构成了一个周而复始、如环无端的十二经脉气血循环传注系统。

（三）表里关系

由于十二经脉内行线和络脉、经别对阴阳经脉及脏腑之间的相互络属沟通，形成阴阳经脉、脏与腑之间互为表里的配合关系。十二经脉"内属于腑脏"，其阴经的内行线连属于脏而络于腑，阳经的内行线则连属于腑而络于脏。除了上述内行线的相互络属之外，阴阳经脉及脏腑之间，还有络脉和经别互相沟通。如十二经络脉均从四肢肘膝关节以下的络穴处分出，然后走向相表里的经脉；十二经别从同名正经的四肢部别出后，走向胸腹腔内，与相表里的脏腑相联系，最后则阳经经别归入本经，阴经经别合入相表里的阳经。通过上述各部分的联系作用，进一步加强和完善了阴阳经脉及脏腑之间的表里配合关系。

在经络的联系作用下形成表里关系的经脉和脏腑，在生理功能上相互配合，在病理情况下又相互影响。例如脾脏与胃腑的经脉相互交接、络属，其络脉、经别也相互联系，二者相为表里。在生理功能方面，脾主运化、喜燥，其气宜升，胃主受纳腐熟、喜润，其气宜降，二者相反相成，协同完成对饮食物的消化吸收及其精微的输布，故合称为"后天之本"。脾与胃在病理情况下也相互影响，如脾失健运可影响胃的受纳与和降；食滞于胃，胃失和降也同样能影响脾的运化功能。由上看出，经脉脏腑的表里关系，对阐明人体生理和临床辨证论治有十分重要的意义。

二、奇经八脉

奇经八脉是督脉、任脉、冲脉、带脉、阴跷脉、阳跷脉、阴维脉、阳维脉的总称。奇有"异"的意思，是说奇经八脉不同于十二正经。《难经·二十七难》说："凡此八脉者，皆不拘于经，故曰奇经八脉。"奇经八脉和十二正经的主要区别是：十二经脉与相关的脏腑有属络关系，经脉之间有确定的表里关系，且每条正经均有本经所属的腧穴；而奇经八脉则不直接隶属脏腑，八脉之间无表里关系，除督、任二脉外，其他六脉均无本经所属的腧穴。

奇经八脉的分布部位与十二经脉纵横交错，其中督脉分布于后正中线，任脉分布于前正中线，二脉各有本经所属的腧穴，其余冲、带、阴阳跷脉、阴阳维脉的腧穴，都寄附于十二正经和督、任二脉之中。冲脉分布于腹部第一侧线，交会足少阴经腧穴；带脉环腰一周，状如束带，交会足少阳经腧穴；阳跷脉分布于下肢外侧及肩、头部，交会足太阳等经脉腧穴；阴跷脉分布于下肢内侧及眼部，交会足少阴等经脉腧穴；阳维脉分布于下肢外侧、肩和头项部，交会足太阳等经脉和督脉的腧穴；阴维脉分布于下肢内侧、腹部第三侧线和颈部，交会足少阴等经脉和任脉的腧穴。奇经八脉的分布除带脉外，均有前后、左右对称的特点，如督、任二脉为单脉而前后对称，冲脉、阴阳跷脉、阴阳维脉均是双脉，左右对称。

三、十二经别

经别，就是别行的正经。十二经别是从十二经脉分出，深入体腔的重要分支。经别主要分布于胸腹部和头部，能沟通表里两经，并加强经脉与脏腑的联系。

十二经别的循行分布有"离、入、出、合"的规律，经别均从同名正经的四肢肘膝关节附近别出称为"离"，走入胸腹腔称为"入"，浅出头项部称为"出"，最后阳经别归入本经、阴经别合入相为表里的阳经称为"合"。手足三阴三阳经别根据经脉的表里关系分为六对，称为"六合"。

四、十五络脉

"络"有联络之意，络脉纵横交错于表里经脉之间，加强了表里两经的联系。络脉有别络、孙络和浮络之分。十二经脉在四肢部各分出一条络脉，再加躯干部的任脉络、督脉络及脾之大络，总称为"十五别络"，十五别络是络脉中比较主要的部分。孙络，是从别络分出的细小络脉，即《灵枢·脉度》所谓的"络之别者为孙"。孙络遍布全身，难以计数。络脉分布在皮肤表面、浮显易见者称为"浮络"，即《灵枢·经脉》所谓的"诸脉之浮而常见者"。

十五络脉的分布有一定规律。其中十二经的别络均从相关正经四肢肘膝关节以下的络穴处分出，然后走向互为表里的经脉，即阳经的络脉别走于相表里的阴经，阴经的络脉别走于相表里的阳经。络脉的分布沟通了表里两经，加强了两者之间的联系，此外，络脉的分布路线还补充了经脉循行的不足，任脉之络分布腹部，以沟通腹部诸阴经经气；督脉之络上行后背、头项，以沟通背、头部诸阳经经气；脾之大络则横行散布于胸胁之间。任、督之络和脾之大络及孙络、浮络等，起渗灌气血的作用。

络脉与经别都能加强表里两经之间的联系，所不同者：经别主内，没有所属腧穴，也没有所主病证；络脉则主外，各有一个络穴，并各有所主病证。

五、十二经筋

"筋"，《说文》解释作"肉之力也"，意指能产生力量的肌肉；而"腱"是"筋"之本，是筋附着于骨骼的部分。经筋是十二经脉及相关络脉中气血渗灌濡养的筋肉组织。全身筋肉按部位分为手足三阴三阳，即十二经筋。

经筋各起于四肢末端，结聚于关节和骨骼部，有的进入胸腹腔，但不属络脏腑。足三阳经筋均上结于头面，足三阴经筋均结于腹部，手三阴经筋结于胸膈上下，手三阳经筋则结于头部。某些经筋（如足阳明经筋、足太阴经筋等）还结聚于前阴。经筋有大有小，或散布成片，杨上善说："筋有大筋、小筋、膜筋……其有起维筋、缓筋等皆是大筋别名。"经筋能联缀四肢百骸、筋肉骨骼，维持关节的屈伸活动，正如《素问·痿论》所说："宗筋主束骨而利机关也。"

六、十二皮部

皮部，是十二经脉在体表皮肤的分区部位，是经络系统的一部分。《素问·皮部论》说："皮有分部"，"欲知皮部以经脉为纪者，诸经皆然。"说明皮部是十二经脉的体表分区，也是十二经脉之气的散布所在（图1-4、图1-5）。

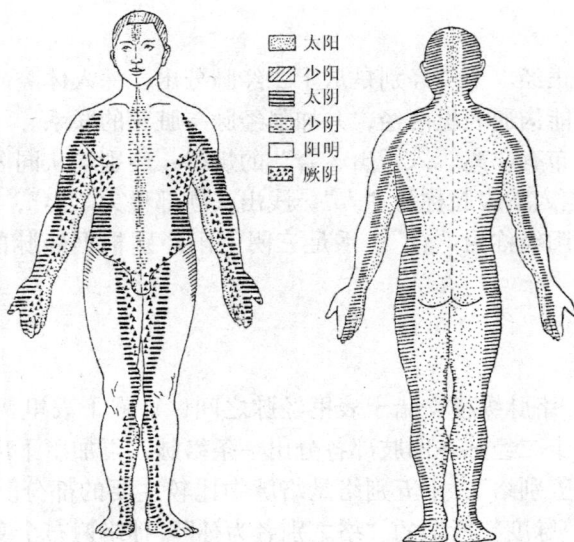

图1-4 六经皮部分布示意图（正面）　　图1-5 六经皮部分布示意图（背面）

《素问·皮部论》说："邪客于皮则腠理开，开则邪入客于络脉，络脉满则注于经脉，经脉满则入舍于脏腑也。"这样，皮——络——经——腑——脏，成为疾病的传变层次，外邪可以通过这个途径侵入机体内部，由表及里，由轻渐重地发展演变。正由于上述皮部与经络脏腑的密切联系，在脏腑经络病变时，也能反映于皮部，出现不同部位皮肤色泽和形态等方面的变化，有助于脏腑经络疾病的诊断；临床上在皮肤表面一定部位施行敷贴、温灸、热熨、针刺（皮肤针等）等法以治内脏疾病，都是对皮部理论的具体运用。

第四节　经络的功能

《灵枢·经脉》指出："经脉者，所以决死生，处百病，调虚实，不可不通。"这段话概括说明了经络系统在生理、病理和疾病防治方面的重要性，又可理解为经络系统有三方面的功用：在生理方面，有运行血气，协调阴阳的功能；在病理方面，有抗御病邪、反映证候的作用；在防治疾病方面，有传导感应、调整虚实的作用。

一、运行气血，协调阴阳

《灵枢·本脏》说："经脉者，所以行血气而营阴阳，濡筋骨，利关节者也。"指出经络有运行气血，协调阴阳的功能。

气血是构成人体和维持人体生命活动的基本物质之一，气血来源于水谷精微。血，主要由营气津液所组成，来源于脾胃所消化、吸收的水谷精微。《灵枢·决气》说："中焦受气取汁，变化而赤，是谓血。"血液必须在脉中周流不息，运行全身，才能为人体提供丰富的营养，脉具有运行血液、阻遏血液溢出的功能。《灵枢·营卫生会》说："营在脉中，卫在脉外，营周不休，五十而复大会。阴阳相贯，如环无端。"指出了经络是血液运行的通路。经络系统纵横交错，遍布全身，内及五脏六腑，外连筋肉肌表，血液只有通过经络转输弥散全身，营养周身各组织、脏器，才能发挥其正常的生理功能。正常情况下，人体气血在经络中的分布是不同的，根据三阴三阳经脉的不同，气血各有多少。《素问·血气形志》说："夫人之常数，太阳常多血少气，少阳常少血多气，阳明常多气多血，少阴常少血多气，厥阴常多血少气，太阴常多气少血，此天之常数。"十二经脉的气血虽然各有多少，但通过阴阳表里经脉相应的关系，最终使之趋于平衡。十二经脉气血多少的理论为针灸临床的补泻提供了依据。

经络运行气血的动力，首先要联系到"宗气"。《灵枢·邪客》在论述宗气的作用时指出："故宗气积于胸中，出于喉咙，以贯心脉，而行呼吸焉。"说明宗气一可贯心脉以行气血，二是走息道以行呼吸，是气血运行动力之一。其次，经脉行血气的功能要联系到"原气"。原气是人体最基本、最重要的气，是人体生命活动的原动力。原气能温煦和激发经络的生理活动，有助于经脉气血的运行，故《难经·八难》谓原气是"五脏六腑之本，十二经脉之根"。另外，经络所运行的气，是指营卫之气。营行脉中，与血同行，两者可相互化生；卫行脉外，慓疾滑利，具有护卫肌表、抗御外邪、温煦脏腑肌腠和调节控制腠理开合、汗腺排泄以维持体温的相对恒定等作用。营卫气血在宗气和原气的参与推动下，得以在经络系统中周流不息地运行，并渗透散布到机体的各个部分，发挥其营养和温煦作用，从而保证了人体各种正常的功能活动。这就是经络"行血气"的功能。

经络将气血输送到全身各部，内溉脏腑，外濡腠理，从而使体内的脏腑和体表的五官九窍、皮肉筋骨，均能紧密配合，协调一致。"营阴阳"，除了指经络遍布全身内外，营养所有的器官外，还包含有协调阴阳的意义。如人体的内外、上下、左右、前后、脏腑、表里之间，由于经脉的联系得以保持相对的平衡，同时气血盛衰和功能动静等也都有了正常的节律。阴阳这一对概念，可以概指对立而又统一的机体功能的两个方面。运行气血、协调阴阳，是经络的主要功能，两者之间是紧密结合的。

二、抗御病邪，反映证候

在疾病情况下，经络有抗御病邪、反映证候的作用。外邪侵犯人体由表及里，往往是先从皮毛开始，故《素问·皮部论》说："邪客于皮则腠理开，开则邪客于络脉，络脉满则注于经脉。"经络抗御外邪的功能主要是依靠孙络和卫气来完成的。《素问·气穴论》说孙络能"以溢奇邪，以通营卫"，其分布范围最广，卫气也是通过孙络散布到全身而发挥"温分肉，充皮肤，肥腠理，司开合"的功能。当外邪侵犯时，孙络和卫气发挥了重要的抗御作用。邪正交争，在体表部位可出现异常现象。如果邪胜正衰，疾病发展，邪气则可由表及里，从孙络、络脉、经脉而逐步深入，并出现相应的证候。温病学派运用"卫、气、营、血"概念来分析热性病发展过程的浅深变化，也是以经络运行营卫气血的生理功能和经络抗御外邪的作用为理论基础的。由上看出，在病理情况下，经络可以成为病邪传注的途径。而经络和其运行的营卫气血，是有层次地抗御病邪，同时也是有层次地反映证候的。

经络反映证候，可分局部的、一经的、数经的和整体的。一般来说，经络气血阻滞而不通畅，就会造成有关部位的疼痛或肿胀；气血郁积而化热，则出现红、肿、热、痛，这些都属经络的实证。如果气血运行不足，就会出现病变部位麻木不仁、肌肤萎软及功能减退等，这些都属经络的虚证。如果经络的阳气（包括卫气、原气）不足，就会出现局部发凉或全身怕冷等症状，这就是《素问·疟论》所说的"阳虚则寒"；经络的阴气（包括营气、血液）不足而阳气亢盛，则会出现五心烦热（阴虚内热）或全身发热等症状，这就是所说的"阴虚而阳盛，阳盛则热"。可见寒热虚实的多种证候都是以经络的阴阳气血盛衰为根据的。

经络与经络之间、经络与脏腑之间，在证候反映上也是互相联系的。如《伤寒论》一书所总结的热性病的"六经传变"规律，疾病的发展由表入里，可以从太阳经传至阳明经或少阳经，也可以由三阳经传入三阴经。在经络和脏腑之间病邪也可以相传，如太阳病可出现"热结膀胱"和小肠的腑证，阳明病也有"胃家实"证等。

综上所述，经络的证候反映，除了十二经脉、奇经八脉、络脉、经筋等各有其所属的特定病候外，经络与经络、经络与脏腑、脏腑与脏腑及脏腑与其他组织、器官之间，也可通过经络的联系而相互影响，出现相应的证候。因此，经络的证候反映可以是局部的、一经的，也可以是数经、数脏的。总之，疾病的传变和证候的出现与经络有密切关系，为诊断疾病和阐明病理提供了理论依据。

三、传导感应，调整虚实

针灸、推拿气功等方法之所以能防病治病，是基于经络具有传导感应和调整虚实的功能。《灵枢·官能》说："审于调气，明于经隧。"《灵枢·九针十二原》说："刺之要，气至而有效。"以上都强调针灸治病要讲究"调气"，即针刺治疗时要使患者产生经气的感应，方才有效。针刺中的"得气"现象和"气行"现象，是经络传导感应作用的具体表现，针刺只有"得气"之后，通过经络的传导作用，才能达到调整气血、扶正祛邪、阴阳平衡、治愈疾病的目的。

疾病是正邪斗争的过程。正气不足表现为虚证，邪气亢盛表现为实证，经络的虚实是整个人体虚实状态的具体体现。经络调整虚实的作用，是以其调整机体机能即协调阴阳为基础的。在疾病情况下，通过经络的调整，激发机体的调节和防御能力，从而达到扶正祛邪的目的。临床上针灸等治疗方法，即是通过选取适当的腧穴和运用不同的刺激方法来激发经气，泻其有余而补其不足，扶正祛邪，从而恢复阴阳平衡的健康状态。经络调整虚实的功能，从临床实践和实验研究等方面均已得到了证实。

第二章　经络各论

　　十二经脉是经络系统的主要内容，十二（五）络脉、十二经别、十二经筋等与之有密切的联系，它们都分手、足三阴和三阳。现根据十二经脉的表里关系和循环流注次序，以经脉为主，将有关内容按照经络的主次作系统介绍，这样便于学习。本章首先介绍十二经脉。十二经脉中以气血在身体上下运行（流注）的第一回环开始，先介绍手太阴、手阳明、足阳明、足太阴四经，再介绍手少阴、手太阳、足太阳、足少阴第二回环四经，最后介绍手厥阴、手少阳、足少阳、足厥阴第三回环四经。以便掌握经脉运行的规律、阴阳经之间的表里关系、经脉与脏腑的关系及将人体连成有机整体的生理功能。

第一节　十二经脉

一、手太阴肺经

【循行】

　　手太阴肺经：①起始于胃的中脘部，向下联络大肠，②返回来沿胃的上口上行，穿过横膈，属于肺脏。③从肺系横行出走腋下，④沿上臂内侧，行于手少阴、手厥阴经的前面，至肘窝中，⑤然后沿前臂内侧桡骨的边缘，进入寸口动脉搏动处，⑥向前行至鱼际部，沿鱼际的边缘直出拇指尖端。

　　它的支脉：⑦从腕后分出，沿食指桡侧，一直走向末端，连接手阳明大肠经。

【病候】

　　本经脉功能发生异常变动，就可表现为下列病证：肺部膨膨胀满、咳嗽气喘、缺盆中（包括喉咙部分）疼痛，甚或因咳嗽剧烈而使两手交捧于胸部，并感觉心胸烦闷，这些证候称做臂厥。

　　本经腧穴能主治有关肺及其经脉异常变动所发生的病证：咳嗽、呼吸迫促、气喘声粗、心烦不安、胸部胀满、上臂及前臂的内侧前缘（经脉所过处）疼痛、厥冷，或手掌心发热。

　　本经气盛有余的病证，表现为肩背疼痛，感冒风寒，或中风汗自出，小便频数而量少；

气虚不足的病证，表现为肩背疼痛、寒凉，呼吸短促，小便颜色改变，如小便清白等。

【原文】

《灵枢·经脉》：肺手太阴之脉，起⁽¹⁾于中焦⁽²⁾，下络⁽³⁾大肠，还⁽⁴⁾循⁽⁵⁾胃口⁽⁶⁾，上膈属⁽⁷⁾肺。从肺系⁽⁸⁾，横⁽⁹⁾出⁽¹⁰⁾腋下，下循臑内⁽¹¹⁾，行少阴⁽¹²⁾、心主⁽¹³⁾之前，下肘中，循臂内⁽¹⁴⁾上骨⁽¹⁵⁾下廉⁽¹⁶⁾，入寸口⁽¹⁷⁾，上鱼，循鱼际⁽¹⁸⁾，出大指之端。

其支⁽¹⁹⁾者，从腕后，直出次指内廉，出其端（图2-1）。

《灵枢·经脉》：是动则病⁽²⁰⁾：肺胀满，膨膨⁽²¹⁾而喘咳，缺盆中⁽²²⁾痛，甚则交两手而瞀⁽²³⁾，此为臂厥⁽²⁴⁾。

是主肺所生病⁽²⁵⁾者：咳，上气⁽²⁶⁾，喘喝⁽²⁷⁾，烦心，胸满，臑臂内前廉痛厥⁽²⁸⁾，掌中热。气盛⁽²⁹⁾有余，则肩臂痛，风寒汗出中风⁽³⁰⁾，小便数而欠⁽³¹⁾；气虚⁽³²⁾则肩背痛、寒，少气不足以息⁽³³⁾，溺色变⁽³⁴⁾。

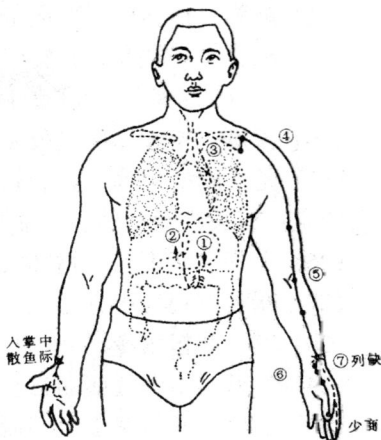

图 2-1　手太阴肺经循行示意图

【注释】

（1）起：经脉循行的开始称"起"。

（2）中焦：三焦之一，在上腹腔部位，这里指胃的中脘部位。

（3）络：联络的意思。此指联络与本经相表里的脏腑。

（4）还：经脉去而复回称"还"。

（5）循：沿循，沿着走。

（6）胃口：此指胃的上口贲门部位。

（7）属：隶属的意思。此指肺经隶属于肺脏。

（8）肺系：指与肺相连接的气管和喉咙。

（9）横：经脉横向行走称"横"。

（10）出：经脉由深部而浅出部称"出"。

（11）臑（nào 闹）内：臑，指上臂；臑内即上臂内侧，当肱二头肌部。

（12）少阴：此指手少阴心经。

（13）心主：指手厥阴心包经。

（14）臂内：臂，指前臂；臂内即前臂内侧。

（15）上骨：此指桡骨。

（16）廉：边缘的意思。

（17）寸口：指腕后桡动脉搏动处。是中医常用的诊脉部位。

（18）鱼际：手大指本节后掌侧肌肉隆起处叫鱼，又称手鱼，今称大鱼际。鱼部的边缘叫"鱼际"。

（19）支：经脉的分支。

（20）是动则病：是，代词，指代上述经脉即手太阴肺经；动，指经脉异常变动或变化。

这句话是说：这一经脉的功能发生异常变动就出现有关病证。

（21）膨膨：形容肺部胀满的样子。

（22）缺盆中：缺盆，指锁骨上窝部。缺盆中，包括喉咙部分。

（23）瞀（mào 帽）：指心胸闷乱。

（24）臂厥：指经脉所过处发生气血阻逆的病变。

（25）是主肺所生病：是，代词，指代本经腧穴；主，主治的意思。这句话是说：本经腧穴能主治有关肺及其经脉功能异常变动所发生的病证。

（26）上气：病证名，指肺气上逆，表现为呼多吸少，气息急促。

（27）喘喝：喝，声音粗大；喘喝即气喘声粗的意思。

（28）厥：此指厥冷。

（29）气盛：指邪气盛而言。

（30）中风：此指感受风邪而致的一种表证，症见发热、恶风、汗出等。

（31）欠：短少的意思，小便数而欠是指小便频数而量少。

（32）气虚：指正气虚而言。

（33）息：指呼吸。少气不足以息，即气短呼吸急促的意思。

（34）溺色变：溺，音义同尿；溺色变，指小便的颜色出现异常。

二、手阳明大肠经

【循行】

手阳明大肠经：①起始于食指末端，②沿食指桡侧缘上行，经过第 1、2 掌骨之间，向上进入两筋（拇长伸肌腱和拇短伸肌腱）中间的凹陷处，③沿前臂外侧前缘，行至肘部外侧，④再沿上臂外侧前缘，上走肩端，⑤出肩峰前缘，向上交会于颈部的大椎穴。⑥然后向下进入缺盆（锁骨上窝），⑦联络肺脏，穿过横膈，属于大肠。

它的支脉：⑧从缺盆上走颈旁，经过面颊，进入下齿龈中，出来夹口旁，左右两脉在人中部交叉（会水沟），然后左脉向右，右脉向左，向上夹行鼻孔两旁，连接足阳明胃经。

⑨此外，大肠经与足阳明胃经的上巨虚穴脉气相通。

【病候】

本经脉功能发生异常变动，就可出现牙齿疼痛、颈部肿胀等症。

本经腧穴能主治有关"津"方面及经脉功能异常变动所发生的病证，如眼睛发黄、口中发干、鼻塞流涕或出血、咽喉肿痛、肩前及上臂疼痛、食指疼痛不能随意运动。

本经气盛有余的病证，表现为在经脉循行的部位上发热和肿胀；本经气虚不足的病证，则表现为发冷战栗而难以恢复。

【原文】

《灵枢·经脉》：大肠手阳明之脉，起于大指次指[1]之端，循指上廉[2]，出合谷两骨之间[3]，上入两筋之中[4]，循臂上廉，入肘外廉，上臑外前廉，上肩，出髃骨[5]之前廉，上出于柱骨之会上[6]，下入缺盆，络肺，下膈，属大肠。

其支者，从缺盆上颈，贯颊[7]，入下齿中，还出夹[8]口，交[9]人中[10]——左之右，右之左[11]，上夹鼻孔（图2-2）。

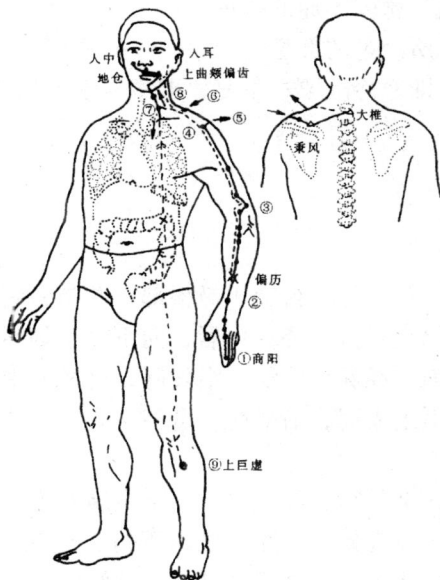

图 2-2　手阳明大肠经循行示意图

《灵枢·经脉》：是动则病：齿痛，颈肿。

是主津所生病[12]者：目黄，口干，鼽衄[13]，喉痹[14]，肩前臑痛，大指次指痛不用。气有余，则当脉所过者[15]热肿；虚则寒栗不复[16]。

【注释】

（1）大指次指：指大指侧的次指，即食指。

（2）指上廉：指食指的桡侧。

（3）合谷两骨之间：指第1、2掌骨之间。

（4）两筋之中：指手腕背侧，拇长伸肌腱和拇短伸肌腱过腕关节处两筋中间的凹陷处。

（5）髃骨：指肩胛骨的肩峰部，《医宗金鉴》："髃骨者，肩端之骨，即肩胛骨臼端之上棱骨也。"

（6）柱骨之会上：柱骨，指颈椎。张隐庵注："肩胛上颈骨为柱骨。"会上，指大椎穴，因诸阳经会于大椎，故名会上。

（7）颊：面旁的总称。

（8）夹：经脉并行于某部两旁称"夹"。

（9）交：经脉彼此交叉称"交"。

（10）人中：此指人中沟部位，位于鼻下方唇上方的皮肤纵沟部。

（11）左之右，右之左：之，动词，到的意思。左之右，右之左，是说左右两脉在人中交叉后，左脉向右走，右脉向左走。

（12）是主津所生病：意为大肠经腧穴主治有关"津"方面所发生的病证。津对肌肤孔窍等组织起滋润作用。大肠为传导之官，有吸收水分之功能，故津液所生诸病与大肠及其经脉有关。

（13）鼽（qiú 求）衄：鼽，鼻流清涕；衄，鼻出血。

（14）喉痹：指咽喉肿痛、壅闭不通的病证。

（15）脉所过者：指经脉所经过的部位。

（16）寒栗不复：寒栗，即寒冷战栗；不复，即不易恢复的意思。

三、足阳明胃经

【循行】

足阳明胃经：①起始于鼻旁，②上行交于鼻根部，并与旁侧足太阳经脉相会，③沿鼻外侧下行，进入上齿龈，又回出夹口旁，环绕口唇，向下交于颏唇沟，④退回来沿腮下方出大迎穴，再沿下颌角，上走耳前，经颧弓上缘，沿发际，到额颅中部。

面部支脉：⑤从大迎前下走人迎，沿喉咙，⑥进入缺盆，⑦向下通过横膈，入属胃腑，联络脾脏。

其直行的经脉：⑧从缺盆部下行，经乳中，向下夹脐两旁，进入气街中。

胃下口的支脉：⑨从胃下口起始，沿腹腔之内下行，至气冲穴处与前直行的经脉会合，⑩由此而下，经大腿前，直抵伏兔部，再下至膝盖，⑪沿胫骨前外侧，下向足背，进入中趾内侧趾缝，出次趾末端。

胫部支脉：⑫从膝下3寸处分出，向下进入中趾外侧趾缝，出中趾末端。

足背部支脉：⑬从足背（冲阳）分出，进入足大趾，出其末端，连接足太阴脾经。

【病候】

本经脉功能发生异常变动，就可表现为下列病证：像被冷水淋洒在身上一样，阵阵发冷，喜欢伸腰举臂，频繁地打呵欠，额部暗黑，缺少光彩，发病时厌恶见人和火光。听到木器发出的声音，就惊恐，心动不安，喜欢关闭门窗，独居室内；病情严重的，还可出现登高而歌呼，裸身而奔跑等精神错乱的病证；还有肠鸣、腹胀等表现，可因足胫部气血阻逆而发生厥冷、麻木、疼痛等病证。

本经腧穴能主治有关"血"方面及经脉功能异常变动所发生的病证：狂躁，疟疾，温热病，汗自出，鼻塞或出血，口角歪斜，口唇疮疡，颈部肿大，喉咙肿痛，大腹水肿，膝关节肿痛；沿着胸前、乳部、气冲、大腿前、小腿外侧、足背等处作痛，足中趾不能屈伸。

本经气盛有余，则表现为身前胸腹部位发热，胃中热盛，则消谷善饥、小便色黄；本经气虚不足则感觉身前胸腹部位发冷而战栗，胃气虚寒则腹部胀满。

【原文】

《灵枢·经脉》：胃足阳明之脉，起于鼻之交頞[1]中，旁约太阳之脉[2]，下循鼻外，入上齿中，还出夹口，环[3]唇，下交承浆[4]，却[5]循颐[6]后下廉，出大迎[7]，循颊车[8]，上耳前，过客主人[9]，循发际[10]，至额颅[11]。

其支者，从大迎前，下人迎[12]，循喉咙，入缺盆，下膈，属胃，络脾。

其直者，从缺盆下乳内廉，下夹脐，入气街[13]中。

其支者，起于胃口⁽¹⁴⁾，下循腹里⁽¹⁵⁾，下至气街中而合。以下髀关⁽¹⁶⁾，抵伏兔⁽¹⁷⁾，下膝髌⁽¹⁸⁾中，下循胫外廉，下足跗⁽¹⁹⁾，入中指内间⁽²⁰⁾。

其支者，下膝三寸而别，下入中指外间。

其支者，别跗上，入大指间，出其端（图2-3）。

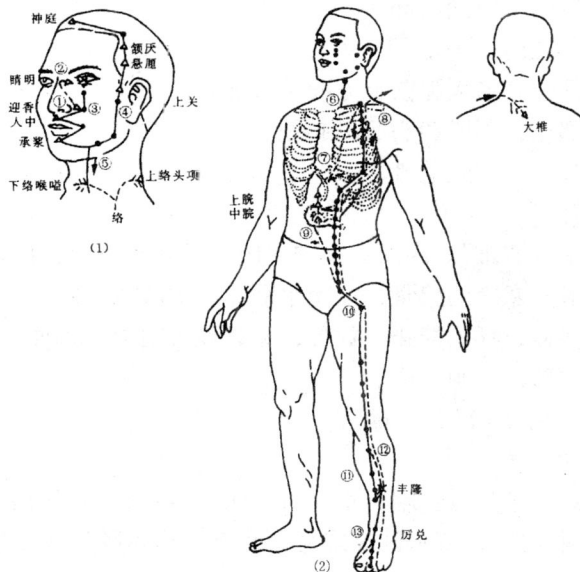

图 2-3　足阳明胃经循行示意图

《灵枢·经脉》：是动则病：洒洒振寒⁽²¹⁾，善伸数欠⁽²²⁾，颜⁽²³⁾黑，病至则恶⁽²⁴⁾人与火，闻木声则惕然⁽²⁵⁾而惊，心欲动，独闭户塞牖⁽²⁶⁾而处；甚则欲上高而歌，弃衣而走；贲响⁽²⁷⁾腹胀，是为骭厥⁽²⁸⁾。

是主血所生病⁽²⁹⁾者：狂，疟，温淫⁽³⁰⁾，汗出，鼽衄，口㖞⁽³¹⁾，唇胗⁽³²⁾，颈肿，喉痹，大腹⁽³³⁾水肿，膝髌肿痛，循膺、乳、气街、股、伏兔、骭外廉、足跗上皆痛，中指不用。

气盛，则身以前皆热，其有余于胃，则消谷善饥⁽³⁴⁾，溺色黄；气不足，则身以前皆寒栗，胃中寒，则胀满。

【注释】

（1）颏（è 遏）：鼻根部，又名山根。

（2）旁约太阳之脉：约，有缠束、交会的意思；旁约太阳之脉，指足阳明胃经与旁侧的足太阳膀胱经相交会而言。

（3）环：经脉环绕于某部四周称"环"。

（4）承浆：此指部位，当下唇中央下方的凹陷处。

（5）却：经脉进而又退称"却"。

（6）颐（yí 宜）：人体部位名，指口角之后，腮之下。

（7）大迎：穴名，位于下颌角前1.3寸骨陷中。

（8）颊车：穴名，位于下颌角前上方的咬肌中。

（9）客主人：上关穴的别名，位于耳前颧弓上缘。

(10) 发际：头发的边缘处。

(11) 额颅：即头颅的前额部。

(12) 人迎：穴名，位于喉结两侧，当颈动脉搏动处。

(13) 气街：此指气冲穴部位，位于腹正中线脐下 5 寸，旁开 2 寸处。

(14) 胃口：此指胃的下口幽门部。

(15) 腹里：指腹腔之内。

(16) 髀关：此指部位，当大腿前上方股关节处。

(17) 伏兔：此指部位，当股四头肌隆起处。

(18) 膝髌：即髌骨，俗称膝盖骨。

(19) 足跗：即足背。

(20) 中指内间：指通"趾"。内间，指它的内侧趾缝；外间，指它的外侧趾缝。

(21) 洒洒振寒：形容寒冷的感觉，如冷水洒在身上阵阵发冷。

(22) 善伸数欠：善伸，喜欢伸腰；数欠，频繁地打呵欠。善伸、数欠均为体倦的表现。

(23) 颜：指额的中部，又叫天庭。

(24) 恶（wù 务）：厌恶、讨厌的意思。

(25) 惕然：恐惧的样子。

(26) 闭户塞牖：户，指门口；牖，指窗口。闭户塞牖即关闭门窗的意思。

(27) 贲响：贲，通"愤"，气势旺盛之意。贲响，形容肠鸣音亢进。张介宾注："贲响，肠胃雷鸣也。"

(28) 骭厥：骭，胫骨。骭厥是指足胫部气血阻逆而发生的厥冷、麻木、疼痛等病证。

(29) 是主血所生病：指本经腧穴能主治有关"血"方面所发生的病证。这是因为胃为水谷之海，主运化精微，化生营血；其经脉亦多气多血，故主血所生病。

(30) 温淫：指温热性疾病。

(31) 口㖞：即口角歪斜。

(32) 唇胗：胗，通"疹"，指唇疡。

(33) 大腹：腹的上部，位于胸部与脐之间的部分。

(34) 消谷善饥：指食欲亢进，进食不久即感饥饿的病证，多因胃热亢盛所致。

四、足太阴脾经

【循行】

足太阴脾经：①起始于足大趾末端，沿大趾内侧赤白肉际，经过核骨，②上行于内踝前面，③再向上沿小腿内侧，胫骨的后面，在内踝上 8 寸处，交出足厥阴肝经之前，④继续上行，经过膝部，沿大腿内侧的前缘，⑤进入腹内，⑥属于脾，络于胃，⑦向上通过膈肌，夹行食管两旁，⑧连系舌根，散布于舌下。

它的支脉，⑨从胃分出，上行通过横膈，流注于心中，连接手少阴心经。

【病候】

本经脉功能发生异常变动，就可表现为下列病证：舌根部强硬不柔和，食后就吐，胃脘疼痛，腹胀、嗳气、大便或矢气后则感觉轻松舒适，身体沉重，困倦无力。

　　本经腧穴能主治有关脾及其经脉功能异常变动所发生的病证：舌根疼痛，身体困重，不愿活动，不能进食，心烦不安，心下掣引作痛，大便溏薄或下痢，小便不通，面目皮肤黄染，不能安卧入睡，勉强站立，就会引起大腿、膝部内侧肿胀或厥冷，足大趾活动障碍等。

【原文】

　　《灵枢·经脉》：脾足太阴之脉，起于大指之端，循指内侧白肉际[(1)]，过核骨[(2)]后，上内踝[(3)]前廉，上腨[(4)]内，循胫骨后，交出厥阴[(5)]之前，上膝股内前廉，入腹，属脾，络胃，上膈，夹咽[(6)]，连舌本[(7)]，散舌下。

　　其支者，复从胃，别上膈，注心中（脾之大络，名曰大包，出渊腋下三寸，布胸胁）（图2-4）。

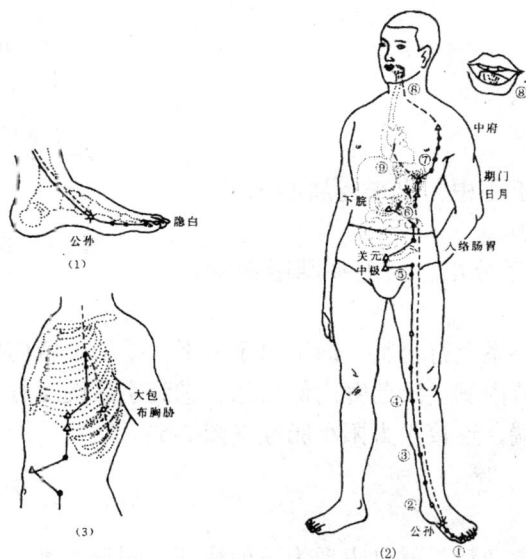

图2-4　足太阴脾经循行示意图

　　《灵枢·经脉》：是动则病：舌本强，食则呕，胃脘痛，腹胀善噫[(8)]，得后与气[(9)]，则快然如衰[(10)]，身体皆重。

　　是主脾所生病者：舌本痛，体不能动摇，食不下，烦心，心下急痛，溏瘕泄[(11)]，水闭[(12)]，黄疸，不能卧，强立[(13)]股膝内肿、厥、足大指不用（脾之大络……实则身尽痛，虚则百节皆纵）。

【注释】

　　(1) 白肉际：又称赤白肉际，是指手足掌侧面与背面交接的边缘。

　　(2) 核骨：指第1跖趾关节内侧的圆形突起，因其形状似果核故名。

　　(3) 踝：指小腿下端，踝关节内外侧圆形的骨性隆起。其中在内者称内踝，在外者称外踝。

　　(4) 腨：指腓肠肌隆起部，俗称小腿肚。

（5）厥阴：指足厥阴肝经。

（6）咽：张介宾注："咽以咽物，居喉之后。"此指食管而言。

（7）舌本：即舌根部。

（8）噫：即嗳气。

（9）得后与气：后，指大便；气，指矢气。

（10）快然如衰：感觉轻松舒快，病情有所缓和。

（11）溏瘕泄：指溏泄与瘕泄两种病。溏泄，大便稀溏不成形；瘕泄，症似痢疾，《难经·五十七难》描述为："大瘕泄者，里急后重，数至圊（qīng轻，即厕所）而不能便，茎中痛。"

（12）水闭：指水湿内停，小便不利或不通。

（13）强立：即勉强站立的意思。

五、手少阴心经

【循行】

手少阴心经：①起于心中，出来连属心系，②向下穿过横膈，联络小肠。

它的支脉，③从心系分出，向上夹咽喉两侧，联系目系。

它的直行脉，④从心系上行至肺，向下出于腋下，⑤沿上臂内侧后缘，走手太阴、手厥阴经之后，⑥下至肘关节内侧，沿前臂内侧后缘，⑦到掌后豌豆骨处，进入掌内后缘，沿小指的内（桡）侧出其末端，连接手太阳小肠经（图2-5）。

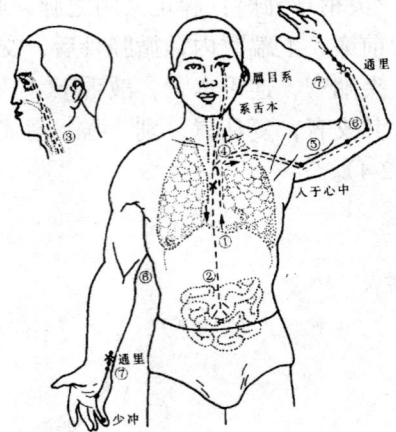

图2-5　手少阴心经循行示意图

【病候】

本经脉功能发生异常变动，就可表现为下列病证：咽喉干燥、心痛，口渴要喝水，这些证候称作臂厥。

本经腧穴能主治有关心及其经脉功能异常变动所发生的病证：眼睛发黄，胸胁疼痛，上臂、前臂内侧后边等经络循行部位的疼痛或厥冷，手掌心热痛。

【原文】

《灵枢·经脉》：心手少阴之脉，起于心中，出属心系[1]，下膈，络小肠。

其支者，从心系，上夹咽[2]，系目系。

其直者，复从心系，却上肺，下出腋下，下循臑内后廉，行太阴、心主[3]之后，下肘内，循臂内后廉，抵掌后锐骨[4]之端；入掌内后廉，循小指之内，出其端。

《灵枢·经脉》：是动则病：嗌干，心痛，渴而欲饮，是为臂厥。

是主心所生病者：目黄，胁痛，臑臂内后廉痛，厥，掌中热。

【注释】

（1）心系：是指心与其他脏器相连系的脉络。

（2）夹咽：即夹咽喉部两侧。

（3）太阴、心主：指手太阴肺经和手厥阴心包经。

（4）锐骨：此指手腕骨的豌豆骨部位。

六、手太阳小肠经

【循行】

手太阳小肠经：①起始于手小指外侧末端，沿手掌尺侧至手腕部，②出尺骨小头部，直上沿尺骨下边，③出于肘内侧当肱骨内上髁和尺骨鹰嘴之间，向上沿上臂外侧，④出肩关节处，绕行肩胛部，交会于肩上，⑤进入缺盆部，联络心脏，沿着食管，通过横膈，到胃脘部，连属于小肠。

它的支脉，⑥从锁骨上行，沿颈旁，上行面颊，到外眼角，退向后方，进入耳中。

它的另一支脉，⑦从面颊部分出，上向颧骨部，靠鼻旁到内眼角，接足太阳膀胱经。

⑧此外，小肠与足阳明胃经的下巨虚穴脉气相通（图2-6）。

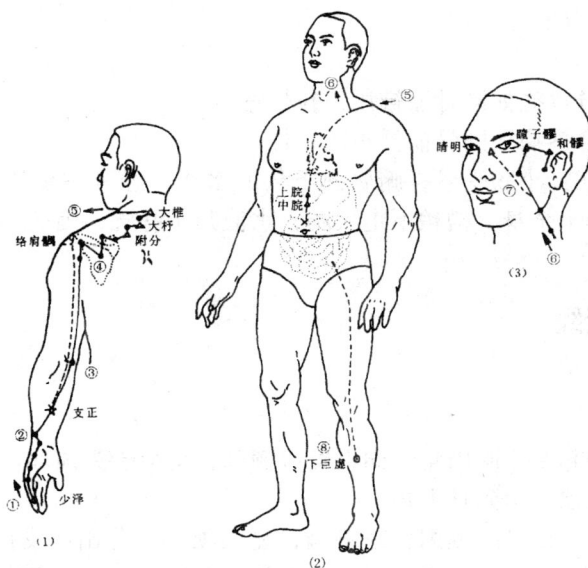

图 2-6 手太阳小肠经循行示意图

【病候】

本经脉功能发生异常变动，就可表现为下列病证：咽喉痛，颔下肿不能回头看，肩部痛如被用力牵拉，上臂疼痛如被折断一样。

本经腧穴能主治有关"液"方面及其经脉功能异常变动所发生的病证：耳聋，眼睛发黄，面颊肿，沿颈部、颔下、肩胛、上臂、肘部及前臂外侧后缘等经脉循行部位疼痛。

【原文】

《灵枢·经脉》：小肠手太阳之脉，起于小指之端，循手外侧上腕，出踝[(1)]中，直上循臂骨[(2)]下廉，出肘内两骨[(3)]之间，上循臑外后廉，出肩解[(4)]，绕肩胛[(5)]，交肩上[(6)]，入缺盆，络心，循咽下膈，抵胃，属小肠。

其支者，从缺盆循颈，上颊，至目锐眦[(7)]，却入耳中。

其支者，别颊上䪼，抵鼻，至目内眦[(8)]（斜络于颧）。

《灵枢·经脉》：是动则病：嗌痛，颔肿，不可以顾[(9)]，肩似拔[(10)]，臑似折[(11)]。

是主液所生病[(12)]者：耳聋、目黄、颊肿、颈、颔、肩、臑、肘、臂外后廉痛。

【注释】

(1) 踝：此处指手腕后方小指侧的高骨，即尺骨小头。

(2) 臂骨：指前臂骨，《医宗金鉴》："肘下之骨曰臂骨。"在此单指尺骨而言。

(3) 两骨：此指尺骨鹰嘴与肱骨内上髁。

(4) 肩解：指肩关节。

(5) 肩胛：指肩胛骨部位。

(6) 肩上：指肩胛区肌肉的内上方。

(7) 目锐眦：即眼外角。

(8) 目内眦：即眼内角。

(9) 顾：回头看。

(10) 肩似拔：上臂疼痛如同骨骼被用力拉扯一样。

(11) 臑似折：上臂疼痛如同骨骼被折断一样。

(12) 是主液所生病：小肠受盛胃腑腐熟下传的水谷，经进一步消化和泌别清浊，其精华部分由脾转输，营养于全身，糟粕下走大肠，水液归于膀胱，因此小肠可产生水液，故本经主液所生病。

七、足太阳膀胱经

【循行】

足太阳膀胱经：①起始于眼内角，向上经过额部，交会于头顶部。

它的支脉，②从头顶分出到耳上角。

其直行主干，③从头顶进入颅内，联络脑，复出项部，分出两支而下行；④其内侧支，沿肩胛骨的内侧，夹脊柱两侧，到腰中，沿脊旁的肌肉而深入，⑤联络肾脏，属于膀胱。

⑥一支从腰中分出，继续夹脊旁下行，通过臀部，从大腿后边下行，进入腘窝中。

⑦背部的另一条支脉，自项部分开后，沿肩胛骨的内侧缘，夹脊旁下行，⑧经过髋关节，沿大腿外侧后边下行，与腰部的支脉会合于腘窝中，⑨由此向下经过小腿肚，出外踝的后方，⑩沿第5跖骨外侧缘，至小趾外侧端，下接足少阴肾经（图2-7）。

【病候】

本经脉功能发生异常变动，就可表现为下列病证：气逆上冲则头重胀而痛，眼睛憋胀像要脱出，后项部疼痛如被牵拉，脊背痛，腰痛似折断一样，髋关节不能弯曲，腘窝如被捆绑似的凝结不动，小腿肚疼痛似要裂开，还可因足胫部气血阻逆而发生厥冷、麻木酸痛等症。

本经腧穴能主治有关"筋"方面及本经脉功能异常变动所发生的病证：痔疮、疟疾、躁狂、癫痫，头囟项部疼痛，目黄，流泪，鼻塞，流清涕或流鼻血，沿后项、腰背、骶尾、腘窝、小腿肚、脚外侧等经脉循行部位疼痛，足小趾活动不利。

【原文】

《灵枢·经脉》：膀胱足太阳之脉，起于目内眦，上额，交巅[1]。

其支者，从巅至耳上角[2]。

其直者，从巅入络脑，还出别下项[3]，循肩膊[4]内，夹脊抵腰中，入循膂[5]，络肾，属膀胱。

其支者，从腰中，下夹脊，贯臀，入腘中。

其支者，从膊内左右别下贯胛，夹脊内[6]，过髀枢，循髀外后廉下合腘中——以下贯踹内，出外踝之后，循京骨[7]至小指外侧（图2-7）。

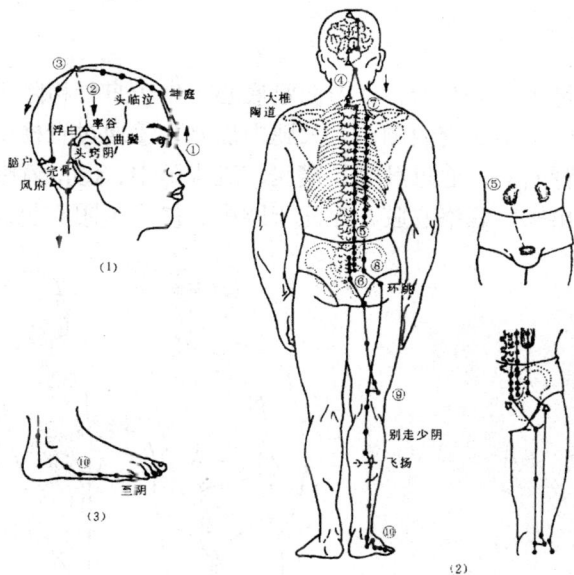

图 2-7　足太阳膀胱经循行示意图

《灵枢·经脉》：是动则病：头痛，目似脱，项如拔，脊痛，腰似折，髀不可以曲，腘如结，踹如裂，是为踝厥[8]。

是主筋所生病[9]者：痔、疟、狂、癫疾[10]，头囟[11]项痛，目黄，泪出，鼽衄，项、背、腰、尻[12]、腘、踹、脚皆痛，小指不用。

【注释】

（1）交巅：交，是交会的意思；巅，是指项正中最高点，是百会穴的部立。

（2）耳上角：指耳廓的上部。

（3）项：即为后颈部。

（4）肩髆：指肩胛部。

（5）膂：指夹脊柱两侧的肌肉。

（6）夹脊内：夹脊内与夹脊从经脉行走的方向来说都是夹行于脊柱两旁。但从部位深浅来说，夹脊的循行较浅，而夹脊内的循行较深。

（7）京骨：穴名。又指足外侧小趾本节后突出的半圆骨，即第5跖骨粗隆。

（8）踝厥：指本经脉循行于小腿部气血厥逆的病证。

（9）是主筋所生病：《素问·生气通天论》：“阳气者，精则养神，柔则养筋。”说明阳气能化生精微，内可以养神，外可以柔筋。太阳为巨阳，主一身之表，由于经脉受邪，阳气受损，筋脉则失其温养，故本经能主治筋所生病。

（10）癫疾：指癫痫等病证。

（11）囟（xìn信）：即囟门部。

（12）尻：骶尾骨部的通称。

八、足少阴肾经

【循行】

足少阴肾经：①从足小趾下开始，②斜向足底心，出于舟骨粗隆下，沿内踝之后，分支进入跟中；③上向小腿内，出腘窝内侧，上大腿内后侧，④通过脊柱属于肾，下络于膀胱。

它直行的脉，⑤从肾向上，通过肝脏、横膈，进入肺中，⑥沿着喉咙，夹舌根部。

它的支脉：⑦从肺出来，联络心脏，流注于胸中，接手厥阴心包经（图2-8）。

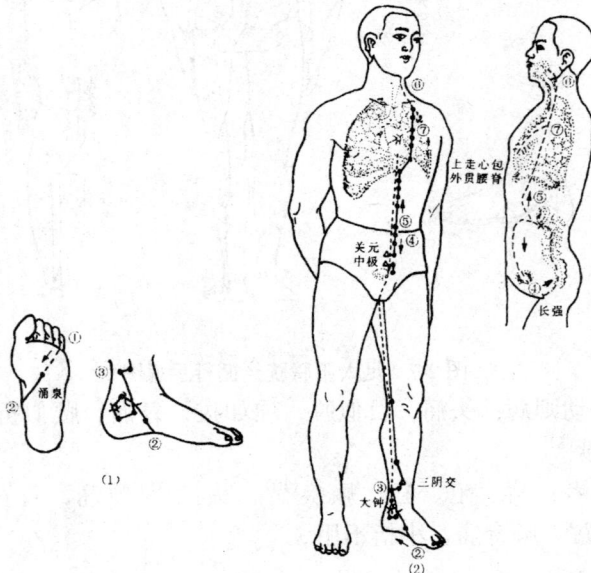

图2-8 足少阴肾经循行示意图

【病候】

本经脉功能发生异常变动，就可表现为下列病证：饥饿而不想进食，面容憔悴色黑而无光泽，咳嗽唾痰带血，喝喝气喘，坐而不安，刚坐下又想站起，视物不清，心若悬空，惊动不安，有如饥饿之感；肾气虚则易恐惧，心中怦怦跳动，好像有人将要捕捉他一样地害怕；还可发生本经脉循行部位气血阻逆所致的厥冷、麻木、酸痛等证。

本经腧穴能主治有关肾及其经脉功能变动所发生的病证：口热，舌干燥，咽部肿，气上逆，喉咙干而痛，心中烦扰而痛，黄疸，痢疾，脊柱及大腿内侧后缘疼痛，下肢痿软、厥冷，神疲嗜卧，足心发热而痛。

【原文】

《灵枢·经脉》：肾足少阴之脉，起于小指之下，邪走足心，出于然谷[1]之下，循内踝之后，别入跟中，以上踹内，出腘内廉，上股内后廉，贯脊属肾，络膀胱。

其直者，从肾上贯肝、膈，入肺中，循喉咙，夹舌本。

其支者，从肺出，络心，注胸中。

《灵枢·经脉》：是动则病：饥不欲食，面如漆柴[2]，咳唾则有血，喝喝[3]而喘，坐而欲起，目䀮䀮[4]如无所见，心如悬[5]，若饥状，气不足则善恐，心惕惕如人将捕之，是为骨厥[6]。

是主肾所生病者：口热，舌干，咽肿，上气，嗌干及痛，烦心，心痛，黄疸，肠澼[7]，脊、股内后廉痛、痿、厥[8]，嗜卧，足下热而痛。

【注释】

(1) 然谷：穴位名。在舟骨粗隆下方。此处是指部位，即舟骨粗隆处。

(2) 漆柴：漆言其黑，柴言其枯，形容面容憔悴，色黑而无光泽。

(3) 喝喝：为气喘之声。

(4) 䀮䀮：《玉篇·目部》："䀮，目不明。"指视物不清。

(5) 心如悬：多因心气或心血不足，而致病人心脏如悬空样感觉，症见心慌、心跳、悸动不安。

(6) 骨厥：病名，肾主骨，本经脉气有了异常变动而见经络循行部位上出现疼痛、麻木、厥冷等证候。

(7) 肠澼：病名，痢疾的古称。澼，指垢腻粘滑似涕似脓的液体，因自肠道排出，澼澼有声而名。

(8) 痿、厥：痿，痿软无力；厥，逆冷不温。

九、手厥阴心包经

【循行】

手厥阴心包经：①起始于胸中，出来属于心包，通过膈肌，依次联络上、中、下三焦。它的支脉，②沿胸内出胁部，③当腋下 3 寸处向上到腋下，④沿上臂内侧，行于手太阴、手少阴经之间，⑤进入肘中，下行向前臂，循行于两筋之间，⑥进入掌中，沿中指出于末端。

它的另一支脉，⑦从掌中分出，沿无名指出于末端，接手少阳三焦经（图 2-9）。

【病候】

本经脉功能发生异常变动时，就可出现下列病证：手心发热，前臂及肘关节掣强拘急，屈伸不利，腋窝肿胀，甚至胸中满闷，心悸不安，面色发红，眼睛发黄，喜笑不止。

本经腧穴能主治有关"脉"方面及本经脉功能异常变动所发生的病证：如心胸烦闷，心痛，手心发热。

【原文】

《灵枢·经脉》：心主[1]手厥阴心包络[2]之脉，起于胸中，出属心包络，下膈，历络三焦[3]。

其支者，循胸出胁[4]，下腋三寸，上抵腋下，循臑内，行太阴、少阴之间，入肘中，下臂，行两筋之间[5]，入掌中，循中指，出其端。

其支者，别掌中，循小指次指[6]出其端。

《灵枢·经脉》：是动则病：手心热，臂、肘挛急，腋肿；甚则胸胁支满[7]，心中憺憺大动[8]，面赤目黄，喜笑不休。

是主脉所生病[9]者：烦心，心痛，掌中热。

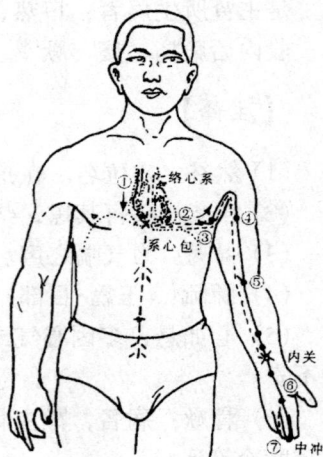

图 2-9　手厥阴心包经循行
示意图

【注释】

(1) 心主：此指心包络。张景岳注："心包络，包心之膜络也，包络为心之外卫。"

(2) 心包络：《甲乙经》《铜人》无此三字。

(3) 历络三焦：指经脉自胸至腹依次与上、中、下三焦相联络。

(4) 胁：在侧胸部，由腋窝以下至第 12 肋骨部分的统称。

(5) 两筋之间：此处是指桡侧腕屈肌腱和掌长肌腱之间。

(6) 小指次指：指从手小指数起的第 2 手指，即无名指。

(7) 支满：支撑胀满的感觉。

(8) 憺憺大动：形容心悸时动荡不安的感觉。

(9) 主脉所生病：诸脉皆属于心，心包络是心的外卫，代心受邪，故心包络主脉所生病。

十、手少阳三焦经

【循行】

手少阳三焦经：①起于无名指末端，上行于小指与无名指之间，②沿着手背，出于前臂伸（外）侧两骨之间，③向上通过肘尖，沿上臂外侧，向上通过肩部，④交出于足少阳经的后面，⑤进入缺盆，分布于膻中，散络于心包，⑥通过横膈，依次属于上、中、下三焦。

它的支脉，⑦从膻中上行，出缺盆部，⑧上向颈旁，连系耳后，⑨直上出耳上方，弯下向面颊，再上行抵达目下。

它的支脉，⑩从耳后，进入耳中，出走耳前，经过上关穴，交前支于面颊部，到目外眦，连接足少阳胆经。⑪此外，三焦孤府与足太阳膀胱经的委阳穴脉气相通（图2-10）。

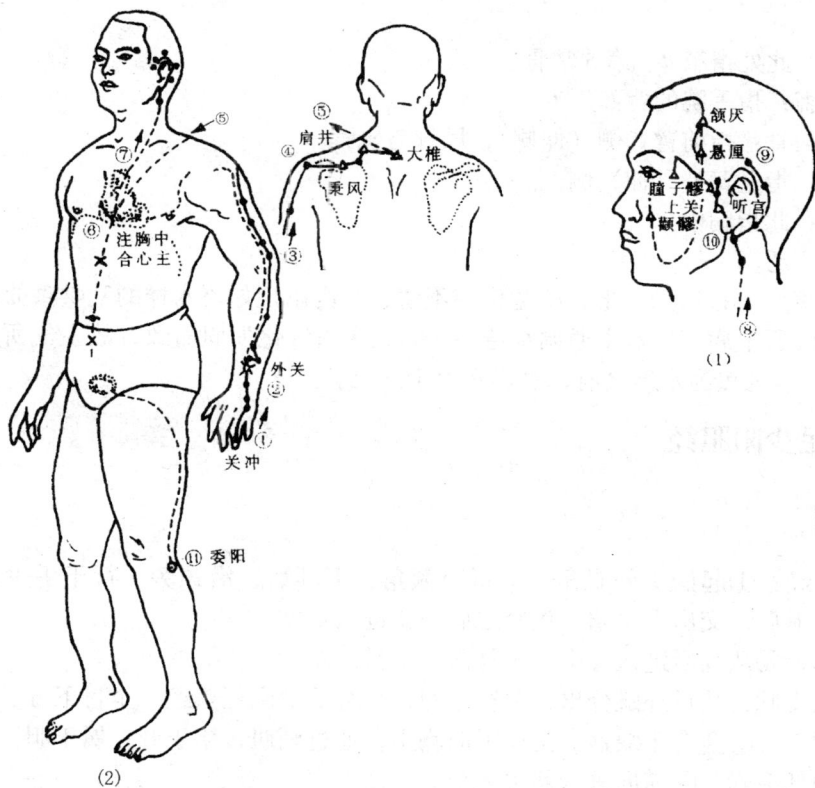

图 2-10 手少阳三焦经循行示意图

【病候】

本经脉功能发生异常变动，就可表现为下列病证：耳聋，耳中如流水声一般哄哄鸣响，咽峡红肿，喉咙作痛。

本经腧穴能主治有关"气"方面及本经脉功能异常变动所发生的病证，如自汗出，目外眦痛，面颊痛，沿耳后、肩部、上臂、肘弯及前臂外侧等经脉循行部位均可发生疼痛，无名指活动不利，运用不灵活。

【原文】

《灵枢·经脉》：三焦手少阳之脉，起于小指次指之端，上出两指⁽¹⁾之间，循手表腕⁽²⁾，出臂外两骨⁽³⁾之间，上贯肘，循臑外⁽⁴⁾上肩，而交出足少阳之后，入缺盆，布膻中⁽⁵⁾，散络心包，下膈，遍⁽⁶⁾属三焦。

其支者，从膻中，上出缺盆，上项，系耳后，直上出耳上角，以屈下颊至𬇙。

其支者，从耳后入耳中，出走耳前，过客主人，前交颊，至目锐眦。

《灵枢·经脉》：是动则病：耳聋，浑浑焞焞⁽⁷⁾，嗌肿，喉痹。

是主气所生病⁽⁸⁾者：汗出，目锐眦痛，颊痛，耳后、肩臑、肘、臂外皆痛，小指次指不用。

【注释】

(1) 两指：此处指第4、第5掌骨。

(2) 手表腕：指手腕的背部。

(3) 臂外两骨：指前臂背侧（伸侧），尺骨与桡骨。

(4) 臑外：指上臂外（伸）侧。

(5) 膻中：此指胸中。

(6) 遍：广泛。

(7) 浑浑焞焞（dùn 顿）：形容听觉模糊不清，耳内出现如流水样的乱哄哄的声音。

(8) 是主气所生病：三焦主通调水道，水病又多由气化失职而致，故主气所生病。张介宾《类经》注："三焦为水渎之府，水病必由于气也。"

十一、足少阳胆经

【循行】

足少阳胆经：①起始于外眼角，上行至额角，下耳后，沿颈旁，行于手少阳三焦经之前，②至肩上退后，交出手少阳三焦经之后，③进入缺盆。

它的支脉，④从耳后进入耳中，走耳前，至目外眦后。

⑤另一条支脉，从目外眦分出，下行大迎，会合手少阳三焦经，至目下方；⑥向下通过颊车穴，至颈部，⑦会合于缺盆。由此下向胸中，通过膈肌，络于肝，属于胆；沿胁里，出于气街，绕阴部毛际，⑧横向进入髋关节部。

它的主干，⑨从缺盆下行向胁下，⑩沿胸侧，过季胁，向下会合于髋关节部。⑪由此向下，沿大腿外侧，出膝外侧，下向腓骨头前，直下到腓骨下段，下出外踝之前，⑫沿足背进入第4趾外侧。

它的支脉，⑬足背分出，沿第1、第2跖骨之间，进入大趾趾缝间，出趾端，回转来通过爪甲，出于大趾背部的毫毛处，连接足厥阴肝经。

【病候】

本经脉功能发生异常变动，就可出现下列病证：口中发苦，频频叹气，胸胁痛不能转侧，严重时颜面像蒙着微薄的尘土，肌肤没有脂润光泽，下肢外侧发热，这些证候称作阳厥。

本经腧穴能主治有关"骨"方面及本经脉功能异常变动所发生的病证，如头痛，颌痛，目外眦痛，缺盆中肿痛，腋下肿，瘰疬或发生于颈部或生于腋下，自汗出，战栗发冷，疟疾，沿胸部、胁肋、大腿及膝关节外侧以至小腿腓骨下段、外踝的前面，以及各骨节都酸痛，小趾侧的次趾（即第4趾）活动不利。

【原文】

《灵枢·经脉》：胆足少阳之脉，起于目锐眦，上抵头角[1]，下耳后，循颈，行手少阳之前，至肩上，却交出手少阳之后，入缺盆。

其支者，从耳后入耳中，出走耳前，至目锐眦后。

其支者，别锐眦，下大迎，合于手少阳，抵于颅，下加颊车[2]，下颈，合缺盆，以下胸中，贯膈，络肝，属胆，循胁里，出气街，绕毛际[3]，横入髀厌[4]中。

其直者，从缺盆下腋，循胸，过季胁，下合髀厌中，以下循髀阳[5]，出膝外廉，下外辅骨[6]之前，直下抵绝骨之端[7]，下出外踝之前，循足跗上，入小指次指之间[8]。

其支者，别跗上，入大指之间[9]，循大指歧骨[10]内，出其端，还贯爪甲，出三毛[11]（图2-11）。

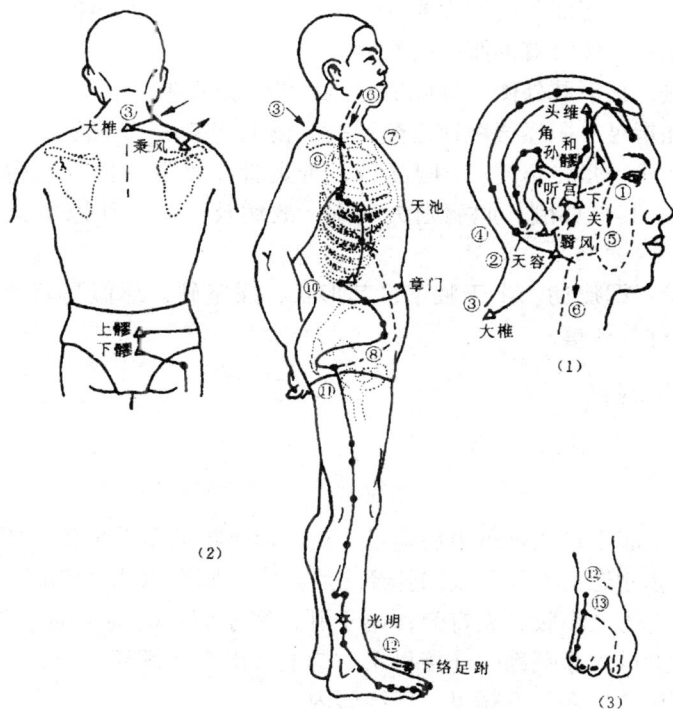

图2-11　足少阳胆经循行示意图

《灵枢·经脉》：是动则病：口苦，善太息[12]，心胁痛，不能转侧，甚则面微有尘[13]，体无膏泽[14]，足外反热[15]，是为阳厥[16]。

是主骨所生病⁽¹⁷⁾者：头痛，颔颊痛，目锐眦痛，缺盆中肿痛，腋下肿，马刀侠瘿⁽¹⁸⁾，汗出，振寒，疟，胸胁、肋、髀、膝外至胫、绝骨、外踝前及诸节皆痛，小指次指不用。

【注释】

(1) 头角：即额角。指前额的外缘部。

(2) 下加颊车：指经脉向下行走，通过颊车穴部。

(3) 毛际：指耻骨部阴毛的边际。

(4) 髀厌：即髀枢，相当于环跳穴部。

(5) 髀阳：指大腿的外侧。

(6) 外辅骨：此指腓骨。

(7) 绝骨之端：指腓骨下段的凹处。

(8) 小指次指之间：即第4、第5跖骨之间。

(9) 大指之间：指大趾、第2趾趾缝之间。

(10) 大指歧骨：指第1、第2高起的跖骨。

(11) 三毛：指生于足大趾背面爪甲后皮肤上的毫毛，又名丛毛。滑伯仁说："大指爪甲后为三毛。"

(12) 善太息：频频叹气。

(13) 面微有尘：形容面色晦暗无光泽，颜面部像蒙有尘土一样。

(14) 体无膏泽：身体没有油脂样的滑润光泽。

(15) 足外反热：指下肢外侧、经脉所经过处的发热现象。

(16) 阳厥：此指足少阳经气厥逆之热厥病。杨上善说："少阳厥也。"

(17) 主骨所生病：张介宾说："胆味苦，苦走骨，故胆主骨所生病。又骨为干，其质刚，胆为中正之官，其气亦刚，胆病则失其刚，故病及于骨，凡惊伤胆者，骨必软即其明证。"

(18) 马刀侠瘿：即瘰疬。生于腋下，其形长，质坚硬，形似马刀者，称为马刀；发于颈旁，形如贯珠的称为侠瘿。

十二、足厥阴肝经

【循行】

足厥阴肝经：①起于足大趾爪甲后毫毛之处，向上沿着足背内侧，距内踝1寸，上行小腿内侧，在内踝上8寸处交出于足太阴脾经之后，②上膝腘内侧，沿着大腿内侧，③进入阴毛中，环绕外阴部，④至小腹，夹胃旁，属于肝，络于胆；⑤向上通过膈肌，分布胁肋部，⑥沿气管之后，向上进入鼻咽部，连接目系。⑦上行出于前额部，与督脉交会于头顶。

它的支脉，⑧从"目系"下颊里，环绕唇内。

它的又一支脉，⑨从肝脏分出，通过横膈向上注于肺内（接手太阴肺经）（图2-12）。

【病候】

本经脉功能发生异常变动，就可表现为下列病证：腰痛不能前俯后仰，男人可见狐疝，女人可出现小腹及前阴部肿胀疼痛，严重的则咽喉干，面部像有灰尘一样晦暗而无光泽。

本经腧穴能治疗有关肝脏及其经脉功能异常变动所发生的疾病，如胸胁部胀满、呕吐上逆、飧泄、狐疝、遗尿、小便闭塞不通或淋沥不爽。

【原文】

《灵枢·经脉》：肝足厥阴之脉，起于大指丛毛之际，上循足跗上廉，去内踝一寸，上踝八寸，交出太阴之后，上腘内廉，循股阴[(1)]，入毛中，环（一本作"过"）阴器，抵小腹，夹胃，属肝络胆，上贯膈，布胁肋，循喉咙之后，上入颃颡[(2)]，连目系，上出额，与督脉会于巅。

其支者，从目系下颊里，环唇内。

其支者，复从肝别贯膈，上注肺。

《灵枢·经脉》：是动则病：腰痛不可以俯仰，丈夫㿉疝，妇人少腹肿[(3)]，甚则嗌干，面尘脱色[(4)]。

是主[(5)]肝所生病者：胸满，呕逆，飧泄[(6)]，狐疝[(7)]，遗溺，闭癃。

【注释】

（1）股阴：即大腿的内侧。

（2）颃颡（háng sǎng 杭嗓）：指咽后壁上的后鼻道，为人体与外界进行气体交换的必经通路。相当于鼻咽部。

（3）少腹肿：张介宾说："足厥阴气逆则为睾肿卒疝，妇人少腹肿，即疝病也。"症见前阴部肿痛。

（4）面尘脱色：面垢如尘，神色晦暗。

（5）主：原无此字，据《甲乙经》补。

（6）飧（sūn 孙）泄：病名，指泄泻完谷不化。

（7）狐疝：病名。因腹内部分肠段滑入阴囊，致阴囊时大时小，时上时下，胀痛俱作，如狐之出没无常，故名"狐疝"。

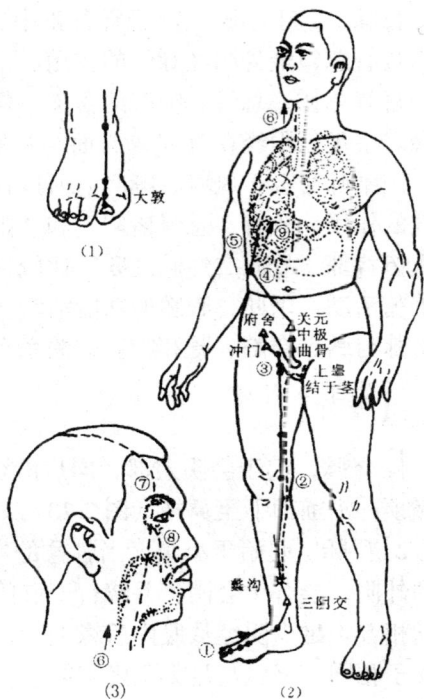

图 2-12 足厥阴肝经循行示意图

第二节 奇经八脉

奇经八脉，是指十二正经之外的 8 条经脉，包括督脉、任脉、冲脉、带脉、阴跷脉、阳跷脉、阴维脉、阳维脉。由于它们的分布不像十二经脉那样规则，同脏腑没有直接的络属关系，彼此之间也无表里配合，除任、督二脉外，其他 6 条经脉的腧穴均寄附于别的经脉，以他经腧穴作为本经的腧穴，诸如此类情况与十二经脉相比，有明显的不同，故称之为"奇经"。奇，含有奇异的意思，以示这8条经脉有别于十二经脉。此外，在功能上，奇经八脉也有特别之处，主要表现在对十二经脉的沟通、调节、主导作用，以及与脑、髓、女子胞等奇恒之府的密切联系。

奇经八脉的内容，最早散见于《内经》各篇，到了《难经》才提出了奇经八脉这一名称，并就其循行、功能、病证作了集中阐述。《针灸甲乙经》记载了奇经八脉的有关腧穴，《脉经》又补充了奇经八脉的部分病证，这些都是有关奇经八脉较早的文献依据。明代李时珍总结前人经验，撰写了《奇经八脉考》一书，对奇经八脉作了比较全面、详细的论述，对临床运用有重要参考价值。

一、督脉

督脉，起于小腹，行于脊背正中，上至头面，诸阳经与之交会，故有"阳脉之海"之称。具有总领全身阳经脉气的作用。

督有总督、总管、统率的含义。督脉行于人体背部正中，上达巅顶，背为阳，头为诸阳之会。手足三阳经在背部或头面与督脉相交会，大椎是其集中点。此外，带脉出于第2腰椎，阳维脉交会于风府、哑门，所以督脉与全身各阳经都有联系，具有统率、督促全身阳经脉气的作用，故有"总督诸阳"和"阳脉之海"之称。督脉与足太阳经同起于目内眦，同行于人体背部，故此二经脉气联系比较密切，督脉通过足太阳经的背俞穴而影响、支配体腔内的脏腑活动，因此，脏腑的功能活动与督脉有关。因督脉起于胞中，行于脊里，属脑络肾，故督脉与脑、脊髓、肾和胞宫的关系密切，与人的神志活动和生殖功能有关。

【循行】

1.督脉，起于会阴穴部，向后沿脊柱面上行，到项后风府穴处，入内连属于脑，并上行巅顶，沿前额下至鼻柱（图2-13）。

2.督脉，起始于小腹，当骨盆的中央，在女子，入内联系阴道，从这里分出支脉，分布到外阴，会合于会阴，并绕行于肛门的后面，其支脉绕行臀部至足少阴经，与足太阳经的支脉相合。足少阴经从股内后缘上行，贯通脊柱而连属肾脏。在男子，则循阴茎下至会阴，与女子相同。督脉与足太阳经同起于目内眦，上至前额，交会于巅顶。入里联络于脑，又退出，下行项部，沿肩胛内侧，挟脊柱抵达腰中，入循脊里，络于肾脏。督脉有从小腹部直上者，穿过肚脐中央，上行通过心脏，入于喉咙，上至下颌部，环绕口唇，上至两目下方的中央。

【病候】

1.督脉为病，症见脊背强直，甚或反张；或气从少腹上冲心而痛，大小便不通，名为冲疝；女子不孕、癃闭、痔疮、遗尿、咽喉干痛等。

2.督脉为病，症见脊背强直，甚或昏厥。

3.督脉功能异常变动，可致腰背膝部寒冷，大人病癫，小儿病痫。

【原文】

1.《难经·二十八难》：督脉者，起于下极之俞[1]，并于脊里，上至风府[2]，入属于脑⁽³⁾。

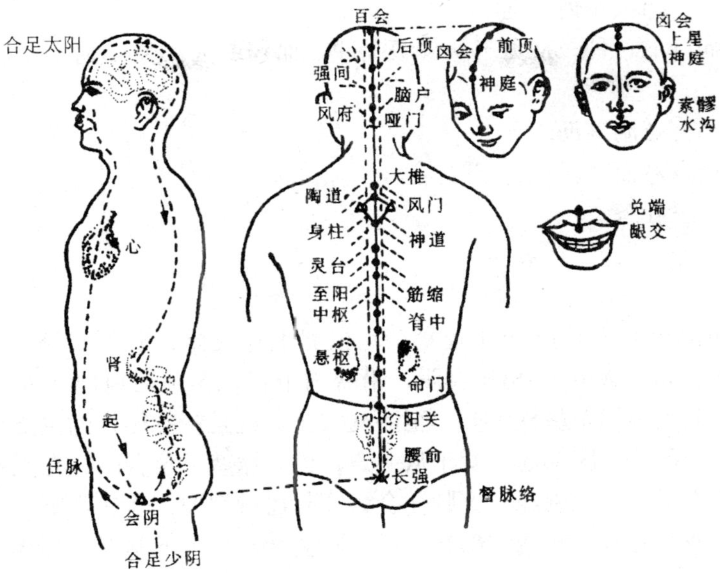

图 2-13　督脉循行示意图

2.《素问·骨空论》：督脉者，起于少腹⁽⁴⁾以下骨中央⁽⁵⁾，女子入系廷孔⁽⁶⁾……其络循阴器，合篡⁽⁷⁾间，绕篡后，别绕臀至少阴⁽⁸⁾，与巨阳⁽⁹⁾中络者合。少阴上股内后廉，贯脊属肾。与太阳起于目内眦，上额交巅上，入络脑，还出别下项，循肩膊内，侠⁽¹⁰⁾脊抵腰中，入循膂络肾。其男子循茎下至篡，与女子等。其少腹直上者，贯脐中央，上贯心，入喉，上颐，环唇，上系两目之下中央。

3.《素问·骨空论》：督脉为病，脊强反折⁽¹¹⁾。……从少腹上冲心而痛，不得前后⁽¹²⁾。为冲疝⁽¹³⁾。其女子不孕，癃⁽¹⁴⁾、痔、遗尿、嗌干。

4.《难经·二十九难》：督之为病，脊强而厥⁽¹⁵⁾。

5.《脉经·卷二·平奇经八脉病第四》：督脉也，动苦腰背膝寒，大人癫，小儿痫也。灸顶上三丸⁽¹⁶⁾。

【注释】

(1) 下极之俞：指会阴穴部位。

(2) 风府：督脉穴名，位于项后入发际 1 寸处。

(3) 入属于脑：此下《甲乙经》有"上巅，循额至鼻柱"七字。

(4) 少腹：此指小腹部。

(5) 骨中央：指骨盆的中央，女子为子宫所在部位。

(6) 廷孔：指阴道。张志聪注："廷孔，阴户也。"

(7) 篡（cuàn 窜）：指前后二阴之间，即会阴部。

(8) 少阴：指足少阴肾经。

(9) 巨阳：指足太阳膀胱经。

(10) 侠：通"夹"。

（11）反折：指项背肌肉强直，躯体向后弯曲，即角弓反张的意思。

（12）不得前后：指大小便不通。

（13）冲疝：疝气的一种，症见气从少腹上冲心而痛、大小便不通等。后世或称奔豚疝气。

（14）癃：指小便点滴淋沥。

（15）厥：此指昏厥而言。

（16）三丸：作三壮解。

【说明】

1. 督脉的分布部位和循行路线比较复杂。根据上述文献，其循行路线可归纳为4条：一条起于小腹（女子起于胞中），出于会阴，沿脊内上行，至项后风府穴处入络于脑，再回出上至头顶，循前额正中线至鼻柱下方，至龈交穴止。这是督脉循行的主要路线，其上分布有督脉所属腧穴。一条由小腹部起，女子从阴户，男子循茎下至会阴，在尾骶骨端与足少阴肾经在大腿内侧的主干及足太阳经的支脉会合，一起通行脊内，连属肾脏。一条从小腹内直上，过肚脐中央，通过心脏，至咽喉部与冲任二脉会合，上至下颌部，环绕口唇，再行至两目下中央。一条与足太阳经同起于目内眦，上至前额，交会于巅顶，入络于脑，又别出下项，沿肩胛内侧，夹脊抵腰中，进入脊柱两侧的肌肉，联络肾脏。

2. 督脉的病证与其分布部位有密切关系。督脉行于脊里，上络于脑，脑为元神之府，故督脉为病，可见癫痫、昏厥、脊强反折或腰脊疼痛等脑脊部病证；督脉起于胞中，下出会阴，布于阴器，络于肾脏，肾主生殖及二阴，故督脉经气不调，可见不孕、阳痿、遗尿、癃闭、痔疮等生殖和二阴部病证。督脉从小腹直上贯心至咽喉，若其经气上逆，则可致冲疝、咽喉干痛。此外，督脉为阳脉之海，总督诸阳，故督脉为病，临床上还常见阳虚诸症，如形寒肢冷、腰脊冷痛等。据《针灸大全》记载，后溪通于督脉，其主治症有手足拘挛、震颤、抽搐，中风不语，痫疾，癫狂，头部疼痛，目赤肿痛流泪，腿膝腰背疼痛，颈项强直，伤寒，咽喉牙齿肿痛，手足麻木，破伤风，盗汗等。

二、任脉

任脉起于小腹，行于胸腹正中，上至两目下，诸阴经与之相交会，故有"阴脉之海"之称。具有总任一身阴经脉气的作用。任有担任、妊养的含义。任脉行于胸腹正中。胸腹为阴，足三阴经与之交会于小腹部的中极、关元，阴维脉与之交会于天突、廉泉，冲脉与之交会于阴交，手三阴经通过足三阴经的联系而与任脉相通，因此，任脉与全身阴经都有联系，对全身阴经的气血具有总揽、总任的作用，故有"总任诸阴"和"阴脉之海"的说法。又任脉起于胞中，受肝肾精血滋养，"任脉通"是女子产生月经，孕育胎儿的必要条件，故任脉与女性生育功能关系密切，有"任主胞胎"之说。任脉所经过的石门穴，别名丹田，为男子藏精，女子系胞之所，又为"生气之源"，对人体生殖机能有一定影响。

【循行】

1. 任脉，起于中极之下，出于会阴，向前进入阴毛处，沿腹里上行，经过关元等穴，到达咽喉部，然后上行至下颌，环绕口唇，沿面部进入两目下（图2-14）。

2.冲脉和任脉，都起于胞中，它的一支循脊背里面上行，为经络气血之海。其浮行在外的，沿腹上行，会于咽喉，别出的分支，上行络唇口周围。

【病候】

1.任脉为病，在男子表现为腹中气结或各种疝气，女子表现为月经、带下诸病和癥瘕积聚。

2.任脉为病，表现为腹中有气充斥，气上冲心，不能俯仰，腹中拘急……少腹痛、绕脐下，并牵引横骨，阴中痛，势如刀切。

【原文】

1.《素问·骨空论》：任脉者，起于中极[(1)]之下，以上毛际[(2)]，循腹里，上关元[(3)]，至咽喉，上颐循面入目。

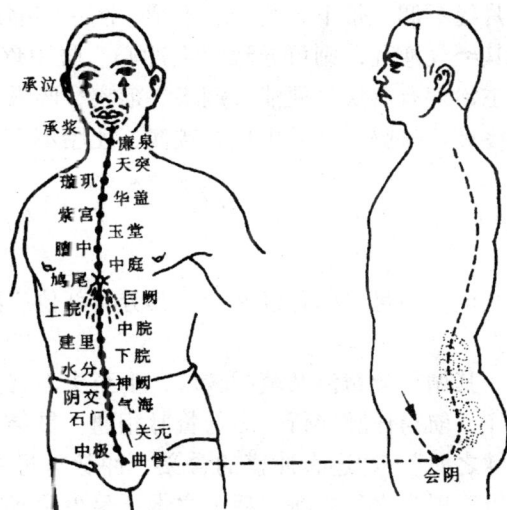

图2-14　任脉循行示意图

2.《灵枢·五音五味》：冲脉、任脉皆起于胞中，上循背里，为经络之海；其浮而外者，循腹上行，会于咽喉，别而络唇口。

3.《素问·骨空论》：任脉为病，男子内结[(4)]七疝[(5)]，女子带下[(6)]瘕聚[(7)]。

4.《脉经·卷二·平奇经八脉病第四》：任脉，苦腹中有气如指[(8)]，上抢心[(9)]，不得俯仰，拘急。……动苦少腹绕脐下，引横骨[(10)]，阴中切痛。

【注释】

(1) 中极：任脉穴名，穴在腹正中线脐下四寸。《类经》注："中极之下，即胞宫之所。"

(2) 毛际：指前阴上方阴毛的边缘部位。

(3) 关元：任脉穴名，穴在腹正中线脐下3寸。

(4) 结：气结的意思。

(5) 七疝：即冲疝、狐疝、癫疝、厥疝、瘕疝、㿉疝、癃疝7种疝气的总称。

（6）带下：本指妇女阴道流出的一种粘性液体，有滋润作用，在此泛指女子经带诸病。

（7）瘕聚：指癥瘕积聚一类的病证，主要表现为腹中肿块或疼痛。

（8）指：作"斥"讲，充斥的意思。

（9）上抢心：抢，冲撞的意思。上抢心即气上冲心之意。

（10）横骨：此指耻骨。

【说明】

1. 根据上述文献，任脉的循行路线可概括为两条：一条起于中极穴下，小腹之内（女子起于胞中），下出会阴，向前进入毛际，沿胸腹正中线上至咽喉，再上颐，循面，入于两目下，这是任脉循行的主要路线，有本经所属腧穴分布。一条由胞中向后，行于脊里。

2. 任脉为病，主要表现于腹部和前阴，以妇科疾病为主，这与任脉的分布和功能有关。任脉起于中极之下，下出会阴，行于胸腹正中，与诸阴经交会，主司理精血、妊养胞胎，故其脉气失调，在女子则为月经不调、带下、流产、不孕、阴中疼痛或癥瘕积聚，在男子则为疝气发生的主要原因。若其经气逆乱，则可导致气上冲心、腹中疼痛诸症。据《针灸大全》记载，列缺通于任脉，其主治症有痔疾、便泄、痢疾、疟疾、咳嗽、吐血、溺血、牙痛、咽肿、小便不利、胸脘腹部疼痛、噎膈、产后中风、腰痛、死胎不下、脐腹寒冷、膈中寒、乳痈、血疾等。

三、冲脉

冲脉起于小腹，出于气街，与足少阴肾经并行，其分布部位广泛，与各经都有联系，故有"十二经脉之海"之称。

冲，含有要冲的意思。其循行分布涉及范围较广，上至头面，渗灌精气于诸阳经，下至足跗，渗灌精气于足三阴经，前与任脉伴行，后与督脉相通，贯穿全身，为诸经气血转输的要冲，故称之为"十二经脉之海"。冲还有冲盛的含义，冲脉与足阳明经会于气冲，与足少阴经相并而行。足阳明属胃，胃为水谷之海，后天之本；足少阴属肾，肾为先天之本，元气之根，因此，冲脉能涵蓄先后天之精气，故其血气旺盛，能渗灌精气于十二经脉，输送营养于五脏六腑，而有"五脏六腑之海"和"血海"之称，对滋养脏腑、调节脏腑组织的气血灌注有重要意义。因冲脉起于胞中，禀先后天之精气，故与人的生殖功能关系密切。《素问·上古天真论》说："太冲脉盛，月事以时下，故有子……太冲脉衰少，天癸竭，地道不通，故形坏而无子也。"太冲脉即指冲脉。古人称"冲为血海"，主要是指冲脉与女性的月经、胎妊方面的联系。在男性，若冲脉损伤，也可引起"阴气绝而不起，阴不用……须不生"（《灵枢·五音五味》）等生殖机能障碍。

【循行】

1. 冲脉为五脏六腑之海，五脏六腑都享受它的气血濡养。它上行的一支，出于咽喉上部和后鼻道，向头面部的诸阳经渗灌精气；下行的一支，注入足少阴经的支脉，从气冲穴处出来沿大腿内侧下行，进入腘窝中，再沿小腿深部胫骨的内侧下行，到内踝后面的跟骨上缘处，分成两支。下行的一支，并足少阴肾经入于足下，向足三阴经渗灌精气；向前的一支，出内踝深部，沿足背进入大趾间（图2-15）。

2．冲脉起于气冲穴处，与足少阴肾经并行。夹肚脐两旁而上，至胸中而弥散分布。

【病候】

1．冲脉为病，气逆上冲，症见腹中拘急疼痛等。

2．冲脉功能异常变动，可致少腹疼痛，气上冲心，或瘕疝，女子不孕，二便失禁，两胁胀满烦闷等病证。

【原文】

1．《灵枢·逆顺肥瘦》：夫冲脉者，五脏六腑之海[1]也，五脏六腑皆禀焉。其上者，出于颃颡，渗诸阳，灌诸精[2]；其下者，注少阴之大络[3]，出于气街[4]，循阴股内廉，入腘中，伏行骭骨内，下至内踝之后属而别。其下者，并于少阴之经，渗三阴[5]；伏行出跗属[6]，下循跗，入大指间（图2-15）。

2．《素问·骨空论》：冲脉者，起[7]于气街，并少阴之经，夹脐上行，至胸中而散。

3．《素问·骨空论》：冲脉为病，逆气里急[8]。

4．《脉经·卷二·平奇经八脉病第四》：冲脉也，动苦少腹痛，上抢心，有瘕疝[9]，绝孕[10]，遗矢溺[11]，胁支满烦也。

【注释】

（1）五脏六腑之海：海有汇聚、众多的含义，因冲脉能总领十二经气血，调节五脏六腑的气血灌注，故称"五脏六腑之海"，亦称"十二经脉之海"。

（2）渗诸阳，灌诸精：指上行之冲脉，出颃颡，向头面部的诸阳经渗灌精气。

（3）少阴之大络：指足少阴肾经的分支。

（4）气街：此指足阳明经气冲穴所在部位。

（5）渗三阴：指下行之冲脉，将精气渗透于足三阴经。

（6）跗属：指跟骨结节上缘，有跟腱附着处。

（7）起：《类经》注："起，言外脉之所起。非发源之谓也。"

（8）里急：指腹内拘急疼痛。

（9）瘕疝：病名，又称疝瘕，症见小腹部热痛、溺窍流出白色粘液等。

（10）绝孕：指女子不孕。

（11）遗矢溺：指二便失禁。

图 2-15　冲脉循行示意图

【说明】

1．冲脉的循行路线比较复杂，概括起来有三条：一是起于小腹（女子起于胞中），下出会阴，前至气冲穴处与足少阴经并行，夹脐而上，至胸中而散，然后上出颃颡，有支脉络于

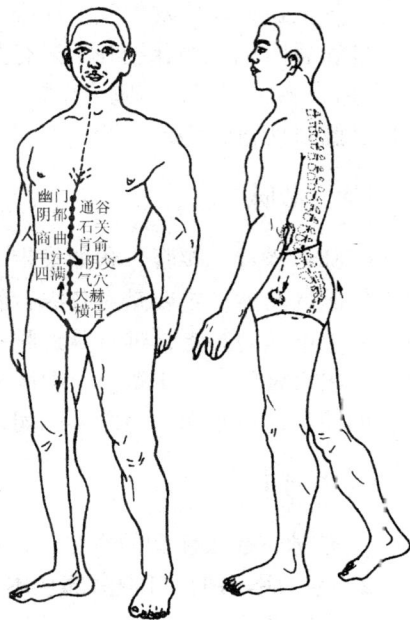

唇口周围。这是冲脉循行的主要路线，其上分布有冲脉与足少阴经交会诸穴。一是由小腹部分出，向后行于脊里，通于督脉。一是起于肾下，由气冲穴处浅出体表，沿大腿内侧行于腘窝，再沿胫骨内缘，斜入内踝，并足少阴肾经，下行足底，有支脉从内踝后分出，沿足背进入大趾间。

2. 冲脉的病证，主要表现为两个方面：一是生殖方面的病证，一是气机上逆方面的病证。冲脉起于胞中，而为"血海"，故其经气失调，在女子则引起月经不调、崩漏、不孕、少腹疼痛等，在男子则可引起癥疝、阴器不用。因冲脉夹脐而上，胸中而散，若忿怒无制，导致冲气上逆，则可发生气上冲心、腹中拘急疼痛，或恶心、呕吐甚或吐血等病证。一般认为，妊娠恶阻也与冲脉经气上逆有关。据《针灸大全》记载，公孙通于冲脉，其主治证有心（胃）痛、胸脘满闷、结胸、反胃、酒食积聚、肠鸣、水气、泄泻、噎膈、气急、胁胀、脐腹痛、肠风便血、疟疾、胎衣不下、血崩昏迷等。

四、带脉

带脉，横行于腰腹，状如束带，交足少阳胆经，有约束诸经的作用。

带脉的功能，主要是对各纵行经脉起约束作用。因足三阴、足三阳经脉及冲、任、督诸脉，皆上下纵向行走，唯带脉缠腰一周，横向而行，故对各纵行经脉有约束维系之作用。由于带脉出自督脉，行于腰腹，腰腹部为冲、任、督三脉脉气所发之处，故带脉与冲、任、督三脉的关系比较密切，与之共同司理女性的月经、带下等生理活动。

【循行】

1. 带脉，起于侧胸的季胁部，环绕腰腹一周（图 2-16）。

2. 足少阴经别，自腘窝部从本经分出，而与足太阳经别会合，上行至肾，当十四椎处出来，连属带脉。

附：《奇经八脉考》：带脉者，起于季胁足厥阴之章门穴，同足少阳循带脉穴，围身一周，如束带然。

【病候】

1. 带脉为病，症见腹中胀满、腰部缓纵无力，好像坐在水中一样。

2. 阳明虚则气血衰少，筋脉失养而弛纵，加之带脉虚弱，不能约束在下之筋脉，故使两足痿软，不能运动。

3. 带脉功能异常变动，可致少腹疼痛，牵引命门。女子月经不来，又或复来不止，阴部寒冷，不能生育，男子少腹拘急或遗精。

【原文】

1. 《难经·二十八难》：带脉者，起于季胁，回身一周[1]。

2. 《灵枢·经别》：足少阴之正，至腘中，别走太阳而合，上至肾。当十四椎[2]，出属带脉。

3. 《难经·二十九难》：带之为病，腹满，腰溶溶[3]若坐水中。

4. 《素问·痿论》：阳明虚则宗筋[4]纵，带脉不引[5]，故足痿[6]不用也。

5.《脉经·卷十·手检图二十一部》：带脉也，动苦少腹痛，引命门[7]，女子月水不来，绝继复不止[8]，阴辟寒[9]，令人无子，男子苦少腹拘急，或失精[10]也。

【注释】

（1）回身一周：回，围绕的意思。回身一周，即沿身躯的腰腹部围绕一圈。

（2）十四椎：即第2腰椎。

（3）溶溶：缓慢貌。腰溶溶若坐水中，形容腰部缓慢无力，如坐水中而不便利。

（4）宗筋：宗，众多之意；宗筋即许多筋的总称，又指男子阴器。

（5）带脉不引：指带脉不能收引、约束在下的筋脉。

（6）足痿：指下肢肌肉松弛或萎缩的病证。

（7）命门：此指命门穴部位。

（8）绝继复不止：指断经后，经水复来不止。

（9）阴辟寒：指阴部寒冷。

（10）失精：遗精。

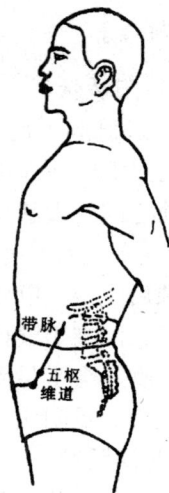

图 2-16 带脉循行示意图

【说明】

1. 带脉的循行路线比较简单，它出自十四椎，起于季胁之下章门穴处，斜向前下，过足少阳胆经的带脉、五枢、维道三穴，左右相接，围绕腰腹而微垂，状如束带，故名带脉。

2. 带脉横行腰腹，约束上下纵行的经脉，若其脉气虚弱，约束无力，则使筋脉弛缓，腰腹失荣，而见腹部胀满、少腹痛、腰部弛缓无力或疼痛，或足痿不用等。在女子，带脉通过与冲任督三脉的联系，而影响月经、带下等生理病理活动，故带脉为病，还常见月经量多、赤白带下、子宫脱垂、不孕等病证。据《针灸大全》记载，足临泣穴通于带脉，其主治症有中风手足不举、肢体麻木拘挛、发热、头风痛、项肿连腮、眼目赤痛、齿痛、咽肿、头旋、耳聋、皮肤瘙痒、筋脉牵引不舒、腿痛、胁肋疼痛等。

五、阳跷脉、阴跷脉

阳跷、阴跷二脉是足太阳、足少阴的支脉，分别起始于足跟的外侧和内侧，上会于目，有调节下肢运动、司眼睑开合的作用。

跷有轻健矫捷的含义。阴跷主一身左右之阴，阳跷主一身左右之阳，二脉交于目内眦。一身阴阳之气由此而得以交通。由于跷脉起于足跟，分别行于下肢的内侧或外侧，故下肢的运动，受跷脉经气的影响，通过交通阴阳之气的作用而调节下肢运动的平衡，使之灵活矫捷。又由于阴阳跷脉交会于目内眦，入属于脑，故二脉经气相合，有濡养眼目、司眼睑开合的作用。这与跷脉通行卫气的生理活动也有关系，卫气主要通过跷脉而布散全身，卫气行于阳分则阳跷盛，主目张而醒寤；卫气行于阴分则阴跷盛，主目闭而欲寐，因此，跷脉的功能还关系到人的睡眠活动。

【循行】

（一）阳跷脉

1. 阳跷脉起于足跟部，沿外踝向大腿外侧上行，进入项部的风池穴（图 2-17）。

2. 足太阳经脉有通过项部入于脑内的，直接连属于眼的根部，名叫眼系。……在项部正中两筋之间，入脑分别为阴跷、阳跷二脉，阴跷与阳跷相互交会于目内眦。

附：《奇经八脉考》：阳跷者，足太阳之别脉。其脉起于跟中，出于外踝下足太阳申脉穴，当踝后绕跟，以仆参为本，上外踝上三寸，以跗阳为郄，直上循股外廉，循胁后髀，上会手太阳、阳维于臑俞，上行肩膊外廉，会手阳明于巨骨，会手阳明、少阳于肩髃，上人迎，夹口吻，会手足阳明、任脉于地仓，同足阳明上而行巨髎，复会任脉于承泣，至目内眦与手足太阳、足阳明、阴跷五脉会于睛明穴，从睛明上行入发际，下耳后，入风池而终。

（二）阴跷脉

1. 阴跷脉也起于足跟部，沿内踝向大腿内侧上行，至咽喉部，与冲脉交会。

2. 阴跷脉为足少阴肾经别出的支脉，起于然骨之后，上行于内踝上方，直上沿大腿内侧，入前阴部，沿胸腹之内上入缺盆，出人迎穴前面，上至鼻旁，连系目内眦，与足太阳经、阳跷脉会合而上行（图 2-18）。

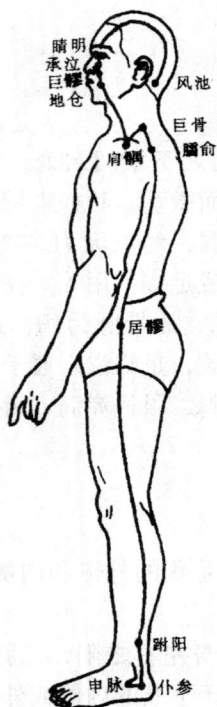

图 2-17　阳跷脉循行示意图　　　　图 2-18　阴跷脉循行示意图

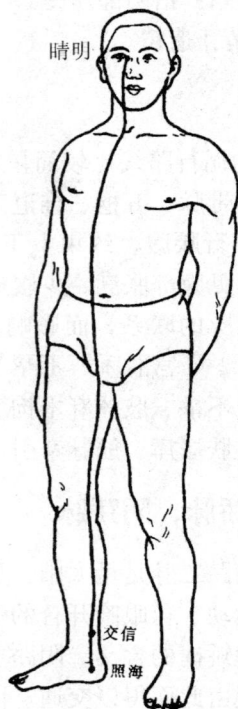

附：《奇经八脉考》：阴跷者，足少阴之别脉，其脉起于跟中足少阴然谷穴之后，同足少阴循内踝下照海穴，上内踝之上二寸，以交信为郄，直上循阴股，入阴，上循胸，入缺盆，上出人迎之前，至喉咙，交贯冲脉，入頄内廉，上行属目内眦，与手足太阳、足阳明、阳跷

五脉会于晴明而上行。

【病候】

1. 阴跷为病，表现为肢体外侧的肌肉弛缓而内侧肌肉拘急；阳跷为病，表现为肢体内侧的肌肉弛缓而外侧肌肉拘急。

2. 若阳跷脉气盛，则目张而不寐；阴跷脉气盛，则目闭而欲睡。

3. 眼红疼痛，从内眼角开始的，可取阴跷脉的照海穴治疗。

4. 邪气侵入起于足部的阳跷脉，可使眼痛从内眼角开始，取外踝下约半寸处的申脉穴治疗。

5. 阳跷脉功能异常变动，可见腰背疼痛、癫痫、恶风、半身不遂、突然昏倒、口出羊叫之声、麻痹、皮肤或身体强硬不适；阴跷脉功能异常变动，可见癫痫、发寒热、皮肤强硬不适。

【原文】

1. 《难经·二十八难》：阳跷脉者，起于跟中，循外踝上行，入风池。

2. 《灵枢·寒热病》：足太阳有通项入于脑者，正属目本[(1)]，名曰眼系。……在项中两筋间，入脑乃别阴跷、阳跷，阴阳相交……交于目锐[(2)]眦。

3. 《难经·二十八难》：阴跷脉者，亦起于跟中，循内踝上行，至咽喉，交贯冲脉。

4. 《灵枢·脉度》：（阴）跷脉者，少阴之别[(3)]，起于然骨[(4)]之后，上内踝之上，直上循阴股，入阴，上循胸里，入缺盆，上出人迎之前，入頄，属目内眦，合于太阳、阳跷而上行。

5. 《难经·二十九难》：阴跷为病，阳缓而阴急[(5)]；阳跷为病，阴缓而阳急。

6. 《灵枢·寒热病》：阳气盛则瞋目[(6)]，阴气盛则瞑目[(7)]。

7. 《灵枢·热病》：目中赤痛，从内眦始，取之阴跷[(8)]。

8. 《素问·缪刺论》：邪客于足阳跷之脉，令人目痛从内眦始，刺外踝之下半寸所[(9)]。

9. 《脉经·手检图二十一部》：阳跷也，动苦腰痛，癫痫，恶风，偏枯[(10)]，僵仆羊鸣[(11)]，痹瘛[(12)]，皮肤身体强痹[(13)]。……阴跷也，动苦癫痫，寒热，皮肤强痹。

【注释】

(1) 目本：指眼的根部。

(2) 锐：应作"内"。

(3) 跷脉者，少阴之别：指阴跷脉由足少阴肾经别出。

(4) 然骨：骨骼部位名，相当于舟状骨部分。

(5) 阳缓而阴急：缓，指肌肉弛缓；急，指肌肉拘急。这句话是说：阴跷脉气失调，会引起肢体外侧的肌肉弛缓而内侧肌肉拘急。同理，阳跷脉气失调，则可引起肢体内侧的肌肉弛缓而外侧肌肉拘急。

(6) 瞋目：睁大眼睛，有不寐的意思。

(7) 瞑目：闭上眼睛，有欲寐的意思。

(8) 取之阴跷：指取阴跷脉起始处的照海穴来针刺治疗。

（9）外踝下半寸所：所，表示约数，大约的意思；外踝下半寸所，是申脉穴部位，为阳跷脉发起之处。

（10）偏估：病证名，又名偏风，即半身不遂。

（11）僵仆羊鸣：突然昏倒，口中发出类似羊叫的声音，为癫痫发作时的一种表现。俗称羊痫风。

（12）瘑（wán 顽）痹：即麻痹。

（13）强痹：为皮肤强硬不适的一种疾病。

【说明】

跷脉为病，主要表现为两个方面：一是下肢运动障碍，阳跷见阴缓而阳急，阴跷见阳缓而阴急，这与跷脉调节下肢运动的功能异常有关。二是睡眠异常，阳跷见失眠不寐，阴跷见欲寐多眠。邪客跷脉还可引起目赤疼痛，这与跷脉濡养眼目、司眼睑开合的功能异常有关。此外，跷脉经气失调，还可引起癫痫、半身不遂等症，这与跷脉入络于脑有密切关系。据《针灸大全》记载：申脉通于阳跷，其主治症有腰背强直、腿肿、恶风、自汗、头痛、雷头风、目赤痛、眉棱骨痛、手足麻痹拘挛、厥逆、吹乳、耳聋、鼻衄、癫痫、骨节疼痛、遍身肿、满头出汗等；照海通于阴跷，其主治症有咽喉气塞、小便淋沥、膀胱气痛、肠鸣、肠风下血、黄疸、吐泻、反胃、大便艰难、难产昏迷、腹中积块、嗳气、梅核气等。

六、阳维脉、阴维脉

阳维联络各阳经，主一身之表，阴维联络各阴经，主一身之里，二脉分别调节全身阳经和阴经的气血，起"溢蓄气血"的作用。

维有维系、联络的含义。阳维脉与手足三阳经相联系，在项后会于督脉，有维系、联络全身各阳经的作用；阴维脉与手足三阴经相联系，在颈前会于任脉，有维系、联络全身各阴经的作用。阳维、阴维又相互维系，通过其溢蓄的作用而调节十二经脉气血的盛衰。但维脉不直接参与环流，故《难经·二十八难》说："阳维、阴维者，维络于身，溢蓄不能环流灌溉诸经者也。"维脉的维络作用正常，则阴阳平衡，表里调和，反之则出现相关的病证。

【循行】

（一）阳维脉

1. 阳维脉与足太阳经合于小腿肚下际，即离地面1尺左右的阳交穴。

2. 阳维脉起于与各阳经交会之处。

附：《奇经八脉考》：阳维起于诸阳之会，其脉发于足太阳金门穴，在足外踝下一寸五分，上外踝七寸，会足少阳于阳交，为阳维之郄，循膝外廉上髀抵少腹侧，会足少阳于居髎，循胁肋斜上肘，上会手阳明、手足太阳于臂臑，过肩前，与手少阳会于臑会、天髎，却会手足少阳、足阳明于肩井，入肩后，会手太阳、阳跷于臑俞，上循耳后，会手足少阳于风池，上脑空、承灵、正营、目窗、临泣，下额与手足少阳、阳明五脉会于阳白，循头入耳，上至本神而止（图2-19）。

（二）阴维脉

1. 足太阳络脉，在内踝上5寸，足少阴经的前面，与阴维交会于筑宾穴。

2. 阴维脉起于与各阴经交会处。

附：《奇经八脉考》：阴维起于诸阴之交，其脉发于足少阴筑宾穴，为阴维之郄。在内踝上五寸腨肉分中，上循股内廉，上行入少腹，会足太阳、厥阴、少阴、阳明于府舍，上会足太阴于大横、腹哀，循胁肋会足厥阴于期门，上胸膈夹咽，与任脉会于天突、廉泉，上至顶前而终（图2-20）。

【病候】

1. 阳维为病，见发冷、发热等表证；阴维为病，见心痛、胃痛等里证。

2. 阳维脉浮者，突然站起则会目眩，若邪气盛实，则喘息抬肩，洒洒恶寒；阴维脉沉大而实，则患胸中疼痛，胁下支撑胀满，心痛。

【原文】

1.《素问·刺腰痛》：阳维之脉，脉与太阳合腨下间，去地一尺所[1]。

2.《难经·二十八难》：阳维起于诸阳[2]也。

3.《素问·刺腰痛》：飞扬之脉[3]，在内踝上五寸[4]，少阴之前，与阴维之会。

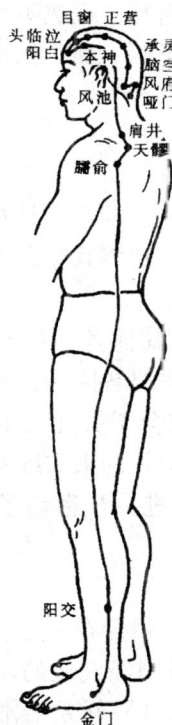

图2-19　阳维脉循行示意图　　　　图2-20　阴维脉循行示意图

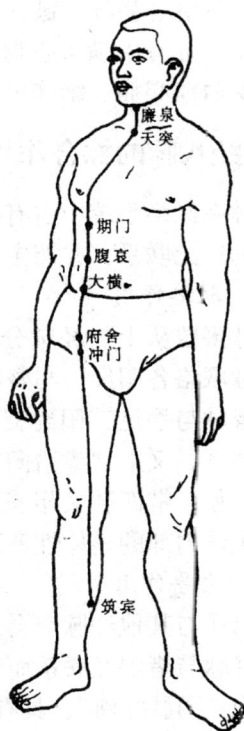

4.《难经·二十八难》：阴维，起于诸阴交[5]也。

5.《难经·二十九难》：阳维为病苦寒热，阴维为病苦心痛。

6.《脉经·卷二·平奇经八脉病第四》：诊得阳维脉浮者，暂起[6]目眩，阳盛实[7]，苦肩息[8]，洒洒如寒。诊得阴维脉沉大而实者，苦胸中痛，胁下支满，心痛。

【注释】

(1) 去地一尺所：距地面 1 尺左右，当阳交穴所在，为阳维之郄。

(2) 诸阳会：指阳维所交会的头肩部各穴。

(3) 飞扬之脉：指足太阳络脉。

(4) 内踝上五寸：此指筑宾穴所在，为阴维之郄。

(5) 诸阴交：指阴维所交会的胸腹部各穴。

(6) 趲（zàn赞）起：同"暂"，引申为突然，猛然。趲起，即猛然站起的意思。

(7) 阳盛实：指阳维脉邪气盛实而言。

(8) 肩息：形容喘息有声，张口抬肩之状。

【说明】

阳维脉，维络诸阳，阳主表，故阳维发病见发冷、发热等表证；阴维脉，维络诸阴，阴主里，故阴维发病见心痛、胃痛、胸腹痛等里证。据《针灸大全》记载：外关通于阳维，其主治证有肢节肿痛、膝部有冷感、四肢不遂、头风、背胯内外骨筋疼痛、头项疼痛、眉棱骨痛、手足热、发麻、盗汗、破伤风、脚跟肿、眼目赤痛、伤寒自汗、表热不解等。内关穴通于阴维，其主治症有中满、心胸痞胀、肠鸣泄泻、脱肛、食难下膈、腹中积块坚横、胁肋攻撑疼痛、妇女胁痛心痛、结胸里急、伤寒、疟疾等。

七、奇经八脉的综合作用

奇经八脉在经络系统中占有极为重要的位置，其生理作用的共同点，是对十二经脉及其经别、络脉的广泛联系，并能主导、调节十二经脉气血的盛衰。现将其综合作用叙述如下。

1. 沟通、联络作用

奇经八脉多数从十二经脉分出，在其循行分布过程中，与其他各经相互交会、发生联系。如阳维脉联络各阳经，与督脉交会于风府、哑门；阴维脉联络各阴经，与任脉交会于天突、廉泉；督脉与手足三阳经交会于大椎；任脉与足三阴经交会于关元、中极；冲脉与少阴、阳明相联系，又上"渗诸阳"，下"渗三阴"；带脉横行腰腹，约束和维系上下纵行的经脉，冲、任、督、带四脉又相互沟通。通过这些交会和沟通，进一步密切了经脉之间的联系，加强了机体内部的整体性和统一性。

2. 统率、主导作用

奇经八脉在与其他经脉交会中，将性质、作用相类似的经脉组合在一起，并起统率和主导作用。如督脉与诸阳经联系而为"阳脉之海"，具有总领全身阳经气血的作用；任脉与诸阴经联系而为"阴脉之海"，具有总任全身阴经气血的作用；阳维脉联系诸阳经而主一身之表；阴维脉联系诸阴经而主一身之里；阴跷、阳跷脉分布于下肢的内侧或外侧，阴跷主肢体左右之阴，阳跷主肢体左右之阳，故对分布于下肢内外侧的阴经和阳经起主导和协调作用。冲脉通行上下，渗灌三阴、三阳，为"十二经脉之海"，因而对十二经脉的气血具有统率和调节作用。奇经八脉就是通过这样的组合和联系，而对十二经脉起到了统率和主导作用。

3. 渗灌、调节作用

奇经八脉纵横交错于十二经脉之间，当十二经脉气血旺盛时，则流注于奇经，蓄以备用，十二经脉气血不足时，则由奇经"溢出"，给予补充。《难经·二十八难》将十二经脉与奇经八脉的这种关系，比喻为河流与湖泊的关系，谓"沟渠满溢，流于深湖"，"而人脉隆盛，入于八脉而不环周"。"人脉"即指十二经脉，奇经八脉就是通过蓄溢气血的作用来调节十二经脉气血的盛衰。同时，其溢出气血的过程也是对十二经脉和五脏六腑的渗养灌溉过程，在渗灌脏腑组织方面，奇经八脉也起到了重要作用，如督脉阳气对脏腑的温煦作用，任脉阴血对胞胎的滋养作用，冲脉为"五脏六腑之海"而对脏腑组织的渗灌作用等，都说明了这一问题。

第三节 十五络脉

一、手太阴络脉

【循行】

手太阴络脉，名叫列缺。本络脉从腕上寸半列缺穴处分出，走向手阳明大肠经；与手太阴肺经并行，直入手掌，散布于大鱼际。

本络脉的病证：若是邪气有余的实证，则在手腕和手掌部出现灼热的感觉；若是气虚不足的虚证，则会出现频繁地打呵欠，小便频数或失禁。对于上述病证，可取其络穴治疗。

【原文】

《灵枢·经脉》：手太阴之别[1]，名曰列缺。起于腕上分间[2]，并[3]太阴之经，直入掌中，散入于鱼际。

其病：实则手锐[4]掌热；虚则欠㰦[5]，小便遗数。取之去腕一寸半，别走阳明也。

【注释】

(1) 别：即络脉。它由本经络穴处分出，别走相表里的经脉。马莳注："夫不曰络而曰别者，以此穴由本经而别走邻经也。"每一络脉的名称，皆以其络穴名称而定。

(2) 分间：指分肉之间。此处指桡骨茎突后方列缺穴处。

(3) 并：指与经脉并列而行。

(4) 手锐：指手的锐骨部，即掌后桡骨茎突部。《医宗金鉴·刺灸心法要诀》："腕者……当外侧之骨。名曰高骨，一名锐骨。"

(5) 欠㰦（qū 区）：欠，呵欠；㰦，同呿，张口的样子。虚则欠㰦，为肺气不足所致。

二、手阳明络脉

【循行】

手阳明络脉，名叫偏历。本络脉从腕后 3 寸偏历穴处分出，走向手太阴肺经；其分支沿臂上行，经过肩髃部，上至下颌角处，遍布于齿根；有分支进入耳中，与耳部所聚集的经脉（宗脉）会合。

【病候】

邪气有余的实证，则见龋齿，耳聋；正气不足的虚证，则见齿冷，经气闭阻不畅。对于上述病证，可取其络穴治疗。

【原文】

《灵枢·经脉》：手阳明之别，名曰偏历。去腕三寸，别走太阴；其别者，上循臂，乘[1]肩髃，上曲颊[2]偏齿[3]；其别者，入耳合于宗脉[4]。

其病：实则龋聋[5]；虚则齿寒痹隔[6]。取之所别也。

【注释】

(1) 乘：上行的意思。

(2) 曲颊：面的两侧称颊。因其曲而向前故称曲颊，相当于下颌角部位。

(3) 偏齿：偏，《灵枢注证发微》作"遍"，与文义相通。遍齿，指手阳明络脉，上行曲颊部而遍布于齿根。

(4) 宗脉：指分布于耳、眼等器官的由很多经脉汇聚而成的总脉或称大脉。耳中为手足少阳、手太阳、足阳明四脉总会之处，故称"宗脉"。《灵枢·口问》说："耳者，宗脉之所聚也。"

(5) 龋聋：龋，龋齿；聋，耳聋。

(6) 齿寒痹隔：痹隔，痹阻不畅的意思。齿寒痹隔，意为手阳明络脉气虚，寒邪痹阻，可致齿冷等症。

三、足阳明络脉

【循行】

足阳明络脉，名叫丰隆。本络脉从外踝上8寸丰隆穴处分出，走向足太阴经；它的分支，沿胫骨外缘，上行联络头项部（会大椎），与该处其他各经的脉气会合，向下绕络于咽喉部。

【病候】

若经气上逆，就会引起喉痹，或突然失音。邪气实则可引起狂病或癫病；正气虚则会引起足胫部弛缓无力，肌肉萎缩。对这些病证，可取其络穴治疗。

【原文】

《灵枢·经脉》：足阳明之别，名曰丰隆。去踝八寸，别走太阴；其别者，循胫骨外廉，上络头项，合诸经之气，下络喉嗌[1]。

其病：气逆则喉痹卒瘖[2]。实则狂癫；虚则足不收，胫枯[3]。取之所别也。

【注释】

(1) 嗌：指食管上口的咽腔部位。

(2) 卒瘖：卒，通"猝"，突然的意思；瘖，为"喑"的异体字，作失音讲。卒瘖，即突然失音。

(3) 足不收，胫枯：足不收，指足部弛缓，无力伸缩；胫枯，指小腿部肌肉萎缩。均为气血亏虚所致。

四、足太阴络脉

【循行】

足太阴络脉，名叫公孙。本络脉从足大趾本节（第 1 跖趾关节）后 1 寸公孙穴处分出，走向足阳明经；它的分支上行进入腹内，联络肠胃。

【病候】

若厥气上逆，影响肠胃功能，即可发生霍乱吐泻。邪气实，则可引起腹中绞痛；正气虚，则可引起腹部鼓胀。对这些病证，可取其络穴治疗。

【原文】

《灵枢·经脉》：足太阴之别，名曰公孙。去本节⁽¹⁾后一寸，别走阳明；其别者，入络肠胃。

其病：厥气⁽²⁾上逆则霍乱⁽³⁾。实则腹⁽⁴⁾中切痛⁽⁵⁾；虚则鼓胀。取之所别也。

【注释】

(1) 本节：指掌关节或跖趾关节的圆形突起。在此指第 1 跖趾关节部位。

(2) 厥气：指足太阴络脉脉气失调所产生的逆乱之气。

(3) 霍乱：病名，以发病急骤、吐泻交作、烦闷腹痛为特征。

(4) 腹：原作"肠"，据《太素》改。

(5) 切痛：指疼痛剧烈，犹如刀切。

五、手少阴络脉

【循行】

手少阴络脉，名叫通里。本络从腕后 1 寸通里穴处分出，走向手太阳小肠经。其分支沿本经上行，进入心中，向上联系舌根，连属目系。

【病候】

若是邪气有余的实证，则见胸膈部支撑胀满；若是正气不足的虚证，则不能说话。对上述病证，可取其络穴通里治疗。

【原文】

《灵枢·经脉》：手少阴之别，名曰通里。去腕一寸⁽¹⁾，别而上行，循经入于心中，系舌本，属目系。取之去掌后一寸，别走太阳也。

其实，则支膈⁽²⁾；虚，则不能言⁽³⁾。

【注释】

(1) 一寸：原作一寸半，据《太素》改。

(2) 支膈：胸膈间胀满，支撑不适。

(3) 不能言：因本络脉上行联系于舌根部，故不能说话。

六、手太阳络脉

【循行】

手太阳络脉，各叫支正。在腕关节上 5 寸支正穴处分出，注入内侧的手少阴心经；其支脉上行经肘关节，向上联络肩关节上方的肩髃部。

【病候】

若邪气有余的实证则见关节弛缓无力，肘部废痿不用；若正气不足的虚证，则见皮肤赘生小疣。对上述病证，可取手太阳络穴支正治疗。

【原文】

《灵枢·经脉》：手太阳之别，名曰支正。上腕五寸，内注少阴；其别者，上走肘，络肩髃。

实则节弛肘废⁽¹⁾；虚则生肬⁽²⁾，小者如指痂疥⁽³⁾。取之所别也。

【注释】

(1) 节弛肘废：指肩关节、肘关节松弛，废痿不用。

(2) 肬：通"疣"。指赘生于皮肤上的小瘤体。

(3) 小者如指痂疥：丹波元简注："此谓肬之多生，如指间痂疥之状。"

七、足太阳络脉

【循行】

足太阳络脉，名叫飞扬。从外踝上 7 寸飞扬穴处分出，走向足少阴经脉。

【病候】

若邪气有余的实证，则见鼻塞、流清涕、头痛、背痛；正气不足的虚证，则见鼻流清涕、鼻出血。对上述病证，可取足太阳络穴飞扬治疗。

【原文】

《灵枢·经脉》：足太阳之别，名曰飞阳。去踝七寸，别走少阴。

实则鼽窒[(1)]，头背痛；虚则鼽衄。取之所别也。

【注释】

（1）窒：指鼻塞不通。

八、足少阴络脉

【循行】

足少阴络脉，名叫大钟。在内踝后绕行足跟，走向足太阳膀胱经；其支脉与本经并行，上至心包下，向外行于腰脊部。

【病候】

若经气上逆，则见心胸烦闷。邪气盛则小便闭而不通；若正气虚则腰部疼痛。可取本经络穴大钟治疗。

【原文】

《灵枢·经脉》：足少阴之别，名曰大钟。当踝后绕跟，别走太阳；其别者，并经上走于心包[(1)]下，外贯腰脊。

其病：气逆则烦闷；实则闭癃[(2)]；虚则腰痛。取之所别也。

【注释】

（1）心包：心包络的简称，为心的外围组织器官，具有保护心脏，代心受邪的作用。
（2）闭癃：病证名。指排尿困难，点滴而下，甚则闭塞不通的病证。

九、手厥阴络脉

【循行】

手厥阴络脉，名叫内关，在掌后腕横纹上2寸两筋之间分出，别走手少阳经脉，并沿本经上行连系心包，散络于心系。

【病候】

邪气有余的实证，则会出现心痛；正气不足的虚证，则可见到心中烦乱不安。可取掌后腕横纹上2寸两筋之间的内关穴治之。

【原文】

《灵枢·经脉》：手心主之别，名曰内关，去腕二寸，出于两筋之间，别走少阳[(1)]，循经以上系于心包，络心系。

心系实则心痛；虚则为烦心[2]，取之两筋之间也。

【注释】

(1) 别走少阳：原脱，据《太素》杨注引《明堂经》文补。

(2) 烦心：原作头强，据《甲乙经》《千金方》改。

十、手少阳络脉

【循行】

手少阳络脉，名叫外关，在腕背横纹后 2 寸处分出，向前臂外（伸）侧绕行，再上行注入于胸中，会于心包。

【病候】

若邪气有余的实证，则见肘关节拘挛掣痛；气血不足的虚证，则见肘关节弛缓、痿软不收。对上述病证可取本经络穴外关治之。

【原文】

《灵枢·经脉》：手少阳之别，名曰外关，去腕二寸，外绕臂，注胸中，合心主[1]。实则肘挛[2]；虚则不收。取之所别也。

【注释】

(1) 心主：此指心包络而言。

(2) 肘挛：肘关节部掣引拘挛。

十一、足少阳络脉

【循行】

足少阳络脉，名叫光明。在距足外踝上 5 寸处分出，走向足厥阴肝经，向下联络足背。

【病候】

若邪气有余的实证则见下肢厥冷；气血不足的虚证则见下肢痿软无力，足不能行走。可取本经络穴光明治之。

【原文】

《灵枢·经脉》：足少阳之别，名曰光明。去踝五寸，别走厥阴，下络足跗。实则厥，虚则痿躄[1]，坐不能起。取之所别也。

【注释】

(1) 痿躄：指下肢筋脉弛缓，痿软无力，足不能行。

十二、足厥阴络脉

【循行】

足厥阴络脉,名曰蠡沟。在距内踝尖直上5寸处,自足厥阴肝经分出,走向足少阳胆经;其分支沿本经上行,至睾丸部,结于阴茎。

【病候】

经气厥逆则见睾丸肿胀,突发疝气。邪气实则见阴茎勃起不倒;正气虚则见突发外阴部奇痒,难以忍受。对上述病证可取本经络穴蠡沟来治疗。

【原文】

《灵枢·经脉》:足厥阴之别,名曰蠡沟。去内踝[1]五寸,别走少阳;其别者,循经[2]上睾,结于茎[13]。

其病:气逆则睾肿[4]卒疝[5]。实则挺长[6];虚则暴痒[7]。取之所别也。

【注释】

(1) 踝:此字后《甲乙经》《脉经》均有"上"字。
(2) 循经:原作"径胫",据《甲乙经》《脉经》改。
(3) 茎:指阴茎。
(4) 睾肿:即睾丸肿大。
(5) 卒疝:即突发疝气。
(6) 长:此字后《甲乙经》《脉经》及《太素》均有"热"字。即阴茎勃起并伴有发热感。
(7) 暴痒:突发奇痒,难以忍受。

十三、任脉络

【循行】

任脉之络,名叫尾翳。从鸠尾穴处分出,向下散布于腹部。

【病候】

邪气实则腹皮疼痛,正气虚则腹皮瘙痒。可取其络穴治疗。

【原文】

《灵枢·经脉》:任脉之别,名曰尾翳。下鸠尾[1],散于腹。实则腹皮痛,虚则瘙痒,取之所别也。

【注释】

(1) 鸠尾:任脉穴名,别名尾翳,穴在前正中线脐上7寸,胸骨剑突下0.5寸处。

十四、督脉络

【循行】

督脉之络，名叫长强。从尾骨下方长强穴处别出，夹脊旁上项，散布头上；下当肩胛两旁，别走足太阳经脉，深入贯穿脊膂之内。

【病候】

邪气实则脊背强直，正气虚则头部沉重……可取其络穴治疗。

【原文】

《灵枢·经脉》：督脉之别，名曰长强。夹膂上项，散头上，下当肩胛左右，别走太阳，入贯膂。

实则脊强[1]，虚则头重。……取之所别也。

【注释】

(1) 脊强：脊背强直不柔和貌。

十五、脾之大络

【循行】

脾之大络，名大包，从腋下 3 寸发出，分布于胸胁。

【病候】

实证，见全身疼痛；虚证，见周身关节弛缓无力。

【原文】

《灵枢·经脉》：脾之大络，名曰大包，出渊腋下三寸，布胸胁。

第四节　十二经别

实则身尽痛，虚则百节尽皆纵，此脉若罗络之血者，皆取之脾大络脉也。

一、手太阴经别

【循行】

手太阴经别，从本经分出，进入腋下渊腋穴部位，行于手少阴经别之前，进入胸腔，走向肺脏，散行于大肠，再上行出于缺盆，沿喉咙，而合入于手阳明大肠经（图 2-21）。

【原文】

《灵枢·经别》：手太阴之正[(1)]，别[(2)]入渊腋[(3)]少阴之前，入走肺，散之大肠，上出缺盆，循喉咙，复合阳明[(4)]。

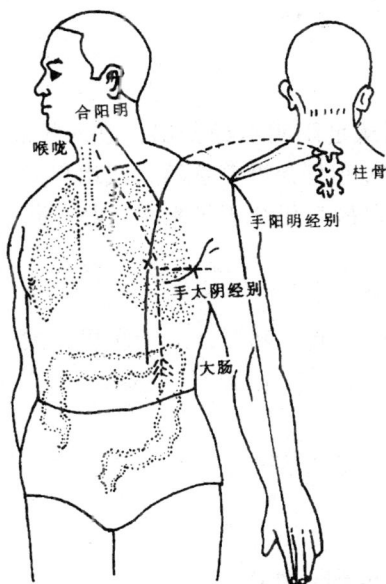

图 2-21　手太阴、手阳明经别循行示意图

【注释】

（1）正：指经别。因经别属于别道另行的正经，故名曰"正"。

（2）别：分别、分出的意思，与络脉之别的含义不同。

（3）渊腋：足少阳胆经穴名，位于腋下 3 寸处。此指渊腋穴所在部位而言。

（4）复合阳明：复，再也。阴经经别，合于有表里关系的阳经；阳经经别则合入本经，这是经别相合的规律。手太阴经别应合入手阳明大肠经，故曰复合阳明。

二、手阳明经别

【循行】

手阳明经别，从手上行，分布于胸前乳房部位。其分支从肩髃穴处分出，上行入于颈椎，并由此进入体腔，下行大肠本腑，再上行连属肺脏，沿喉咙上行，浅出缺盆，脉气仍合于手阳明本经（图 2-21）。

【原文】

《灵枢·经别》：手阳明之正，从手循膺乳[(1)]，别于肩髃，入柱骨，下走大肠，属于肺，上循喉咙，出缺盆，合于阳明也。

【注释】

（1）膺（yīng 应）乳：膺，前胸部两侧的肌肉隆起处，相当于胸大肌部位；乳，指乳房部位。

三、足阳明经别

【循行】

足阳明经别，在大腿前面从足阳明本经分出，进入腹腔之内，连属于胃，散络于脾，上行通过心脏，沿着食道，浅出口腔，上至鼻根及眼眶下部，联系目系，其脉气仍合于足阳明胃经（图 2-22）。

【原文】

《灵枢·经别》：足阳明之正，上至髀[1]，入于腹里，属胃，散之脾，上通于心，上循咽，出于口，上頞顣[2]，还系目系[3]，合于阳明也。

【注释】

（1）髀（bì 闭）：大腿。
（2）顣（zhuó 浊）：眼眶下的颧骨部位。
（3）目系：又称眼系，为眼球后内连于脑的脉络。

四、足太阴经别

【循行】

足太阴经别，从本经分出，上至大腿前面，与足阳明经别会合，相并而行，向上络于咽喉，通于舌根（图 2-22）。

【原文】

《灵枢·经别》：足太阴之正，上至髀，合于阳明。与别俱行，上络[1]于咽，贯舌本[2]。

【注释】

（1）络：原作"结"，据《太素》《甲乙经》改。
（2）舌本：原作"舌中"，据《太素》《甲乙经》改。

五、手少阴经别

【循行】

手少阴的经别，由手少阴心经分出后进入腋下渊腋处两筋之间，入属心脏，向上行于喉

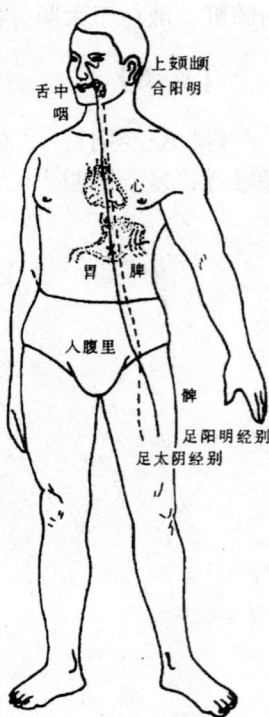

图 2-22　足阳明、足太阴经别循行示意图

咙，再浅出于面部，与手太阳小肠经在内眼角会合（图2-23）。

【原文】

《灵枢·经别》：手少阴之正，别入于渊腋两筋之间，属于心，上走喉咙，出于面，合目内眦。

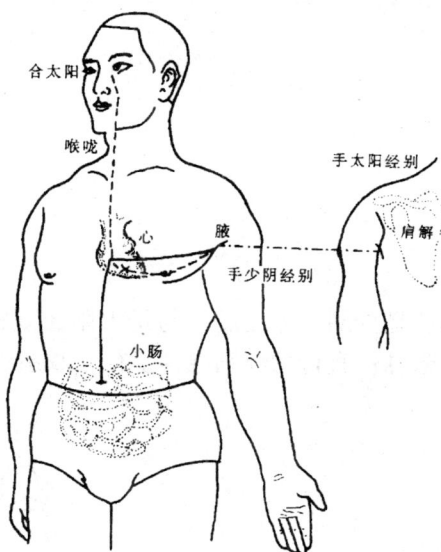

图 2-23　手少阴、手太阳经别循行示意图

六、手太阳经别

【循行】

手太阳经别，在肩关节部自手太阳小肠经分出，向下行入于腋窝部，走向心脏，连属于小肠（图2-23）。

【原文】

《灵枢·经别》：手太阳之正，指地[1]，别于肩解，入腋走心，系小肠也。

【注释】

（1）指地：向下的意思。杨上善说："手之六经，唯此一经下行，余并上行向头。"故称指地。

七、足太阳经别

【循行】

足太阳经别，在腘窝部从足太阳经分出，其中一条在骶骨下 5 寸处别行进入肛门，向里属于膀胱，散布联络肾脏，沿着脊柱两旁的肌肉，当心脏部而散入于心脏内；直行的一条，循脊柱两旁的肌肉继续上行，浅出于项部，仍归入于足太阳本经（图2-24）。

【原文】

《灵枢·经别》：足太阳之正，别入于腘中，其一道[1]下尻五寸，别入于肛，属于膀胱，散之肾，循膂，当心入散；直者，从膂上入于项，复属于太阳。

【注释】

（1）一道：即一条或一支。

八、足少阴经别

【循行】

足少阴经别，在腘窝部从足少阴经分出后，与足太阳经别相合而并行，向上行到肾脏，于十四椎处分出来，连属于带脉；直行的经别继续上行，联系舌根，再浅出于项部，合入于足太阳经别（图2-24）。

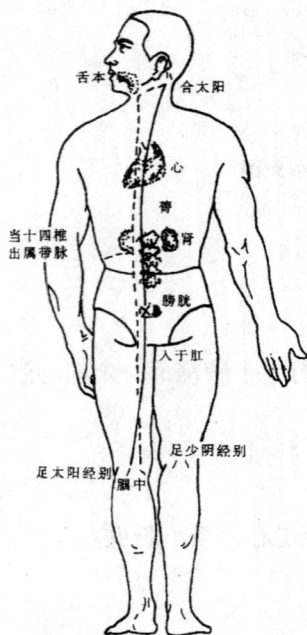

图2-24　足太阳、足少阴经别循行示意图

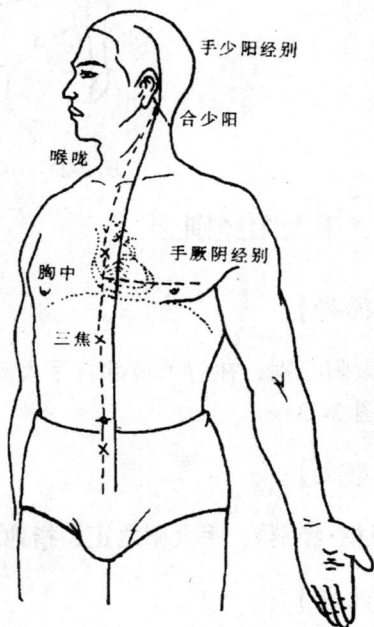

图2-25　手厥阴、手少阳经别循行示意图

【原文】

《灵枢·经别》：足少阴之正，至腘中，别走太阳而合，上至肾，当十四椎出属带脉；直者系舌本，复出于项，合于太阳。

九、手厥阴经别

【循行】

手厥阴经别，在渊液下3寸处分出，进入胸腔之中，分别联系上、中、下三焦，上抵喉咙，浅出于耳部后方的完骨部，与手少阳三焦经会合（图2-25）。

【原文】

《灵枢·经别》：手心主之正，别下渊腋三寸，入胸中，别属三焦，上[1]循喉咙，出耳后，合少阳完骨之下。

【注释】

(1) 上：原作"出"，据《太素》改。

十、手少阳经别

【循行】

手少阳经别，在头部从手少阳经分出，向下进入缺盆，经过上、中、下三焦，散布于胸中（图2-25）。

【原文】

《灵枢·经别》：手少阳之正，指天[1]，别于巅，入缺盆，下走三焦，散于胸中也。

【注释】

(1) 指天：手少阳经别从巅顶部别出，其部位在上，故称指天。

十一、足少阳经别

【循行】

足少阳经别，自足少阳胆经分出，上行绕过大腿的前侧进入外阴部，与足厥阴经别会合，分支行入季胁间，沿着胸内，属于胆腑，散布于肝，上贯心中，夹食管上行，浅出于腮部下及颔中间，散布于面部，联系目系，在目外眦与足少阳胆经相合（图2-26）。

【原文】

《灵枢·经别》：足少阳之正，绕髀，入毛际，合于厥阴；别者入季胁之间，循胸里属胆，散之肝，上贯心[1]，以上夹咽，出颐颔中，散于面，系目系，合少阳于外眦也。

【注释】

(1) 散之肝，上贯心：原作"散之上肝贯心"，详文义应改为"散之肝，上贯心"，与本

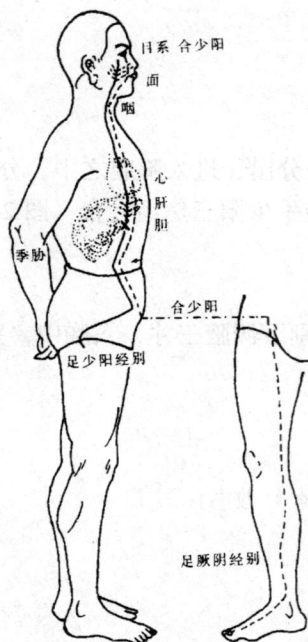

图 2-26 足少阳、足厥阴经别循行示意图

篇足太阳条"散之肾"和足阳明条"散之脾，上通于心"句法相合。《灵枢评文》亦作"散之肝"。

十二、足厥阴经别

【循行】

足厥阴经别，在足背上自足厥阴肝经分出，向上到达外阴部，与足少阳经别会合而并行（图 2-26）。

【原文】

《灵枢·经别》：足厥阴之正，别跗上，上至毛际，合于少阳，与别俱行。

第五节 十二经筋

一、手太阴经筋

【循行】

手太阴经筋：①起于手大指的上端，②沿指上行，结聚于鱼际的后边，③从寸口动脉搏动处的外侧，沿前臂上行，结聚于肘中，④由肘沿上臂内侧，进入腋下，⑤上出缺盆，结聚于肩髃前面，⑥其上方结于缺盆，⑦下方自腋下入胸而结于胸里，⑧分散穿过横膈，与手厥阴经筋会合于膈下，再抵达季胁部（图2-27）。

【病候】

在其循行或结聚的部位，出现支撑不适，拘紧掣痛，重者可发为息贲病，胁肋拘急，上逆吐血。

【原文】

《灵枢·经筋》：手太阴之筋，起于大指之上，循指上行，结(1)于鱼后(2)，行寸口外侧，上循臂，结肘中，上臑内廉，入腋下，出缺盆，结肩前髃(3)，上结缺盆，下结胸里，散贯(4)贲(5)，合贲下，抵季胁(6)。

其病，所过者支转筋痛(7)，其成息贲(8)者，胁急，吐血。

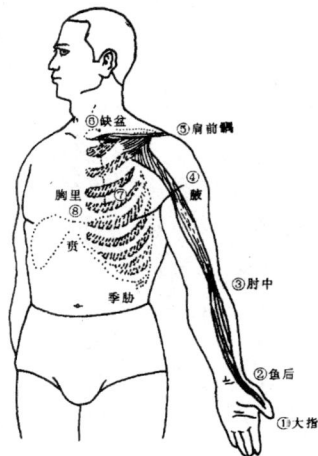

图 2-27 手太阴经筋分布示意图

【注释】

(1) 结：结聚的意思。

(2) 鱼后：鱼际的后边。

(3) 肩前髃：即肩髃穴部位，位于锁骨的肩峰端。

(4) 贯：穿过的意思。

(5) 贲：指膈肌。《太素·经筋》注："贲谓膈也。"

(6) 季胁：也称季肋，相当于侧胸部第11、第12肋软骨部位。

(7) 支转筋痛：支，支撑不适；转筋，俗称抽筋，即肌筋拘紧掣痛。

(8) 息贲：古病名，为五积之一，属肺之积。《难经·五十六难》："肺之积，名曰息贲，在右胁下，覆大如杯。久不已，令人洒淅寒热，喘咳，发肺壅。"

二、手阳明经筋

【循行】

手阳明经筋：①起于食指桡侧端，②向上结聚于腕部，③沿前臂上行，结于肘外侧，④再沿上臂外侧上行；结于肩髃部，⑤在此分出支筋，绕行肩胛，夹脊柱两侧；⑥直行的经筋，由肩髃上走颈部；⑦在颈部分出支筋上行面颊，结于鼻旁颧部；⑧直行的经筋，从手太阳经筋前面，上走额角，上左侧额角的，结络头部后再下行到右侧下颌部（图2-28）。

【病候】

在其循行和结聚的部位上出现支撑不适，转筋疼痛，肩不能抬高，颈部转动不利，以致不能左右环视。

【原文】

《灵枢·经筋》：手阳明之筋，起于大指次指之端，结于腕，上循臂，上结于肘外，上臑，结于肩髃；其支者，绕肩胛，夹脊；其直者从肩髃上颈；其支者上颊，结于頄[1]；直者上出于手太阳之前，上左角，络头，下右颔[2]。

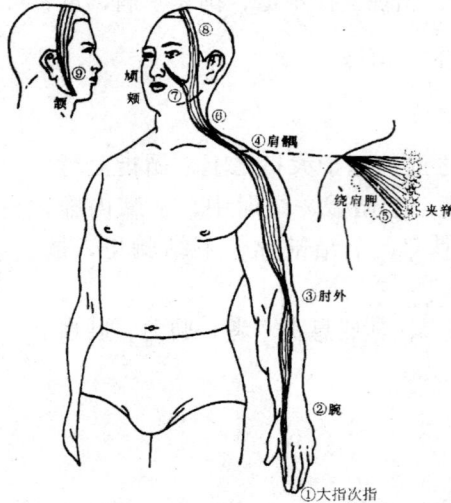

图 2-28　手阳明经筋分布示意图

其病：当所过者支痛及转筋，肩不举，颈不可左右视。

【注释】

(1) 頄（qiú 求）：鼻旁颧骨部位。
(2) 颔：颈上方、下颌下方的柔软处。

三、足阳明经筋

【循行】

足阳明经筋：①起于足次趾、中趾及第 4 趾，②结聚于足背，③斜向外侧上行，加附于辅骨（腓骨），结聚于膝关节外侧，④直上结聚于髀枢（髋关节），⑤上沿胁肋，连属脊柱。⑥其直行的，从足背上沿胫骨，结聚于膝盖部；⑦从膝盖部分出支筋，结聚于外辅骨，与足少阳经筋会合。⑧直行的经筋，沿伏兔上行，结聚于大腿上部，⑨聚会于阴器，⑩继续上行，分布于腹部，⑪至缺盆处结聚，⑫再上行通过颈部，夹口两旁，⑬向上会合于颧骨部位，复下行结聚于鼻旁，⑭从鼻旁合于足太阳经筋。足太阳经筋网维于上眼睑，足阳明经筋网维于下眼睑。⑮另一支筋，从面颊部分出，结聚于耳前（图 2-29）。

【病候】

足中趾及胫部支撑不适，转筋疼痛，足部筋肉有跳动和强硬不舒的感觉。伏兔部筋肉拘紧疼痛，大腿前部肿胀，阴囊肿痛下坠，腹筋拘急，向上牵引缺盆和面颊，突发口角歪斜，如有寒邪则掣引眼睑不能闭合；如有热邪则眼睑松弛不能睁开。颊筋有寒则发生拘急，牵引颊部而使口角移动；有热时则筋脉弛缓，收缩无力，故使口歪。

【原文】

《灵枢·经筋》：足阳明之筋，起于中三指[(1)]，结于跗上，邪（斜）外加于辅骨[(2)]。上结于膝外廉，直上结于髀枢[(3)]，上循胁，属脊。其直者，上循骭，结于膝；其支者，结于外辅骨[(4)]，合少阳。其直者，上循伏兔，上结于髀，聚于阴器，上腹而布，至缺盆而结，上颈，上夹口，合于頄，下结于鼻，上合于太阳。太阳为目上网，阳明为目下网[(5)]。其支者，从颊结于耳前。

其病：足中指支，胫转筋，脚跳坚[(6)]，伏兔转筋，髀前肿，㿉疝[(7)]，腹筋急，引缺盆及颊，卒口僻[(8)]，急者目不合，热则筋纵、目不开。颊筋[(9)]有寒则急，引颊移口[(10)]；有热则筋弛纵，缓不胜收，故僻。

【注释】

（1）中三指：指足次趾、中趾及第 4 趾。

（2）辅骨：辅助主干的骨骼。这里指腓骨。

（3）髀枢：指髋关节。

（4）外辅骨：指膝关节外侧，由股骨下端的外上髁和胫骨上端的外侧髁组成的骨突。

（5）太阳为目上网，阳明为目下网：网，有网维之意。这句话是说足太阳经筋的支筋网维于上眼睑，足阳明经筋的支筋网维于下眼睑。

（6）脚跳坚：指脚部有跳动和强硬不适的感觉。

（7）㿉（tuí 颓）疝：疝气的一种，发病时见阴囊肿痛下坠。

（8）卒口僻：指突然发生口角歪斜。

（9）颊筋：指面颊部的筋肉。

（10）引颊移口：引，牵引；移，移动。这句话是说，因为颊筋受寒而紧急，牵引面颊部筋肉，而使口角发生歪斜。

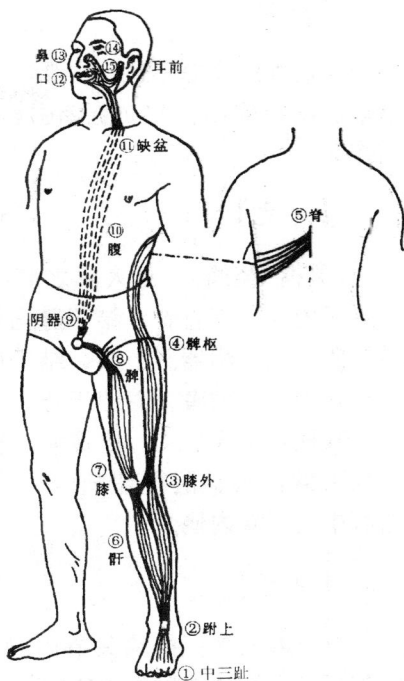

图 2-29　足阳明经筋分布示意图

四、足太阴经筋

【循行】

足太阴经筋：①起于足大趾内侧端，②向上结于内踝，③其直行的，从内踝上行结于膝部的内辅骨，④上沿大腿内侧，结于股前，⑤会聚于前阴，⑥然后上行至腹，结于脐部，⑦再循腹内上行，结于两胁肋部⑧散布于胸中，其行于内部深层的经筋，则附着于脊柱（图 2-30）。

【病候】

见足大趾支撑不适，内踝疼痛，小腿肚抽筋，膝内辅骨痛，大腿内侧连及髀部作痛，阴器牵引纽结样痛，并向上牵引脐腹、两肋及胸膺、脊内作痛。

【原文】

《灵枢·经筋》：足太阴之筋，起于大指之端内侧，上结于内踝；其直者，结于膝内辅骨[(1)]，上循阴股[(2)]，结于髀，聚于阴器。上腹，结于脐，循腹里，结于肋，散于胸中；其内者，着[(3)]于脊。

其病：足大指支，内踝痛，转筋痛，膝内辅骨痛，阴股引髀而痛，阴器纽痛[(4)]，上[(5)]引脐与[(6)]两胁痛，引膺中与[(6)]脊内痛。

【注释】

（1）内辅骨：指膝关节内侧，由股骨下端的内上髁和胫骨上端的内侧髁组成的骨突。

（2）阴股：大腿内侧。

（3）着：附着。

（4）纽痛：牵引纽结样的疼痛。

（5）上：原作"下"，据《太素》改。

（6）与：原缺，据《太素》补。

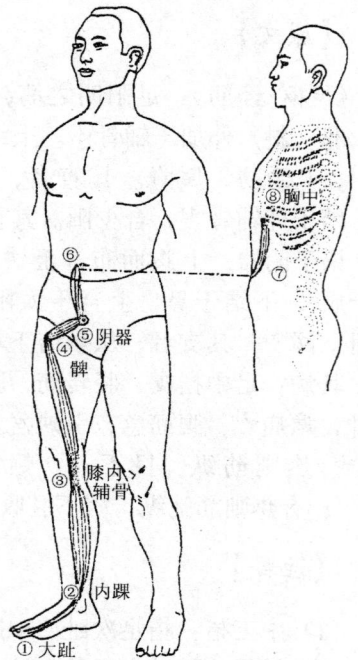

图 2-30　足太阴经筋分布示意图

五、手少阴经筋

【循行】

手少阴经筋：①起始于小指内侧，②结聚腕后豆骨处，③向上结于肘内侧，上入腋内，交手太阴经筋，④伏行乳里，结聚于胸部，⑤穿过横膈下行，⑥联系于脐部（图 2-31）。

【病候】

可见胸胁内拘急、掣痛，心下有积块坚伏名叫伏梁，肘部拘急，屈伸不利如有网罗一样牵掣不舒；同时在本经筋循行部位上出现支撑不适，掣引转筋和疼痛。

【原文】

《灵枢·经筋》：手少阴之筋，起于小指之内侧，结于锐

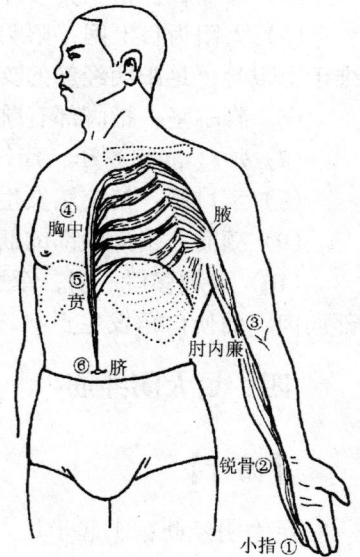

图 2-31　手少阴经筋分布示意图

骨，上结肘内廉，上入腋，交太阴，伏[(1)]乳里，结于胸中，循贲，下系于脐。

其病：内急[(2)]，心承伏梁[(3)]，下为肘网[(4)]，其病当所过者支转筋、筋痛。

【注释】

（1）伏：原作"挟"，据《太素》改。

（2）内急：指胸胁内拘紧、掣痛。

（3）伏梁：古病名，为五积之一，属心之积。《难经·五十六难》："心之积，名曰伏梁，起脐上，大如臂，上至心下，久不愈，令人病烦心。"

（4）肘网：指肘部拘急，如有罗网一样，牵掣不舒。

六、手太阳经筋

【循行】

手太阳经筋，①起于手小指之上，②结于腕背，③沿前臂内侧上行，结于肘内肱骨内上髁之后，用手指弹该骨头处，有麻感可迅速传及于手小指之上，④再上行入内结聚于腋下，其分支走腋后缘，上绕行肩胛部，⑤沿颈旁出走足太阳经筋的前方，结于耳后乳突部：⑥分支 进入耳中；⑦直行的出于耳上，向下结于下颔处，⑧再上行连属于目外眦。……⑨有支筋从曲颊部分出，向上行于下颔角处，经过耳前，连属目外眦，上结于额角（图2-32）。

图 2-32　手太阳经筋分布示意图

【病候】

可见手小指支撑不适，肘内锐骨后缘疼痛，沿臂内侧，上至腋下，及腋下后侧等处均痛，绕肩胛牵引颈部作痛，并感到耳中鸣响且痛，疼痛牵引颔部，眼睛闭合一会，才能看清景物，颈筋拘急，可发生筋瘘、颈肿等症。

【原文】

《灵枢·经筋》：手太阳之筋，起于小指之上，结于腕，上循臂内廉，结于肘内锐骨[(1)]之后，弹之应小指之上，入结于腋下。其支者，后走腋后廉，上绕肩胛，循颈，出足[(2)]太阳之筋[(3)]前，结于耳后完骨。其支者入耳中；直者，出耳上，下结于颔，上属目外眦。……其支者上曲牙[(4)]，循耳前，属目外眦，上额结于角[(5)]。

其病：手[(6)]小指支，肘内锐骨后廉痛，循臂阴[(7)]，入腋下，腋下痛，腋后廉痛，绕肩胛引颈而痛，应耳中鸣痛引颔，瞑目良久乃得视。颈筋急，则为筋瘘[(8)]颈肿。

【注释】

（1）锐骨：此指肘内的高骨，即肱骨内上髁。

（2）足：原作"走"，据《太素》《甲乙经》改。

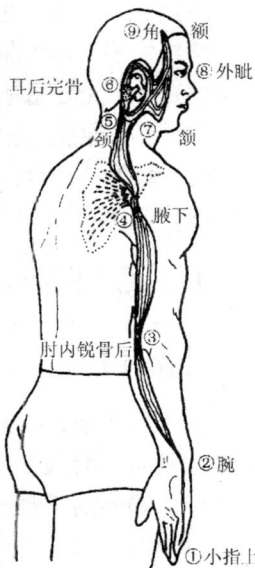

（3）筋：原脱，据《太素》补。

（4）曲牙：亦称曲颊，相当于下颌角部分。

（5）角：此处指额部两旁隆起处，称"额角"。

（6）手：原脱，据《太素》补。

（7）臂阴：指臂内侧的部位。

（8）筋瘘：张景岳："筋瘘颈肿，即鼠瘘之属。"鼠瘘，即瘰疬。

七、足太阳经筋

【循行】

足太阳经筋，①起始于足小趾，②上结于外踝，③斜上结于膝部，④下方沿足外侧结于足跟，⑤向上沿跟腱结于腘部；⑥其分支结于小腿肚（踹外），⑦上向腘内侧，与腘部的一支并行⑧上结于臀部；⑨向上夹脊旁，⑩上后项。⑪分支入结于舌根。⑫直行的结于枕骨，⑬上向头顶，⑭由头的前方下行到颜面，⑮下结于鼻部。⑯其支筋网维于目上，⑰下边结于鼻旁。⑱背部的分支，从腋后外侧结于肩髃部位；⑲一支进入腋下，向上出缺盆，⑳上方结于完骨（耳后乳突）；㉑再有分支从缺盆出来，斜上结于鼻旁（图2-33）。

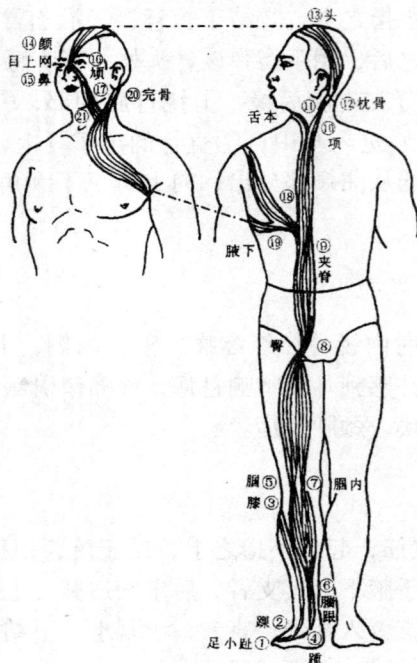

图2-33 足太阳经筋分布示意图

【病候】

可见足小趾支撑不适和足跟部掣引疼痛，腘窝部挛急活动不便，脊背反张，项筋拘急，肩不能抬举，腋窝部支撑不适，缺盆中如扭掣样疼痛，不能左右活动。

【原文】

《灵枢·经筋》：足太阳之筋，起于足小指，上结于踝，邪（斜）上结于膝，其下循足外踝，结于踵(1)，上循跟(2)，结于腘；其别者，结于踹外，上腘中内廉，与腘中并，上结于臀，上夹脊上项。其支者别入结于舌本。其直者，结于枕骨，上头下颜，结于鼻。其支者，为目上网，下结于顷。其支者，从腋后外廉，结于肩髃。其支者，入腋下，上出缺盆，上结于完骨。其支者，出缺盆，邪（斜）上出于顷。

其病：小指支，跟肿(3)，腘挛(4)，脊反折(5)，项筋急，肩不举，腋支，缺盆中扭痛，不可左右摇。

【注释】

(1) 踵：足跟的突出部位。

(2) 跟：踵上之硬筋处。

(3) 肿：《太素》《甲乙》作"踵"。

(4) 腘挛：《甲乙》下有"急"字。指腘窝部牵引、拘急，活动不能自如。

(5) 脊反折：指脊背部的筋脉肌肉强急，头向后背部牵拉，脊柱变成弓样的弯曲，即所谓"角弓反张"。

八、足少阴经筋

【循行】

足少阴经筋：①起于足小趾下边，②入足心部，同足太阴经筋斜走内踝下边，结于足跟，与足太阳经筋会合，③向上结于内辅骨之下，④同足太阴经筋一起向上行，沿大腿内侧，结于阴部，⑤沿脊（脊旁的肌肉）里夹脊，⑥上后项，⑦结于枕骨，与足太阳经筋会合（图 2-34）。

【病候】

脚底部抽筋痛，在经筋所经过和结聚的部位上发生疼痛和转筋，还可引起痫证、抽搐、项背反张等证病。病在背侧的，则不能前俯；病在腹侧的，则不能后仰，背为阳，腹为阴，故阳筋病，项背筋急，而使腰背向后反折，身体不能前俯；阴筋病，腹部筋急，而使身体不能后仰。

【原文】

《灵枢·经筋》：足少阴之筋，起于小指之下，入足心(1)，并太阴之筋，邪（斜）走内踝之下，结于踵，与足太阳(2)之筋合而上结于内辅(3)之下，并太阴之筋而上，循阴股，结于阴器，循脊内夹脊(4)上至项，结于枕骨(5)，与足太阳之筋合。

其病：足下转筋，及所过而结者皆痛及转筋，病在此者，主病痫瘛及痉(6)，在外者(7)不能俯，在内者(8)不能仰。故阳病者腰反折不能俯，阴病者不能仰。

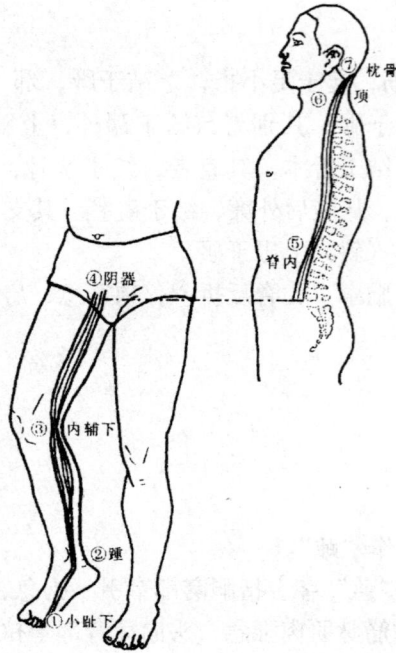

图 2-34 足少阴经筋分布示意图

【注释】

(1) 入足心：三字原无，据《甲乙经》补。

(2) 足太阳：三字原为"太阳"二字，据《太素》改。

(3) 内辅：即内辅骨。

(4) 循膂内夹脊：原作"循脊内夹膂"，据《甲乙经》改。

(5) 枕骨：骨名，此处指枕骨的枕外粗隆部。

(6) 痫瘛及痉：痫，即癫痫；瘛，同瘛（chì 赤），瘛疭、抽搐之义；痉，即痉挛强直。

(7) 在外者：指病在人体背侧肌筋。

(8) 在内者：指病在人体腹侧肌筋。

九、手厥阴经筋

【循行】

手厥阴之筋，①起始于手中指，②与手太阴经筋并行，结聚于肘部内缘，③上行上臂内侧，结聚于腋下，④从腋下前后布散夹两胁，⑤分支进入腋内，散布于胸中，⑥结聚于横膈部（图 2-35）。

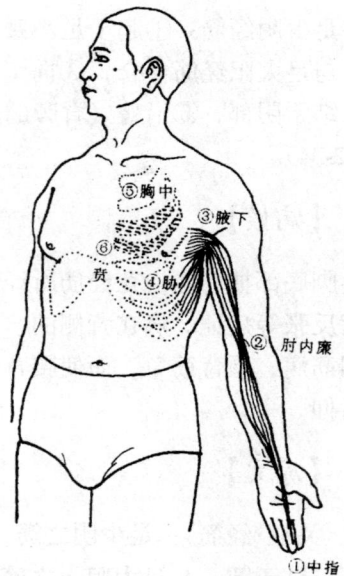

图 2-35 手厥阴经筋分布示意图

【病候】

可见本经筋所循行、结聚的部位支撑不适，掣引、转筋，以及胸痛或成息贲病。

【原文】

《灵枢·经筋》：手心主之筋，起于中指，与太阴之筋并行，结于肘内廉，上臂阴，结腋下，下散前后夹胁。其支者，入腋，散胸中，结于贲[1]。
其病：当所过者支转筋，及[2]胸痛息贲。

【注释】

(1) 贲：原作"臂"，据《太素》改。指横膈言。
(2) 及："及"字前原有"前"字。今据《太素》改。

十、手少阳经筋

【循行】

手少阳经筋：①起始于手无名指端，②结于腕背，③沿前臂外侧上行，结于肘尖部，④向上绕行于上臂外侧，上循肩部，⑤至颈部与手太阳经筋会合。⑥其分支当下颌角处进入，联系于舌根；⑦一支上行于下颌角处，沿耳前，连属目外眦，⑧上达颞部，结于额角（图2-36）。

【病候】

在其循行和结聚的部位上出现支撑不适，掣引转筋疼痛，以及舌头萎缩。

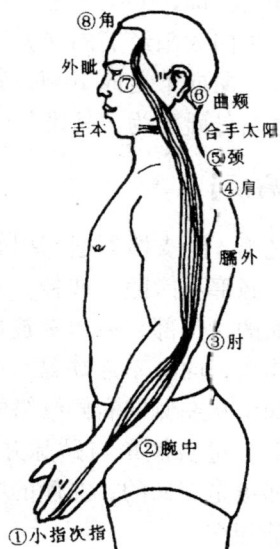

图2-36　手少阳经筋分布示意图

【原文】

《灵枢·经筋》：手少阳之筋，起于小指次指之端，结于腕，上循臂，结于肘；上绕臑外廉，上肩走颈，合手太阳。其支者，当曲颊入系舌本；其支者，上曲牙，循耳前，属目外眦，上乘颔[1]，结于角。
其病：当所过者支转筋，舌卷。

【注释】

(1) 颔：此处指颞前部。

十一、足少阳经筋

【循行】

足少阳之筋：①起于第4趾，②上结于外踝，③再向上沿胫外侧结于膝外侧。④其分支另起于外辅骨，上走大腿外侧，⑤前边结于伏兔（股四头肌部），⑥后边结于尾骶部。⑦直行的经筋自大腿部上行经侧腹季胁，上走腋前方，⑧联系于胸前和两乳部，⑨结聚于缺盆。⑩直行的上出于腋部，通过缺盆，走向太阳经筋的前方，⑪沿耳后上绕到额角，⑫交会于头顶，⑬向下走向下颔，⑭上方结于鼻旁的颧部。⑮其分支结于目外眦而为"外维"（图2-37）。

【病候】

可见第4趾支撑不适掣引转筋，活动不利，并牵连膝外侧转筋，膝部不能随意屈伸，腘部经筋拘急，前边经筋牵连大腿前面的伏兔部，后边牵连尾骶部，向上牵及胁下空软处及胁部作痛，向上牵连缺盆、胸乳部、颈部所维系的筋发生拘急。如果从左侧向右侧维络的筋拘急时，则右眼不能张开。因此经筋上过右额角与跷脉并行，阴阳跷脉在此互相交叉左右之筋也是交叉的，左侧的维络右侧，所以左侧额角经筋受伤，会引起右足不能活动，这就叫维筋相交。

图2-37　足少阳经筋分布示意图

【原文】

《灵枢·经筋》：足少阳之筋，起于小指次指，上结外踝，上循胫外廉，结于膝外廉。其支者，别起外辅骨，上走髀，前者结于伏兔之上，后者结于尻。其直者，上眇乘[1]季胁，上走腋前廉，系于膺乳，结于缺盆。直者上出腋，贯缺盆，出太阳之前，循耳后，上额角，交巅上，下走颔，上结于頄。支者结于目外[2]眦，为外维[3]。

其病：小指次指支转筋，引膝外转筋，膝不可屈伸，腘筋急，前引髀，后引尻，即上乘眇季胁痛，上引缺盆，膺乳颈维筋急，从左之右，右目不开[4]，上过右角，并跷脉而行，左络于右，故伤左角，右足不用，命曰维筋相交[5]。

【注释】

(1) 上眇（miǎo 称）乘：原为"上乘眇"，据《太素》改。位于侧腹部，两季胁之下的空软处。

(2) 外：原无此字，据《太素》《甲乙经》补。

(3) 外维：指维系目外眦之筋，此筋收缩即可左右盼视。《太素》注："外维，太阳为目上网，阳明为目下网，少阳为目外网。"《类经》注："此支者，从颧上斜趋结于目外眦，而为目之外维，凡人能左右盼视者，正以此筋为之伸缩也。"

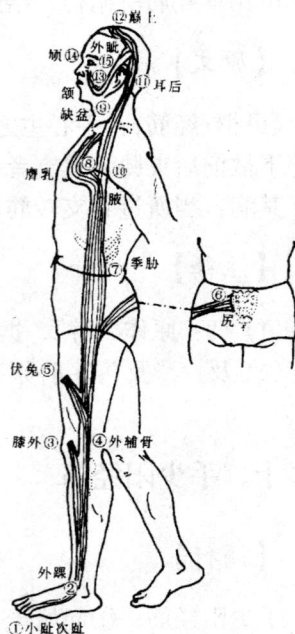

（4）从左之右，右目不开：《太素》注："此筋本起于足，至项上而交至左右目，故左箱有病，引右箱目不得开，右箱有病，引左箱目不得开也。"

（5）维筋相交：《太素》注："跷脉至于目（内）眦，故此筋交巅，左右下于目眦，与之并行也。筋既交于左右，故伤左额角，右足不用，伤右额角，左足不用，以此维筋相交故也。"

十二、足厥阴经筋

【循行】

足厥阴的经筋，①起始于足大趾之上，②向上行结聚于内踝前方，③上沿胫骨结于胫骨内侧髁的下方，④再上沿大腿内侧，结聚于阴器，而与诸经筋相联络（主要是足三阴经筋及足阳明经筋）（图2-38）。

【病候】

可见足大趾活动不灵活，支撑不适，并牵引内踝前疼痛，膝部内侧及大腿内侧均疼痛、转筋，阴器不用。若房劳过度，内伤精血则阴痿（即阳痿）不举，伤于寒邪则阴器缩入，伤于热邪则阴器弛纵挺长不收。

图 2-38　足厥阴经筋分布示意图

【原文】

《灵枢·经筋》：足厥阴之筋，起于大指（趾）之上，上[1]结于内踝之前，上循胫，上结内辅之下，上循阴股，结于阴器，络诸筋[2]。

其病：足大指支，内踝之前痛，内辅痛，阴股痛，转筋，阴器不用，伤于内则不起，伤于寒则阴缩入，伤于热则纵筵不收。

【注释】

（1）上：《甲乙经》无。
（2）筋：《甲乙经》作"经"。

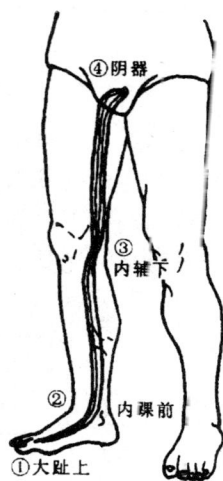

第三章　经络的标本、根结、气街、四海

十二经脉除了各章中所介绍的内容外，还有标本、根结、气街、四海的理论。这是在经络分布和气血运行的基础上，更进一步说明经络和腧穴在上下、内外的对应关系，指出头、胸、腹、背和四肢下端部位的腧穴在主治作用方面彼此互为影响。这对于针灸临床取穴具有一定的指导意义，尤其对于理解特定穴的治疗作用更为重要，下面依次予以论述。

第一节　标　　本

一、标本的意义

标与本，是一对具有相对性的名词，中医学里面关于标本的名词应用很多，都有不同的含义。如叙述病之先后时，常把先病称为本而后病称为标；在论述人体正邪相争的病理时，则称正气为本而病邪为标。经络学中所说的"标本"，是指经络的上下部位。十二经脉的内外、阴阳营卫之气互相依赖，周流全身，在这样的循环传注中，人体的上下、四肢和躯干，是相互对应的，在反映病候和临床治疗时，有其一定的规律可循。因此采用"上为标下为本"的标本理论，并逐渐发展成为四肢为本、头面躯干为标的经络标本理论，是治疗取穴时，上病下取、下病上取的理论依据之一。

二、标本的内容及应用

十二经均有本部和标部。《灵枢·卫气》中论述极为详细。躯干头面与四肢相比较，其部位有上下之异，故十二经的标部，均处于上部的躯干头面，本部皆在下部的四肢。兹将《灵枢·卫气》所述标本部位排列如下。

（一）足六经标本

1. 足太阳之本，在跟以上五寸中；标在两络命门，命门者，目也。
2. 足少阳之本，在窍阴之间；标在窗笼之前，窗笼者，耳也。
3. 足少阴之本，在内踝下上三寸中；标在背俞与舌下两脉也。
4. 足厥阴之本，在行间上五寸中；标在背俞也。
5. 足阳明之本，在厉兑；标在人迎颊挟颃颡也。

6．足太阴之本，在中封前上四寸之中；标在背俞与舌本也。

（二）手六经标本

1．手太阳之本，在外踝之后；标在命门之上一寸也。

2．手少阳之本，在小指次指之间上二寸；标在耳后上角下外眦也。

3．手阳明之本，在肘骨中，上至别阳；标在颜下合钳上也。

4．手太阴之本，在寸口之中；标在腋内动也。

5．手少阴之本，在锐骨之端；标在背俞也。

6．手心主之本，在掌后两筋之间二寸中；标在腋下下三寸也。

十二经标本部位见表 3-1

表 3-1　　　　　　　　　　　　　　　十二经标本

经　名	本　部	腧　穴	标　部	腧　穴
足太阳	足跟上五寸	跗阳	命门（目）	睛明
足少阳	足窍阴之间	窍阴、侠溪	窗笼（耳）之前	听会
足阳明	厉兑	厉兑	人迎、颃颡	人迎、颊车
足太阴	中封前上四寸中	三阴交	背俞与舌本	脾俞、廉泉
足少阴	内踝下上三寸中	交信、复溜	背俞与舌下二脉	肾俞、廉泉
足厥阴	行间上五寸处	中封	背俞	肝俞
手太阳	外踝之后	养老	命门（目）之上一寸	攒竹
手少阳	小指次指间上二寸	中渚	耳后上角和目外眦	颅息、丝竹空
手阳明	肘中上至别阳	曲池、臂臑	颜下合钳上	迎香
手太阴	寸口之中	太渊	腋内动脉处	中府
手少阴	锐骨之间	神门	背俞	心俞
手厥阴	掌后两筋间二寸处	内关	腋下三寸处	天池

　　十二经脉的标本理论，在诊断疾病性质及辨证取穴中有重要价值。《灵枢·卫气》说："凡候此者，下虚则厥，下盛则热，上虚则眩，上盛则热痛。"并说明治疗原则是"石（与实同）者绝而止之，虚者引而起之"，就是说十二经的标本、上下各有所主的疾病。在下的本病：元阳衰于下，则四肢厥逆；阳气盛于下，则出现发热病。在上的标病：虚则清阳不升而目眩头晕；实则阳盛于上而为发热疼痛等症。在治疗上，就应诊察标本的虚实证，予以分别治疗，即实证当用泻法，虚证则用补法的治疗原则。《灵枢·卫气》又说："能知六经标本者，可以无惑于天下。"《标幽赋》说："更穷四根三结，依标本而刺无不痊。"都说明了经络标本理论在治疗上的重要作用。

　　后世医家对《内经》中的经络理论，进行了大量的充实和提高，在临床上结合根结等理论，发展成上病下取、下病上取、标病取本、本病刺标、根结腧穴配合应用，以及五输穴的补母泻子等多种配穴方法，从而丰富了经络学说的应用。例如临床上，遇到头重眉棱骨痛的患者，不但可以局部取穴，针刺头部和眼区的腧穴，还可以针刺足太阳膀胱经的跗阳穴，这就要用标本学说来解释。因为足太阳膀胱经的本在跗阳，而标在两目的部位。又如在复溜穴的主治功能中，《千金方》认为其"主口干"，《针灸资生经》亦有复溜"治口干"的记载。复溜是足少阴肾经的本部，而足少阴肾经的标部在舌下。

第二节　根　结

一、根结的意义

根有根本、开始之义。结有结聚、归结之义。经络的根结与标本有其一致性，根有本的意思，而结有标的意思。在分布部位上，根都集中在四肢末端，结则分布在躯干头面的某些部位，体现了四肢末端腧穴在运行经气中的重要意义。故《灵枢·动输》说："夫四末阴阳之会者，此气之大络也。"就是说四肢末端是阴阳会合的地方，也是经气通行的大络。

三阴三阳的根结理论，还说明四肢和头面躯干互相影响，四肢腧穴和头面躯干腧穴在主治上相互配合、相互为用的特点。《灵枢·根结》说："奇邪离经，不可胜数，不知根结，五脏六腑，折关败枢，开阖而走，阴阳大失，不可复取。"就是说，当病邪侵袭人体时，如果医者不懂根结和关阖枢等理论，就不能掌握适当的治疗方法，就可能导致三阴三阳、关阖枢功能失常，甚至会出现"阴阳大失"的不良后果。

二、根结的内容及应用

十二经的根，即五输穴的井穴，位于四肢末端，结均分布在胸腹头面。如《灵枢·根结》说："太阳根于至阴，结于命门，命门者目也。阳明根于厉兑，结于颡大，颡大者钳耳也。少阳根于窍阴，结于窗笼，窗笼者耳中也。""太阴根于隐白，结于太仓。少阴根于涌泉，结于廉泉。厥阴根于大敦，结于玉英，络于膻中。"即足六经的根，分别为至阴、窍阴、厉兑、隐白、大敦、涌泉，均为井穴。足三阳的结，均分布在头面：太阳结于目，当睛明穴；阳明结于头角，当头维穴；少阳结于耳中，当听宫穴。足三阴经的结，分布在喉及胸腹，即太阴结于胃，当中脘穴；少阳结于喉部，当廉泉穴；厥阴结于胸部，当玉堂、膻中穴（表3-2）。

表 3-2　　　　　　　　　　　　六经根结表

经　别	根	结	腧穴
太阳	至阴	命门（目）	睛明
阳明	厉兑	颡大（钳耳）	头维
少阳	窍阴	窗笼（耳中）	听宫
太阴	隐白	太仓（胃）	中脘
少阴	涌泉	廉泉	廉泉
厥阴	大敦	玉英　膻中	玉英　膻中

《内经》中关于根结理论的记载，仅详述了足六经的根结部位，而没有提到手经，可能系脱简，若从井穴与头面胸腹的关联意义来理解，手六经根结，当然也是同足六经相类。《标幽赋》所说的"四根三结"，即以手足四肢末端称为四根，结于头、胸、腹三部，称为三结。根结与标本的关系是：根之上再有本，结之外又有标；标本、根结，都是阐明经气散布于周身。根结主要是说明经气循行两极相连的关系，即经脉的结构联系；标本主要是说明经气弥漫散布的影响，即经脉的机能影响。它们互相贯通，共同阐明脉气上下、内外相应的原理。将足六经标本，与足六经根结的部位，对照一下，不难看出，有其异同之处：

1．足太阳：其结与标同、根与本异。

2．足少阳：其结与标、根与本皆同。

3．足阳明：其结与标异，根与本同。

4．足太阴：其结与标、根与本皆异。

5．足少阴：其结与标同，根与本异。

6．足厥阴：其结与标、根与本皆异。

《灵枢·根结》和《素问·阴阳离合论》中，还提出了六经"开阖枢"的理论。按《黄帝内经太素》认为"开阖枢"的"开"字，是"关"字之误，今作"开阖枢"理解，即"太阳为关、阳明为阖、少阳为枢"，"太阴为关、厥阴为阖、少阴为枢"。以门栓的关启比喻关；以门扉的关闭比喻阖；以门轴的转动比喻枢。说明三阴三阳，如同人体内、外两层大门，各有其门栓、门扉、门轴三部分，用以抵御外邪保卫机体。故《读素问钞》说："太阳属表，在于人身如门之关，使荣卫流于外者固，阳明属里，在人如门之阖，使荣卫守于内者固，少阳居中，在人如门之枢，转动由之，使荣卫出入内也常。"（图3-1）。

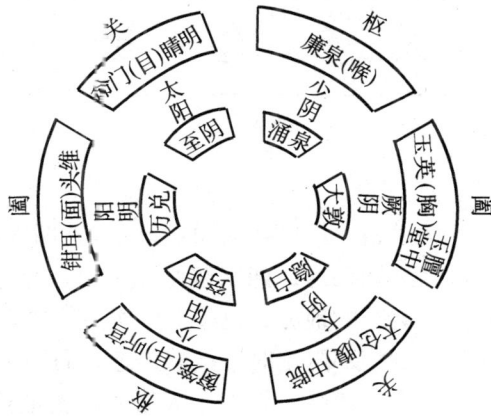

图3-1　六经关阖枢根结腧穴

此外《灵枢·根结》还提到六阳经的根溜注入诸穴，这种说法，十分重视肘膝以下诸穴的功能作用，即六阳经的根、溜、注和下入穴，均在四肢肘膝以下，与五输穴有相似之处。但它还联系到了颈部的一些腧穴，如上入穴，均在颈部，又与根结理论相仿，表明了四肢肘膝以下腧穴的全身治疗作用，以及四肢颈项腧穴的配合应用（表3-3）。

表3-3　　　　　　　　　　　　　　　六阳经根溜注入诸穴

经名	根	溜	注	入	
				下	上
足太阳	至阴(井)	京骨(原)	昆仑(经)	飞扬(络)	天柱
足少阳	足窍阴(井)	丘墟(原)	阳辅(经)	光明(络)	天容
足阳明	厉兑(井)	冲阳(原)	足三里(合)	丰隆(络)	人迎
手太阳	少泽(井)	阳谷(原)	小海(合)	支正(络)	天窗
手少阳	关冲(井)	阳池(原)	支沟(经)	外关(络)	天牖
手阳明	商阳(井)	合谷(原)	阳溪(经)	偏历(络)	扶突

从上表可以看出，所谓根，均为五输穴中的井穴溜为原穴，注多为经穴或合穴，下入穴

即本经的络穴。因络穴有联络表里经的作用，故为下入穴。颈项部腧穴，可以内络头、胸、背，故上入穴均为颈项部腧穴。

根结理论，表明了经气在经络中的集中贯通与输注，经络中的气血集中于根部，同时循着"根→溜→注→入"的通络输注，通于十二经脉。

在临床运用方面《灵枢·根结》有"有此所谓十二经者，盛络皆当取之"之论述，就是说，当十二经中，凡是邪气充盛的脉络，皆当采取有关的腧穴泻之。历代医家在长期的临床实践中，不断地丰富了根结、根溜注入等理论，形成了各种配穴方法及取穴原则。四肢末端，是十二经经气流注交接的重要部位。所以将五输穴中的井穴作为根结中的根提出来，如《针灸聚英》中"头面之疾针至阴"，就是源于太阳经结于头面而根于小趾的道理。反之，当四肢出现病态时，也可以根据根结及标本理论，下病上取，选择头面、躯干的腧穴进行治疗。《千金方》中明确指出取神庭穴治疗四肢瘫痪的方法。《外台秘要》中也有浮白穴治疗腿足痿软的记载。现代则更发展为采取标本、根结相结合的配穴方法以治疗疾病。

第三节　气　街

一、气街的意义

气街是经气汇聚纵横通行的道路。《灵枢·动输》说："夫四末阴阳之会者，此气之大络也。四街者，气之径路也。故络绝则径通，四末解则气从合，相输如环。"就是说：十二经脉均终始于四肢，故四肢是阴阳会合的地方，也是经气所通行的大络。四肢是周身上下之气所通行的径络，当四肢的大络受到病邪阻绝时，虽然络绝，而四街的径路仍然通畅。当四肢的病邪解除而大络通利后，气又会于四肢。正由于大络和四街能这样互相转输，如环无端，所以虽大络被阻，气仍可往还。张景岳说："此四街者，乃胸腹头胫所聚所行的道路，故谓之气街。"也是说明十二经的经气，在正常的情况下，是沿着一定径路运行的。头、胸、腹、背等处，是经气集中与流行散布的主要部位，这些部位，既是气街的所在范围，又是标本中的"标"、根结中的"结"所在的部位。

二、气街的内容及应用

《灵枢·卫气》说："胸气有街，腹气有街，头气有街，胫气有街。"把气街划分为4个部分，并具体地指出气街的位置是："气在头者，止之于脑；气在胸者，止之于膺与背俞；气在腹者，止之背俞，与冲脉于脐左右之动脉者；气在胫者，止之于气街（指气冲穴），与承山踝上以下。"

气街之所以定为以上四个部位，是有一定意义的。故《灵枢·邪气脏腑病形》说："十二经脉，三百六十五络，其血气皆上于面而走空窍。"就说明了脑为头气之街的意义。胸之气街，联系到胸膺与背部腧穴。胸膺部位，分布着五脏的募穴，背部则分布着五脏的背俞穴。胸部的气血，沿气街通贯于二者之间，为心肺俞募穴的配合应用奠定了理论基础。腹部的气街，关联到腹部的冲脉，和背部肝、肾、脾、胃等背俞穴。冲脉为血海，又为经脉之海，与许多经脉均有联系，尤其与肝、肾、脾、胃在生理上关系密切。胫气之街，是指下肢经络之气，多汇集于少腹部气冲穴周围。

气街的理论，是说明头、胸、背、腹、下肢各经的腧穴，在前、后、内、外之间，均有联系通路，因而有其类似的治疗作用。其中以脏腑背俞穴和募穴的相应关系最为明显。例如治疗五脏六腑的积聚病，可以针刺腹部的胃募中脘、脾募章门二穴，也可以针刺背部的胃俞、脾俞二穴，还可以前后俞募配合应用，都有相应的治疗效果。在针刺方法上，《灵枢·卫气》最后还提出：针刺这类病，要用毫针，用手先按压所针刺的部位，按的时间要长，等气至应手乃刺之。凡是新得的积聚，疼痛按之移动的，容易治愈，若是痼结不感疼痛的，是积邪已深，就不容易治愈。再如取头后部的风池、风府穴，可以治疗头前部的五官疾病；下腹部的气冲穴，可以治疗奔豚腹痛、阳痿及胎产诸病，都体现了气街是经气汇聚纵横通行的道路。

第四节　四　海

一、四海的意义

海是百川水流归聚之所，凡庞大的汇合现象，均可以"海"喻之。经络学说认为，十二经脉像大地上的水流一样，故有"十二经水"之称。十二经内流行的气血，像百川归海一样汇集到一定的部位，由此形成了"海"的概念。故《灵枢·海论》中，以水谷、气、血、髓四者的汇集所在称"四海"。

二、四海的内容及应用

《灵枢·海论》说："胃者水谷之海，其输上在气街（即气冲穴），下至三里；冲脉者，为十二经之海，其输上在于大杼，下出于巨虚之上下廉；膻中者，为气之海，其输上在于柱骨之上下（相当于哑门、大椎穴），前在于人迎；脑为髓之海，其输上在于其盖（百会穴），下在风府。"这就是四海的主要内容。

四海、气街的意义相似，经络是由经脉、络脉以及难以计数的浮络、孙络等构成，当这些经络中运行的气血精微汇集在一起的时候，就形成了四海，而它们在头胸腹胫的共同通路，就是气街。四海与气街的部位基本是一致的。头者精明之府，脑为髓之海，位于头部，与头气之街相合；背者胸中之府，膻中为气海，为宗气所聚，位于胸部，与胸气之街相合；胃为水谷之海，居上腹部，产生谷气，化为营气与卫气，与腹气之街相合；冲脉为血海，即十二经脉之海，它交于足少阴，《难经》称"脐下肾间动气"，位于下腹，又与胫气之街一致。肾间动气即原气。《难经》又说："脐下肾间动气者，人之生命也，十二经之根本也……三焦者，原气之别使也，主通行三气，经历五脏六腑。"就是说，原气通过三焦经历五脏六腑，而分布到全身各处（表3-4）。

表 3-4			四海、气街部位、上下输穴
四　海	气　街	部　位	穴　位
脑为髓海	头气之街	头	上输盖（百会），下输风府
膻中为气海	胸气之街	胸	上输柱骨（哑门、大椎），下输人迎
胃为水谷之海	腹气之街	上腹	上输气冲，下输足三里
冲脉为十二经之海	胫气之街	下腹	上输大杼，下输上、下巨虚

《灵枢·海论》中，还列举了四海有余、不足时所出现的一些病证。如"气满胸中"，"少气不足以言"，"腹满"，"饥不受谷食"，"脑转耳鸣，胫酸眩冒，目无所见"等。临床上根据有余、不足的疾病性质，可以采取四海相应的腧穴，或补或泻予以治疗（表 3-5）。

表 3-5	四海逆顺体征	
四海	顺	逆
	有　余	不　足
气海	气满胸中,烦闷,呼吸不利,颜面赤红	自觉气少,声音低微,语言无力
血海	形体充盛,常自觉身体庞大,郁闷不舒,但又说不出什么病来	常自觉身体狭小,胸怀索然,感到不足,也是说不出什么病来
水谷之海	谷气常滞而腹中胀满	脾胃不能运化,饥而不能食
髓海	身体轻健有力,并能延长寿命	精衰,头眩晕,耳鸣,眩冒不知人,目无所见,胫骨酸软,周身懈怠无力,常欲安静卧床

总之，经络中的四海，是和标本、根结、气街等理论相一致的，他们之间互相充实，又互相配合应用。所以《灵枢·海论》说："必先明知阴阳表里荥输所在，四海定矣。"兹将四海气街和标本、根结的部分内容，列表对照如下（表 3-6）：

表 3-6		四海、气街与"标"、"结"部位的对照		
部位	四海	气　街	结	标
头	脑	脑	目（命门） 耳（窗笼） 角（钳耳）	目、耳前、耳后 上角、目外眦、钳耳
胸	膻中	膺、背俞（心肺）	胸（玉英） 喉（廉泉）	背俞、舌本、舌下两 脉、颃颡、腋、人迎
腹	胃	冲脉、背俞（肝、脾、肾）	胃（太仓）	
胫	冲脉	气街、承山、踝上下		

第四章　经络学说的临床运用

经络学说对于临床辨证、治疗和考穴等有广泛的指导意义。《灵枢·禁服》说："凡刺之理，经脉为始，营其所行，知其度量，内刺五脏，外刺六腑。"喻嘉言在《医门法律》中也说："不明脏腑经络，开口动手便错。"均强调了经络学说在临床上的重要指导意义。

第一节　经络学说在诊察方面的应用

经络学说在诊察方面的运用，主要与望色切脉、依部循经、按压诊察和证候归经等方面有关。

一、望色切脉

望色切脉是中医诊断的重要方法之一，《灵枢·邪气脏腑病形》说："见其色，知其病，命曰明；按其脉，知其病，命曰神。"指出察色、按脉是中医四诊的重要手段。

色诊理论与经络学说密切相关。色泽是人体脏腑气血外荣的表现。在生理状态下，人体脏腑的气血充盛，可通过经络濡养肌表，表现出正常色泽；而在病理状态下，脏腑的虚实寒热影响经络的濡养，则可表现出异常色泽。由于经络的联系作用，使五脏六腑气血盛衰变化的反映部位有一定规律。《灵枢·邪气脏腑病形》说："十二经脉，三百六十五络，其血气皆上于面而走空窍。"《灵枢·五阅五使》又说："肝病者，眦青；脾病者，唇黄；心病者，舌卷短，颧赤；肾病者，颧与颜黑。"上述经文充分揭示了这一规律，并被现代临床所证实和广泛应用。另外，望鱼际络脉之色，也可诊察疾病的虚实寒热并候胃气。《灵枢·经脉》说："凡诊络脉，脉色青则寒且痛，赤则有热。胃中寒，手鱼之络多青矣；胃中有热，鱼际络赤，其暴黑者，留久痹也；其有赤有黑有青者，寒热气也；其青短者，少气也。"儿科诊法中，望小儿食指络脉（原称望小儿指纹），是由《灵枢》诊鱼际络脉法发展而来的，其对 3 岁以内的小儿，有重要的临床诊断意义。食指内侧的络脉，是由手太阴肺经分支而来，故诊小儿食指络脉，与诊鱼际络脉和寸口脉，其原理是同出一辙的。临床上诊察小儿食指络脉出现的部位、浮沉、色泽和形态，有助于辨别疾病的轻重缓急和寒热虚实等。以上均说明经络学说与望色诊断有密切关系。

脉诊古有遍诊法、三部诊法和寸口诊法，以上三种方法的切脉部位均与经络的分布有密切联系。《素问·三部九候论》中记载的遍诊法的切脉部位是：上部天，两额之动脉，即额厌穴处，属足少阳经；上部人，耳前之动脉，即耳门穴处，属手少阳经；上部地，两颊之动脉，即大迎穴处，属足阳明经。中部天，寸口之动脉，即太渊、经渠穴处，属手太阴经；中部人，掌后锐骨之动脉，即神门穴处，属手少阴经；中部地，歧骨间之动脉，即合谷穴处，属手阳明经。下部天，股动脉或足大趾次趾间动脉，即足五里、太冲穴处，属足厥阴经；下部人，膝上8寸股内侧动脉或足背动脉，即箕门、冲阳穴处，属足太阴经和足阳明经；下部地，内踝后之动脉，即太溪穴处，属足少阴肾经。这是《内经》的三部九候法，其切脉部位均为经脉循行和腧穴所在部位。《伤寒杂病论》中提出的"人迎"、"寸口"、"趺阳"上中下三部合参诊法，也分别是足阳明经和手太阴经的分布部位。至于现代临床常用的诊脉独取寸口的方法，也是以肺经起于中焦，与脾经同属太阴，脾胃为后天之本、气血生化之源和肺朝百脉、寸口为脉之大会等经络学说理论为依据的。独取寸口的诊法简化了脉诊的程序，但当临床遇有危重病证时，仍需兼诊趺阳、太溪二脉，以察先、后天之气的盛衰有无，正如《诊家正眼》所说："凡病势危笃，当候冲阳，以验胃气之有无。""凡病势危笃，当候太溪，以验肾气之有无。"脉诊之法除上述内容外，《灵枢·禁服》还提出了以寸口主里、人迎主外，并根据二者的大小盛衰变化的比例，来测知何因致病、病在何经的独特方法。

上述三部九候、三部合参及独取寸口等诊脉方法虽各有不同，但所切按的部位均为经脉上的动脉应手之处，其理论依据也不外脏腑经络学说，由此可见脉诊与经络学说有密切的联系。

二、依部循经

经络在人体体表都有一定的分布部位，依据经络的分布部位，观察病人的临床表现，进而判断病属何经是临床常用的诊断方法。《灵枢·邪气脏腑病形》说："面热者，足阳明病；鱼络血者，手阳明病；两趺之上脉坚陷者，足阳明病，此胃脉也。"即是此种诊断方法的先例。依部循经的诊察方法，在现代临床中运用较广泛，如腿痛一症，痛在外侧属足少阳经，痛在前面属足阳明经，痛在后面则属足太阳经。再如头痛一病，疼痛出现的部位不同，则分别属于不同经脉的病变：前额痛属阳明经，后头痛属太阳经，两颞痛属少阳经，巅顶痛属厥阴经等。

依据循经的诊察方法不仅可以诊断体表和经络病证，而且可以用于内脏疾病的诊断。中医学整体观念认为，经络系统和脏腑器官是息息相关的，体表的组织器官和体内的五脏六腑之间，在经络的贯通下存在着特殊的联系。因此，诊察经络分布区域所出现的病理变化，可以推断相应内脏的病变，进而明确诊断。十二经脉、奇经八脉、络脉、经筋等的病候，均是依部循经诊察方法的重要依据。如《灵枢·经脉》记载"是动则病：舌本强，食则呕，胃脘痛，腹胀善噫，得后与气，则快然如衰，身体皆重。是主脾所生病者：舌本痛，体不能动摇，食不下，烦心，心下急痛，溏瘕泄，水闭，黄疸，不能卧，强立股膝内肿、厥，足大指不用"的足太阴脾经病候，即是脾病辨证的依据。临床诊断中，凡四肢、躯干、头面等部位出现症状，除需辨别虚实寒热外，还应结合经络的分布和病候等进行分析、判断，这是探求病因、明确病位的重要方法之一。

三、按压诊察

按诊是用手直接触按病人体表的某些部位，以了解局部的异常变化，从而推断疾病的部位、性质和病情轻重等情况的诊察方法。触按经络循行部位和腧穴，根据其出现的阳性反应，可以推断经络和脏腑的某些疾病。《灵枢·官能》说："察其所痛，左右上下，知其寒温，何经所在。"《灵枢·刺节真邪》也说："用针者，必先察其经络之虚实，切而循之，按而弹之，视其应动者，乃后取之而下之。"这都说明了经络触诊的重要意义和具体方法。现代临床主要是触按经络循行线和原穴、络穴、郄穴、募穴、背俞穴和下合穴等特定穴，诊察有无压痛、皮下结节、肌肉的异常紧张和松弛、皮温改变等阳性反应，从而推断病属何经、何脏及疾病的虚实寒热等，以明确诊断，指导治疗。

在经络诊察方面，除了上述各种传统方法之外，还有在经络学说理论基础上发展起来的十二井穴知热感度测定及经穴皮肤电阻、电位测定等诊察方法，用来观察经络气血的盛衰变化情况，进一步推断脏腑等的虚实寒热，有一定的临床参考价值。

四、证候归经

证候归经是根据经络系统能够有规律地反映脏腑、经络等多方面证候的特点，运用经络学说的理论，分析、归纳临床症状，以判明疾病的病因病机和病位等的临床辨证方法。证候归经，主要是依据《内经》和《难经》等所记载的十二经脉、奇经八脉、十五络脉和十二经筋等的病候加以概括，作为临床辨证的依据，其中主要是十二经脉的病候。《灵枢·经脉》对十二经脉病候的论述，均分为"是动则病"和"是主所生病"两个部分。前者是本经经气异常变动而发生的病证，后者是经脉、腧穴所能主治的病证。掌握这些病证的特征，能明辨病之所生和病机所在。例如咳喘之症多为手太阴肺经病候，但亦可见于足少阴经病证，这是因为足少阴经上贯肝膈入肺中，故肾气不足及肾受邪也可出现咳喘之症。至于辨别属肺还是属肾，则须参照两经病候，根据其不同的兼症来推求。一般肺病之咳喘常兼见肺胀、胸闷、缺盆中痛等，而肾病之咳喘则往往有心悬若饥、善恐等症相伴出现。由上看出，在临床辨别某一症状当属何经、何脏之时，应充分考虑经脉与经脉、经脉与脏腑之间的相互关系，才能全面分析，正确判断，并进一步辨明病因病机和病位。正如《灵枢·卫气》所说："能别阴阳十二经者，知病之所在。"

六经辨证，是汉·张仲景在《内经》理论的基础上，结合伤寒病证的传变特点总结而成的针对外感疾病的一种辨证方法。六经辨证是经络学说理论在临床辨证施治中的综合运用，它以三阴三阳作为论治的基础，而在全身手足六经中，以足六经的循行路线长、分布范围广，故在论列全身性证候时，一般以足六经为代表。《伤寒论》中六经病证所包括的证候，已不局限于经脉本身，还兼及络脉、经筋和皮部等，故六经病候是经络、脏腑等多方面病理变化的综合反映。六经辨证按三阴三阳归纳病证时，还有次序先后的意义，即按太阳、阳明、少阳、太阴、少阴、厥阴的次序排列，这也是外感热病由表入里传变的一般规律。六经病证是经络脏腑病理变化的反映，而经络脏腑是密切相联、息息相关的，故某一经的病变，很可能影响到另一经，如太阳病可内传入阳明，出现传变、合病或并病等情况，所以六经病有相互传变的证候。在经络和脏腑之间，病邪也可相互传注，如太阳病既有恶寒发热等的经证，又有"热结膀胱"等腑证；阳明病也有"胃家实"等证。

第二节 经络学说在治疗方面的应用

经络学说对临床各科的治疗有广泛的指导意义，特别是对针灸治疗的指导作用更为重要。以经络学说为理论基础的药物归经，对中药的分类和临床运用，也具有重要意义。

一、指导针灸、推拿和气功治疗

针灸属中医外治法。针刺和艾灸等作用于经络腧穴后，通过经络的传导，调整人体的各种机能，恢复体内阴阳的相对平衡，以达到治愈疾病的目的。疾病的临床表现往往是复杂多变的，故针灸治疗就必须在经络学说的指导下，灵活地配穴处方，恰当地运用各种针刺手法，才能取得满意的疗效。针灸配穴的方法有数十种之多，但无论何种方法，均是以经络学说为理论基础的。例如远近配穴法，是以病变局部和远离病变部位的腧穴配合使用的方法，其远部循经取穴是以"经脉所过，主治所及"为理论依据的。其他如上病下取、下病上取的上下配穴，左病右取、右病左取的左右配穴及原络、募俞、表里等配穴方法，也是以经络学说为根据而创立的。针刺治病，必须运用一定的手法，才能发挥治疗作用，针刺手法是经络理论的具体运用。《灵枢·九针十二原》说："刺之要，气至而有效。"指出针刺得气是治疗的关键，针刺治疗必须激发经气，得到经气的感应，方能奏效，"气速至而速效，气迟至而不治"，着重强调了经气的重要性。历代针灸医家在经络学说的指导下，根据"虚则补之，实则泻之"的治则，创立了许多针刺补泻手法，例如以顺逆经脉循行方向而分补泻的迎随补泻法，以出针时摇大针孔而泻邪气或疾闭针孔而存正气来区分补泻的开阖补泻法，还有徐疾补泻、呼吸补泻等等，无一不与经络理论密切相关，从而也进一步证明了经络理论的实用价值。

子午流注针法，是以十二经脉中的五输穴为基础，根据出井、流荥、注输、行经、入合的经脉气血流注、盛衰开阖的道理，配合阴阳、五行、天干、地支等逐日按时开穴的一种针刺取穴方法。子午流注是指经脉气血的运行与时间有关，早在《内经》时期，人们就认识到人体的某些生理活动有一定的周期性规律。如《内经》认为营气日夜行于周身五十周，而卫气则日行于阳二十五周、夜行于阴二十五周。其还认为人体的气血活动与月之盈亏、海水之涨落等自然界的变化有一定关系，如《灵枢·岁露论》说："月满则海水西盛，人血气积……至其月郭空则海水东盛，人气血虚……"在一天之中，昼夜晨昏的时间变化，对人体也有一定影响，正如《素问·生气通天论》所说："故阳气者，一日而主外。平旦人气生，日中阳气隆，日西而阳气已虚，气门乃闭。"正是由于人体的生理活动存在一定的周期变化的规律，故人体的病理变化，也就有旦慧、昼安、夕加、夜甚的规律。根据上述情况，《内经》中萌发了"顺时而刺"的思想，同时提到了春刺井、夏刺荥、长夏刺输、秋刺经和冬刺合等针刺方法，为子午流注针法的创立奠定了理论基础。

子午流注针法，首先见于金代何若愚所著的《流注指微论》，后改写为《流注指要赋》，又经阎明广注释，辑为《子午流注针经》，这是关于子午流注的早期著作。明代徐凤《针灸大全》中又改编成《子午流注逐日按时定穴歌》十首，各针灸书籍相沿转载，影响遂广。子午流注针法的内容，一是以十二经脉井、荥、输、原、经、合各穴分配日时（纳甲法），一是以十二经脉分配十二时辰（纳子法）。其开穴方法虽有不同，但都是以经脉气血流注与时间的关系来推算开穴治病的。按时间开穴治病的取穴方法，除子午流注针法外，尚有灵龟八法。灵龟八法等是将十二正经中与奇经八脉相交会的八个腧穴，配以九宫八卦、阴阳干支，按时推算开穴的取穴方法。以上子午流注和灵龟八法等，虽然其所用腧穴和开穴方法不同，但都是在经络学说理论的指导下，以经脉气血流注的盛衰开阖与时间的配合关系为理论基础的。

推拿，古代又称按摩、按跷等，是在人体体表的部位施行各种推拿手法，以调节机体的生理和病理状态，达到治病的目的，属于中医外治法的范畴。推拿辨证施治的过程，也就是对经络学说理论的具体运用过程。在推拿治疗中，其辨证选穴和选择治疗部位，多是以经络分布和腧穴的主治特点为依据的，各种推拿手法的作用部位，均是腧穴和经脉、经筋、皮部等的分布区域。推拿手法所形成的刺激，也是通过经络的传导和调整作用而实现其治疗目的的，特别是在内脏疾病的治疗方面，经络的传导和调整作用尤为重要。至于推拿所具有的补虚泻实、通经活络、温经活络、温经止痛等作用，无一不是在经络的参与下实现的。

气功是具有养生保健和治疗作用的传统疗法。气功理论与经络学说有着千丝万缕的联系，在练功中，能使经气通行任、督二脉者，称为"小周天"，能通行其他经脉者，称为"大周天"，练功者可感觉到气在经脉中的运行。气功有通经脉、行气血的作用，正确地练功，可使经脉畅通、气血调和，达到防病治病的目的。

二、指导药物的临床运用

药物归经和中药引经报使药的运用，是经络学说在中药理论及临床方面的具体体现。药物归经是运用经络学说对药物性能进行分析和归类，阐明了某些药物和脏腑经络之间的特殊联系，也就是某些药物对脏腑经络有一定的选择性。药物归经之说，首见于宋代寇宗奭所著的《本草衍义》，其中说："泽泻之功长于行水……仲景八味丸用之者，亦不过接引桂、附等归就肾经，别无他意。"此后，在金元时期各医家的著作中发展了这方面的理论。药物在人体所发生的作用，皆有一定的适应范围。如同属清热药，但有的偏于清肝热，有的偏于清胃热；均为滋补药，又有补脾、补肾等的差异。故将各种药物对人体不同部分的治疗作用进一步归纳，使之系统化，这样便形成了归经理论。药物归经是以脏腑、经络理论为基础，以所治具体病证为依据。因为经络能沟通人体内外表里，在病变时，体表的疾病可影响到内脏，内脏的病变也可反映到体表。因此，人体各部分发生病变时所出现的症状，可以通过经络而获得系统的认识。根据药物的功效，与病机和脏腑、经络密切结合，就可以说明某药对某脏腑经络的病变起着主要作用。如贝母、杏仁能治喘咳胸闷，故归肺经；香附、青皮能治胁痛，天麻、钩藤能止抽搐，故归肝经等等。归经理论的运用使药物应用更为灵活多变，揭示了临床用药的一些特殊规律，开阔了药物的适用范围，有重要的临床实用价值。

引经报使亦属归经理论的具体运用。引经即指某些药物能引导其他药物有选择地治疗某个脏腑经络的病证，引经药能综合药性，直达病所，使之力专效捷，是临床经常配伍运用的一类药物。临床常用引经药，在张元素《珍珠囊》中有记载："手少阴心：黄连、细辛；手太阳小肠：藁本、黄柏；足少阴肾：独活、知母、桂、细辛；足太阳膀胱：羌活；手太阴肺：桔梗、葱白、升麻、白芷；手阳明大肠：白芷、升麻、石膏；足太阴脾：升麻、葛根、苍术、白芍；足阳明胃：白芷、升麻、石膏、葛根；手厥阴心包络：柴胡、丹皮；足少阳胆：柴胡、青皮；足厥阴肝：青皮、吴萸、川芎、柴胡。"报使有如药引，常因方剂不同而分别选用。对报使的作用，尤在泾曾比喻说："兵无响导则不达贼境，药无引使则不通病所。"常用药引如"酒为引者，取其活血引经；姜为引者，取其发表注凝；大枣为引者，取其补血健脾；龙眼为引者，取其宁心；灯心为引者，取其得睡归神；葱白为引者，取其发散诸邪；莲实为引者，取其清心养胃和脾。"（张介石《资蒙医径》）如果报使药运用恰当，亦可加强方剂的治疗效果。

第三节　经络学说在考穴方面的应用

腧穴是脏腑经络气血输注于体表的部位，《内经》称之为"气穴"，又解释作"脉气所发"和"神气之所游行出入"之处。在生理状态下，腧穴能通行营卫、转输气血，在病理状态时，则可反映病证。临床上针灸等治疗方法，通过刺激腧穴来疏通经络、调和气血、扶正祛邪、协调阴阳而达到治疗目的。人体全部经穴和部分奇穴均分布在经脉循行线上，经穴与经脉有隶属关系，而所有经穴均能治疗本经和本经所属络脏腑的有关病证。这都说明腧穴与经络是紧密相连的。

腧穴的起源和发展是一个从无到有、从少到多的过程，其与经络的关系，可能是先发现少数基本腧穴，然后认识到经络的存在，从而又在经络知识的基础上进一步发现和补充了部分腧穴。《内经》所载的一些腧穴当属基本腧穴，其对经络学说的形成影响最大。《内经》是我国历史上早期的医学巨著，它主要阐述了一些医学基础理论，在《素问·气穴论》中虽有三百六十五穴之说，但不过是按"天人相应"的观点推测而来的虚数，并非当时就已发现了这么多穴。实际上《内经》各篇所载穴名，大约有160个，直到清代《针灸逢源》中，经穴才发展到361个，另有部分奇穴。近人也将一些常用奇穴进行归经的尝试，这样可使经穴的数目有所增加。

腧穴数目的发展增多，对经络的发展至关重要。《灵枢·经脉》中只有少数穴名，其所表述的经脉路线也较简单，后来的经络图结合了腧穴，特别是加上各经之间的交会穴，绘成的经脉路线就出现了许多曲折、交叉现象。交会穴，是指两条经以上相交处的腧穴，交会穴可一穴相通数经。《甲乙经》中载有交会穴84个，以后续增至百余个。从交会穴所形成的经脉曲折和交叉的分布路线，似可反映经络联系的复杂性。由交会穴所形成的经脉间的交会关系，多数是阳经与阳经交，阴经与阴经会。各阳经总会于督脉，诸阴经均交于任脉，故有"阳脉之海"和"阴脉之海"的说法。交会穴对奇经中的冲、带、跷、维六脉更为重要，因这几条奇经的腧穴均寄附于他经，而离开交会穴就很难描述它们的具体分布部位。

综上所述，经络的发现促进了腧穴的发展，而腧穴的数目和归经也使经络变得更为复杂，更趋完善，经络与腧穴相辅相成、相互促进，有利于经络学说的发展。在现代临床中，掌握经络理论，可便于了解腧穴的定位取穴、主治特点和配伍运用。经络学说对腧穴的研究考据和临床应用都有至关重要的意义。

附:经络现象及其现代研究

经络现象是在机体上沿着古典经脉循行路线出现的各种生理、病理现象,如循经感传、循经性感觉异常、循经性疼痛、循经性反肤病或皮肤显痕等。经络现象的客观存在,使近人为此进行了广泛的研究。现就研究的概况及各种见解,作简要的介绍。

一、研究概况

经络现象在古代书籍中不乏记载,如《灵枢·邪气脏腑病形》载:"中气穴则针游于巷。"《三国志·华佗传》载:"下针言:'当引某许,若至,语人'。病者言:'已到。'应便拔针,病亦行差。"但这些记载并不典型。1950 年,日本长滨善夫和丸山昌朗所报道的一例典型病例,在接受针刺治疗时,感觉传导的路线与经脉走行一致,他们对患者十二经脉和奇经八脉的循经感传进行了系统的观察,并著有《经络之研究》一书。国内也先后报道了有关经络现象的研究,但认为仅仅是个别现象,没有引起足够的重视。1971 年 309 医院连续发现 38 例具有循经感传现象的患者(经络敏感人)。他们与中国科学院生物物理研究所、北京大学生物系和保定地区中医院协作进行了循经感传现象的观测和普查,根据 1000 例的统计分析,认为循经感传现象的存在是客观的,有一定的普遍性,从而引起了各方面的注意。目前,经络现象的研究已可分为:感传路线的研究、感传激发的研究、感传阻滞的研究、客观指标的研究、气至病所的研究和循经皮肤病的研究等。

二、循经感传的调查和出现率

为了进一步推动循经感传现象普查工作的开展,1973 年卫生部颁发了统一方法和分型标准。普查循经感传现象所刺激的腧穴,常用井穴或原穴;刺激方法大多采用低频脉冲电,也有采用针刺或按压腧穴的方法。根据感传循行的距离按以下标准分型。

第 1 型(显著型):六条以上全经感传者。

第 2 型(较显型):两条以上全经感传者,或三条以上过肩、髋关节的。

第 3 型(稍显型):一条以上感传超肩、髋关节,或两条以上刺激井穴时感传超腕、踝关节,或刺激原穴时感传超肘、膝关节的。

第 4 型(不显型):全部无感传或仅有一条属第 3 型。

全国 20 余个省、市、自治区的医疗和研究单位,按照统一的标准和方法,在全国普查了 17 万人,结果表明,循经感传现象在不同地区、民族、性别、年龄和不同健康状况的人群中,均可找到。据 28 个地区和单位对 63228 人的统计,感传出现率由 5.6% ~ 45.2% 不等,大多在 12% ~ 24% 之间。

据普查,不同地区的循经感传出现率,经统计学处理无明显差异。不同民族的循经感传出现率,在同一地区、同一单位、同一季节中的不同民族间,无明显差异。这是朝鲜、蒙、汉三族的对比结果,其他民族间如何,尚需更广泛的测定。根据三个省对 10998 人(男 5790

人，女5208人）测查结果表明，不同性别之间的循经感传出现率无差别。将上述三省被调查按年龄分三组，6～20岁为一组，21～40岁为一组，41～72岁为一组。经统计学处理，三组中，愈年轻其感传出现率愈高。但其他省、市的观察结果，也有与此相反者，即认为出现率随年龄层次的升高而增大，尚待进一步观察。

循经感传现象在国外也有发现。除了日本的多次报道外，我国援外医务人员应用国内通用的方法和标准，对莫桑比克、几内亚、坦桑尼亚和尼日利亚的612名患者进行了观察，证明循经感传现象在非洲的黑色人种中也同样存在。还有人对英、美、法、德等15个不同国家的百余名白种人患者，结合针刺治疗进行观察，其循经感传的出现率与黄种人和黑种人无明显差异。

三、今后研究方向

1977年在合肥召开的全国经络感传专题研究经验交流会，提出了研究的环节和思路，即"肯定现象，掌握规律，提高疗效，阐明本质"。1979年北京召开的全国针灸针麻学术会，是我国有关现代经络研究的大总结，会议收到国内、外论文千余篇，集中地反映了当时的最新成就，具有较高的学术水平。1980年在烟台召开了全国经络经穴会议，集中各方面代表商讨今后研究大计，在会议总结中提出。

（一）循经感传现象确系客观存在

沿经一切变化，包括效应器的变化都说明其客观存在。循经感传并非少数人的现象，从隐性感传和激发感传，可证实循经感传是多数人的现象。这种现象不同种族人都有，病人和健康人都有。今后的主要方向是如何用仪器作客观记录。

（二）客观规律的研究

1．感传路线在四肢上基本与古典经脉相符。

2．感传可潜在，可转化，可阻断，可激发。

3．气至病所，即感传至病位所在部位时，可改善症状或收到治疗的效应。

4．感传的过程有外周关系，也有中枢关系，还有体液关系，任何单方面考虑都是不完全的。

1983年1月，在昆明召开了全国第四次经络学术讨论会，共收到论文约160篇，其中一半是有关经络研究方面的。1987年11月，世界针灸学会联合会成立暨第一届世界针灸学术大会在北京召开，来自50多个国家和地区的1500名针灸学者出席大会。第一届世界针灸学术大会论文摘要共收载289篇，其中国内及港、澳159篇，国外130篇。中国针灸学会献给大会的针灸论文摘要共收载568篇。在上述论文中，有关经络研究的论文占一定比重，集中反映了国内、外利用最新科学技术，在声、光、电、核等方面对经络研究的最新成就。

第五章　腧穴概论

腧穴学，是研究腧穴的位置特点、主治作用及其刺灸方法的一门学科。它是针灸专业中的一门重要课程。

第一节　腧穴的基本概念

一、腧穴释义

腧穴是人体脏腑经络之气输注于体表的部位，也是接受针灸刺激的部位。"腧"与"输"通，有转输的含义，像水流的转输灌注；"穴"含有"孔"、"隙"的意思。在古代文献中，腧穴有"砭灸处"、"节"、"会"、"骨空"、"气穴"、"孔穴"、"穴道"等名称，后世通称为穴位。

"腧"读作"输"，又从简作"俞"，三字原来相通，近代针灸著作则作了区分："腧"泛指全身所有的穴位，即广义的腧穴；"输"是指井、荥、输、经、合五输穴中的第三个穴位；"俞"是指脏腑之气输注于背部的穴位，即背俞穴。本章所述，是指广义的腧穴而言。

《灵枢·九针十二原》说："节之交，三百六十五会，……所言节者，神气之所游行出入也，非皮肉筋骨也"。由此可知，腧穴所在位置不单纯是皮肉筋骨所形成的空隙，更为主要的是人体"神气"游行出入的门户，这"神气"可说是脏腑经络之气，又可概括称为"血气"。

二、腧穴与脏腑经络的关系

腧穴与脏腑经络的关系极为密切，实际上腧穴——经络——脏腑是一个完整的系统。在生理上，《灵枢·小针解》说："节之交，三百六十五会者，络脉之渗灌诸节者也"，《素问·气府论》解释腧穴是"脉气所发"。《千金翼》更进一步指出"凡孔穴者，是经络所行往来处"。《灵枢·海论》又说："夫十二经脉者，内属于腑脏，外络于肢节。"明确指出大多数腧穴分布在经络循行线上，而经络又与相关脏腑相连属，气血在经络中运行，因此说，腧穴是脏腑经络之气输注于体表的部位。从十二经病候及各经腧穴主治作用看，各经病候与本经腧穴主治重点基本上是一致的，所以，各经病候即是各经腧穴的主治纲要。一般说来，经脉循行的部位，就是本经病候出现的部位，也就是本经腧穴所重点主治的部位。针灸临床处方的基本原则——"循经选穴"，就是基于腧穴——经络——脏腑三者紧密相联、互为一体的整体观而确立的。

第二节 腧穴的起源与发展

一、腧穴的起源

腧穴是我国古代劳动人民在长期与疾病作斗争的实践中逐渐发现的。最初的时候，当人体发生疾病时，常于一定的部位出现压痛、酸楚、敏感、肿胀、瘀血、虚陷、跳动及感觉障碍等，而对这些异常的部位施以适当的刺激，如砭刺、按摩、叩击、火烤、烧灼等，往往使病痛得到减轻或消除，健康恢复。久之，人们逐渐意识到人体的某些特殊部位具有治疗疾病的作用，这就是腧穴发现的最初过程。那时既没有固定的部位，又没有特定的名称，只是笼统地称作"砭灸处"。经过长期大量的医疗实践，人们对腧穴有了更深入的认识，进而确定其位置并加以命名，以便临床应用。在此基础上，逐步归纳一些腧穴治疗作用的规律性联系，并进行系统的分类，从而形成了系统的腧穴理论。

二、腧穴的发展

早在公元前2世纪的医学巨著《黄帝内经》（简称《内经》）一书中，就对针灸腧穴的理论作了重要的阐述，论及了腧穴的部位、名称、分经、主治等内容，从而为腧穴学的形成与发展奠定了基础；其后《黄帝八十一难经》（简称《难经》）又提出了八会穴，并对俞募穴、原穴、五输穴等均有所论述。古代最早关于腧穴的专书为《明堂孔穴针灸治要》，在《隋书·经籍志》里曾有各家明堂孔穴的记载，晋代皇甫谧《针灸甲乙经》（简称《甲乙》）就是参考当时《明堂孔穴针灸治要》等书编集而成。因此，古代明堂原书虽已散佚，但还能从《甲乙》中看到它的内容。这样，《针灸甲乙经》就成为我国现存最早的记载周身经穴的书籍。全书列载正中单穴49个，两侧双穴300个，合计总穴名为349个。以后，《铜人腧穴针灸图经》（简称《铜人》）增加了5穴；《针灸资生经》（简称《资生》）又增加了5穴；《针灸逢源》（简称《逢源》）又增加了2穴，合计经穴总穴名共361个，一直沿用至今。

腧穴，从最初无定名定位的"以痛为输"，到以后的定名定位；从散在的经验积累，到系统的理论概括；以及腧穴数目的逐步增加，这些都是我国古代医家经历漫长历史时期的医疗实践，不断进行充实和提高的结果。

经络腧穴图，古代称"明堂孔穴图"或"明堂图"。晋代《抱朴子》就引用过《明堂流注偃侧图》，偃侧是指仰、伏、侧的姿势。唐代甄权曾经进行修订，孙思邈在此基础上又绘制了五彩的《明堂三人图》，分别绘成十二经脉、奇经八脉等，惜已散佚。王焘在《外台秘要》中又改绘成"十二人图"，后来在刻本中，这些图都没有流传下来。现在较早的经络图是元代滑伯仁《十四经发挥》中所绘的图。针灸腧穴模型，古代多用铜质铸造，称为铜人。我国最早的铜人模型是由宋王惟一于天圣五年（公元1027年）铸造的，以后明、清两代多有仿制。明堂图、铜人模型以及《铜人腧穴针灸图经》石刻，对于统一腧穴的定位及后世针灸教学等，都做出了杰出的贡献。

近40年来，随着针灸医学事业的发展，腧穴学已成为针灸学中一门独立的学科，全国性的腧穴研究组织随之成立了。广大医学工作者对腧穴部位的形态结构，腧穴的针灸效应、临床应用等方面都进行了六量的实验和临床研究，取得了丰硕的成果。近年，随着国际针灸教育和临床医疗的开展，我国制定了《针灸穴名标准化方案》和《经穴定位标准化方案》。这一切对于腧穴学的发展和提高，都有着重要的意义。

第三节 腧穴的分类

腧穴在其发展过程中，从无定位定名到定位定名，又从定位定名到系统分类，经过历代医家从"分部"到"分经"的方法，进行了多次的整理、归纳。通常可分为十四经穴、经外奇穴和阿是穴三大类。

一、十四经穴

凡归属于十二经脉及督、任二脉的腧穴，称为"十四经穴"，简称"经穴"，共有361穴。其中十二经脉的腧穴均为左右对称的双穴；督脉和任脉的腧穴，则为分布于人体前后正中线的单穴。属于同一经的腧穴，大多都能主治所属经脉及其相应脏腑的病证。十四经穴是腧穴的主体部分，为临床所常用。

二、经外奇穴

经外奇穴，简称奇穴，是指既有一定的穴名，又有明确的位置，但尚未列入十四经穴系统的腧穴。这类穴多数是从古至今陆续发现的经验有效穴。它们可弥补经穴之不足，对某些病证常有其独特的作用。它们常因位置不在十四经循行干线上，难以归属某经；有些经外奇穴是一名数穴，相当于小型处方，也难以归入某一经；还有一些经外奇穴，位置虽在经络路线上，如印堂、太阳、阑尾穴、胆囊穴等，但因定名较晚，仍归为奇穴。历代针灸文献所增补的经穴，有些就是从经外奇穴而来。如《铜人腧穴针灸图经》增加的膏肓俞、《针灸资生经》增加的眉冲等，先前都属于奇穴。从腧穴的发展过程来看，奇穴属于经穴的早期阶段，临床上，奇穴可作为经穴的补充。

三、阿是穴

阿是穴，又称天应穴、不定穴、压痛点等。这一类腧穴既无具体名称，又无固定位置，而是根据疼痛或敏感的反应部位来定穴。即《灵枢·经筋》所说的"以痛为输"。"阿是穴"之称首见于唐代孙思邈《千金方》二十九卷中："有阿是之法，言人有病痛，即令捏其上，若里当其处，不问孔穴，即得便快成（或）痛处，即云阿是。灸刺皆验，故曰阿是穴也。"阿是穴临床上多用于局部疼痛性病证。

第四节　腧穴的命名

腧穴命名，最早的记载见于《内经》，《素问·阴阳应象大论》称："气穴所发，各有处名。"腧穴的命名，是古代医家在当时历史条件下，根据他们对宇宙间事物的认识，从天文、地理、生物形象以及人体的解剖、生理、针刺的治疗效果等各个方面，逐步总结而成的。孙思邈的《千金翼方》说："凡诸孔穴，名不徒设，皆有深意。"说明腧穴的命名是有一定意义的，对穴名涵义的理解，不仅有助于腧穴部位的记忆及功能的掌握，还可激发人们对我国古代灿烂文化的兴趣，从而更加热爱针灸医学；在国际上，则可更好地促进针灸医学的交流。兹将周身腧穴的命名归纳摘要分类说明如下：

一、自然类

（一）以天文、气象名词命名

1. 日月星辰：如日月、上星、太乙、太白、天枢、紫宫、华盖等。
2. 风云雷电：如风池、风市、风府、秉风、云门、丰隆、列缺（电光）等。

（二）以地理名称结合腧穴形态、气血流注而命名

1. 山、陵、丘、墟的象形：如承山、大陵、梁丘、商丘、丘墟等。
2. 溪、谷、沟、渎的象形：如太溪、后溪、合谷、阳谷、支沟、四渎、中渎等。
3. 泉、池、泽、海等的象形：如涌泉、曲泉、阳池、曲池、尺泽、曲泽、小海、少海、太渊、清冷渊、经渠等。
4. 街、道、处、市等的象形：如气街、水道、灵道、五处、阴市、气冲、步廊等。

二、物象类

以动物、植物、建筑物和什物之类的名称，来形容某些腧穴的象形或会意。
1. 动物名称：如鱼际、伏兔、犊鼻、鸠尾等。
2. 植物名称：如禾髎、攒竹等。
3. 建筑物名称：如神门、气户、天窗、听宫、巨阙、内庭、中府、玉堂、气舍、地仓、库房、灵台、天井、内关、曲垣等。
4. 什物名称：如颊车、缺盆、天鼎、悬钟等。

三、人体类

以人体解剖部位、生理功能以及腧穴的临床治疗作用来命名。
1. 解剖部位：如腕骨、完骨、大椎、曲骨、肝俞、心俞、脾俞、肺俞、肾俞、胃俞、膀胱俞、大肠俞、小肠俞、胆俞、阳陵泉（外）、阴陵泉（内）、阳纲（背）、阴都（腹）等。
2. 生理功能：如承泣、承浆、听宫、劳宫、气海、关元、血海、神堂、魄户、魂门、意舍、志室等。
3. 治疗作用：如光明、迎香、通天、哑门、水分、水道、交信、归来、筋缩等。
腧穴的定位法又叫取穴法。人体的腧穴很多，取穴的正确与否，直接影响到治疗效果。

第五节　腧穴的定位法

因此，历代医家都非常重视。《千金要方》指出腧穴位置多当在"肌肉纹理、节解缝会宛陷之中；及以手按之，病者快然。"窦汉卿在《标幽赋》中论及取穴方法时说："取穴之法，必有分寸，先审自意，次观肉分，或屈伸而得之，或平直而安定。在阳部筋骨之侧，陷下为真；在阴部郄腘之间，动脉相应。取五穴用一穴而必端，取三经用一经而可正。"简要地指出了腧穴位置的一般特点和针灸取穴的一般原则。说明腧穴位置大多在人体肌肉和骨节的空隙所形成的凹陷处；按压到腧穴处时，病人往往有特殊感应或有舒适感。要达到正确取穴，必须按照规定的"分寸"去折量，先要心中有数，随后审察病者的体表标志，并采取适当的体位以点定腧穴，在肢体的外侧，须审察筋骨凹陷，在肢体的内侧，须注意动脉搏动。取一穴，要了解它上下左右的腧穴；取一经，要想到它旁边的两经。这样全面参考，才能定出正确的位置。

现在临床常用的腧穴定位法，有体表标志定位法、"骨度"分寸定位法和手指比量定位法三种，兹分述如下。

一、体表标志定位法

根据人体表面解剖的一些标志而定取穴位的方法，称体表标志定位法，又叫"自然标志取穴法"，这是腧穴定位的主要依据之一。体表标志法可分以下两类：

（一）固定的标志

指体表上不因活动而出现的明显的标志。如五官、毛发、指（趾）甲、乳头、肚脐等，以及各部骨节的突起和缝隙、肌肉的隆起和凹陷，其中主要是指"骨性标志"和"肌性标志"。由于这些标志固定不移，所以有利于腧穴的定位。"骨度"折量即以"骨"为基础，临床取穴，对靠近某些体表标志的腧穴，可直接以此为据。例如两眉之间取印堂，鼻尖取素髎，两乳之间取膻中，脐旁2寸取天枢，腓骨头前取阳陵泉，两肩胛骨下角连线中点取至阳，两髂嵴上缘连线中点取腰阳关等。

（二）活动的标志

指关节、肌肉、皮肤随着适当的屈伸动作而出现的标志，包括关节的间隙、肌肉和肌腱的隆起或凹陷、皮肤的皱纹等。例如取耳门、听宫、听会等应张口，取下关时应闭口，屈肘纹头取曲池，握拳掌横纹头取后溪，取阳溪穴时应翘起拇指，当拇长、短伸肌腱之间的凹陷中是穴等。

临床上还有一些采用某种姿势找取标志来定取穴位的方法，或称"简便取穴法"。如以病人两手虎口自然平直交叉，当食指尖端所指高骨凹陷处取列缺；两手臂自然下垂，股外侧中指端取风市；两耳尖直上连线中点取百会等。

二、"骨度"分寸定位法

"骨度"分寸定位法，古称"骨度法"。最早记载见于《灵枢·骨度》。后来参照这一记载将人体各个部分分别规定其折量长度，作为量取穴位的标准。不论男女、老少、高矮、胖瘦的患者，均可参照此标准测量。兹将人体各部常用的"骨度"分寸附图5-1，列表5-1说明如下：

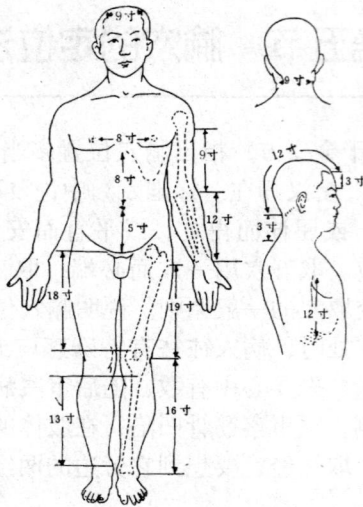

图 5-1　人体各部常用骨度分寸图

表 5-1　　　　　　　　　　　　常用骨度分寸表

分部	起止点	骨度分寸	度量法	说明
头部	前发际至后发际	12寸	直寸	如前后发际不明者即从眉心至前发际作3寸，从眉心至大椎作18寸
	前额两发角之间	9寸	横寸	用于量头部的横寸
	耳后两完骨（乳突）之间	9寸		
胸腹部	歧骨（胸剑联合）至脐中	8寸	直寸	胸部与胁肋部取穴直寸，一般根据肋骨计算，每一肋骨折作1.6寸
	脐中至横骨上廉（耻骨联合上缘）	5寸		
	两乳头之间	8寸	横寸	女性可用锁骨中线代替
背腰部	大椎以下至尾骶	21椎	直寸	背腰部以脊椎棘突作为定穴的依据。一般肩胛骨下角相当第7胸椎，髂嵴相当第4腰椎
	两肩胛骨脊柱缘之间	6寸	横寸	
侧胸部	腋下至季胁	12寸	直寸	"季胁"指11肋端
上肢部	腋前纹头（腋前皱襞）至肘横纹	9寸	直寸	用于手三阴、手三阳经
	肘横纹至腕横纹	12寸		
下肢部	横骨上廉至内辅骨上廉（股骨内上髁上缘）	18寸	直寸	用于足三阴经
	内辅骨下廉（胫骨内侧髁下缘）至内踝高点	13寸		
	髀枢至膝中	19寸		1.用于足三阳经 2."髀枢"指股骨大转子 3."膝中"的水平线：前面相当犊鼻穴，后面相当委中穴
	臀横纹至膝中	14寸		
	膝中至外踝高点	16寸		
	外踝高点至足底	3寸		

三、手指比量定位法

手指比量定位法，是在"骨度"分部折寸的基础上，以患者的手指为标准来定取穴位的方法，故又称"手指同身寸法"，简称"指寸法"。医者根据病人身材高矮和手指的长短粗细情况，适当作出增减比例，也可用自己的手指来测定穴位。本法有一定的适应范围，临床常用的有以下三种：

（一）中指同身寸

是以患者的中指中节屈曲内侧两端横纹头之间作为 1 寸，可用于四肢部取穴的直寸和背部取穴的横寸（图 5-2）。

（二）拇指同身寸

是以患者拇指指间关节的横度作为 1 寸，亦可用于四肢部的直寸取穴（图 5-3）。

（三）横指同身寸

又名"一夫"法。夫，扶的意思。《礼记》注："铺四指曰扶。"此法是令患者将食指、中指、无名指和小指并拢，以中指中节横纹处为准，四指横量作为 3 寸，多用于四肢及腹部的取穴（图 5-4）。

指寸法必须在"骨度"分寸规定的基础上运用，不能以指寸悉量全身各部，否则会长短失度。"骨度"分寸与指寸在临床应用中应该互相结合。

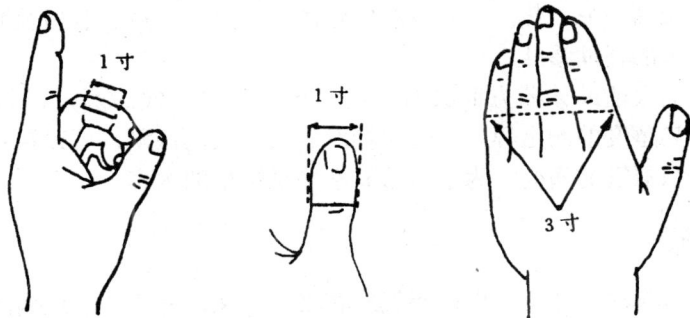

图 5-2 中指同身寸法　　5-3 拇指同身寸法　　图 5-4 横指同身寸法

上述三种腧穴定位法，从定位的准确与否来看，以体表标志（主要指固定标志）和"骨度"分寸法取穴比较恒定、准确，手指比量法和一些称为简便取穴法的活动标志虽然便利，但个体差异性也较大。临床定穴必须以前法为主要依据，适当参合后法，灵活运用，以求取穴的准确。

第六节　腧穴的作用

《素问·气穴论》说："孙络三百六十五穴会……以溢奇邪，以通营卫。"又说："气穴之处，游针之居。"简要地概括了腧穴的作用具有三个特点：一是输注气血以通行营卫；二是反映疾病的证候；三是接受针灸刺激，防治疾病。兹分述如下：

一、输注气血

经络主运行气血，而腧穴则是气血输注的部位，《灵枢·九针十二原》说："所言节者，神气之所游行出入也。"《灵枢·平人绝谷》说："神者，水谷之精气也。"《灵枢·营卫生会》

又说："营卫者，精气也，血者，神气也。"由此可见腧穴是营卫气血出入的所在。《素问·气穴论》又指出："分肉之间，溪谷之会，以行营卫，以会大气。"《素问直解》注："溪谷之会，内外相通，内通经脉，以行荣卫，外通皮毛，以会大气。"以上说明腧穴不仅是营气、卫气运行转输出入的部位，同时又是宗气相会的处所。《灵枢·小针解》说："节之交，三百六十五会者，络脉之渗灌诸节者也。"是说腧穴乃经脉与络脉相互贯通的枢纽，经脉中的气血，通过腧穴灌注于络脉，渗灌到四肢百骸全身各部。其所以又称"脉气所发"，是因为腧穴是经脉气血所输注的地方。

二、反映病证

腧穴通过经络与机体各组织器官发生密切联系。当机体发生疾病时，往往在相关腧穴上就有某些异常反应。如患有肺脏疾患的人，常可在肺俞、中府、孔最等穴有压痛、过敏、皮下结节等反应；肝、胆系统疾病常在肝俞、胆俞、期门、日月及胆囊穴等处出现敏感、压痛等；胃、肠消化系统疾患的人，常在脾俞、胃俞、足三里、地机等穴出现结节、压痛、敏感等情况。因此临床上常用诊察背俞穴、募穴、原穴、郄穴等有关穴位的方法，察其腧穴的压痛、过敏、肿胀、硬结、凉、热，审其皮肤的色泽、瘀点、丘疹、脱屑及肌肉的隆起、凹陷等现象，来作为临床的辅助诊断。

近代，在利用腧穴辅助诊断方面又有新的发展，如对耳穴的测定，对原穴导电量的测定，对十二井穴知热感度的测定等。通过仪器对有关腧穴的探测，可以在一定程度上反映脏腑、经络及相关组织器官的病变，为中医诊断学增添了新的内容。

三、防治疾病

腧穴不仅是气血输注的部位，也是邪气所客之处，又是针灸防治疾病的刺激点。如针中脘、足三里治疗胃病；针内关、厥阴俞治疗心绞痛；针睛明、光明治疗眼病；艾灸气海、关元、足三里以增强体质、预防疾病等。腧穴防治疾病的关键，就是其接受针、灸等适当的刺激，以通达经脉、调畅气血，使阴阳归于平衡，脏腑趋于和调，从而达到扶正祛邪的目的。腧穴在防治疾病方面的作用可概括为以下三点：

（一）近治作用

是人体各类腧穴主治作用的共同特点，无论经穴、奇穴、阿是穴，它们都能治疗其所在位置局部及其邻近组织、器官的病证。例如印堂穴治疗眉心、前额疾患和眼病、鼻病；太阳穴治疗头颞部疾患及眼病；膻中穴治疗胸痛、胸闷及乳腺、心、肺疾患；肾俞穴治疗腰部病证及泌尿、生殖系疾患等。

（二）远治作用

是十四经腧穴主治作用的基本规律。在十四经腧穴中，尤其是十二经脉在四肢肘、膝关节以下的腧穴，不仅能治疗局部和邻近部位的病证，而且能治本经循行所涉及的远隔部位的组织、器官、脏腑的病证，有的甚至具有影响全身的作用。如合谷穴，不仅能治上肢病证，而且能治颈部和颜面、口齿病证，还能治疗外感发热等；足三里不仅能治疗下肢病证，而且能调整消化系统功能，甚至对人体防卫、免疫反应方面都具有很大的作用。

（三）特殊作用

是指某些腧穴的治疗作用具有相对的特异性。如关元、气海、足三里、膏肓具有强壮作用；人中、素髎、会阴、十宣可以开窍醒脑并能使呼吸功能增强；大椎、曲池、合谷退热；水分、阴陵泉利小便；至阴矫正胎位；百会益气升提等。临床实践还证明，针刺某些腧穴，对机体的不同状态，可起着双向的良性调整作用。如泄泻时，针刺天枢可止泻；便秘时，针刺天枢又能通便。心动过速时，针刺内关能减慢心率；心动过缓时，针刺内关又可使之恢复正常等。这些均是腧穴的特殊治疗作用。

第七节　腧穴的主治规律

人体各部腧穴的主治范围，与其所属经络和所在部位的不同有直接关系。无论腧穴局部治疗作用，还是邻近或远隔部位的治疗作用，都是以经络学说为依据的，即是"经络所通，主治所及"。腧穴的主治规律，一般可以从腧穴的分经和分部来归纳。

一、分经主治规律

十四经腧穴的分经主治，以手足三阴、三阳及督、任划分，各组经穴主治既有主治本经病证的特性，又有主治二经或三经相同病证的共性。兹将各经腧穴主治的异同分经列于表5-2。

表 5-2 十四经腧穴主治异同表

经　名	主　治	本经重点	三经共同点
手三阴经	手太阴经	肺、喉病	胸部病证
	手厥阴经	心、神志、胃病	
	手少阴经	心、神志病	
手三阳经	手阳明经	前头、鼻、口齿病	头部、五官病，热病
	手少阳经	侧头、耳、胁肋病	
	手太阳经	后头、肩胛、神志病	
足三阳经	足阳明经	前头、口齿、咽喉、胃肠病	头部、五官病，热病
	足少阳经	侧头、耳、胁肋病	
	足太阳经	后头、目、项、背腰、脏腑病	
足三阴经	足太阴经	脾、胃病	腹部及前阴病证
	足厥阴经	肝病	
	足少阴经	肾、肺、咽喉病	
任督脉	督　脉	中风、昏迷、热病、头面病，具有回阳、固脱、强壮作用	神志病、脏腑病、妇科病
	任　脉		

二、分部主治规律

十四经腧穴，因其所在部位的不同，各有其主治特点，其大体规律是：头、面、颈项部的腧穴，除个别能治全身性疾病或四肢疾患外，绝大多数均治局部病证；胸腹部腧穴，大多可治脏腑病及急性病，少数腧穴还能主治全身性疾患；背腰部腧穴，除少数能治下肢疾患外，大多可治局部病、脏腑病和慢性病；四肢部肘膝以上的腧穴，以治局部病证为主；肘膝以下至腕踝部腧穴，除治局部病证外，还能治脏腑疾患；腕、踝以下腧穴，除能治局部病证外，还能治头面、五官病证，以及发热、神志病等全身疾患。现将各部腧穴的主治范围归纳列表如下（表5-3）。

表 5-3　　　　　　　　　　　各部腧穴主治范围归纳

分　部		主　治
头面颈项部	前头、侧头区	眼、鼻病
	后头区	神志、局部病
	项区	神志、咽喉、眼、头项病
	眼区	眼病
	鼻区	鼻病
	颈区	舌、咽喉、食管、颈部病，哮喘
胸膺胁腹部	胸膺部	胸、肺、心病
	腹部	肝、胆、脾、胃病
	少腹部	经带、前阴、肾、膀胱、肠病
肩背腰尻部	肩胛部	局部、头项病
	背部	肺、心病
	背腰部	肝、胆、脾、胃病
	腰尻部	肾、膀胱、肠、后阴、经带病
胸侧胁腹部	胸胁部	肝、胆、局部病
	侧腹部	脾、胃、经带病
上肢内侧部	上臂内侧部	肘臂内侧病
	前臂内侧部	胸、肺、心、咽喉、胃、神志病
	掌指内侧部	神志病、发热病、昏迷，用于急救
上肢外侧部	上臂外侧部	肩、臂、肘外侧病
	前臂外侧部	头、眼、颈项、肩胛、胁肋、发热病
	掌指外侧部	面颊、耳、鼻、口齿、咽喉、发热、神志病，用于急救
下肢后侧部	大腿后面	臀股部病
	小腿后面	腰背、后阴病
	跟后、足外侧	头、项、背腰、眼、神志、发热病
下肢前侧部	大腿前面	腿膝部病
	小腿前面	胃肠病
	足跗前面	前头、口齿、咽喉、胃肠、神志、发热病
下肢内侧部	大腿内侧	经带、小溲、前阴病
	小腿内侧	经带、脾胃、前阴、小溲病
	足内侧	经带、脾胃、肝、肺、肾、前阴、咽喉病
下肢外侧部	大腿外侧	腰尻、膝股关节病
	小腿外侧	胸胁、颈项、眼、侧头部病
	足外侧	侧头、眼、耳、胁肋、发热病

第八节 特定穴

特定穴是指十四经穴中具有某些特殊治疗作用的一类腧穴。由于它们的主治功能、含义不同，因此各有特定的名称。特定穴在临床治疗中具有十分重要的意义。

一、五输穴

十二经脉在肘膝以下各有井、荥、输、经、合5个腧穴，总称五输穴。其次序是从四肢末端向肘、膝方向排列的。《灵枢·九针十二原》说："经脉十二，络脉十五，凡二十七气以上下。所出为井，所溜为荥，所注为输，所行为经，所入为合。"是指经络之气自四肢末端向上合入于四肢肘、膝部，像水流一样由小到大、由浅入深。经气初出，如水的源头，所以称"井"；经气稍盛，如水之微流，所以称"荥"；经气渐盛，如较大水流灌注，所以称"输"；经气更盛，像水在通畅的河道中流过，所以称"经"；经气充盛深入处，宛如水流汇合，所以称"合"。

二、原穴、络穴

"原"即本原、原气之意。原穴是脏腑原气经过和留止的部位。十二经脉在四肢部各有原穴，故又名"十二原"。在六阳经，原穴单独存在，排列在五输穴的输穴之后，经穴之前；六阴经，则以输为原。《灵枢·九针十二原》曰："五脏有疾也，应出十二原，……凡此十二原者，主治五脏六腑之有疾者也。"《难经·六十六难》也说："五脏六腑之有病者，皆取其原也。"说明原穴可以用于治疗各自所属脏、腑的病变，临床上也可根据原穴的反应变化，推断脏腑功能的盛衰。

"络"即联络之意。络脉从经脉分出的部位各有一个腧穴，叫做络穴，以沟通表里两经的联系。在四肢部十二经脉各有一个络穴，在躯干部还有督脉络穴、任脉络穴、脾之大络，共15穴，故合称为"十五络穴"。络穴可治疗表里两经和络脉分布部位的病证。

三、俞穴、募穴

俞穴是脏腑之气输注于背腰部的腧穴，故又称为背俞穴。背俞穴位于背腰部足太阳膀胱经的第一侧线上，大体依脏腑位置而上下排列，分别冠以脏腑之名，共12穴。当脏腑发生病变时，在相关的背俞穴处常出现压痛或敏感现象。《灵枢·背俞》说："则欲得而验之，按其处，应在中而痛解，乃其俞也。"因此，某一脏腑有病，可选用其相应的背俞穴进行治疗。如肺的病证，可取肺俞；肝的病证，可取肝俞等。此外，由于背俞对脏腑影响较大，通过对脏腑功能的调整，还能治疗脏腑所属器官的病证。如：肝开窍于目，肝俞可以治疗目疾；肾开窍于耳，肾俞可以治疗耳病等。

募穴是脏腑之气汇聚于胸腹部的腧穴。六脏六腑共有12个募穴。它们与相应脏腑的部位较接近，脏腑有病多反应于募穴。如胆病可在日月或期门出现压痛；胃病可在中脘穴有压痛等。故募穴的治疗作用，多以脏腑及局部疾病为主。例如：天枢治疗肠道病及腹痛；中极治疗泌尿系统疾患及小腹痛等。

背俞穴和募穴，除均可治疗脏腑病外，还有阴阳的区别。俞在背部，故属阳；募在胸腹部，故属阴。《难经·六十六难》说："阴病行阳，阳病行阴，故令募在阴，俞在阳。"五脏属阴，六腑属阳，五脏病变可反应于背俞，六腑病变可反应于募穴。因而五脏有病多取属阳的背俞穴，如肺病取肺俞，心病取心俞，肝病取肝俞等；六腑病变，多取属阴的募穴，如胃病取中脘，大肠病取天枢等。这也是"从阴引阳，从阳引阴"（《素问·阴阳应象大论》）的一种治疗方法。

四、郄穴

郄，有孔隙的意思。郄穴是指经脉气血曲折汇聚的孔隙，大多分布在四肢肘膝以下。十二经脉各有一个郄穴，阴跷、阳跷、阴维、阳维 4 条奇经亦各有一个郄穴，共为 16 个郄穴。郄穴对本经循行部位及所属脏腑的急性病证有较好的治疗作用，可用于相应脏腑经络的急性病证。如：咯血，取手太阴肺经的孔最；心胸痛闷，取手厥阴心包经的郄门；胃脘痛，取足阳明胃经的梁丘；颈项痛，取足少阳胆经的外丘等。此外，临床上通过按压郄穴进行检查，还可作协助诊断之用。

五、下合穴

下合穴，又称六腑下合穴，是指六腑之气下合于足三阳经的六个腧穴。主要分布于下肢膝关节以下部位。它是根据《灵枢·邪气脏腑病形》中"合治内府"的理论而提出来的，即指"胃合于三里，大肠合入于巨虚上廉，小肠合入于巨虚下廉，三焦合入于委阳，膀胱合入于委中央，胆合入于阳陵泉"，因大肠、小肠、三焦三经在上肢原有合穴，而上述六穴都在下肢，为了区别，故以下合穴命名。下合穴在临床上多用于治疗六腑病证。

六、八会穴

"会"即聚会之意，八会穴即脏、腑、气、血、筋、脉、骨、髓的精气聚会的八个腧穴。分布于躯干部和四肢部，各穴与其他特定穴多互有重复。八会穴与所属脏腑组织的生理特性有着密切的关系，因此在治疗方面，凡属脏、腑、气、血、筋、脉、骨、髓的病变，均可取其相应的会穴。例如：腑病取中脘，血病取膈俞等。八会穴如下：

脏会——章门	筋会——阳陵泉
腑会——中脘	脉会——太渊
气会——膻中	骨会——大杼
血会——膈俞	髓会——绝骨

七、八脉交会穴

八脉交会穴是指奇经八脉与十二经脉之气相交会的八个腧穴，又称"交经八穴"、"窦氏八穴"。均分布于肘膝以下。它们是，脾经的公孙通冲脉，心包经的内关通阴维脉，两脉合于心、胸、胃；胆经的足临泣通带脉，三焦经的外关通阳维脉，两脉合于目外眦、耳后、颊、颈、肩、胸膈；小肠经的后溪通督脉，膀胱经的申脉通阳跷脉，两脉合于目内眦、颈项、耳、肩背；肺经的列缺通任脉，肾经的照海通阴跷脉，两脉合于肺系、咽喉、胸膈。

　　临床上，多根据其会合关系，治疗有关奇经和所属经脉的病证。运用时，可根据所通经脉单独运用，如有关督脉的病证取后溪，冲脉病证取公孙等。也可根据两脉会合的主治部位，将分布于上肢和下肢的八脉交会穴同时配合使用。如心、胸、胃的病证，取内关配公孙；颈项、肩背、目内眦的病证，取后溪配申脉等。

八、交会穴

　　交会穴是指两经或数经相交会合的腧穴。全身的交会穴有90余个，大多分布于躯干、头面部。其中主要的一经即腧穴所归属的一经称为本经，相交会的经称为他经。

　　由于经脉的交会关系，故交会穴除能治疗本经病证外，还能治疗与其交会经的病证。一般多用于相交会的两经或数经同时发生的病变。如大椎是督脉的经穴，又与手足三阳经相交会，它既能治疗督脉的疾患，又可治疗诸阳经的全身疾患；三阴交是足太阴脾经的经穴，又与足少阴肾经和足厥阴肝经相交会，它不仅能治脾经病，也能治疗肝、肾两经的疾病。这就是交会穴的主治特点。

　　兹据《甲乙经》所载的交会穴，列表如下（表5-4）

表5-4　　　　　　　　　　　　经脉交会穴

○为所属经　　√为交会穴

穴名＼经名	足太阴经	手太阴经	足厥阴经	手厥阴经	足少阴经	手少阴经	足太阳经	手太阳经	足少阳经	手少阳经	足阳明经	手阳明经	任脉	冲脉	督脉	带脉	阴维脉	阳维脉	阴跷脉	阳跷脉	备注
承浆											√	√	○		√						《针灸大戌》
廉泉													○				√				
天突													○				√				
上脘								√			√		○								
中脘								√		√	√		○								手太阳、少阳、足阳明所生
下脘	√												○								
阴交													○	√							
关元	√		√		√								○								
中极	√		√		√								○								
曲骨			√										○								
会阴													○	√	√						
三阴交	○		√		√																
冲门	○		√																		
府舍	○		√													√					
大横	○																√				
腹哀	○																√				
中府	√	○																			
章门			○						√												
期门	√		○														√				
天池				○					√												
横骨					○									√							
大赫					○									√							
气穴					○									√							
四满					○									√							
中注					○									√							
肓俞					○									√							
商曲					○									√							

穴名	足太阴经	手太阴经	足厥阴经	手厥阴经	足少阴经	手少阴经	足太阳经	手太阳经	足少阳经	手少阳经	足阳明经	手阳明经	任脉	冲脉	督脉	带脉	阴维脉	阳维脉	阴跷脉	阳跷脉	备注
石关					○									✓							
阴都					○									✓							
通谷					○									✓							
幽谷					○									✓							
照海					○														✓		
交信					○														✓		
筑宾					○												✓				
神庭							✓				✓				○						
水沟											✓	✓			○						
百会							✓								○						
脑户							✓								○						
风府															○			✓			
哑门															○			✓			
大椎							✓		✓		✓				○						
陶道							✓								○						《铜人》
长强					✓				✓						○						《铜人》
睛明							○	✓			✓								✓	✓	《素问·气府论》
大杼							○	✓													
风门							○								✓						
附分							○	✓													
跗阳							○													✓	
申脉							○													✓	
仆参							○													✓	
金门							○											✓			
臑俞								○										✓		✓	
秉风								○	✓	✓		✓									
颧髎								○		✓											
听宫								○	✓	✓											
瞳子髎								✓	○	✓											
上关									○	✓	✓										
颔厌									○	✓	✓										
悬厘									○	✓	✓										
曲鬓							✓		○												
率谷							✓		○												
浮白							✓		○												
头窍阴							✓		○												
完骨							✓		○												
本神									○									✓			
阳白									○									✓			
头临泣							✓		○									✓			
目窗									○									✓			
正营									○									✓			
承灵									○									✓			
脑空									○									✓			
风池									○									✓			
肩井									○	✓								✓			
日月	✓								○									✓			
环跳							✓		○												
带脉									○							✓					

经名／穴名	足太阴经	手太阴经	足厥阴经	手厥阴经	足少阴经	手少阴经	足太阳经	手太阳经	足少阳经	手少阳经	足阳明经	手阳明经	任脉	冲脉	督脉	带脉	阴维脉	阳维脉	阴跷脉	阳跷脉	备注
五枢									○							✓					
维道									○							✓					
居髎									○											✓	
阳交									○									✓			
天髎										○								✓			
翳风									✓	○											
角孙									✓	○	✓										
和髎								✓	✓	○											
承泣											○	✓								✓	
巨髎											○									✓	
地仓											○	✓								✓	
下关									✓		○										
头维									✓		○							✓			
气冲											○			✓							
臂臑												○									手阳明络之会
肩髃												○								✓	
巨骨												○								✓	
迎香											✓	○									

第六章 腧穴各论

第一节 督脉与任脉经穴

一、督脉经穴

本经腧穴一名一穴，共28穴。起于长强，止于龈交。分布于尾骶、腰背、颈项、头面和鼻口部的正中线上（图6-1）。

本经腧穴主要用于治疗神志病，热病，腰骶、脊背、颈项、头面局部病证及相应的内脏疾病。

1. 长强 Chángqiáng（别名：龟尾、厥骨）

【定位】跪伏或胸膝位，于尾骨尖端与肛门连线中点（图6-2）。

【解剖】在肛尾膈中；有肛门动、静脉分支，棘间静脉丛之延续部；布有尾神经及肛门神经。

【主治】脱肛、痔疾、便血；癫狂、痫证、脊强反折；阴部湿痒，腰脊、尾骶部疼痛。

【刺灸法】斜刺，针尖向上沿骶骨与直肠之间刺入0.5～1寸，不得刺穿直肠，以防感染。灸10～15分钟。

【配伍】

（1）配小肠俞，治大小便难，淋癃。

（2）配承山，治痔疾。

（3）配百会、大肠俞、承山，治脱肛。

【类别】本穴为足少阴、足少阳之会；督脉络穴，别走任脉。

2. 腰俞 Yāoshū（别名：背解、髓空、腰户）

【定位】俯卧，当骶管裂孔中（图6-2）。

【解剖】有骶尾韧带；有骶中动、静脉后支及棘间静脉丛；布有尾神经。

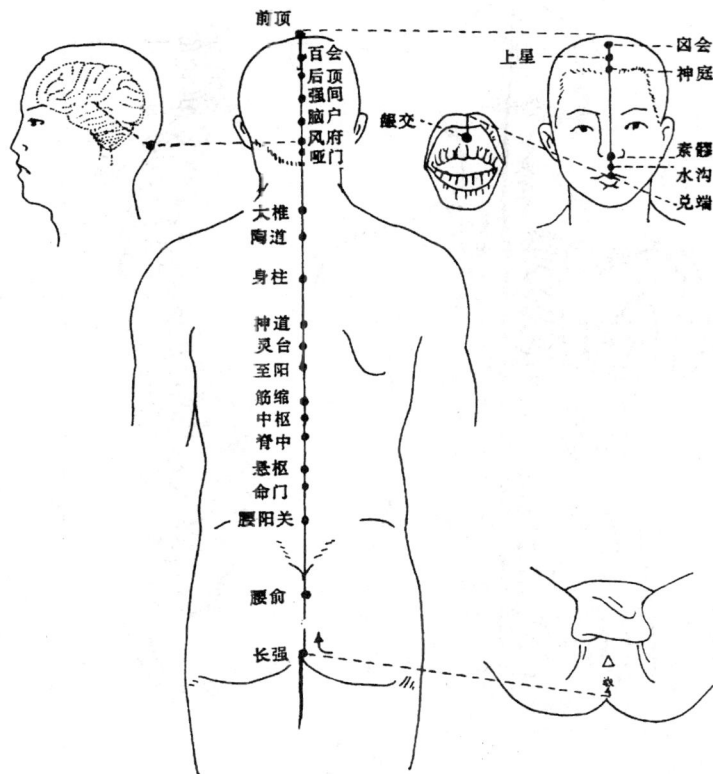

图 6-1　督脉腧穴总图

【主治】腰脊强痛，下肢痿痹，癫痫，痔疾，淋浊，月经不调。

【刺灸法】向上斜刺 0.5～1 寸；灸 3～5 壮或 10～15 分钟。

【配伍】

(1) 配风府治足不仁。

(2) 配肾俞治腰背强直，不能动侧。

3. 腰阳关 Yàoyángguān

【定位】俯卧，于后正中线，第 4 腰椎棘突下凹陷中，约与髂嵴相平（图 6-2）。

【解剖】有腰背筋膜，棘上韧带及棘间韧带；有腰动脉后支，棘突间静脉丛；布有腰神经后支内侧支。

【主治】腰骶疼痛，下肢痿痹，遗精，阳痿，赤白带下，月经不调。

【刺灸法】直刺 0.5～1 寸；灸 3～7 壮或 10～15 分钟。

【配伍】配肾俞、环跳、足三里、委中，治坐骨神经痛。

4. 命门 Mìngmén（别名：属累、精宫）

【定位】俯卧，于后正中线，第 2 腰椎棘突下凹陷处（图 6-2）。

【解剖】同腰阳关穴。

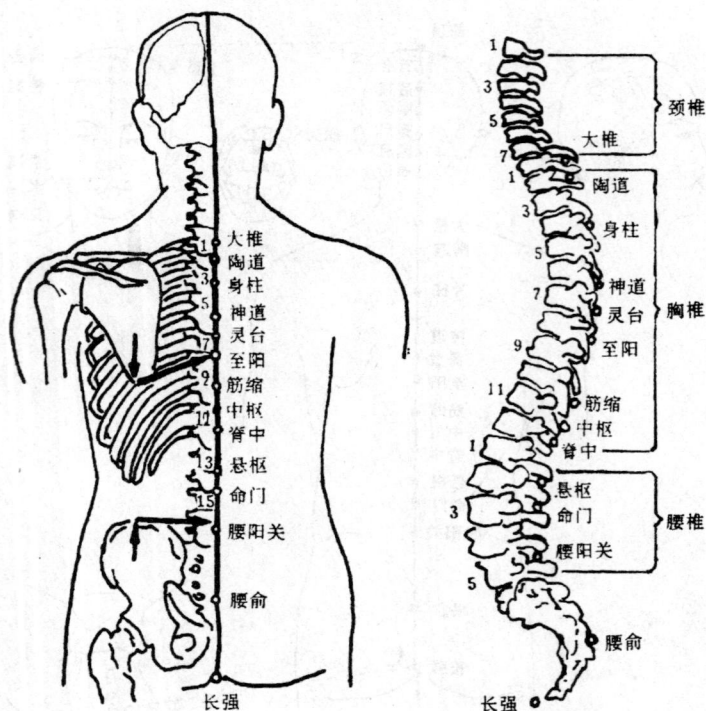

图 6-2

【主治】虚损腰痛，遗精，阳痿，带下，胎漏，痛经，遗尿，尿频，癃闭，泄泻，头晕耳鸣，五劳七伤，手足逆冷。

【刺灸法】直刺 1 寸左右；灸 3～7 壮或 10～30 分钟。

【配伍】

（1）配肾俞治老人虚弱，夜尿频频。

（2）配肾俞、气海、然谷，治阳不起。

（3）配肾俞、中极、交信、然谷，治胎屡坠。

（4）配肾俞、八髎、关元、三阴交，治阳痿、遗精、遗尿、痛经、带下等症。

5. 悬枢 Xuánshū

【定位】俯卧，于后正中线，第 1 腰椎棘突下凹陷中（图 6-2）。

【解剖】同腰阳关穴。

【主治】腰脊强痛，腹胀，腹痛，水谷不化，泄泻。

【刺灸法】直刺0.5～1 寸；灸 3～7 壮或 10～15 分钟。

【配伍】配天枢、中脘，治食积腹胀。

6. 脊中 Jǐzhōng（别名：脊俞）

【定位】俯伏或俯卧，于后正中线，第 11 胸椎棘突下凹陷中（图 6-2）。

【解剖】有腰背筋膜、棘上韧带及棘间韧带；有第 11 肋间动脉背侧支及棘突间静脉丛；

布有第 11 肋间神经后支内侧支。

【主治】腰脊强痛，黄疸，泄泻，小儿疳积，脱肛，便血，痔疾，癫痫。

【刺灸法】斜向上刺0.5～1寸。

【配伍】

（1）配涌泉，治风痫。

（2）配足三里、中脘、建里，治腹满、食少。

7. 中枢 Zhōngshū

【定位】俯伏或俯卧，于后正中线，第 10 胸椎棘突下凹陷处（图 6-2）。

【解剖】当腰背筋膜，棘上韧带及棘间韧带处；有第 10 肋间动脉后支、棘间皮下静脉丛；布有第 10 胸神经后支内侧支。

【主治】腰背疼痛，呕吐，腹满，胃痛，食欲不振，黄疸。

【刺灸法】斜向上刺0.5～1寸；灸 3～7 壮或 10～15 分钟。

【配伍】配脊中、命门，治下肢瘫软。

8. 筋缩 Jīnsuō（别名：筋门）

【定位】俯卧，于后正中线上，第 9 胸椎棘突下凹陷处（图 6-2）。

【解剖】肌肉、韧带同脊中穴；有第 9 肋间动脉背侧支及棘间静脉丛；布有第 9 肋间神经后支内侧支。

【主治】腰脊痛，癫痫，抽搐，胃痛，黄疸，四肢不收，筋脉挛急。

【刺灸法】斜向上刺0.5～1寸；灸 3～7 壮或 10～30 分钟。

【配伍】

（1）配曲骨、阴谷、行间，治惊痫、狂走癫疾。

（2）配水道，治脊强。

（3）配太冲、百会，治眩晕。

9. 至阳 Zhìyáng

【定位】俯伏或俯卧，于后正中线上，第 7 胸椎棘突下凹陷处（图 6-2）。

【解剖】肌肉、韧带同脊中穴；有第 7 肋间动脉背侧支及棘突间静脉丛；布有第 7 肋间神经后支内侧支。

【主治】腰背疼痛，胸胁支满，腹痛，黄疸，咳嗽气喘，疟疾。

【刺灸法】斜向上刺入0.5～1寸；灸 3～5 壮或 10～15 分钟。

【配伍】

（1）配阳陵泉、日月，治胁肋疼、黄疸。

（2）配内关、足三里，治胃痛。

10. 灵台 Língtái

【定位】俯伏或俯卧，于后正中线上，第 6 胸椎棘突下凹陷处（图 6-2）。

【解剖】肌肉、韧带同脊中穴；有第 6 肋间动脉背侧支及棘突间静脉丛；布有第 6 肋间神经后支内侧支。

【主治】项强背痛，身热，疔疮，恍惚，悲愁健忘，惊悸，咳嗽气喘。

【刺灸法】沿棘突间刺入0.5～1寸；灸3～5壮或10～30分钟。

【配伍】配身柱、委中、合谷，治疗疮。

【附注】据国外临床报道：各种内脏疾患、肩背痛、神经过敏等症，多见灵台穴上出现压痛反应。日本人镰田秀吉据临床体验认为：灵台穴在足部有一个反应点（位于陷谷与足临泣之间）称为"灵台点"，在此点施以针灸，对肩背痛及内脏疾患，往往收效较好。

11. 神道 Shéndào（别名：藏俞）

【定位】俯卧，于后正中线上，第5胸椎棘突下凹陷处（图6-2）。

【解剖】肌肉、韧带同脊中穴，有第5肋间动脉背侧支及棘突间静脉丛；布有第5肋间神经后支内侧支。

【主治】心痛，惊悸，失眠，健忘，癫痫，瘈疭，脊强痛，疟疾，咳嗽，中风不语。

【刺灸法】斜向上刺0.5～1寸；灸3～7壮或10～30分钟。

【配伍】

(1) 配幽门、列缺、膏肓，治健忘。

(2) 配心俞，治风痫。

(3) 配百会、足三里、三阴交，治失眠、头晕。

12. 身柱 Shēnzhù

【定位】俯伏或俯卧，于后正中线上，第3胸椎棘突下凹陷处（图6-2）。

【解剖】肌肉、韧带同脊中穴；有第3肋间动脉背侧支及棘突间静脉丛；布有第3肋间神经后支内侧支。

【主治】身热头痛，咳嗽气喘，惊厥，癫狂痫证，腰脊强痛，疔疮发背。

【刺灸法】沿棘突间刺入0.5～1寸；灸3～5壮或10～30分钟。

【配伍】

(1) 配本神，治癫疾。

(2) 配大椎、肺俞、天突、膻中，治咳嗽。

(3) 配肝俞、筋缩、阳陵泉，治痉挛。

(4) 配委中、合谷，治疗疮。

13. 陶道 Táodào

【定位】俯伏或俯卧，于后正中线上，第1胸椎棘突下凹陷处（图6-2）。

【解剖】肌肉、韧带同脊中穴；有第1肋间动脉背侧支及棘突间静脉丛；布有第1肋间神经后支内侧支。

【主治】头项强痛，恶寒发热，咳嗽气喘，骨蒸潮热，目眩，疟疾，癫痫，角弓反张，瘈疭，脊背酸痛。

【刺灸法】斜向上刺0.5～1寸；灸3～5壮或10～30分钟。

【配伍】

（1）配肺俞，治岁热时行。

（2）配风门、身柱、至阳、后溪，治头顶脊背强痛。

（3）配大椎、间使、内关、曲池，治疟疾。

【类别】本穴为足太阳、督脉之会。

14. 大椎 Dàzhuī（别名：百劳、上杼）

【定位】俯伏或正坐头略前倾，于后正中线上，第6颈椎棘突下凹陷中（图6-2）

【解剖】肌肉、韧带同脊中穴；有棘突间静脉丛；布有第8颈神经后支。

【主治】热病，疟疾，咳嗽气喘，癫痫，骨蒸潮热，项强，肩背痛，角弓反张，小儿惊痫，癫狂病证，五劳虚损，中暑，霍乱，呕吐，黄疸，风疹。

【刺灸法】直刺，针尖略向上刺入0.5～1寸；灸3～5壮或10～30分钟。

【配伍】

（1）配膏肓、百劳，治五劳虚损。

（2）配曲池、外关、合谷、风池，治感冒发热、头痛。

（3）配脾俞、足三里、三阴交，治血液病。

（4）配风池、后溪、人中、申脉，治小儿惊风。

【附注】

（1）针大椎，配至阳、间使、后溪等穴，治疗疟疾有显著疗效。针灸后能加强大脑皮层的保护性抑制作用，使高级神经不受侵袭，大脑皮层的兴奋灶转入抑制过程，不致遭受疟原虫的毒素刺激。同时能旺盛血循环，使白细胞及淋巴细胞增多，有利于消灭疟原虫。

（2）针大椎，可治单纯型流感（以合谷、足三里、内关为配穴），一般针后1小时，体温开始下降，6～15小时可逐渐降至正常。

（3）针大椎、肺俞、足三里等穴，治热带酸性粒细胞增多症，针后嗜酸性粒细胞即可逐渐下降。

（4）以大椎、肺俞穴组，用夏季化脓法灸治哮喘有良效。

（5）针大椎、合谷、足三里等穴，对一些因"放疗"或"化疗"所致白细胞减少症的患者也可收到显著疗效。

【类别】本穴为手、足三阳与督脉之会。

15. 哑门 Yǎmén（别名：舌横、舌厌）

【定位】正坐头略前倾，于后正中线，入发际0.5寸凹陷中（图6-3）。

【解剖】在第1、第2颈椎之间；有枕动、静脉分支及棘突间静脉丛；第3枕神经和枕大神经分布。

【主治】舌缓不语，音哑，重舌，聋哑，头痛，头重，颈项强急，脊强反折，中风尸厥，癫狂病证，癔病，衄血。

【刺灸法】正坐伏案位，头略前倾，斜向下颌方向缓慢刺入0.5～1寸。刺此穴要掌握适当深度，不宜过深，更不宜斜向前上方深刺，以免刺伤延髓发生意外。如针刺入椎管内，达至脊髓时可有触电样感觉向上肢放散，此时应立即退针，并注意观察病人情况，据情处理。

【配伍】

（1）配风府、通里、合谷，治音哑。

（2）配阳谷、腕骨、带脉、劳宫，治瘈疭指掣。

（3）配关冲，治舌缓不语。

（4）配水沟、后溪、丰隆、腰奇，治癫痫。

（5）配廉泉、耳门、听宫、听会、翳风、合谷，治聋哑。

【类别】本穴为督脉、阳维之会。

【附注】据报道：针哑门、风府、风池、耳门、听宫、听会、翳风、合谷、中渚等穴，一般能提高聋哑病人的听力，特别对有残余听力的病人效果比较明显；且对癔病性失听、失语症有效。

16. 风府 Fēngfǔ（别名：舌本）

【定位】正坐，头略前倾，于后正中线上，入发际1寸处（图6-3）。

【解剖】在枕骨和第1颈椎之间；有枕动脉分支及棘突间静脉丛；布有第3枕神经与枕大神经之分支。

【主治】头痛，眩晕，鼻衄，目痛，咽喉肿痛，颈项强痛，中风不语，半身不遂，癫痫，癔病。

【刺灸法】伏案正坐位，头略前倾，向下颌方向缓慢刺入0.5~1寸。不可向前上方深刺，以免刺入枕骨大孔，误伤延髓。

【配伍】

（1）配昆仑、束骨，治狂易多言不休。

（2）配二间、迎香，治鼽衄。

（3）配百会、太阳，治头痛。

（4）配大椎、本神、身柱，治癫痫。

（5）配风池、水沟、合谷、太冲，治小儿惊风。

【类别】本穴为足太阳、督脉、阳维之会。

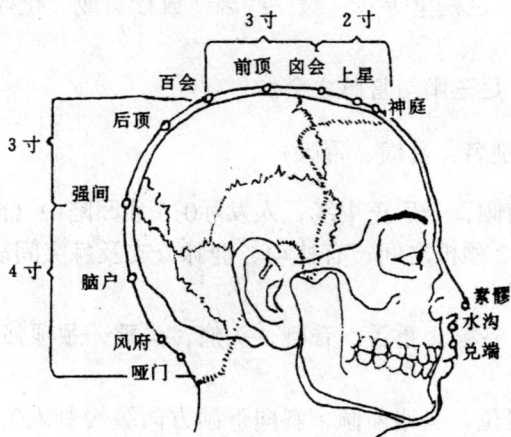

图6-3

17. 脑户 Nǎohù（别名：匝风、合颅）

【定位】正坐或俯伏，于头部后正中线上，枕骨粗隆上缘之凹陷处，即风府穴上1.5寸（图6-3）。

【解剖】在枕外粗隆上缘，左右枕骨肌之间；有左右枕动、静脉分支；布有枕大神经分支。

【主治】头重，头痛，面赤，目黄，眩晕，音哑，项强，癫狂痫证，瘿瘤。

【刺灸法】沿皮刺0.5~1寸；灸3~5壮或5~10分钟。

【配伍】

（1）配通天、脑空，治头重痛。

（2）配胆俞、意舍、阳纲，治目黄。

（3）配肝俞、太阳、睛明、太冲，治眼疾。

【类别】本穴为足太阳、督脉之会。

18. 强间 Qiángjiān（别名：大羽）

【定位】在后头部正中线上，脑户穴上1.5寸处；或当风府与百会两穴连线的中点（图6-3）。

【解剖】在矢状缝和人字缝交界处，帽状腱膜中；有左右枕动、静脉吻合网；布有枕大神经分支。

【主治】头痛，目眩，颈项强痛，癫狂痫证，烦心，失眠，口喝。

【刺灸法】沿皮刺0.5~1寸；灸3~5壮或5~10分钟。

【配伍】

（1）配丰隆，治头痛。

（2）配百会、承光，治烦心。

19. 后顶 Hòudǐng（别名：交冲）

【定位】在头部正中线上，强间穴直上1.5寸处；或百会穴直后1.5寸处（图5-3）。

【解剖】在帽状腱膜中；有左右枕动、静脉吻合网；布有枕大神经分支。

【主治】头痛，偏头痛，眩晕，项强，癫狂痫证，心烦，失眠。

【刺灸法】沿皮刺0.5~1寸；灸3~5壮或5~10分钟。

【配伍】

（1）配玉枕、额厌，治风眩。

（2）配百会、合谷，治头痛。

（3）配液门、阳辅，治癫痫。

20. 百会 Bǎihuì（别名：三阳五会、巅上、泥丸宫）

【定位】头部正中线上，后顶直前1.5寸处，即后发际直上7寸处。简易取穴法：两耳尖连线与头部正中线之交点处（图6-3）。

【解剖】在帽状腱膜中；有左右颞浅动、静脉吻合网及左右枕动、静脉吻合网；布有枕大神经分支及额神经分支。

【主治】头痛，眩晕，惊悸，健忘，尸厥，中风不语，癫狂，痫证，癔病，瘈疭，耳鸣，鼻塞，脱肛，痔疾，阴挺，泄泻。

【刺灸法】沿皮刺1～1.5寸；灸3～5壮或5～10分钟。

【配伍】

(1) 配神道、天井、液门，治惊悸。

(2) 配后顶、合谷，治头风顶痛。

(3) 配人中、合谷、间使、气海、关元，治尸厥卒倒气脱。

(4) 配人中、内关，治休克。

(5) 配风池、大椎、曲池、太阳，治高热头痛。

(6) 配气海、维胞、足三里，治子宫脱垂。

(7) 配长强、承山、大肠俞，治脱肛。

(8) 配隐白用灸法，治崩漏。

【类别】本穴为手、足三阳和督脉之会。

【附注】

(1) 据报道：在艾灸植物神经系统功能失调患者的百会、身柱穴24秒钟左右，患者即开始出现α波显著增强，每次且按规律出现，提示百会、身柱两穴施灸可降低大脑皮层的兴奋性。

(2) 针神门、阴郄、通里、百会、大陵等穴，对部分癫痫大发作患者，有调整脑电图作用。详见神门条。

(3) 针高血压患者的曲泽、太阳、百会、人迎、足三里等穴，有一定降压作用，可引起明显的血管舒张反应。

(4) 以前顶、百会、承灵、悬颅穴组，针治强直性震颤麻痹症有效，详见前顶条。

21. 前顶 Qiándǐng

【定位】于头顶正中线上，百会前1.5寸处（图6-3）。

【解剖】在帽状腱膜中，有左右颞浅动、静脉吻合网；布有额神经分支及枕大神经分支。

【主治】头痛，头顶痛，眩晕，癫痫，鼻渊，面赤肿，小儿惊风。

【刺灸法】沿皮刺0.5～1寸；灸3～5壮或5～10分钟。

【配伍】

(1) 配长强、瘈脉治小儿惊痫。

(2) 配百会、风池、申脉、太冲，治头晕、目眩。

(3) 配百会，用三棱针刺出血治目暴赤肿。

【附注】据报道：以前顶、百会、承灵、悬颅穴组，针治强直性震颤麻痹有效。

22. 囟会 Xìnhuì（别名：囟门）

【定位】于头部正中线上，入前发际2寸处取穴（图6-3）。

【解剖】在冠状缝和矢状缝交界处，帽状腱膜中；有颞浅动、静脉吻合网；布有额神经分支。

【主治】头痛，目眩，面赤暴肿，鼻渊，鼻衄，癫疾，小儿惊风。

【配伍】

(1) 配前顶、本神、天柱，治小儿惊痫。

(2) 配百会治卒暴中风。

(3) 配玉枕治头风。

【刺灸法】沿皮刺0.5~1寸，对小儿囟门未闭者禁针。灸3~5壮或5~10分钟。

23. 上星 Shàngxīng（别名：明堂）

【定位】于头部正中线上，入前发际1寸处（图6-3）。

【解剖】在左右额肌交界处；有额动、静脉分支及颞浅动、静脉分支；布有额神经分支。

【主治】头痛，眩晕，目赤肿痛，面赤肿，鼻渊，鼻衄，鼻痔，鼻痛，癫狂痫证，小儿惊风，热病。

【刺灸法】沿皮刺0.5~1寸；灸3~5壮或5~10分钟。

【配伍】

(1) 配百会、囟会、承光，治鼻塞不闻香臭。

(2) 配合谷、足三里，治鼻渊。

(3) 配风池、天柱，治头眩、头疼。

(4) 配迎香、素髎、合谷，治鼻衄、鼻塞、鼻渊。

24. 神庭 Shéntíng（别名：发际）

【定位】正坐仰靠或仰卧，于头部正中线上，入前发际0.5寸处（图6-3）。

【解剖】在左右额肌交界处；有额动、静脉分支；布有额神经分支。

【主治】头痛，眩晕，目赤肿痛，泪出，目翳，雀目，鼻渊，鼻衄，癫狂痫证，角弓反张，惊悸不得安寝，呕吐烦满。

【刺灸法】沿皮刺0.5~1寸；灸3~5壮或5~10分钟。

【配伍】

(1) 配印堂、神门、三阴交，治失眠。

(2) 配素髎、涌泉，治风痫。

【类别】本穴为督脉、足太阳、足阳明之会。

25. 素髎 Sùliáo（别名：准头）

【定位】在鼻尖正中（图6-3）。

【解剖】在鼻尖软骨中；有面动、静脉鼻背支；布有筛前神经鼻外支（眼神经分支）。

【主治】鼻塞，鼻衄，鼻流清涕，鼻中息肉，鼻渊，酒渣鼻，惊厥，昏迷。

【刺灸法】向上斜刺0.3~0.5寸；不灸。

【配伍】

(1) 配内关、涌泉、足三里，治休克。

(2) 配上星、迎香、合谷，治鼻衄、鼻塞、酒渣鼻。

【附注】

（1）动物实验证明：针动物素髎、水沟、会阴时，均可引起呼吸即时加强，且针素髎、水沟时，在呼吸功能增强的程度上较针刺会阴时为高。

（2）动物实验证实：分别造成家兔实验性低血压和实验性高血压，针刺素髎分别有明显升压和降压作用。

（3）临床观察：针素髎抢救休克患者时，可使病人血糖升高42%（对照组则升高7.7%）。

26. 水沟 Shuǐgōu（别名：人中）

【定位】于人中沟的上1/3和下2/3儿交点处（图6-3）。

【解剖】在口轮匝肌中；有上唇动、静脉；布有面神经颊支及眶下神经分支。

【主治】晕厥，昏迷，癫狂痫证，急、慢惊风，面肿，㖞僻，牙关紧闭，黄疸，消渴，霍乱，暑病，水肿，脊膂强痛，挫闪腰痛。

【刺灸法】向上斜刺0.3～0.5寸；灸3～5壮或5～10分钟。

【配伍】

（1）配中冲、合谷，治中风、不省人事。

（2）配合谷透劳宫，治癔病。

（3）配委中、十宣放血，治中暑。

（4）配委中，治腰扭伤疼痛。

【类别】本穴为督脉、手足阳明之会。

【附注】对实验性休克的动物，针人中后能使血压、心跳、呼吸恢复正常，使血压稳步上升，呼吸加深、加快。

27. 兑端 Duìduān

【定位】上唇尖端，当人中沟下端与口唇接连处（图6-3）。

【解剖】在口轮匝肌中；有上唇动、静脉；布有面神经颊支及眶下神经分支。

【主治】晕厥，昏迷，癫狂，癔病，舌干，消渴，齿痛，口噤，口㖞唇动，鼻塞。

【刺灸法】斜刺0.2～0.3寸；不灸。

【配伍】

（1）配本神，治癫疾呕沫。

（2）配目窗、正营、耳门，治唇吻强、上齿龋痛。

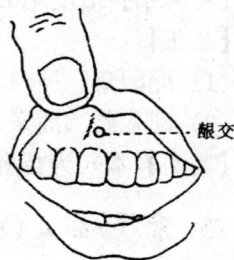

图6-4

28. 龈交 Yínjiāo

【定位】上唇系带与齿龈连接处（图6-4）。

【解剖】有上唇动、静脉；布有上颌内槽神经分支。

【主治】齿龈肿痛，口㖞，口噤，口臭，面部疮癣，面赤颊肿，鼻渊，鼻痔，项强，癫疾，痔疾。

【刺灸法】斜刺0.2～0.3寸；不灸。

【配伍】

（1）配合谷，治牙齿肿痛。

（2）配风府，治颈项急、不得顾。

（3）配承浆，治口臭难近。

督脉经穴小结

【取穴要领】取督脉经穴主要掌握尾骶骨、脊椎棘突间、发际、人中沟，以及髂嵴、肩胛骨下角、肩胛冈等解剖标志。腰背部腧穴，除腰俞位于骶管裂孔以外，其余都在各脊椎棘突之间。一般髂嵴平第4腰椎棘突下（腰阳关穴）；肩胛骨下角，平第7胸椎棘突下（至阳穴）；肩胛冈高点连线，平第3胸椎棘突下（身柱穴）。其他腰背部的腧穴，可按以上定位上下推算取之。头部腧穴，可按前后发际之间为12寸等分折量取穴。面部素髎穴在鼻尖中央，水沟穴在人中沟取穴。

【主治重点】督脉经穴主要治疗神志病、热病、急救，以及经脉所过之处的局部病证和相应的脏腑病证。

（1）神志病：水沟、哑门治癫狂，百会、长强治痫证。

（2）热病：大椎、陶道治各种热病及午后潮热等，也是治疗疟疾的主要穴位。

（3）急救：水沟、素髎、百会等穴，均有清神志、苏厥逆、开关窍的作用；凡一切猝然昏倒、不省人事等，皆可取用。

（4）经脉所过之处的局部病证和相应脏腑病证：长强治痔疾、便血，命门治腰痛、阳痿、遗精、带下等，神道治脊背强痛、心悸、健忘等；风府治项强、头痛、眩晕等，素髎治一切鼻疾、惊厥、昏迷等。

二、任脉经穴

本经腧穴一名一穴，共24穴，起于会阴，止于承浆。分布于会阴、腹、胸、颈、下颌部的正中线上（图6-5）。

本经腧穴主要用于治疗胸腹、颈头面部的局部病证及相应的内脏器官疾患。

1. 会阴 Huìyīn（别名：屏翳、海底、下极）

【定位】在肛门与阴囊（女性为大阴唇后联合）连线的中点（图6-5）。

【解剖】在球海绵体的中央，有会阴浅、深横肌；有会阴动、静脉分支；布有会阴神经的分支。

【主治】阴痛，阴痒，阴部汗湿，脱肛，阴挺，遗尿，痔疮，小便难，遗精，月经不调，经闭，溺水窒息，昏迷，癫狂。

【刺灸法】直刺0.5~1寸；灸3~5壮或10~20分钟。

【配伍】

（1）配三阴交用灸法，治产后暴卒。

（2）配蠡沟，治阴痒。

（3）配中极、三阴交，治肛门红肿痛。

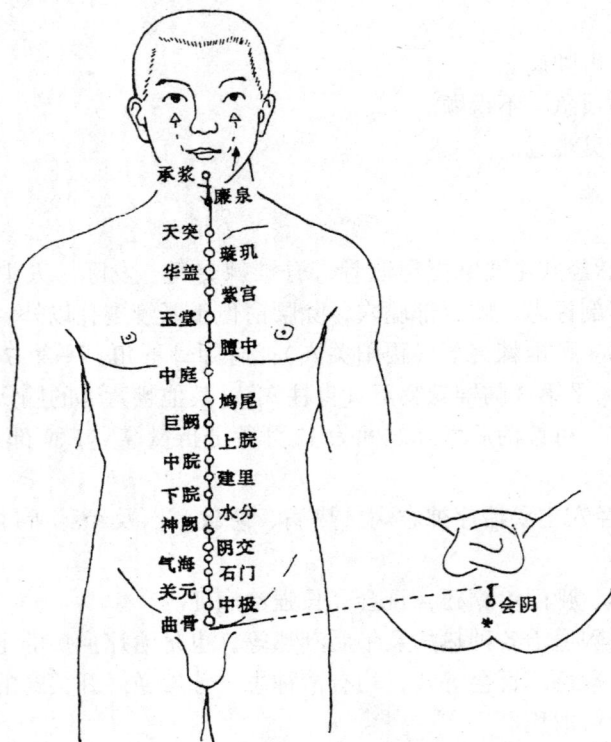

图 6-5　任脉腧穴总图

2. 曲骨 Qūgǔ（别名：尿胞）

【定位】仰卧，于腹部中线，耻骨联合上缘凹陷处（图 6-6）。

【解剖】两侧有锥体肌；有腹壁下动脉及闭孔动脉的分支；布有髂腹下神经的分支。

【主治】少腹胀满急痛，小便淋涩不通，遗尿，疝气，遗精，阳痿，阴囊湿痒，赤白带下，月经不调，痛经。

【刺灸法】直刺0.5～1寸；灸5～10壮或10～20分钟。针前患者应排尿，孕妇慎用。

【配伍】

(1) 配三阴交、肾俞、中极、八髎，治小便不利、遗精、阳痿。

(2) 配太冲、关元、复溜、三阴交、天枢，用灸法，治赤白带下。

(3) 配大敦，治痛经。

3. 中极 Zhōngjí（别名：玉泉、气原）

【定位】仰卧，于腹中线上，脐下4寸，即耻骨联合上缘上1寸处（图 6-6）。

【解剖】在腹白线上；有腹壁浅动、静脉分支及腹壁下动、静脉分支；布有髂腹下神经的分支（内部为乙状结肠）。

【主治】遗尿，小便不利，遗精，阳痿，早泄，白浊，月经不调，经闭，崩漏，带下，阴痛，阴痒，阴挺，痛经，产后恶露不止，胞衣不下，水肿，尸厥。

【刺灸法】直刺0.5～1寸；灸3～5壮或10～30分钟，孕妇慎用。

【配伍】

（1）配肾俞、三阴交、关元，治遗尿、遗精、阳痿、月经不调。

（2）配阴交、石门治恶露不止。

（3）配关元治尸厥。

【类别】本穴为膀胱之募穴；又为足三阴、任脉之会。

【附注】

（1）据报道，对神经系统疾患引起的膀胱机能障碍者，以泻法针刺中极、横骨穴组，既可使紧张性膀胱张力降低，又可使弛缓性膀胱张力增高。

（2）针中极、曲骨、关元、膀胱俞等穴，每次捻针均可引起膀胱神经支配完整的尿潴留患者的逼尿肌收缩，膀胱内压上升。

（3）针中极穴可引起子宫从下向上蠕动，输卵管碘油增加，以利诊断。

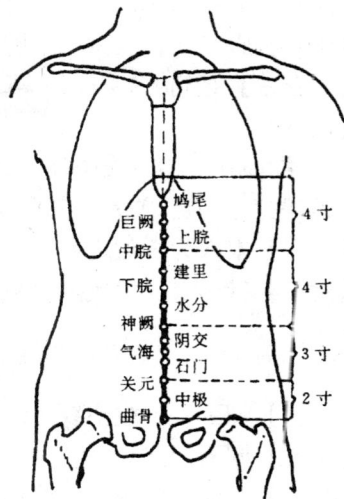

图 6-6

（4）心脏病患者，接受人流时，易发生循环骤停，而针中极穴，对于妊娠 80 天以下的心脏病孕妇，可有效地预防人流综合反应。

4. 关元 Guānyuán（别名：下纪、三结交、丹田）

【定位】仰卧，腹中线上，脐下 3 寸处（图 6-6）。

【解剖】血管同中极穴；布有第 12 肋间神经前支的内侧皮支。

【主治】虚劳乏力，少腹疼痛，脱肛，疝气，便血，泄泻，尿频，尿闭，白浊，遗精，阳痿，早泄，月经不调，经闭，痛经，赤白带下，阴挺，崩漏，恶露不止，胞衣不下。

【刺灸法】直刺 0.5～1 寸；灸 5～10 壮或 10～30 分钟，孕妇禁针。

【配伍】

（1）配阴陵泉，治气癃溺黄。

（2）配肾俞、三阴交、足三里、中极，治尿闭、遗尿、遗精、阳痿、月经不调等症。

（3）配小肠俞、天枢、足三里，治腹泻、腹痛等症。

【类别】本穴为小肠之募，又为任脉与足三阴经之会。

【附注】

（1）据报道：针关元、中极治疗子宫神经痛可获显效。

（2）据动物实验报道：以关元、天枢、气海、足三里穴组，针治猴细菌性痢疾，可使抗体的产生较对照组提早 4 天左右，抗体效价比对照组高出 2 倍以上，保持时间比对照组明显延长。

（3）在静脉肾盂造影中，配合针三阴交、昆仑、关元穴组，可提高有关病变的显影率，有利于早期诊断。

5. 石门 Shímén（别名：利机、精露、命门）

【定位】仰卧，腹中线上，脐下 2 寸处（图 6-6）。

【解剖】血管同中极穴；布有第11肋间神经前支的内侧皮支。

【主治】腹胀痛，泄泻，水肿，小便不利，带下，崩漏，产后恶露不止，疝气。

【刺灸法】直刺0.5～1寸；灸5～10壮或10～30分钟，孕妇慎用。

【配伍】

（1）配商丘，治少腹坚痛、下引阴中。

（2）配三焦俞、关元、三阴交，治尿闭、遗尿、崩漏、月经不调、痛经。

【类别】本穴为三焦之募穴。

【附注】《铜人》《大成》皆载："妇人不可针，针之终身绝子。"

6. 气海 Qìhǎi（别名：脖胦、下肓）

【定位】仰卧，于腹中线上，脐下1.5寸处（图6-6）。

【解剖】同石门穴。

【主治】腹痛，腹胀满，泄泻，水谷不化，癃淋，遗尿，遗精，阳痿，疝气，月经不调，痛经，经闭，崩漏，带下，阴挺，产后恶露不止，胞衣不下，脏气虚惫，四肢乏力。

【刺灸法】直刺0.5～1寸；灸5～10壮或10～30分钟。

【配伍】

（1）配足三里、三阴交、肾俞，治泌尿生殖系统疾患。

（2）配支沟、足三里、大肠俞，治麻痹性肠梗阻。

（3）配关元、维道、三阴交，治子宫脱垂。

（4）配中脘、天枢、水分、足三里，治腹泻。

【类别】本穴为肓之原。

【附注】

（1）据报道，针刺气海、天枢、上巨虚穴治疗急性菌痢，可增强患者多方面体液免疫机能。

（2）以中脘、气海为主穴，电针治疗胃下垂有效。详见中脘条。

7. 阴交 Yīnjiāo（别名：少关、横户）

【定位】仰卧，腹中线上，脐下1寸处（图6-6）。

【解剖】血管同中极穴；布有第10肋间神经前支的内侧皮支。

【主治】腹痛，水肿，月经不调，带下，崩漏，产后恶露不止，阴痒，小便不利，疝气。

【刺灸法】直刺0.5～1寸；灸5～10壮或10～30分钟。

【配伍】

（1）配石关，治女子不孕症。

（2）配照海、曲泉、涌泉，治疝气。

（3）配三阴交、气海、子宫，治崩漏。

【类别】本穴为任脉、冲脉、足少阴之会。

8. 神阙 Shénquè（别名：脐中、环谷）

【定位】脐窝正中（图6-6）。

【解剖】有腹壁下动、静脉；布有第 10 肋间神经前支的内侧皮支。

【主治】腹痛，腹胀，泻利不止，脱肛，小便不禁，水肿鼓胀，中风虚脱，四肢厥冷，风痫角弓反张，五淋。

【刺灸法】禁针；灸 5～10 壮或 10～30 分钟。

【配伍】

（1）配水分、三间，治肠鸣而泄。

（2）配百会、气海、长强，治脱肛。

【附注】神阙为禁针穴，但曾有报道：试针此穴治腹痛、腹泻有良效，惟操作时要严格消毒，以防感染。为防止意外发生，治疗腹痛、腹泻时，以脐下 5 分代之，较为安全。

9. 水分 Shuǐfēn（别名：分水、中守）

【定位】仰卧，于腹中线上，脐上 1 寸处（图 6-6）。

【解剖】有腹壁下动、静脉；布有第 8、9 肋间神经前支内侧皮支。

【主治】腹痛，腹胀，肠鸣，泄泻，反胃吐食，水肿鼓胀，小便不通。

【刺灸法】直刺 0.5～1 寸；灸 5～10 壮或 10～30 分钟。

【配伍】

（1）配脾俞、三阴交、阴陵泉、中脘，治水肿、腹水。

（2）配关元、中极，治小便不利。

（3）配阴陵泉、足三里，治肠鸣泄泻。

【附注】

（1）《铜人》："若水病灸之大良，可灸六壮至百壮止。禁不可刺，针，水尽即毙。"可供参考。

（2）本穴为治反胃的经验穴，配气海穴用艾炷灸，对反胃有显著效果。

10. 下脘 Xiàwǎn（幽门、下管）

【定位】仰卧，腹中线上，脐上 2 寸处（图 6-6）。

【解剖】有腹壁下动、静脉；布有第 8 肋间神经前支内侧皮支（内部为横结肠）。

【主治】腹痛，腹胀，呕吐，肠鸣，泄泻，完谷不化，不嗜食，痞块，羸瘦。

【刺灸法】直刺 0.5～1 寸；灸 5～10 壮或 10～30 分钟。

【配伍】

（1）配中脘、内关、足三里，治呕吐。

（2）配天枢、陷谷，治肠鸣腹胀。

【类别】本穴为足太阴、任脉之会。

11. 建里 Jiànlǐ

【定位】仰卧，腹中线上，脐上 3 寸处（图 6-6）。

【解剖】同下脘穴。

【主治】胃脘疼痛，腹胀，呕吐，不嗜食，食欲不振，水肿，肠中切痛。

【刺灸法】针 0.5～1 寸；灸 5～10 壮或 10～30 分钟。

【配伍】

(1) 配内关、足三里、脾俞、胃俞，治胃病。

(2) 配水分，治腹胀浮肿。

12. 中脘 Zhōngwǎn（别名：胃脘、太仓）

【定位】仰卧，腹中线上，脐上4寸处（图6-6）。

【解剖】有腹壁上动、静脉；布有第7肋间神经前支的内侧皮支（当胃幽门部）。

【主治】胃脘痛，腹胀，呕吐，吞酸，反胃，食谷不化，泄泻，痢疾，黄疸，哮喘，失眠，惊悸，脏躁，癫狂痫证，惊风。

【刺灸法】直刺0.5~1寸；灸5~10壮或5~30分钟。

【配伍】

(1) 配公孙、内关、足三里、天枢、胃俞，治腹痛、腹胀、腹泻、呕吐等。

(2) 配阳陵泉、四缝，治胆道蛔虫。

(3) 配曲池、上巨虚、天枢，治痢疾。

【类别】本穴为胃之募穴，也是八会穴之腑会，又为手太阳、手少阳、足阳明、任脉之会。

【附注】

(1) 据实验报道：针刺中脘穴可使正常人的胃蠕动增强，幽门立即开放，胃下缘轻度升高。另针中脘后，空肠粘膜皱襞增深增密，动力增强，上段尤为明显。

(2) 据临床报道：以中脘、气海为主穴，电针治疗胃下垂有效，在 X 线下可见胃角切迹不同程度回升，且远期疗效较巩固。

(3) 据报道：以足三里、中脘、梁门、天枢穴组针治溃疡病急性穿孔，具有较好的效果。

(4) 在上消化道 X 线检查中，配合针足三里、中脘、内关穴组，可提高 X 线诊断率。

13. 上脘 Shàngwǎn（别名：上管、胃脘）

【定位】仰卧，腹中线上，脐上5寸处（图6-6）。

【解剖】血管、神经同中脘穴（内部为肝下缘及胃幽门部）。

【主治】胃脘疼痛，腹胀，呕吐，呃逆，纳呆，食不化，黄疸，泻利，虚劳吐血，痰多吐涎，癫痫。

【刺灸法】针0.5~1寸；灸5~10壮或10~30分钟。

【配伍】

(1) 配不容、大陵，治呕血。

(2) 配中脘、足三里、内关、天枢，治胃病、呕吐、腹胀。

(3) 配风池、丰隆、申脉、后溪、照海、神门，治癫狂痫证。

【类别】本穴为任脉、足阳明、手少阴之会。

14. 巨阙 Jùquè

【定位】仰卧，腹中线上，脐上6寸处（图6-6）。

【解剖】同上脘穴。

【主治】胸痛，心痛，心悸，健忘，胸满短气，腹胀暴病，呕吐，吞酸，噎膈，黄疸，癫狂痫证，咳逆上气。

【刺灸法】直刺0.5～1寸；灸5～10壮或10～30分钟。

【配伍】

(1) 配内关、心俞、通里，治心痛。

(2) 配大椎、人中、后溪、申脉、内关，治癫痫。

(3) 配中脘、天突，治咳逆上气。

【类别】本穴为心之募穴。

【附注】

(1) 据报道：通过胆道连续摄影发现，当皮下注射吗啡引起奥狄括约肌痉挛时，针巨阙、不容、阳陵泉、足三里穴组时有明显的解痉作用，且使胆总管收缩，促进胆汁分泌。

(2) 据报道：以心俞与厥阴俞、内关与心俞、膻中与巨阙交替针刺治疗冠心病有良效。详见心俞条。

15. 鸠尾 Jiūwěi （别名：尾翳、𩩲骭）

【定位】于腹中线上，脐上7寸处（图6-6）。

【解剖】有腹壁上动、静脉分支；布有第6肋间神经前支的内侧皮支。

【主治】心胸痛，癫痫，惊狂，心悸，咳嗽气喘，呕吐，呃逆，反胃，胃脘痛。

【刺灸法】向下斜刺0.5～1寸；灸5～10壮或10～30分钟。

【配伍】

(1) 配大椎、后溪、神门、中脘，治癫痫。

(2) 配梁门、足三里、中脘，治胃痛。

【类别】本穴为任脉之络穴；又为膏之原。

【附注】据报道：刺膻中透鸠尾、内关、足三里为主，针治冠心病，可缓解临床症状，消除心绞痛，改善冠状动脉和脑循环，增强左心室功能。详见膻中条。

16. 中庭 Zhōngtíng

【定位】于胸骨中线上，膻中穴下1.6寸处，即胸骨体与剑突连接处（图6-7）。

【解剖】有胸廓内动、静脉的前穿支；布有第5肋间神经前支的内侧皮支。

【主治】胸胁胀满，心痛，噎膈，呕吐，饮食不下，小儿吐乳，梅核气。

【刺灸法】平刺0.5～1寸；灸3～5壮或5～20分钟。

【配伍】

(1) 配天突，治咽喉梗塞。

(2) 配内关，治呕吐、小儿吐乳。

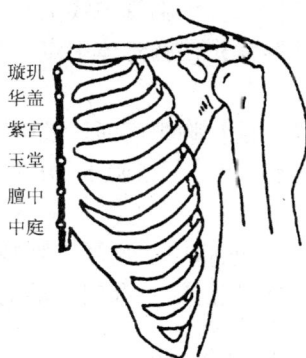

璇玑
华盖
紫宫
玉堂
膻中
中庭

图6-7

17. 膻中 Dànzhōng（别名：元儿、上气海）

【定位】于胸骨中线上，平第4肋间隙，两乳头之间（图6-7）。

【解剖】胸骨体上，有胸廓内动、静脉的前穿支；布有第4肋间神经前支的内侧皮支。

【主治】咳嗽，气喘，胸痛，咯唾脓血，心悸，心烦，产妇少乳，噎膈，鼓胀。

【刺灸法】平刺0.5～1寸；灸3～5壮或10～20分钟。

【配伍】

（1）配心俞、内关，治心绞痛。

（2）配液门、少泽，治产妇少乳、无乳。

（3）配肺俞、天突、尺泽、列缺，治肺疾。

【类别】本穴为心包之募穴，亦为八会穴气会，又为足太阴、足少阴、手太阳、手少阳、任脉之会。

【附注】

（1）据临床报道：艾灸或针刺本穴具有很好的促进乳汁分泌及通乳作用，其作用较足三里强。缺乳产妇在膻中穴上用艾条灸，如能配合谷、少泽穴则收效更佳。

（2）据报道：配曲池、合谷用泻法或加电针，对乳腺炎急性期有明显疗效。

（3）据报道：以膻中、内关、足三里为主穴，针治冠心病，不仅能缓解临床症状，消除心绞痛，且能改善冠状动脉和脑循环，改善左心室功能。对100例冠心病患者在心电示波下连续观察，其中30例病人于针刺后1～20分钟心电图明显好转，说明针刺能改善冠脉循环。100例冠心病人针刺前后的超声心动图观察结果表明，针刺后左室后壁振幅及心搏量较针前有非常显著差异（$P < 0.001$），说明针刺可改善冠心病人的左室功能。50例冠心病患者针刺后的脑血流图各项参数变化较针前有非常显著的差异（$P < 0.001$），说明针刺可改善冠心病人的脑循环。

18. 玉堂 Yùtáng（别名：玉英）

【定位】于胸骨中线上，膻中穴上1.6寸处，平第3肋间隙（图6-7）。

【解剖】在胸骨体中点；有胸廓内动、静脉的前穿支；布有第3肋间神经前支的内侧皮支。

【主治】胸膺疼痛，咳嗽，气短，喘息，呕吐寒痰。

【刺灸法】平刺0.5～0.8寸；灸3～5壮或5～20分钟。

【配伍】

（1）配膻中、尺泽、列缺、肺俞，治咳喘。

（2）配巨阙、郄门，治胸痛。

19. 紫宫 Zǐgōng

【定位】胸骨中线上，膻中穴上3.2寸处，平第1肋间隙（图6-7）。

【解剖】有胸廓内动、静脉的前穿支；布有第2肋间神经前支的内侧皮支。

【主治】咳嗽，气喘，喉痹，咽塞，咳逆上气，心烦，呕吐，胸胁满痛，饮食不下。

【刺灸法】平刺0.5～0.8寸；灸3～5壮或5～20分钟。

【配伍】

（1）配玉堂、太溪，治咳逆上气。

（2）配廉泉、天突，治喉痹咽塞。

（3）配中庭、涌泉，治胸胁支满。

20. 华盖 Huágài

【定位】于胸骨中线上，膻中穴上4.8寸处，平第1肋间隙（图6-7）。

【解剖】在胸骨柄、体之间，有胸廓内动、静脉的前穿支；布有第1肋间神经前支的内侧皮支。

【主治】咳嗽，气喘，胸胁疼痛，喉痹，咽肿。

【刺灸法】平刺0.5～0.8寸；灸3～5壮或5～20分钟。

【配伍】

（1）配支沟、气户，治胸胁满痛。

（2）配尺泽、肺俞，治咳嗽气喘。

21. 璇玑 Xuánjī

【定位】仰卧或正坐仰靠，于胸骨中线上，约当胸骨柄中点，平第1肋上缘（图6-7）。

【解剖】在胸骨柄上；有胸廓内动、静脉的前穿支；布有第1肋间神经前支的内侧皮支。

【主治】咳嗽，气喘，胸痛，咳逆上气，喉痹咽肿，胃中有积。

【刺灸法】平刺0.5～0.8寸；灸3～5壮或5～20分钟。

【配伍】

（1）配中脘、支沟，治胸胁满痛。

（2）配鸠尾，治喉痹咽肿。

（3）配足三里，治胃中有积疼痛。

22. 天突 Tiāntū（别名：玉户、天瞿）

【定位】正坐仰头，胸骨上窝正中（图6-8）。

【解剖】在胸骨切迹中央，左右胸锁乳突肌之间，深层为胸骨舌骨肌和胸骨甲状肌；皮下有颈静脉弓、甲状腺下动脉分支，深部为气管，向下胸骨柄后方为无名静脉及主动脉弓；布有锁骨上神经前支。

【主治】咳嗽，气喘，胸痛，咽喉肿痛，暴喑，瘿瘤，梅核气，噎膈，呃逆。

【刺灸法】先直刺0.2～0.3寸，然后沿胸骨柄后缘缓慢向下刺入0.5～1寸，注意避开下方的气管、食管、动脉、静脉，严格掌握针刺的角度和深度；灸3～5壮或5～20分钟。

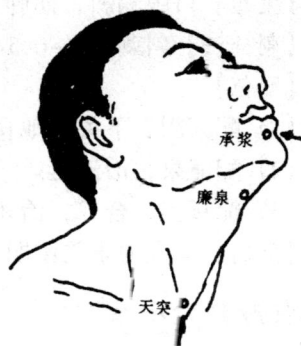

图6-8

【配伍】

（1）配膻中、尺泽，治咳嗽、哮喘。

（2）配灵道、阴谷、复溜、丰隆、然谷，治音哑。

（3）配璇玑、风府、照海，治咽喉肿痛。

（4）配内关、中脘，治膈肌痉挛。

【类别】本穴为任脉、阴维脉之会。

【附注】

（1）据报道，针天突、肺俞、大杼、太渊、足三里等穴，能降低吸气或呼气阶段的气道阻力，尤以呼气时更为明显。

（2）针天突、膻中、合谷，使食管蠕动增强，并有明显使内腔直径增宽的作用。

（3）针天突、合谷、太阳、廉泉等穴，可使甲状腺机能亢进患者的症状消失、腺体缩小，基础代谢也明显降低。

23. 廉泉 Liánquán（别名：舌本、本池）

【定位】正坐，微仰头，在喉结上方，当舌骨的下缘凹陷处（见图6-8）。

【解剖】在舌骨上方，左右颏舌骨肌之间；有颈前浅静脉；布有颈皮神经的分支，深层为舌根，有舌下神经及舌咽神经的分支。

【主治】舌下肿痛，舌根急缩，舌纵涎出，舌强，中风失语，舌干口燥，口舌生疮，暴喑，喉痹，聋哑，咳嗽，哮喘，消渴。

【刺灸法】针尖稍斜向上方刺0.5~0.8寸，不留针；灸2~3壮或5~20分钟。

【配伍】

（1）配然谷、中冲，治舌下肿。

（2）配少商、合谷，治咽喉肿痛。

（3）配通里、心俞，治失语。

【类别】本穴为任脉、阴维脉之会。

24. 承浆 Chéngjiāng（别名：天池、鬼市、悬浆）

【定位】颏唇沟的正中凹陷处（图6-8）。

【解剖】在口轮匝肌下方，下唇方肌和颏肌之间；有下唇动、静脉分支；布有面神经的下颌支及颏神经分支。

【主治】口眼㖞斜，面肿，齿痛，龈肿，流涎，口舌生疮，暴喑，消渴嗜饮，癫痫。

【刺灸法】斜刺0.3~0.5寸；灸3~7壮或5~20分钟。

【配伍】

（1）配太阳、下关、地仓、颊车，治口㖞。

（2）配廉泉，治流涎。

（3）配颊车、合谷，治牙痛。

【类别】本穴为手足阳明、督脉、任脉之会。

任脉经穴小结

【取穴要领】取任脉经穴主要掌握耻骨联合、脐孔、胸剑联合、胸骨上窝、喉结、颏唇沟等解剖标志。腹部腧穴，都在腹中线上，按骨度分寸比量，腹部除气海穴在脐下1.5寸处外，其他穴位均相距1寸；胸部腧穴，都在胸骨中线上，多按肋间隙定取，中庭在胸剑联合的中点，膻中在两乳头之间，天突在胸骨上窝正中。其他如会阴在两阴之间，喉结上方取廉泉，颏唇沟中定承浆。

【主治重点】任脉经穴主要治疗肝肾、脾胃、肠道、心肺、咽喉等有关脏器的疾患和部分局部病证。脐下诸穴，统治下焦疾患。其中曲骨、中极主治膀胱疾患，关元、气海穴主治肝肾脾和妇科疾患，神阙、关元既可用于下焦虚寒、腹痛泄泻，又有回阳救逆的功效，应用于各种虚脱，且有强身保健的作用。上腹部各穴，多治中焦疾患，其中中脘穴主治一切胃病，水分、气海治腹胀水肿，鸠尾差治痫证。胸部各穴，统治上焦疾患，凡心胸满闷、咳嗽气喘等皆可选用。其中膻中穴可治产后缺乳，天突可治咳喘，廉泉治中风失语，承浆治口喎流涎，会阴主溺水急救。

【针灸注意事项】针刺胸腹部腧穴，应避免误伤内脏，如曲骨、中极、关元针刺过深，可刺及膀胱、子宫，所以针刺前应排空小便，孕妇慎用；巨阙、鸠尾穴下为肝脏，不宜深刺，肝肿大的患者，尤须注意。胸前各穴，一般由上向下平刺；膻中也可向乳根方向平刺。一般不用电针。天突应沿胸骨与气管之间刺入，不宜过深，也不宜向左右刺，以防刺伤锁骨下动脉及肺尖。神阙禁针，多用隔姜或隔盐灸法。

第二节　手三阴经经穴

一、手太阴肺经经穴

本经腧穴，一名两穴，左右各 11 穴；起于中府，止于少商；分布于胸部的外上方、上肢的掌面桡侧和手掌及拇指的桡侧（图 6-9）。

本经腧穴主要用于治疗胸、肺、咽喉及本经所过之处的病证。

1. 中府 Zhōngfǔ（别名：膺俞、膺中俞）

【定位】于胸壁之外上部，平第 1 肋间隙，距胸骨正中线 6 寸处（图 6-10）。

【解剖】当胸大肌、胸小肌处，内侧深层为第 1 肋间内、外肌；上外侧有腋动、静脉，胸肩峰动、静脉；布有锁骨上神经中间支、胸前神经分支及第 1 肋间神经外侧皮支。

【主治】咳嗽，气喘，胸中烦满，胸痛，肩背痛，喉痹，腹胀，呕逆，浮肿，瘰疬。

【刺灸法】向外斜刺 0.5~0.8 寸；灸 3~5 壮或 5~20 分钟。

【配伍】

（1）配内关、膻中、定喘，治哮喘。

（2）配肺俞、孔最，治咳嗽。

（3）配阳交，治喉痹。

【类别】本穴为肺之募穴，又为手、足太阴之会。

2. 云门 Yúnmén

【定位】中府穴上方，距胸骨中线旁开 6 寸，当锁骨外端下方凹陷处（图 6-10）。

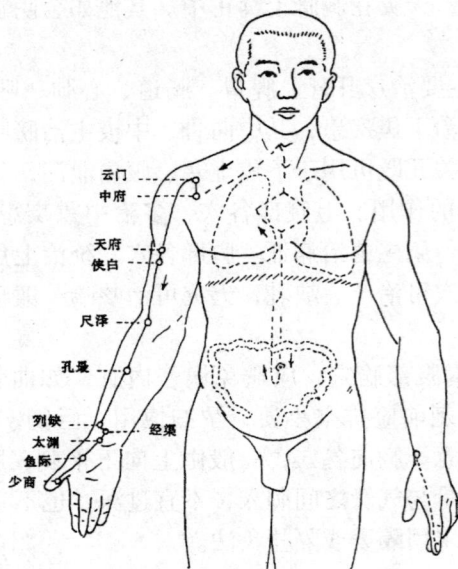

图 6-9 手太阴肺经腧穴总图

【解剖】胸肌三角之外侧；有头静脉，胸肩峰动、静脉，内下方有腋动脉；布有锁骨上神经中后支、胸前神经分支、臂丛外侧束。

【主治】咳嗽，气喘，胸痛，肩背痛，胸中烦满，瘿气。

【刺灸法】向外斜刺0.5~0.8寸；灸3~5壮或5~20分钟。

【配伍】

(1) 配中府、隐白、期门、肺俞、魂门、大陵，治胸中痛。

(2) 配尺泽、列缺、秉风，治肩背痛。

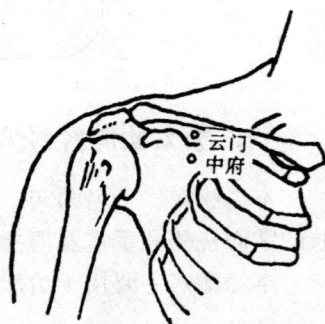

图 6-10

3. 天府 Tiānfǔ

【定位】在腋皱襞上端下 3 寸，肱二头肌桡侧缘。简便取法：臂向前平举，俯头鼻尖接触上臂内侧处（图 6-11）。

【解剖】肱二头肌外侧沟中；有头静脉及肱动、静脉分支；分布有臂外侧皮神经及肌皮神经。

【主治】气喘，鼻衄，吐血，上臂内侧痛，瘿气。

【刺灸法】直刺0.5寸左右；灸3~5壮或10~20分钟。

【配伍】

(1) 配臑会、气舍，治瘿气、咽肿。

(2) 配合谷，治鼻衄。

(3) 配天宗、肩髃，治肩背痛、肩周炎。

4. 侠白 Xiábái

【定位】于肱二头肌桡侧缘，天府穴下 1 寸处（图 6-11）。

【解剖】肱二头肌桡侧沟中；当头静脉及桡动、静脉分支；分布有臂外侧皮神经，当肌皮神经经过处。

【主治】咳嗽，气短，呕逆，烦满，心痛，上臂内侧痛。

【刺灸法】直刺0.5寸左右；灸3~5壮或5~10分钟。

【配伍】

(1) 配孔最、尺泽，治咳喘。

(2) 心俞、膈俞、内关，治胸背痛。

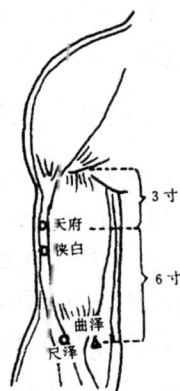

5. 尺泽 Chǐzé（别名：鬼受、鬼堂）

【定位】微屈肘，在肘横纹上，肱二头肌腱桡侧缘凹陷处（图6-11）。

【解剖】在肘关节，当肱二头肌腱之外方，肱桡肌起始部；有桡侧返动、静脉分支及头静脉；布有前臂外侧皮神经，直下为桡神经。

图 6-11

【主治】咳嗽，气喘，咯血，潮热，咽喉肿痛，胸胁胀满，吐泻，小儿惊风，肘臂挛痛，肺痈。

【刺灸法】直刺0.5~1寸；灸3~5壮或5~10分钟。治急性吐泻时点刺静脉出血。

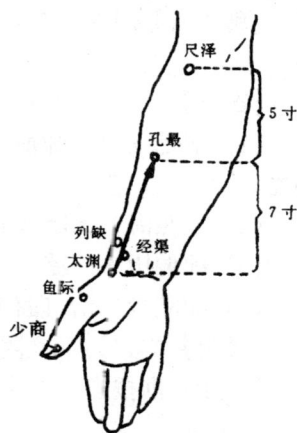

【配伍】

(1) 配肩髃、小海、间使、大陵、后溪、鱼际，治肘挛。

(2) 配肺俞、云门、孔最，治咳喘。

(3) 配少商，治咽喉肿痛。

(4) 配委中，治腹痛吐泻。

【附注】

图 6-12

(1) 据报道：用经络测量仪检查肺结核病患者的尺泽穴，发现单侧或双侧均有敏感现象。临床报道用电疗法在尺泽穴上治疗，对急性渗出性肺结核病变有较好的疗效。

(2) 对妊娠7~8个月的异常胎位，艾灸尺泽可使腹部松弛，胎动活跃，具有一定的转胎作用。

6. 孔最 Kǒngzuì

【定位】伸臂仰掌，在尺泽与太渊的连线上，距太渊7寸处（图6-12）。

【解剖】有肱桡肌，在旋前圆肌上端之外缘，桡侧腕长、短伸肌的内缘；有头静脉，桡动、静脉；布有前臂外侧皮神经，桡神经浅支。

【主治】咳嗽，气喘，咯血，咽喉肿痛，失音，热病无汗，头痛，肘臂挛痛，痔疮。

【刺灸法】直刺0.5~1寸；灸3~5壮或5~10分钟。

【配伍】

(1) 配曲泽、肺俞，治咯血。

(2) 配合谷，治热病汗不出。

（3）配肺俞、大椎，治发热、咳嗽、胸痛。

【类别】本穴为手太阴经之郄穴。

7. 列缺 Lièquē（别名：童玄）

【定位】在桡骨茎突上方，腕横纹上1.5寸处。简便定穴法：两手虎口相交，一手食指压在另一手的桡骨茎突上，食指尖到达的凹陷处（图6-13）。

【解剖】在肱桡肌腱与拇长展肌腱之间，桡侧腕长伸肌腱内侧；有头静脉，桡动、静脉分支；布有前臂外侧皮神经和桡神经浅支的混合支。

【主治】咳嗽，气喘，咽喉痛，偏正头痛，半身不遂，口眼歪斜，牙痛，项强，惊痫，溺血，小便热，阴茎痛，手腕无力。

【刺灸法】斜刺0.5~0.8寸；灸3~5壮或5~10分钟。

【配伍】

（1）配足三里、肺俞、百劳、乳根、风门、肝俞，治咯血。

（2）配照海，治咽喉肿痛。

（3）配偏历、阳溪，治腕部狭窄性腱鞘炎。

（4）配完骨，治口面歪斜。

图 6-13

【类别】本穴为手太阴经之络穴；又为八脉交会穴之一，通于任脉。

【附注】据报道：以中渚、列缺为主的手上穴组进行针麻，施行多种眼科手术有良效。详见中渚条。

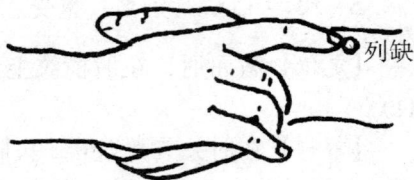

8. 经渠 Jīngqú

【定位】仰掌，在腕横纹上1寸，当桡骨茎突内侧与桡动脉之间陷中（图6-12）。

【解剖】桡侧腕屈肌腱之外侧，有旋前方肌；当桡动、静脉桡侧；布有前臂外侧皮神经和桡神经浅支之混合支。

【主治】咳嗽，气喘，喉痹，胸部胀满，胸背痛，掌中热，热病汗不出，手腕痛。

【刺灸法】直刺0.3~0.5寸；不可灸。注意针刺时避开动脉。

【配伍】

（1）配丘墟、鱼际、昆仑、京骨，治背痛。

（2）配合谷、大都、阳池、支沟，治热病汗不出。

（3）配行间，治善咳。

【类别】本穴为手太阴经之经穴。

【附注】《甲乙》载：不可灸，灸之伤人神明。

9. 太渊 Tàiyuān（别名：太泉）

【定位】于腕横纹上，桡动脉之桡侧陷中（图6-12）。

【解剖】桡侧腕屈肌腱的外侧，拇长展肌腱内侧；有桡动、静脉；布有前臂外侧皮神经和桡神经浅支之混合支。

【主治】咳嗽，气喘，咯血，咽喉肿痛，缺盆中痛，胸背痛，呕吐，噫气，眼疾，**腕臂疼痛**，无脉症。

【刺灸法】避开桡动脉，直刺0.3～0.5寸；灸3～5壮或5～10分钟。

【配伍】

（1）配内关、神门，治胸痛、心悸。

（2）配列缺、大陵、内关，治无脉症。

（3）配鱼际，治咽干。

（4）配商阳、足临泣，治缺盆肿痛。

【类别】本穴为手太阴经之输穴、原穴；又为八会穴之脉会。

【附注】据报道：针刺天突、肺俞、大杼、太渊、足三里等穴，可使呼气时的气道阻力明显下降。详见天突条。

10. 鱼际 Yújì

【定位】第1掌骨中点，赤白肉际处（图6-12）。

【解剖】有拇短展肌和拇指对掌肌；血管当拇指静脉回流支；布有前臂外侧皮神经和桡神经浅支之混合支。

【主治】咳嗽，咯血，咽喉肿痛，失音，咽干，发热，胸背痛不得息，乳痈，肘挛。

【刺灸法】直刺0.5～0.8寸；灸3～5壮或5～10分钟。

【配伍】

（1）配列缺、少泽、缺盆，治咳嗽。

（2）配液门，治喉痛。

（3）配委中，治胸背痛痹。

【类别】本穴为手太阴经之荥穴。

【附注】

（1）据报道：针鱼际对急、慢性扁桃体炎有消肿止痛的作用，进针后宜反复捻转多次，至咽部舒适为止。

（2）古法亦有灸鱼际27壮，治愈乳痈的经验介绍。

11. 少商 Shàoshāng（别名：鬼信）

【定位】拇指桡侧，距指甲角1分处（图6-12）。

【解剖】有指掌固有动、静脉所形成的动、静脉网；布有前臂外侧皮神经和桡神经浅支的混合支，正中神经的掌侧固有神经的末梢神经网。

【主治】喉痹，咳嗽，气喘，鼻衄，热病，中暑呕吐，中风昏迷，小儿惊风，癫狂，手指挛急。

【刺灸法】浅刺0.1寸，或三棱针点刺出血；灸2～3壮或3～5分钟。

【配伍】

（1）配天突、合谷，治咽喉肿痛。

（2）配大陵，治咳逆喘。

（3）配人中、足三里、内关，治晕厥、昏迷、休克。

【类别】本穴为手太阴经之井穴。

【附注】

（1）据报道：刺少商出血，对治疗昏迷及血压突然升高的患者有显效。

（2）对妊娠7～8个月的异常胎位，艾灸少商可使腹部松弛，胎动活跃，具有一定的转胎作用。

二、手少阴心经经穴

本经腧穴，一名两穴，左右各9穴，起于极泉，止于少冲。分布于腋下、上肢掌侧面的尺侧缘和小指桡侧端（图6-14）。

本经腧穴主要用于治疗心、胸、神志病以及本经所过之处的病证。

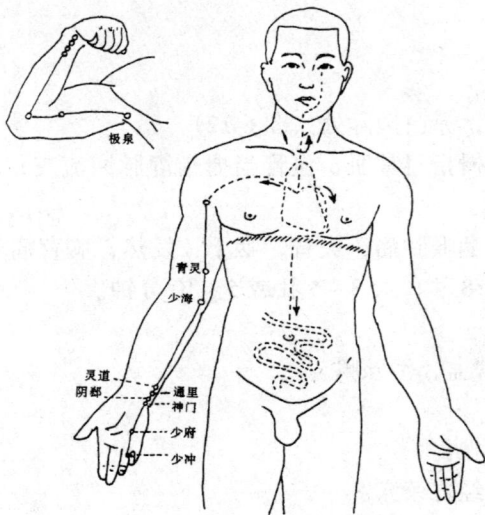

图6-14　手少阴心经腧穴总图

1．极泉 Jíquán

【定位】上臂外展，在腋窝正中，腋动脉跳动处（图6-15）。

【解剖】在胸大肌的外下缘，深层为喙肱肌；外侧为腋动脉；布有尺神经、正中神经、前臂内侧皮神经及臂内侧皮神经。

【主治】心痛，胸闷，心悸，悲愁不乐，干呕，胁肋疼痛，咽干烦渴，瘰疬，肘臂冷痛。

【刺灸法】避开腋动脉，直刺或斜刺0.3～0.5寸；灸5～10分钟。

【配伍】

（1）配侠白穴，治心痛、干呕、烦满。

（2）配阴交、漏谷，治胸痹。

2. 青灵 Qīnglíng

【定位】举臂，肱二头肌的尺侧缘，少海穴上3寸处（图6-15）。

【解剖】当肱二头肌内侧沟处，有肱三头肌；有贵要静脉、尺侧上副动脉；布有前臂内侧皮神经、尺神经。

【主治】目黄，头痛振寒，胁痛，肩臂痛。

【刺灸法】直刺0.5～1寸；灸3～5壮或5～10分钟。

【配伍】配曲池，治肩臂疼痛。

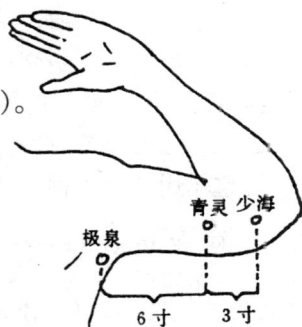

图 6-15

3. 少海 Shàohǎi（别名：曲节）

【定位】屈肘，肘横纹尺侧端与肱骨内上髁之间凹陷中（图6-15）。

【解剖】有旋前圆肌、肱肌；有贵要静脉、尺侧上下副动脉、尺返动脉；布有前臂内侧皮神经，外前方有正中神经。

【主治】心痛，手颤，臂麻，肘挛，腋胁痛，项强，瘰疬，癫狂痫证，头痛，目眩，齿龋痛。

【刺灸法】直刺0.5～1寸；灸3～5壮或10～20分钟。

【配伍】

（1）配天池、章门、临泣、支沟、阳辅、丘墟、足临泣、申脉，治瘰疬。

（2）配手三里，治臂麻。

（3）配合谷、内庭，治牙痛。

【类别】本穴为手少阴经之合穴。

4. 灵道 Língdào

【定位】仰掌，在尺侧腕屈肌腱的桡侧缘，腕横纹上1.5寸处（图6-16）。

【解剖】在尺侧腕屈肌与指浅屈肌之间，深层为指深屈肌；有尺动脉通过；布有前臂内侧皮神经，尺侧为尺神经。

【主治】心悸怔忡，心痛，悲恐，暴喑，瘛疭，干呕，腕臂挛急。

【刺灸法】直刺0.5～1寸；灸2～3壮或10～20分钟。

【配伍】配天突、天窗，治暴喑不能言、口噤。

【类别】本穴为手少阴经之经穴。

5. 通里 Tōnglǐ（别名：通理）

【定位】仰掌，在尺侧腕屈肌腱的桡侧缘，腕横纹上1寸处（图6-16）。

【解剖】同灵道穴。

【主治】心悸怔忡，心痛，头晕，目眩，咽喉肿痛，暴喑，舌强不语，妇人经血过多，崩漏，腕臂疼痛。

【刺灸法】直刺0.3～0.5寸；灸2～3壮或10～20分钟。

【配伍】

（1）配内关、心俞，治胸痹、脉结代。

（2）配行间、三阴交，治经血过多。

【类别】本穴为手少阴经之络穴。

【附注】据报道：针神门、阴郄、通里、百会、大陵等穴，对部分癫痫大发作患者脑电图有调整作用。详见神门条。

6. 阴郄 Yīnxī（别名：少阴郄）

【定位】仰掌，在尺侧腕屈肌腱的桡侧缘，腕横纹上0.5寸处（图6-16）。

【解剖】同灵道穴。

【主治】心痛，惊悸，骨蒸盗汗，吐血，衄血，失音。

【刺灸法】直刺0.3~0.5寸；灸3~5壮或10~20分钟。

【类别】本穴为手少阴经之郄穴。

【配伍】配后溪、三阴交，治盗汗。

7. 神门 Shénmén（别名：兑冲、中都、兑骨）

【定位】仰掌，在尺侧腕屈肌腱之桡侧缘，腕横纹上（图6-16）。

【解剖】同灵道穴。

【主治】心痛，心烦，恍惚，健忘，失眠，惊悸怔忡，痴呆悲哭，癫狂痫证，目黄胁痛，掌中热，呕血，吐血，头痛眩晕，咽干，失音。

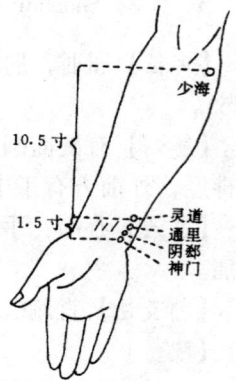

图6-16

【刺灸法】直刺0.3~0.5寸；灸2~3壮或10~20分钟。

【配伍】

（1）配少商、涌泉、心俞，治痴呆。

（2）配大陵、大敦、鱼际，治心痹。

（3）配百会、内关、三阴交、风池，治失眠、健忘、心烦。

（4）配后溪、鸠尾，治癫痫。

【类别】本穴为手少阴经之输穴、原穴。

【附注】

（1）据临床观察：以神门、阴郄、通里、百会、大陵等穴针治癫痫，可使部分大发作患者的脑电图趋向规则或使病理性的脑电波电位降低。

（2）据报道：给狗注射垂体素造成垂体性高血压，针刺神门穴有明显的降压作用。

8. 少府 Shàofǔ

【定位】仰掌微屈指，在第4、5掌指关节后方，第4、5掌骨之间（图6-17）。

【解剖】在第4、5掌骨之间，有第4蚓状肌，指浅、深屈肌腱，深部为骨间肌；有指掌侧总动、静脉；布有第4指掌侧固有神经。

【主治】心悸，胸痛，悲恐善惊，小便不利，阴痒痛，遗尿，掌中热，小指挛痛。

【刺灸法】直刺0.3~0.5寸；灸3~5壮或5~10分钟。

【配伍】

(1) 内关、心俞，治心悸、心绞痛。

(2) 配足三里，治小便不利、癃闭。

【类别】本穴为手少阴经之荥穴。

9. 少冲 Shàochōng（别名：经始）

【定位】小指桡侧，去指甲角0.1寸处（图6-17）。

【解剖】有指掌侧固有动、静脉所形成的动、静脉网；布有指掌侧固有神经。

【主治】心悸，心痛，胸胁痛，癫狂，热病，昏迷，手挛臂痛。

【刺灸法】浅刺0.1寸或三棱针点刺出血；灸2~3壮或3~5分钟。

【配伍】

(1) 配曲池，治发热。

(2) 配中冲、人中、足三里、内关，治昏厥、休克、中暑。

【类别】本穴为手少阴经之井穴。

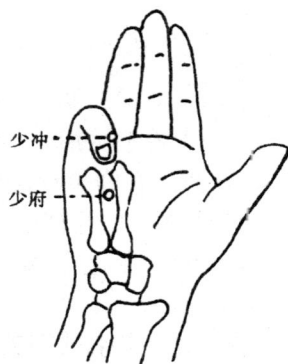

图 6-17

三、手厥阴心包经经穴

本经腧穴，一名两穴，左右各9穴，起于天池，止于中冲。分布于乳旁、上肢掌侧面的中间及中指末端（图6-18）。

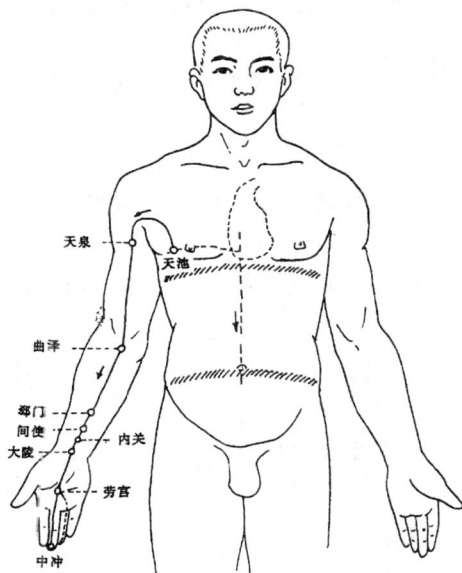

图6-18 手厥阴心包经腧穴总图

本经腧穴主要用于治疗心、胸、胃、神志病以及本经所过之处的病证。

1. 天池 Tiānchí（别名：天会）

【定位】在第 4 肋间隙中，乳头外侧 1 寸处（图 6-19）。

【解剖】在胸大肌外下部，胸小肌下部起端，深层为第 4 肋间内、外肌；有胸腹壁静脉，胸外侧动、静脉分支；布有胸前神经分支及第 4 肋间神经。

【主治】胸闷，咳喘，胁痛，腋下肿痛，头痛，瘰疬，疟疾，乳痈。

【刺灸法】斜刺或平刺 0.5~0.8 寸；灸 3~5 壮或 10~20 分钟。本穴正当胸腔，内容心、肺，不宜深刺。

【配伍】

（1）配支沟，治胁肋疼痛。

（2）配膻中、乳根、少泽，治乳腺炎。

【类别】本穴为手厥阴、足少阳之会。

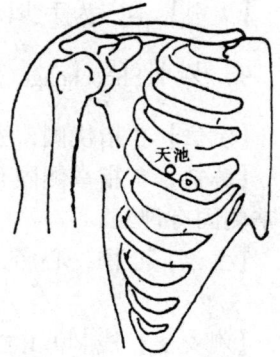

图 6-19

2. 天泉 Tiānquán（别名：天温）

【定位】腋前皱襞上端下 2 寸，肱二头肌长、短头之间（图 6-20）。

【解剖】在肱二头肌长、短头之间；有肱动、静脉肌支；布有臂内侧皮神经及肌皮神经。

【主治】心痛，胸胁胀满，咳嗽，胸背及上臂内侧痛。

【配伍】配腕骨，治肩臂痛。

【刺灸法】直刺 0.5~1 寸；灸 3~5 壮或 5~10 分钟。

3. 曲泽 Qūzé

【定位】仰掌，肘部微屈，在肘横纹上，肱二头肌腱之尺侧缘凹陷处（图 6-20）。

【解剖】在肱二头肌腱尺侧，当肱动、静脉处；布有正中神经的本干。

【主治】心痛，心悸，善惊，热病，烦躁，胃痛，呕吐，转筋，风疹，肘臂挛痛，上肢震颤。

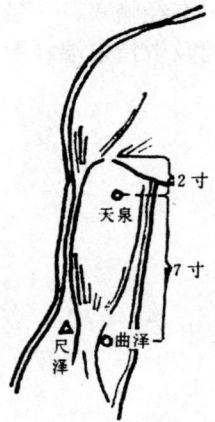

图 6-20

【刺灸法】直刺 1~1.5 寸，或静脉点刺出血；灸 3~5 壮或 5~10 分钟。

【配伍】

（1）配内关、大陵，治心胸痛。

（2）配委中点刺出血，治急性吐泻、中暑高热。

（3）配少商，治血虚口渴。

【类别】本穴为手厥阴经之合穴。

【附注】据报道，针刺高血压病患者曲泽、太阳、百会、人迎、足三里、内关等穴，可引起明显的血管舒张反应，降低血压。

4．郄门 Xīmén

【定位】腕横纹上5寸，于掌长肌腱与桡侧腕屈肌腱之间（图6-21）。

【解剖】有指浅屈肌，深部为指深屈肌；有前臂正中动、静脉，深层为前臂掌侧骨间动、静脉；布有前臂内侧皮神经，下为正中神经，深层有前臂掌侧骨间神经。

【主治】心胸痛，心悸，惊恐，咯血，呕血，衄血，疔疮，癫疾。

【刺灸法】直刺0.5～1寸；灸3～7壮或5～10分钟。

【配伍】

（1）配内关、曲泽等穴，治心胸痛。

（2）配神门，治不寐。

（3）配三阳络（透郄门），为针麻肺叶切除手术常用穴组之一。

【类别】本穴为手厥阴经之郄穴。

【附注】据报道：针刺家兔曲池、郄门穴，可使造成实验性气胸后60分钟时的血氧饱和度比对照组明显升高。

5．间使 Jiānshǐ（别名：鬼路）

【定位】腕横纹上3寸，于掌长肌腱与桡侧腕屈肌腱之间（图6-21）。

【解剖】同郄门穴。

【主治】心痛，心悸，胃痛，呕吐，热病，烦躁，疟疾，癫狂，痫证，腋肿，肘挛臂痛。

【刺灸法】直刺0.5～1寸；灸3～7壮或10～20分钟。

【配伍】

（1）配内关、少府、心俞，治心胸痛。

（2）配大椎、陶道、大杼，治疟疾。

（3）配合谷、后溪、百会，治癫疾。

【类别】本穴为手厥阴经之经穴。

6．内关 Nèiguān

【定位】腕横纹上2寸，当掌长肌腱与桡侧腕屈肌腱之间（图6-21）。

【解剖】同郄门穴。

【主治】心痛，心悸，胸痛，胃痛，呕吐，呃逆，失眠，眩晕，郁证，癫狂痫证，中风，热病，偏头痛，月经不调，产后血晕，肘臂挛痛。

【刺灸法】直刺0.5～1寸；灸3～5壮或5～10分钟。

【配伍】

（1）配公孙，治胃痛、呃逆。

（2）配膻中、心俞、厥阴俞、通里，治心绞痛。

（3）配人中、百会、足三里，治休克、晕厥。

（4）配素髎治低血压。

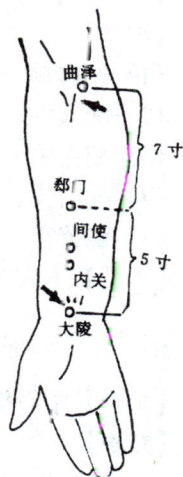

图 6-21

【类别】本穴为手厥阴经之络穴；又为八脉交会穴之一，通于阴维脉。

【附注】

(1) 据报道：以膻中、内关、足三里为主穴，针治冠心病，不仅能缓解症状，消除心绞痛，且可以改善冠脉和脑循环，改善左心室功能。详见膻中条。

(2) 以内关、神门为主，针治心律失常，可使大多数激动起源失常患者的心电图恢复正常。

(3) 以素髎、内关穴组升血压、抗休克，疗效较好。

(4) 电针常人内关、合谷、足三里等穴，不影响血清淀粉酶。而针治急性胰腺炎患者时，却可使患者血清淀粉酶迅速下降。

(5) 据临床报道：同时针刺两手内关穴，治疗癔病有满意疗效。

7. 大陵 Dàlíng（别名：心主、鬼心）

【定位】仰掌，于腕横纹上，当掌长肌腱和桡侧腕屈肌腱之间（图6-21）。

【解剖】在掌长肌腱和桡侧腕屈肌腱之间，有拇长屈肌和指深屈肌肌腱；有腕掌侧动、静脉网；当正中神经本干、前臂内侧皮神经。

【主治】心痛，心悸，胃痛，呕吐，惊悸，癫狂痫证，胸胁痛，喉痹，喜笑悲恐，腕关节疼痛。

【刺灸法】直刺0.5~0.8寸；灸3~5壮或5~10分钟。

【配伍】

(1) 配内关、曲泽，治心胸疼痛。

(2) 配人中、神门、百会，治精神病。

(3) 配人中，治心热口臭。

(4) 配内关、腰俞、大椎、后溪，治癫痫。

(5) 配劳宫，治喜笑不止。

【类别】本穴为手厥阴经之输穴、原穴。

8. 劳宫 Láogōng（别名：五里、掌中、鬼窟）

【定位】掌心横纹上，第2、3掌骨之间，握拳时，中指尖下取穴（图6-22）。

【解剖】在2、3掌骨间，下为掌腱膜，第2蚓状肌及指浅、深屈肌腱，深层为拇收肌横头的起端，有骨间肌；有指掌侧总动脉；布有正中神经。

【主治】中风，昏迷，中暑呕吐，心痛，癫狂痫证，口疮，口臭，鹅掌风。

【刺灸法】直刺0.3~0.5寸；灸3~5壮或5~10分钟。

【配伍】

(1) 配少泽、三间、太冲，治口热、口干、口中烂。

(2) 配人中、百会、合谷，治癫狂。

(3) 配大陵、内关，治急性胃痛、呕吐、口渴。

【类别】本穴为手厥阴经之荥穴。

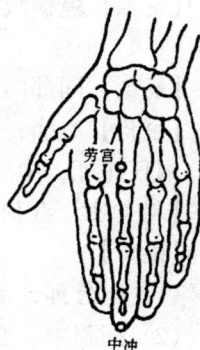

图6-22

9. 中冲 Zhōngchōng

【定位】在手中指尖端中央（图6-22）。

【解剖】有指掌侧固有动、静脉所形成的动、静脉网；布有正中神经的指掌侧固有神经。

【主治】中风昏迷，中暑，昏厥，小儿惊风，心痛，热病，掌中热，舌强肿痛，小儿夜啼。

【刺灸法】浅刺0.1～0.2寸；或用三棱针点刺出血。

【配伍】配人中、内关，治休克、昏厥、中风昏迷。

【类别】本穴为手厥阴经之井穴。

【附注】据报道：对慢性支气管炎和慢性肺源性心脏病患者，测定经络知热感度的结果表明：凡心包经井穴中冲有改变者，右下肺动脉干宽度平均为18毫米，无改变者，平均宽度为16毫米，经统计学处理，差异非常显著。说明中冲穴知热感度变化是右心功能状态的直接反应，对肺心病诊断有一定参考价值。

手三阴经经穴小结

【取穴要领】取手三阴经经穴主要掌握乳头、肱二头肌肌腱、肘横纹、尺侧腕屈肌腱、掌长肌腱与桡侧腕屈肌腱、腕横纹、桡动脉、掌指关节、指甲角等解剖标志。

胸部：乳头向外旁开1寸取天池穴；距胸骨中线旁开6寸，锁骨下缘取云门，平第1肋间隙取中府穴。

上臂：在肱二头肌的桡侧缘取天府、侠白；尺侧缘取青灵；肌腹中取天泉穴。

肘关节：肘横纹上，肱二头肌腱桡侧缘取尺泽，尺侧缘取曲泽；屈肘时，肘横纹尺侧纹头处取少海穴。

前臂：太渊与尺泽的连线上取孔最、经渠，尺侧腕屈肌腱的桡侧缘取神门、阴郄、通里、灵道。掌长肌腱与桡侧腕屈肌腱之间取郄门、间使、内关、大陵、神门；其中太渊、大陵、神门三穴又在腕横纹上。

掌指关节：在第1掌指关节后，赤白肉际处取鱼际；第2、3掌指关节后取劳宫；第4、5掌指关节后取少府。

【主治重点】手三阴经穴主治范围较广，主要用于治疗肺脏疾患，心胸、神志病，诸痛痒疮，血证，胃病及经脉循行路线上的局部病证。其中手太阴经穴主治咳喘、咯血、咽喉痛等肺脏疾患；手少阴和手厥阴经穴既同治心胸、神志病、诸痛痒疮，又分别治疗血证和胃痛。

(1) 肺脏疾患：中府治咳喘，尺泽治胸满喘咳，列缺治外感咳嗽，太渊治咳嗽痰多，鱼际治咳嗽痰少，尺泽、鱼际又治肺热咯血，孔最治急性咯血，鱼际、少商治咽喉肿痛，列缺治咽喉干痛。

(2) 心胸疾患：手少阴与手厥阴经诸穴皆可治胸心痛、心悸。

(3) 神志病：少海治癫狂、手颤、健忘、痫证，灵道、少府、大陵治善笑悲恐，通里治暴喑、心悸、悲恐，阴郄治惊恐盗汗，神门治恍惚、健忘、痴呆、悲哭、惊悸、怔忡，曲泽治心慌善惊，间使、内关、大陵、少冲治癫狂，中冲治昏厥、中暑、中风不语。

(4) 诸痛痒疮：少海治瘰疬、龋齿痛，少府治痈疡、阴痒、阴痛、阴挺，曲泽治风疹，间使治疟疾，大陵治疥疮、癣，劳宫治鹅掌风、口疮、口臭、龈烂。

（5）血证：通里治妇人经血过多，阴郄治吐血、鼻衄，郄门治咯血、呕血、衄血，神门、少冲治大便脓血、吐血。

（6）胃病：间使、曲泽、大陵、内关等皆可治胃痛、呕吐。

【针灸注意事项】位于胸部的云门、中府、天池3穴，不可深刺，以免刺伤肺脏造成气胸；尺泽、经渠、太渊、少海、阴郄、神门、少府位于关节与动脉处，一般不宜用瘢痕灸。针极泉穴时，上肢向外展，避开腋动脉。针青灵穴时要缓慢进针，避免刺伤血管，引起血肿。针刺内关、间使、郄门穴时，如出现触电样麻感向中指端走窜，医者应立即将针提出，转变针刺角度，避开正中神经，以避免针刺后遗症。

第三节　手三阳经经穴

一、手阳明大肠经经穴

本经腧穴一名两穴，左右各20穴，起于商阳，止于迎香。分布于食指桡侧、上肢背面之桡侧及肩、颈和面部（图6-23）。

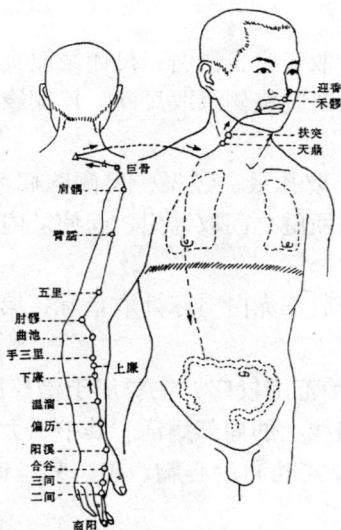

6-23　手阳明大肠经腧总图

本经腧穴主要用于治疗头、面、口、齿、鼻、咽喉、胃肠病，皮肤病，热病及本经所过之处的病证。

1. 商阳 Shāngyáng（别名：绝阳）

【定位】食指桡侧指甲角旁约0.1寸（图6-24）。

【解剖】有指及掌背动、静脉网；布有来自正中神经的指掌侧固有神经之指背支。

【主治】咽喉肿痛，颐颔肿，下齿痛，耳聋，耳鸣，青盲，咳喘，热病汗不出，昏厥，中风昏迷，肩痛引缺盆，食指麻木。

【刺灸法】向上斜刺0.2～0.3寸，或点刺放血；灸3～5分钟。

【配伍】

(1) 配少商、合谷，治咽喉肿痛。

(2) 配关冲、足三里，治食积发热。

(3) 配少商、关冲、中冲，治中风、中暑。

【类别】本穴为大肠经之井穴。

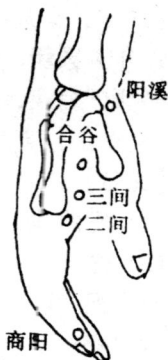

图 6-24

2. 二间 Erjiān（别名：间谷、周骨）

【定位】在食指本节（第2掌指关节）前，桡侧凹陷处（图6-24）。

【解剖】有第1蚓状肌腱，第1骨间背侧肌；掌背动、静脉分支和食指桡侧动、静脉的分支；布有桡神经的指背神经与正中神经的指掌侧固有神经。

【主治】喉痹，颔肿，鼻衄，齿痛，口干，目痛，目黄，口眼歪斜，大便脓血，身热，嗜睡，肩背痛振寒，食指屈伸不利，疼痛。

【刺灸法】直刺0.2～0.3寸；灸2～3壮或5～10分钟。

【配伍】

(1) 配商阳、委中、昆仑，治肩背痛。

(2) 配阳溪，治牙痛。

(3) 配鱼际、合谷，治喉痹。

(4) 配迎香、风府，治鼻衄。

【类别】本穴为大肠经之荥穴。

3. 三间 Sānjiān（别名：小谷、少谷）

【定位】在食指本节（第2掌指关节）后，桡侧凹陷处（图6-24）。

【解剖】有第1骨间背侧肌、拇收肌；布有手背静脉网，食指桡侧动脉的分支；布有桡神经的指背神经和正中神经的指掌侧固有神经。

【主治】目痛，齿痛，鼻衄，唇焦口干，嗜睡，腹满，肠鸣洞泄，手背肿痛。

【刺灸法】直刺0.3～0.5寸；灸2～3壮或5～10分钟。

【配伍】

(1) 配阳溪，治喉痹。

(2) 配前谷，治目痛。

(3) 配间使，治梅核气。

【类别】本穴为大肠经之输穴。

4. 合谷 Hégǔ（别名：虎口）

【定位】手背，第1、第2掌骨之间，约当第2掌骨桡侧中点处（图6-24）。

【解剖】有第1骨间背侧肌、拇收肌；布有手背静脉网，第1掌背动脉的分支；布有桡神经浅支，深层有正中神经的指掌侧固有神经。

【主治】头痛，眩晕，目赤肿痛，鼻渊，鼻衄，耳聋，齿痛，面肿，疟腮，咽喉肿痛，失音，牙关紧闭，口眼歪斜，臂痛，上肢不遂，指挛，手指屈伸不利；咳嗽，发热恶寒，无汗，多汗，疟疾，隐疹，疥疮，经闭，滞产，痛经，胃腹痛，便秘，痢疾，小儿惊风。

【刺灸法】直刺0.5~1寸；灸5~10分钟；孕妇慎用。

【配伍】

（1）配曲池，治遍身风疹。

（2）先补合谷，次泻复溜，治少汗；先泻合谷，次补复溜，治多汗。

（3）配三阴交，治滞产、痛经。

（4）配颊车、地仓、迎香，治口眼歪斜。

【类别】本穴为大肠经之原穴。

【附注】

（1）本穴是临床上常用的四总穴之一，有较好的镇痛、安神、通经活络、疏风解表之功效。

（2）本穴《铜人》认为：妇人妊娠刺之，损胎气。

（3）现代研究证实：雄黄、大蒜适量贴敷合谷穴3~6小时（即起泡）治疗急性扁桃体炎，能迅速止痛和减轻扁桃体的红肿。

（4）据报道：①在合谷穴注射催产素4单位，治疗第2产程子宫收缩无力的产妇，在注射后5分钟产妇子宫收缩加强，胎儿娩出的时间比对照组提前，产后出血少。②在眼科手术后针刺合谷穴有显著的止痛效果。③对胃切除术后肠胀气的患者，观察肛门排气时间，结果针刺合谷、足三里穴加胃肠减压组，比单纯胃肠减压组，肛门排气平均提前20余小时。④电针合谷穴作为麻醉，行食管镜检查了1507例患者，成功率为99%，其优点是镇痛效果显著、肌肉松弛良好、无副作用。

5．阳溪 Yángxī（别名：中魁）

【定位】腕背横纹桡侧端，拇短伸肌腱与拇长伸肌腱之间的凹陷中（图6-24）。

【解剖】当拇短、长伸肌腱之间；有头静脉和桡动脉的腕背支；布有桡神经浅支。

【主治】头痛，耳鸣，耳聋，咽喉肿痛，齿痛，目赤，目翳，热病心烦，癫狂，痫病，臂腕痛。

【刺灸法】直刺0.3~0.5寸；灸2~3壮或5~10分钟。

【配伍】

（1）配阳谷，治目赤肿痛。

（2）配列缺，治腕部腱鞘炎。

（3）配解溪，治心悸怔忡。

【类别】本穴为大肠经之经穴。

6．偏历 Piānlì

【定位】侧腕屈肘，在阳溪与曲池的连线上，腕横纹上3寸处（图6-25）。

【解剖】在桡侧腕伸肌腱与拇长展肌腱之间；有头静脉的属支；布有前臂外侧皮神经、桡神经浅支，深层有桡神经的骨间后神经分支。

【主治】鼻衄，目赤，耳聋，耳鸣，口眼㖞斜，喉痹，癫疾，水肿，肩臂肘腕痛。

【刺灸法】斜刺0.3~0.5寸；灸3~5壮或5~10分钟。

【配伍】

（1）配太渊，治感冒、咽喉痛。

（2）配阴陵泉、水分，治水肿。

（3）配阳溪、络却、前谷，治实邪耳鸣。

【类别】本穴为大肠经之络穴。

7. 温溜 Wēnliū（别名：蛇头、逆注）

【定位】侧腕屈肘，在阳溪与曲池的连线上，腕横纹上5寸（图6-25）。

【解剖】有桡侧腕长伸肌、桡侧腕短伸肌；布有头静脉；布有前臂外侧皮神经和前臂后皮神经，深层有桡神经深支。

图 6-25

【主治】头痛，面肿，鼻衄，口舌肿痛，咽喉肿痛，肠鸣腹泻，癫狂，吐舌，肩背酸痛，腕臂痛，上肢不遂。

【刺灸法】直刺0.5~0.8寸；灸3~5壮或5~10分钟。

【配伍】

（1）配曲池，治喉痹不能言语。

（2）配仆参，治癫疾、吐舌。

（3）配足三里、上巨虚，治肠鸣腹痛。

【类别】本穴为大肠经之郄穴。

8. 下廉 Xiàlián（别名：手下廉）

【定位】侧腕屈肘，在阳溪与曲池的连线上，肘横纹下4寸处（图6-25）。

【解剖】有肱桡肌、桡侧腕长伸肌及腕短伸肌，深层有旋后肌；有桡动脉分支；布有前臂外侧皮神经和前臂后皮神经，深层有桡神经深支。

【主治】头风，眩晕，目痛，腹痛，食不化，乳痈，肘臂痛，上肢麻木肿痛。

【刺灸法】直刺0.5~0.8寸；灸3~5壮或5~10分钟。

【配伍】配足三里、委中、足临泣、少泽，治乳痈。

9. 上廉 Shànglián（别名：手上廉）

【定位】侧腕屈肘，在阳溪与曲池的连线上，肘横纹下3寸处（图6-25）。

【解剖】同下廉穴。

【主治】头痛，腹痛，肠鸣，泄泻，上肢不遂，肩臂酸痛麻木。

【刺灸法】直刺0.5~0.8寸；灸3~5壮或5~10分钟。

【配伍】配肩髃、合谷，治上肢麻木、疼痛、痿软。

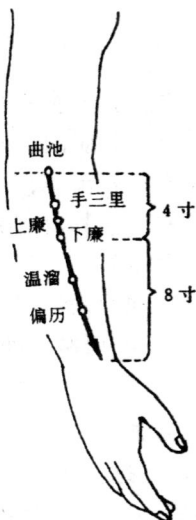

10. 手三里 Shǒusānlǐ（别名：上三里、鬼邪）

【定位】侧腕屈肘，在阳溪与曲池的连线上，肘横纹下2寸（图6-25）。

【解剖】肌肉、神经同下廉穴；深层有桡返动静脉的分支和属支。

【主治】齿痛，失音，颊肿，眼目诸疾，腹胀，吐泻，手臂麻痛，肘挛不伸，上肢不遂。

【刺灸法】直刺0.5~1寸；灸3~5壮或5~10分钟。

【配伍】

（1）配合谷、足三里，治腹胀、吐泻。

（2）配肩髃、曲池、外关、合谷，治肩臂痛、上肢麻痹。

（3）配委中、肾俞，治急性腰扭伤。

【附注】

（1）据X线研究观察，发现针刺正常人和胃病患者的手三里配足三里，当胃弛缓时，可使蠕动增强，胃紧张时，可使蠕动减弱，并可解除幽门痉挛。

（2）据报道，有人观察到多数肩周炎患者的患侧手三里穴处有明显压痛，当指压或针刺此压痛点后，患者肩痛明显减轻。以手三里为主，配局部穴，行水针治疗肩周炎，有良好效果。

11. 曲池 Qūchí（别名：阳泽、鬼臣）

【定位】侧腕屈肘，在肘横纹桡侧端，当尺泽与肱骨外上髁连线中点（图6-25）。

【解剖】有桡侧腕长伸肌和腕短伸肌、肱桡肌；浅层有头静脉属支，布有前臂外侧皮神经；深层有桡返动脉的分支和桡神经本干。

【主治】热病，感冒，疟疾，心中烦满，咽喉肿痛，齿痛，腹痛，吐泻，痢疾，疮，疥，隐疹，丹毒，荨麻疹，月经不调，高血压，癫狂，善惊，瘰疬，手臂肿痛，上肢不遂，手肘无力。

【刺灸法】直刺0.8~1.2寸；灸3~7壮或5~15分钟。

【配伍】

（1）配合谷、外关、大椎，治感冒发热。

（2）配合谷、血海、委中、膈俞，治丹毒、荨麻疹。

（3）配合谷、阳溪、肩髃、外关、足三里，治上肢不遂。

（4）配足三里、上巨虚，治痢疾。

（5）配合谷、血海、三阴交，治冬眠灵药物反应。

【类别】本穴为大肠经之合穴。

【附注】

（1）据报道，原发性高血压患者针刺曲池穴后，收缩压及舒张压均有不同程度的降低，对脑血流有不同程度的改善。

（2）在曲池和足三里注射维生素B_{12}治疗斑秃，取得良好效果。

12. 肘髎 Zhǒuliáo（别名：肘尖）

【定位】在肘外侧，屈肘，曲池穴上方1寸，当肱骨边缘处（图6-26）。

【解剖】有肱肌、肱桡肌；桡侧副动、静脉的分支；布有前臂后皮神经。

【主治】肘臂疼痛、拘挛、麻木，嗜卧。

【刺灸法】直刺0.5～0.8寸；灸3～5壮或5～10分钟。

【配伍】配曲池、手三里，治肘部疼痛。

13. 手五里 Shǒuwǔlǐ（别名：尺之五里）

【定位】在曲池与肩髃的连线上，曲池穴上3寸处（图6-26）。

【解剖】有肱肌；布有桡侧副动、静脉；浅层布有臂外侧皮神经和前臂后皮神经，深层有桡神经。

【主治】咳嗽，吐血，瘰疬，嗜卧身黄，疟疾，肘臂挛急、疼痛，上肢麻木。

【刺灸法】直刺0.5～0.8寸；灸3～5壮或5～10分钟。

【配伍】

（1）配大钟、照海、二间，治嗜睡。

（2）配天井、下廉，治肘臂痛。

（3）配臂臑，治瘰疬。

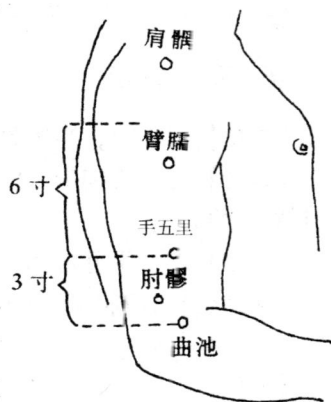

图6-26

14. 臂臑 Bìnào（别名：头冲、颈冲）

【定位】在曲池与肩髃的连线上，曲池穴上7寸处。垂肩屈肘，在三角肌止点处（图6-26）。

【解剖】在三角肌下端；布有肱旋后动脉的分支；布有肌皮神经的分支。

【主治】瘰疬，目疾；颈项拘急，肩臂疼痛。

【刺灸法】直刺0.5～1寸，或斜刺0.8～1.2寸；灸3～5壮或5～10分钟。

【配伍】配强间，治颈项强。

【附注】针麻临床研究表明：臂臑透肩髃对针麻肺叶切除术有良效，同时也是食道手术的针麻有效穴组。

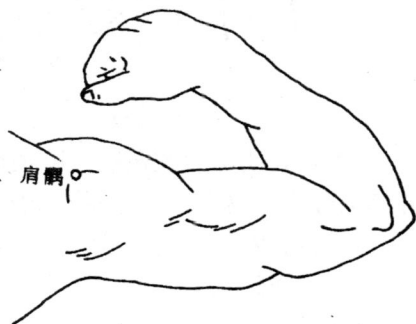

图6-27

15. 肩髃 Jiānyú（别名：中肩井）

【定位】在肩峰与肱骨大结节之间，上臂平举时，当肩峰前下方凹陷处（图6-27）。

【解剖】有三角肌、冈上肌腱；有旋肱后动、静脉；布有锁骨上神经和腋神经。

【主治】肩臂疼痛，肘臂挛急，肩中热，上肢不遂，风热隐疹。

【刺灸法】直刺0.5～0.8寸；灸3～7壮或5～10分钟。

【配伍】

（1）配肩髎、肩贞、臑俞，治肩周炎。

（2）配曲池、合谷、外关，治上肢不遂。

（3）配阳溪，治风疹。

16. 巨骨 Jùgǔ

【定位】肩上部，当锁骨肩峰端与肩胛冈之间凹陷处（图 6-28）。

【解剖】有肩锁韧带、冈上肌；有肩胛上动、静脉的分支或属支；布有锁骨上神经和肩胛上神经的分支。

【主治】肩背手臂疼痛，不得屈伸，肩周炎，瘰疬，瘿气，惊痫，吐血。

【刺灸法】直刺 0.4~0.8 寸，不可深刺，以免刺入胸腔造成气胸；灸 3~5 壮或 3~5 分钟。

【配伍】

（1）配肩髃、肩髎，治肩周炎。

（2）配孔最、尺泽、鱼际，治咯血。

17. 天鼎 Tiāndǐng（别名：天顶）

【定位】正坐微仰头，在扶突与缺盆连线中点，当胸锁乳突肌后缘处（图 6-29）。

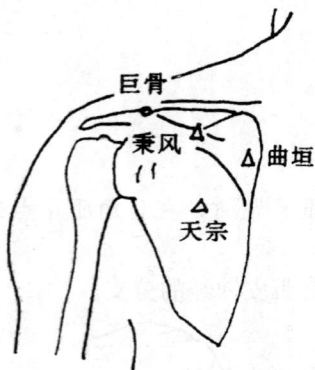

图 6-28

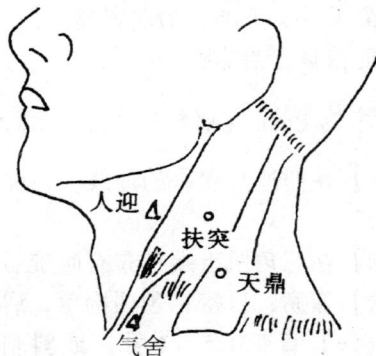

图 6-29

【解剖】浅层为颈阔肌、胸锁乳突肌后缘，深层为斜角肌间隙；有颈外静脉，颈升动、静脉的分支或属支；布有颈横神经，深层斜角肌间隙内有臂丛。

【主治】咽喉肿痛，暴喑，气哽，瘿气，瘰疬，舌骨肌麻痹，吞咽困难。

【刺灸法】直刺 0.3~0.5 寸；灸 3~5 壮或 3~5 分钟。

【配伍】

（1）配间使，治失音。

（2）配气舍、膈俞，治咽喉痹哽噎，咽肿不得消，饮食不下。

18. 扶突 Fútū（别名：水穴）

【定位】正坐微仰头，颈外侧部，喉结旁，当胸锁乳突肌的胸骨头与锁骨头之间（图 6-29）。

【解剖】颈阔肌、胸锁乳突肌胸骨头与锁骨头之间；浅层有颈外静脉、颈横神经，深层有颈血管鞘。

【主治】咳嗽，气喘，咽喉肿痛，暴喑，瘿气，瘰疬，吞咽困难。

【刺灸法】直刺0.5~0.8寸；灸3~5壮或5~10分钟。

【配伍】配天突、合谷，治暗哑，咳喘。

【附注】

（1）据报道：以扶突单一穴针麻，施行多种甲状腺手术有良效。

（2）针刺扶突透翳风穴，作为颅脑手术针麻取穴，镇痛效果良好，手术成功率达90%以上。

（3）独取扶突，用28号毫针，针向颈椎直刺0.5寸左右，有触电感麻至手即出针，对臂痛有良效。

19. 禾髎 Héliáo（别名：长频）

【定位】在鼻孔外缘直下，平水沟穴处（图6-30）。

【解剖】有口轮匝肌；上唇动、静脉；布有上颌神经的眶下神经分支，面神经颊支。

【主治】鼻疮息肉，鼻衄，鼻渊，鼻塞，鼻流清涕，口㖞，口噤不开。

【刺灸法】直刺0.3~0.5寸。

【配伍】

（1）配地仓、颊车，治面瘫。

（2）配印堂、上星，治鼻出血。

20. 迎香 Yíngxiāng（别名：冲阳）

【定位】在鼻翼外缘中点旁开至鼻唇沟中（图6-30）。

【解剖】有提上唇肌；面动、静脉的分支和属支；布有上颌神经的眶下神经分支、面神经颊支。

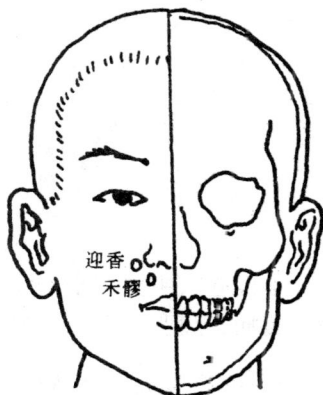

图6-30

【主治】鼻塞，不闻香臭，鼻衄，鼻渊，鼻息肉，口眼歪斜，面痒，面肿，面肌痉挛，胆道蛔虫。

【刺灸法】直刺0.1~0.2寸或斜刺0.3~0.5寸。

【配伍】

（1）配合谷，治面痒。

（2）配合谷、印堂，治急慢性鼻炎。

（3）配四白、地仓、阳白，治面瘫、面肌痉挛。

（4）配阳陵泉、丘墟，治胆道蛔虫症。

【附注】

（1）迎香透刺四白治疗胆道蛔虫症，一般针刺半小时左右，疼痛即可缓解，2小时左右，疼痛消失。

（2）迎香是治疗鼻病的首选穴，据报道：用泼尼松龙在该穴注射治疗过敏性鼻炎，针刺治疗慢性鼻炎等，均取得满意的治疗效果。

二、手太阳小肠经经穴

本经腧穴一名2穴，左右各19穴。起于少泽，止于听宫。分布于指掌尺侧，上肢背侧面的尺侧缘、肩胛及面部（图6-31）。

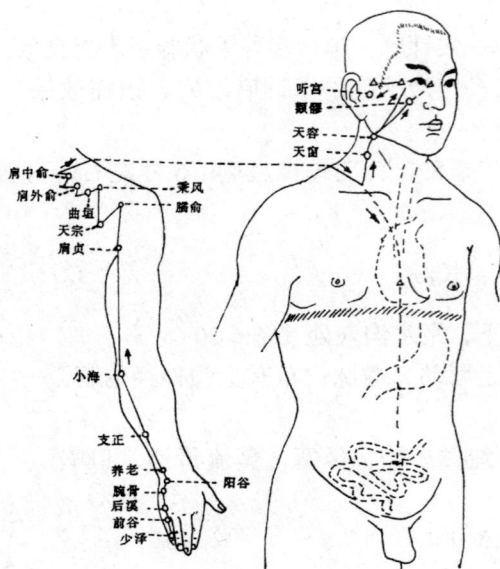

图6-31 手太阳小肠经腧穴总图

本经腧穴主要用于治疗神志病，热病，头、项、耳、目、鼻、口、齿、咽喉疾患，胃肠病如腹痛、腹胀、呕吐、泄泻、便秘、食欲不振，以及本经循行部位的疾病。

1. 少泽 Shàozé（别名：小吉）

【定位】俯掌。在手小指尺侧，距甲根角0.1寸（图6-32）。

【解剖】有指掌固有动、静脉，指背动脉形成的动、静脉网；布有尺神经手背支。

【主治】热病，中风昏迷，头痛，咽喉肿痛，耳鸣，耳聋，乳痈，乳汁少，乳腺炎，肩臂外后侧疼痛。

【刺灸法】斜刺0.1寸或点刺放血；灸2~3壮或3~5分钟。

【配伍】

(1) 配天容，主治咽喉肿痛、扁桃体炎。

(2) 配人中，主治热病昏迷、休克。

(3) 配乳根、膻中、合谷，主治乳汁不足、乳痈。

【类别】本穴为小肠经之井穴。

【附注】据报道，针刺少泽、膻中，可使缺乳妇女生乳素含量增加；电针少泽穴可使催产素分泌增加。

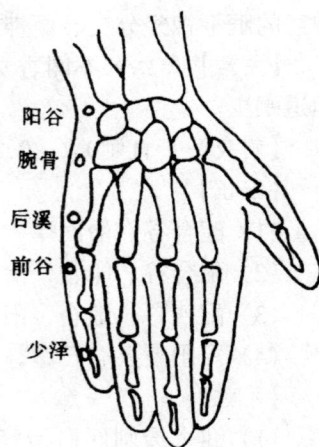

图6-32

2. 前谷 Qiángǔ

【定位】第 5 掌指关节前尺侧，握拳时当掌指关节前之横纹头，赤白肉际处（图 6-32）。

【解剖】有指背动、静脉；布有尺神经手背支。

【主治】手指麻木，肘挛，臂痛，热病汗不出，盗汗，疟疾，癫狂痫证，产后无乳，耳鸣，目痛，目翳，咽喉肿痛，颊肿。

【刺灸法】直刺 0.2~0.3 寸；灸 2~3 壮或 5~10 分钟。

【配伍】

(1) 配太阳、睛明，主治目痛目翳。

(2) 配后溪、阳谷，主治臂重痛、肘挛。

(3) 配风池、大椎，主治癫狂痫证。

【类别】本穴为小肠经之荥穴。

3. 后溪 Hòuxī

【定位】自然半握拳，穴在第 5 掌指关节尺侧后方前缘，当横纹头赤白肉际处（图 6-32）。

【解剖】在小指尺侧，第 5 掌骨小头后方，当小指展肌起点外缘；有指背动、静脉，手背静脉网；布有尺神经手背支。

【主治】头项强痛，目赤肿痛，耳鸣，耳聋，癫狂痫证，疟疾，盗汗，肘臂及手指挛急。

【刺灸法】直刺 0.5~0.8 寸；灸 3~5 壮或 5~10 分钟。

【配伍】

(1) 配天柱，主治颈项强痛、落枕。

(2) 透劳宫，配足三里，主治小儿急惊风。

(3) 配翳风、听宫，主治耳鸣、耳聋。

(4) 配曲池、足三里，主治风疹。

【类别】本穴为小肠经之输穴，也是八脉交会穴之一，通督脉。

【附注】

(1) 据报道，电针双侧后溪配合颈部活动，用泻法捻转 1~3 分钟，配合左右摇头动作，治疗落枕有较好疗效。

(2) 据报道，以后溪透合谷，配合腰部活动治疗急性腰扭伤，效果良好。辨证属足太阳经的急性腰扭伤，针刺手太阳经后溪穴，有较好疗效。

(3) 据报道，点刺后溪放血，治疗面神经麻痹，眼睑闭合不全，效果较好。

(4) 麦粒肿，用小艾炷，左病灸右，右病灸左，一般 1~3 壮即可。

4. 腕骨 wàngǔ

【定位】俯掌。在手背尺侧，当第 5 掌骨基底与钩骨之间的凹陷处，赤白肉际处（图 6-32）。

【解剖】在手背尺侧，小指展肌起点外缘；有腕背侧动脉；布有尺神经手背支。

【主治】头痛，项强，耳鸣，目翳，黄疸胁痛，热病汗不出，疟疾，消渴，惊风，手指挛痛。

【刺灸法】直刺0.3~0.5寸；灸3~5壮或5~10分钟。

【配伍】

(1) 配太冲、阳陵泉，主治黄疸、胁痛、胆囊炎。

(2) 配足三里、三阴交，主治消渴。

(3) 配通里、听宫、翳风，主治耳鸣、耳聋。

【类别】本穴为小肠经之原穴。

【附注】

(1) 据报道，腰痛，配下巨虚，用导气手法，患者腰部有热感时出针。

(2) 据报道，针刺腕骨穴可使不蠕动或蠕动减弱的结肠下部及直肠的蠕动增强。

5. 阳谷 Yánggǔ

【定位】俯掌。在手腕尺侧，当尺骨茎突与三角骨之间的凹陷处（图6-32）。

【解剖】当尺侧腕屈肌腱的尺侧缘；有腕背侧动脉；布有尺神经手背支。

【主治】手腕痛，臂外侧痛，颈颌肿，齿痛，目赤肿痛，耳鸣，耳聋，鼻塞，头晕，癫狂痫证，热病汗不出。

【刺灸法】直刺0.3~0.5寸；灸3~5壮或5~10分钟。

【配伍】

(1) 配曲池、外关，主治腕痛、上肢痿痹。

(2) 配百会、涌泉，主治精神分裂症、癫痫。

(3) 配太冲、昆仑，主治目赤肿痛。

【类别】本为小肠经之经穴。

6. 养老 Yǎnglǎo

【定位】掌心向下时，在尺骨茎突的高点处；屈肘，掌心向胸时，转手骨开，穴在尺骨茎突的桡侧骨缝中（图6-33）。

【解剖】在尺骨背面，尺骨茎突上方，尺侧腕伸肌腱和固有伸肌腱之间；布有前臂骨间背侧动、静脉的末支，腕静脉网；有腕背侧皮神经和尺神经。

【主治】目视不明，肩、背、肘、臂痛，急性腰扭伤。

【刺灸法】掌心向胸时，向肘方斜刺0.3~0.8寸，或直刺0.3~0.5寸；灸3~5壮或5~10分钟。

【配伍】

(1) 配肩髃，主治肩、背、肘疼痛。

(2) 配风池，主治头痛、面痛。

(3) 配内关、膈俞，主治呃逆。

【类别】本穴为小肠经之郄穴。

【附注】

(1) 落枕，针刺用强刺激手法，左病右取，右病左取，嘱患者活动颈部。也有针刺后用点按和滚法，按摩颈部疼痛点。

（2）急性腰扭伤，针刺一侧养老穴，嘱患者活动腰部。

7. 支正 Zhīzhèng

【定位】在腕背横纹上5寸，当阳谷与小海的连线上（图6-33）。

【解剖】在尺骨背面，尺侧腕屈肌腱的尺侧缘；布有骨间背侧动、静脉；布有前臂内侧皮神经。

【主治】肘挛，手指痛，颈强，头痛，目眩，消渴，癫狂，好笑善忘，惊恐悲愁。

【刺灸法】直刺0.3~0.5寸；灸3~5壮或5~10分钟。

【配伍】

（1）配神门，主治癫狂、精神病。

（2）配肩髎，主治肩臂、手指疼痛、挛急。

（3）配飞扬，主治目眩。

【类别】本穴为小肠经之络穴。

图 6-33

【附注】据报道，舌尖疼痛，可取双侧支正，进针后用捻转提插泻法，间隔10分钟行针1次，留针30分钟，疗效较好。

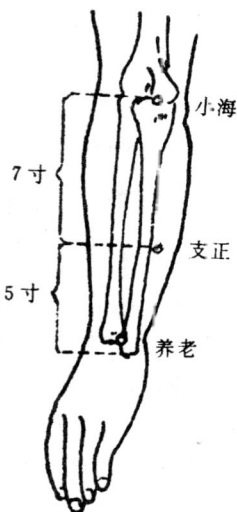

8. 小海 Xiǎohǎi （别名：肘曲泉）

【定位】屈肘，当尺骨鹰嘴与肱骨内上髁之间凹陷中（图6-33）。

【解剖】尺神经沟中，为尺侧腕屈肌腱的起始部；有尺侧上、下副动脉和副静脉以及尺返动、静脉；布有前臂内侧皮神经、尺神经本干。

【主治】颈项肩臂外后侧痛，肘臂疼痛，颊肿，头痛目眩，耳聋，耳鸣，癫狂痫证，肿疡。

【刺灸法】直刺0.2~0.3寸；灸2~3壮或5~10分钟。

【配伍】

（1）配曲池、臂臑，主治肘臂疼痛。

（2）配合谷、颊车，主治颊肿、牙龈炎、咽喉炎。

（3）配风池、大椎，主治癫狂痫证。

【类别】本穴为小肠经之合穴

【附注】据报道针刺小海穴，可使降结肠远端的迷走神经过敏现象减轻，故治疗过敏性结肠炎，有一定效果。

9. 肩贞 Jiānzhēn

【定位】肩关节后下方，当上臂内收时，在腋后横纹头上1寸处（图6-34）。

【解剖】在肩关节后下方，肩胛骨外侧缘，三角肌后缘，下层是大圆肌；有旋肩胛动、静脉；布有腋神经分支，最深层上方有桡神经。

【主治】肩胛痛，手臂麻木，不能抬举，耳鸣，耳聋，头痛，缺盆中痛，瘰疬。

【刺灸法】直刺0.4~1寸；灸2~3壮或5~10分钟。

【配伍】

(1) 配肩髃，主治肩臂疼痛、上肢瘫痪。

(2) 配天井，主治淋巴结炎。

(3) 配腕骨，主治耳鸣、耳聋。

10. 臑俞 Nàoshū（别名：臑交）

【定位】正坐，自然垂臂。在肩部，当腋后纹头直上，肩胛冈下缘凹陷中（图6-34）。

【解剖】在肩胛关节窝后方三角肌中，深层为冈下肌；有旋肱后动、静脉；布有腋神经，深层为肩胛上神经。

【主治】肩胛酸痛无力，肩肿，气喘，乳痈，颈项瘰疬。

【刺灸法】直刺0.6~1寸；灸3~5壮或5~10分钟。

【配伍】

(1) 配肩髃、天宗、曲池，主治肩关节周围炎、上肢瘫痪。

(2) 配肺俞，主治咳嗽、气喘。

(3) 配肩井、膻中，主治乳痈。

【附注】

(1) 据报道，本穴配风市、大椎，埋羊肠线，治疗癫痫有一定效果。

(2) 肩周炎，用焠刺臑俞治疗50例，有良好效果。但体虚者慎用。

11. 天宗 Tiānzōng

【定位】正坐，双臂自然下垂，在肩胛骨冈下窝的中央凹陷处，与第4胸椎相平（图6-34）。

【解剖】在肩胛骨冈下窝中央冈下肌中；有旋肩胛动、静脉肌支；布有肩胛上神经。

【主治】肩胛疼痛，肘臂外后侧痛，咳嗽，气喘，颊颔肿痛，乳痈。

【刺灸法】直刺0.5~0.7寸；灸3~5壮或5~10分钟。

【配伍】

(1) 配肩髃、肩髎、曲池，主治肩关节周围炎，上肢运动障碍。

(2) 配膻中，主治乳痈、乳腺增生。

【附注】

(1) 据报道，多数胆道感染和胆石症患者在右侧天宗穴有压痛，且压痛随疾病的好转而逐渐减轻以至消失。另有在检查时发现有一侧天宗穴压痛明显者，经X颈部摄片证实均有颈椎病变。

(2) 用皮内针刺入左侧天宗穴后30分钟，X线检查可见胆囊阴影缩小。另有针刺右侧天宗穴，治疗胆绞痛56例，有较好的镇痛作用。

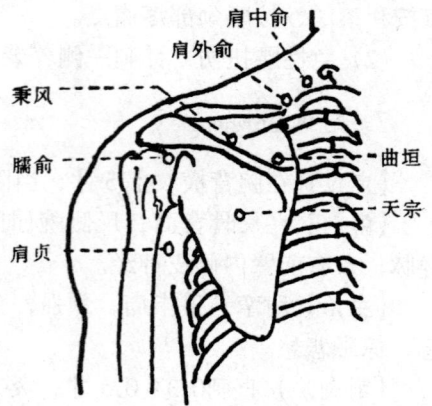

图 6-34

12. 秉风 Bǐngfēng

【定位】正坐，在肩胛骨冈上窝中点，当天宗穴直上，举臂有凹陷处（图6-34）。

【解剖】在肩胛冈上缘中央，表层为斜方肌，再下为冈上肌；有肩胛动、静脉；布有锁骨上神经和副神经，深层为肩胛上神经。

【主治】肩胛疼痛不举，上肢麻木。

【刺灸法】直刺0.3寸；灸3~5壮或5~10分钟。

【配伍】配肩髃、外关，主治上肢酸麻、肩关节周围炎。

13. 曲垣 Qūyuán

【定位】正坐，在肩胛冈上端凹陷处，按之有动脉应手。约当臑俞与第2胸椎棘突连线的中点（图6-34）。

【解剖】在肩胛冈上缘，斜方肌和冈上肌中；有颈横动、静脉降支，深层为肩胛冈上动、静脉肌支；布有第2胸神经后支外侧皮支、副神经，深层为肩胛上神经肌支。

【主治】肩胛拘挛疼痛，肩背痛。

【刺灸法】直刺0.3~0.5寸；灸3~5壮或5~10分钟。

【配伍】配大椎，主治肩背痛。

14. 肩外俞 Jiānwàishū

【定位】正坐位，或俯伏位。在背部，当第1胸椎棘突下，旁开3寸（图6-34）。

【解剖】在肩胛冈内侧角边缘，表层为斜方肌，深层为肩胛提肌和菱形肌；有颈横动、静脉；布有第1胸神经后支内侧皮支，肩胛背神经和副神经。

【主治】肩背酸痛，颈项强急，上肢冷痛。

【刺灸法】斜刺0.3~0.6寸；灸3~5壮或5~10分钟。

【配伍】配大椎、后溪，主治颈项强直、颈椎病、胸椎病、肩背酸痛。

15. 肩中俞 Jiānzhōngshū

【定位】正坐，或俯伏位，或俯卧位。在第7颈椎棘突下旁开2寸凹陷中（图6-34）。

【解剖】在第1胸椎横突端，肌肉、神经、血管同肩外俞穴。

【主治】肩背疼痛，咳嗽，气喘，目视不明，咯血，寒热，落枕。

【刺灸法】斜刺0.3~0.6寸；灸3~5壮或5~10分钟。

【配伍】

(1) 配大椎、肩井、支沟，主治肩背酸痛。

(2) 配肩髃、外关，主治肩背疼痛、肩周炎。

16. 天窗 Tiānchuāng（别名：窗笼）

【定位】正坐。在颈外侧部，胸锁乳突肌的后缘，扶突后，与喉结平（图6-35）。

【解剖】在斜方肌前缘，肩胛提肌后缘，深层为头夹肌；有耳后动、静脉及枕动、静脉分支；布有颈皮神经，正当耳大神经丛的发出部及枕小神经处。

【主治】颈项强直，咽喉肿痛，颈瘿，耳鸣，耳聋，暴喑，瘾诊，中风，癫狂。

【刺灸法】直刺0.3～0.5寸；灸3～5壮或5～10分钟。

【配伍】

（1）配天容、少商，主治咽喉肿痛、扁桃体炎。

（2）配臑会，主治瘿病。

17. 天容 Tiānróng

【定位】正坐。平下颌角，在胸锁乳突肌前缘凹陷中（图6-35）。

【解剖】在下颌角后方，胸锁乳突肌停止部前缘，二腹肌后腹的下缘；前方有颈外浅静脉，颈内动、静脉；布有耳大神经的前支、面神经的颈支、副神经，深层为交感神经干的颈上神经节。

【主治】咽喉肿痛，咽中如哽，颊肿，耳鸣，耳聋，瘿气，瘰疬，头项肿痛。

【刺灸法】直刺0.5～0.8寸；灸2～3壮或5～10分钟。

【配伍】

（1）配鱼际、少商，主治咽喉肿痛、扁桃体炎、颊肿。

（2）配听宫、中渚，主治耳鸣、耳聋。

【附注】据报道，针刺天容对奥狄括约肌有明显的解痉作用，且能促进胆总管的收缩，有促进胆汁分泌和良好的镇痛作用。

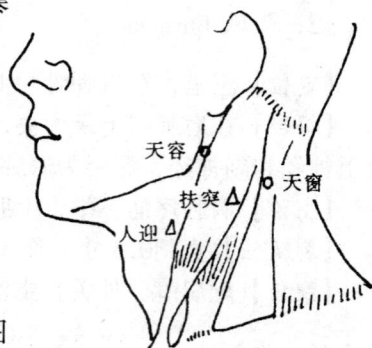
图 6-35

18. 颧髎 Quánliáo（别名：兑骨）

【定位】正坐，或仰卧位。目外眦直下，颧骨下缘凹陷中（图6-36）。

【解剖】在颧骨下颌突的后下缘稍后，咬肌的起始部，颧肌中；有面横动、静脉分支；布有面神经及眶下神经。

【主治】口眼歪斜，颊肿，眼睑瞤动，齿痛，唇肿，面赤，目赤，目黄。

【刺灸法】直刺0.2～0.3寸；艾条灸5～10分钟。

【配伍】

（1）配翳风、合谷，主治三叉神经痛。

（2）配肝俞、太冲，主治面肌痉挛、眼睑瞤动。

【类别】本穴为手少阳经、手太阳经之交会穴。

【附注】

（1）治疗三叉神经痛，进针2～2.5厘米，如出现触电感，针感扩散更好。

（2）据报道，电针颧髎治疗鼻炎153例，有较好疗效。

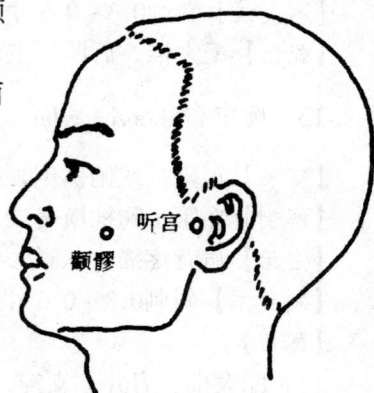
图 6-36

19. 听宫 Tīnggōng（别名：多所闻）

【定位】正坐，或仰卧。在耳屏前，下颌骨髁状突的后方，张口时呈现凹陷处（图6-

36）。

【解剖】有颞浅动、静脉的耳前支，布有面神经及三叉神经第3支的耳颞神经。

【主治】耳聋，耳鸣，聤耳，齿痛，失音，癫疾，痫疾。

【刺灸法】直刺0.5~1寸。

【配伍】

（1）配翳风、外关，主治耳鸣耳聋、中耳炎。

（2）配颊车、合谷，主治牙龈炎、齿痛。

【类别】本穴为手足少阳与手太阳经之交会穴。

【附注】

（1）据报道，三叉神经痛，针听宫，留针数小时，治疗63例，效果较好。

（2）外耳道炎，用激光照射耳腔10分钟，听宫、听会各照射5分钟，效果较好。

三、手少阳三焦经经穴

本经腧穴一名两穴，左右各一，共23穴。起于关冲，止于丝竹空。本经循行分布，起于无名指尺侧端关冲穴，经上肢外侧中间、项部、颞部，止于眉梢丝竹空（图6-37）。

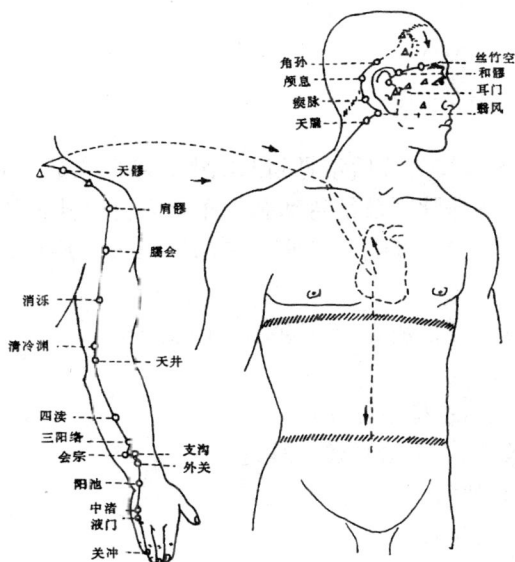

图6-37　手少阳三焦经腧穴总图

主要治疗侧头、耳、目、胸胁、咽喉病证，某些热性病以及经脉循行部位的其他病证。

1. 关冲 Guānchōng

【定位】无名指尺侧，距指甲根角0.1寸处（图6-38）。

【解剖】有指掌侧固有动、静脉形成的动、静脉网；布有尺神经的指掌侧固有神经。

【主治】头痛，目赤，耳聋，耳鸣，喉痹，舌强，热病，心烦。

【刺灸法】浅刺0.1寸，或三棱针点刺放血；灸1~3壮或5~10分钟。

【配伍】

（1）配少商、少泽，主治咽喉肿痛。

（2）配人中、内关、十宣，主治晕厥、中暑。

（3）配风池、商阳，主治热病无汗。

【类别】本穴为三焦经之井穴。

2．液门 Yèmén（别名：腋门）

【定位】手背部，握拳，在第4、5指指缝间，掌指关节前凹陷中（图6-38）。

【解剖】有来自尺动脉的指背动脉；布有来自尺神经的手背支。

【主治】头痛，目赤，耳聋，耳鸣，耳痛，喉痹，疟疾，手臂痛。

【刺灸法】直刺0.3~0.5寸；灸3~5壮或5~10分钟。

【配伍】

（1）配中渚、阳池，主治手背痛。

（2）配鱼际，主治咽喉痛。

（3）配外关、听宫，主治耳鸣、头痛。

【类别】本穴为三焦经之荥穴。

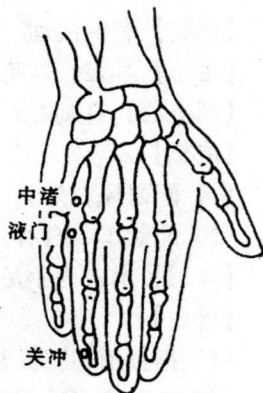

图 6-38

3．中渚 Zhōngzhǔ（别名：下渚）

【定位】握拳，第4、5掌指关节后掌骨间凹陷中，液门穴后1寸（图6-38）。

【解剖】有骨间肌；手背静脉网及掌背动脉；布有来自尺神经的掌背神经。

【主治】头痛，目赤，耳聋，耳鸣，喉痹，热病，消渴，疟疾，手指不能屈伸，肩背肘臂酸痛。

【刺灸法】直刺0.3~0.5寸；灸3~5壮或5~10分钟。

【配伍】

（1）配八邪、外关，主治手指不能屈伸。

（2）配听宫、听会、翳风，主治耳聋、耳鸣。

（3）配太溪，主治咽喉肿痛。

【类别】本穴为三焦经之输穴。

【附注】

（1）据报道，本穴有镇痛作用，以中渚、列缺为主穴，眼科手术的效果较眼穴附近穴为优越。中渚穴对落枕镇痛效果亦较好。

（2）据报道，本穴有调理胃肠功能的作用，针刺本穴，可引起肠鸣音亢进。

4．阳池 Yángchí（别名：别阳）

【定位】伏掌，腕背横纹上，指总伸肌腱尺侧缘凹陷中（图6-39）。

【解剖】在尺骨和腕骨的关节部；在指总伸肌腱与小指固有伸肌腱之间；下有腕背静脉网、腕背动脉；布有尺神经手背支及前臂背侧皮神经末支。

【主治】手腕痛，肘臂痛，目痛，咽喉肿痛，耳聋，疟疾，消渴。

【刺灸法】直刺0.3～0.5寸；灸5～10分钟。

【配伍】

（1）配外关、曲池，主治前臂肌痉挛或麻痹。

（2）配少商、廉泉，主治咽喉肿痛。

（3）配胰俞、脾俞、太溪，主治消渴。

【类别】本穴为三焦经之原穴。

5. 外关 Wàiguān

【定位】腕背横纹上2寸，桡骨与尺骨之间（图6-39）。

【解剖】在指总伸肌腱和拇长伸肌之间；深层有前臂骨间背侧动脉和前臂骨间掌侧动、静脉；布有前臂背侧皮神经和骨间背侧神经。

【主治】手指疼痛，手颤，肘臂屈伸不利，肩痛，头痛，目赤肿痛，耳聋，耳鸣，疟腮，热病，颊肿，胁痛。

【刺灸法】直刺0.5～1寸；灸3～5壮或5～10分钟。

【配伍】

（1）配阳池、中渚，主治手指疼痛、腕关节疼痛。

（2）配肩髃、曲池、合谷，主治上肢瘫痪。

（3）配太阳、率谷，主治偏头痛。

【类别】本穴为三焦经之络穴，亦为八脉交会穴之一，通阳维脉。

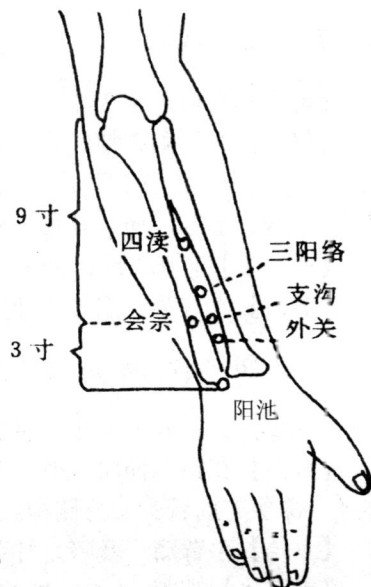

图 6-39

【附注】

（1）落枕取健侧外关穴，亦可取双侧，进针后行泻法，得气后提插捻转2～3分钟后留针，并嘱患者活动颈部，有良好疗效。

（2）急性腰扭伤取患侧外关透三阳络，留针15分钟，留针期间行强刺激手法2～3次，并嘱患者作前俯后仰、下蹲起立、左右旋转、深呼吸等动作，有良好疗效。

（3）踝关节扭伤取患肢对侧外关穴，得气后反复捻转提插2～4次，在行针过程中，嘱患者活动患侧肢体（由轻到重），疼痛即可减轻。

（4）镇痛作用选家兔用钾离子透入法测痛阈，电针一侧外关及合谷，以弱刺激、强刺激两种，针刺20分钟后痛阈提高率分别为150%和140%，而弱刺激易被钠络酮所对抗，但强刺激不被钠络酮对抗，而且血浆皮质醇、去甲肾上腺素、环-磷酸腺苷都显著升高，与弱刺激组有显著差异。

6. 支沟 Zhīgōu（别名：飞虎）

【定位】阳池穴上3寸，桡骨、尺骨之间。（图6-39）。

【解剖】同外关穴。

【主治】胁肋痛，耳鸣，耳聋，落枕，热病，呕吐，便秘，手指震颤，肘臂痛。

【刺灸法】直刺0.5～1寸；灸3～5壮或5～10分钟。

【配伍】

（1）配足三里、天枢、大横，主治习惯性便秘。

（2）配章门，主治胁痛。

（3）配阳池、八邪，主治手指震颤。

【类别】本穴为三焦经之经穴。

【附注】

（1）本穴治疗急性腰扭伤有显著疗效。

（2）本穴治疗急性跌扑闪挫引起的胁痛，针刺患侧穴位，两胁痛者取双穴，用泻法，强刺激，得气后，让患者站起作深呼吸、咳嗽或活动患部，每日1次，1周为1疗程。

7. 会宗 Huìzōng

【定位】腕横纹上3寸，支沟穴尺侧，尺骨的桡侧缘（图6-39）。

【解剖】在尺侧腕伸肌和小指固有伸肌之间，深层有食指固有伸肌；下有前臂背侧骨间动、静脉；布有前臂背侧皮神经，深层有前臂背侧神经和骨间掌侧神经。

【主治】上肢痹痛，耳聋，痫证。

【刺灸法】直刺0.5～1寸；灸3～7壮或5～10分钟。

【类别】本穴为三焦经之郄穴。

8. 三阳络 Sānyángluò（别名：通关）

【定位】支沟穴上1寸，桡骨与尺骨之间（图6-39）。

【解剖】在指总伸肌、拇长展肌起端之间；有前臂骨间背侧动、静脉；布有前臂背侧皮神经，深层有前臂骨间背侧神经和骨间掌侧神经。

【主治】手臂痛，暴暗，耳聋，齿痛。

【刺灸法】直刺0.5～1寸；灸3～7壮或5～10分钟。

【附注】据报道，三阳络透郄门是针麻肺叶切除手术的常用穴组之一。

9. 四渎 Sìdú

【定位】尺骨鹰嘴下5寸，桡骨与尺骨之间（图6-39）。

【解剖】在指总伸肌和尺侧腕伸肌之间，血管同三阳络。

【主治】前臂痛，暴暗，暴聋，齿痛，咽喉肿痛，呼吸气短。

【刺灸法】直刺0.5～1寸；灸3～7壮或5～10分钟。

10. 天井 Tiānjǐng

【定位】尺骨鹰嘴后上方1寸许，屈肘时呈凹陷处（图6-40）。

【解剖】在肱骨下端后面的鹰嘴窝中，尺骨鹰嘴突起上缘，有肱三头肌腱；有肘关节动、静脉网；布有前臂背侧皮神经和桡神经的肌支。

【主治】肘臂痛，偏头痛，耳聋，胁肋痛，瘰疬，瘿气，癫痫。

【刺灸法】直刺0.5～1寸；灸3～5壮或5～10分钟。

【配伍】

（1）配曲池、少海，主治肘痛。

（2）配天突、水突，主治瘿气。

（3）配曲池透臂臑，主治瘰疬。

【类别】本穴为三焦经之合穴。

11．清冷渊 Qīnglěngyuān

【定位】天井上1寸，屈肘取穴（图6-40）。

【解剖】在肱骨后侧，鹰嘴突起的尖端上方，肱三头肌下部当中；有中侧副动、静脉；神经同天井穴。

【主治】肩臂痛，头痛，目痛胁痛，黄疸。

【刺灸法】直刺0.5~1寸；灸3~7壮或5~10分钟。

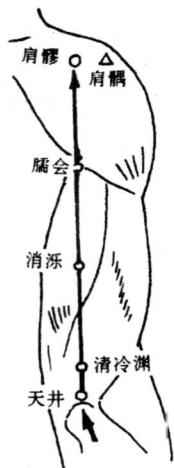

图 6-40

12．消泺 Xiāoluò（别名：消铄）

【定位】在尺骨鹰嘴与臑会的连线上，当臑会与清冷渊中点取穴（图6-40）。

【解剖】在肱骨后面，肱三头肌肌腹的中间；有中侧副动、静脉；布有臂背侧皮神经和桡神经肌支。

【主治】肩臂痛，头痛，颈项强痛，齿痛，癫痫。

【刺灸法】直刺0.8~1.2寸；灸3~5壮或5~10分钟。

13．臑会 Nàohuì（别名：臑交）

【定位】在尺骨鹰嘴与肩髎的连线上，肩髎穴下3寸，当三角肌的后缘（图6-40）。

【解剖】在肱骨上端背面，肱三头肌中；有中侧副动、静脉；布有臂背侧皮神经、桡神经肌支，深层为桡神经。

【主治】肩臂痛，肩胛肿痛，瘿气，瘰疬。

【刺灸法】直刺0.5~1寸；灸3~5壮或5~10分钟。

14．肩髎 Jiānliáo

【定位】肩峰后下方，上臂外展平举时，肩髃穴后寸许凹陷处（图6-40）。

【解剖】在肩峰的后下缘，三角肌中；有旋肱后动脉肌支；布有腋神经的肌支。

【主治】臂痛，肩重不能举，中风瘫痪，风疹。

【刺灸法】直刺0.5~1寸；灸3~7壮或5~15分钟。

【配伍】

（1）配肩井、天宗，主治肩重不能举。

（2）配风池、曲池，主治风疹。

（3）配天宗、肩髃、曲池，主治肩关节周围炎。

15．天髎 Tiānliáo

【定位】在肩井与曲垣连线的中点、当肩胛骨上角处（图6-41）。

【解剖】在肩胛骨上部冈上窝中，浅层为斜方肌，再下为冈上肌，有颈横动脉降支，深层为肩胛上动脉肌支；布有副神经，深层为肩胛上神经分支。

【主治】肩臂痛，颈项强痛，胸中烦满。

【刺灸法】直刺0.5～0.8寸；灸3～5壮或5～10分钟。

【类别】本穴为三焦经与阳维脉交会穴。

16. 天牖 Tiānyǒu（别名：天听）

【定位】在乳突的后下方直下，平下颌角，胸锁乳突肌的后缘（图6-42）。

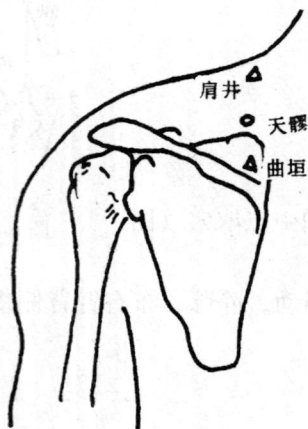

图 6-41

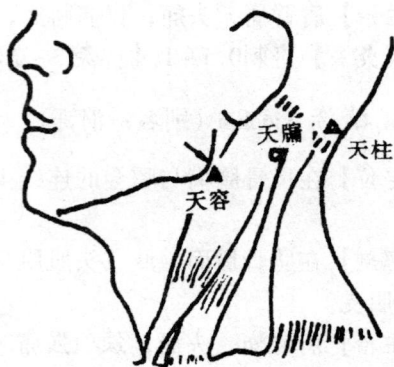

图 6-42

【解剖】胸锁乳突肌停止部后缘；有耳后动、静脉及颈外浅静脉；布有枕小神经。

【主治】项强，头晕，头痛，面肿，目痛，暴聋，瘰疬。

【刺灸法】直刺0.5～1寸；灸3～7壮或5～10分钟。

【配伍】

（1）配百劳、后溪，主治颈肌痉挛。

（2）配昆仑、合谷、风池，主治腰痛。

（3）配听会、四渎，主治暴聋。

【附注】据报道，取天牖穴用指针疗法，对颈源性头痛效果好。操作方法：俯卧，用枕头垫前胸，使头低下靠床，该穴有突起顶手的压痛点，医生先在三焦经颈段轻轻推拿，继用拇指对准压痛点向健侧同名穴顶推，至压痛点消散。

17. 翳风 Yìfēng

【定位】乳突前下方，平耳垂后下缘的凹陷中（图6-43）。

【解剖】有耳后动、静脉，颈外浅静脉；布有耳大神经，深层为面神经干从茎乳突穿出处。

【主治】耳聋，耳鸣，口眼歪斜，牙关紧闭，齿痛，颊肿，瘰疬。

【刺灸法】直刺0.8～1.2寸；灸3～5壮或5～10分钟。

【配伍】

（1）配听宫、听会，主治耳聋、耳鸣。

（2）配颊车、地仓、承泣、阳白，主治面神经麻痹。

（3）配下关、颊车、合谷，主治颊肿。

【附注】

（1）呃逆以两手拇指按压翳风穴，力度要重而强，以患者胀痛难忍为度。

（2）面神经炎针刺时，针尖向鼻尖方向进针，使患者有酸麻胀感扩散到面部为度。临床观察面瘫患者多在翳风穴有压痛，翳风穴压痛随病情好转逐渐减轻。

（3）针刺治疗偏头痛159例，效果较为显著。

（4）有人在实验性狗神经官能症基础上，针刺翳风，所有阳性条件反射均迅速提高，并稳定地恢复正常，刺激强度与反应之间的关系逐渐恢复，对分化刺激的鉴别逐渐达到完全。说明针刺翳风能恢复大脑皮质神经过程的平衡。

（5）用悬灸法治疗急慢性中耳炎402例，效果较好。

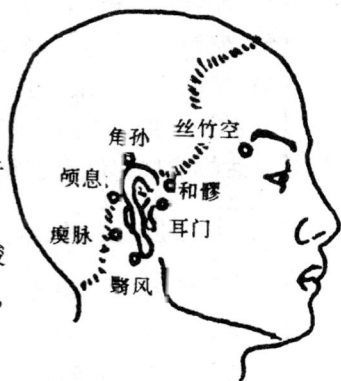

图 6-43

18．瘛脉 Chìmài（别名：资脉）

【定位】在乳中央，当角孙与翳风穴之间，沿耳轮连线的中、下 1/3 的交点处（图6-43）。

【解剖】在耳廓根后，耳后肌中；有耳后动、静脉；布有耳大神经的耳后支。

【主治】耳鸣，耳聋，头痛，目疾，呕吐，泻利，小儿惊风。

【刺灸法】平刺0.3～0.5寸或点刺放血；灸3～5壮或5～10分钟。

19．颅息 Lúxī

【定位】在耳后，当角孙与翳风穴之间，沿耳轮连线的上、中 1/3 的交点处（图6-43）。

【解剖】在耳廓根后，耳后肌中；有耳后动、静脉；布有耳大神经和枕小神经的会合支。

【主治】耳鸣，耳聋，头痛，头晕，呕吐，小儿惊风。

【刺灸法】平刺0.3～0.5寸；灸3～5壮或5～10分钟。

【配伍】

（1）配听宫、听会、中渚，主治耳聋、耳鸣。

（2）配角孙、头维、太阳，主治偏头痛。

（3）配人中、中冲、合谷，主治小儿惊风。

20．角孙 Jiǎosūn

【定位】在耳尖处发际间（图6-43）。

【解剖】在耳廓根上缘，耳上肌中；有颞浅动、静脉的耳前支；布有耳颞神经的分支。

【主治】耳部疼痛，目赤肿痛，齿痛，偏头痛，项强。

【刺灸法】平刺0.3～0.5寸；灸2～3壮或5～10分钟。

【配伍】

（1）配听宫、翳风，主治耳部肿痛。

（2）配颊车、下关、合谷，主治牙痛。

（3）配风池、太阳、肝俞、膈俞，主治视神经炎、视网膜出血。

【类别】本穴为手足少阳、阳明之交会穴。

【附注】取快速灯火点灸角孙穴可治流行性腮腺炎。

21．耳门 Ěrmén （别名：小耳、耳前）

【定位】在耳屏上切迹前，下颌骨髁状突后缘凹陷中，张口取穴（图 6-43）。

【解剖】有耳颞浅动、静脉；布有耳颞神经及面神经。

【主治】耳聋，耳鸣，聤耳，齿痛，颈颌痛，聋哑。

【刺灸法】直刺0.5～1寸；灸5～10分钟。

【配伍】

（1）配听宫、听会、翳风，主治耳鸣、耳聋、聤耳。

（2）配颊车、下关、合谷，主治牙痛。

（3）配翳风、合谷，主治中耳炎。

【附注】据报道，激光照射双耳门穴可治精神分裂症之听幻觉。

22．和髎 Héliáo

【定位】鬓发后缘，平耳廓根之前方，当颞浅动脉后缘（图 6-43）。

【解剖】有颞肌；后方有颞浅动、静脉；布有耳颞神经分支、面神经颞支。

【主治】耳鸣，牙关拘急，颌肿，鼻准肿痛，头重痛。

【刺灸法】斜刺0.3～0.5寸；灸5～10分钟。

【配伍】

（1）配听宫、听会、翳风，主治耳鸣。

（2）配颊车、地仓、阳白，主治面神经麻痹。

23．丝竹空 Sīzhúkōng

【定位】眉梢凹陷处（图 6-43）。

【解剖】皮下为眼轮匝肌；有颞浅动、静脉额支；布有面神经颧眶支及耳颞神经的分支。

【主治】目眩，目赤肿痛，眼睑瞤动，头痛，齿痛，癫痫。

【刺灸法】平刺0.5～1寸；禁灸。

【配伍】

（1）配太阳、攒竹、睛明，主治目赤肿痛。

（2）配太阳、外关，主治偏头痛。

手三阳经经穴小结

【取穴要领】取手三阳经穴主要掌握爪甲角、掌骨间、指总伸肌腱、三角骨、尺骨、桡骨、尺骨鹰嘴、上臂、肩峰、肩胛冈、颈、喉结、胸锁乳突肌和下颌角、耳廓等解剖标志。

手部：小指爪甲根尺侧取少泽，第4、5掌指关节前取液门、后取中渚，第5掌指关节前取前谷、后取后溪，第1、2掌骨间的第2掌骨中点取合谷。

腕关节部：于手腕背部指总伸肌腱尺侧取阳池，三角骨前后方有腕骨和阳谷，前谷、后溪、腕骨、阳谷均在尺侧的赤白肉际上，拇长、短伸肌腱及舟状骨、桡骨茎突之间凹陷中取阳溪。

前臂部：尺、桡两骨间，阳池上2寸、3寸、4寸、7寸处分别取外关、支沟、三阳络、四渎穴，尺骨的伸侧面骨边取支正，屈肘横纹头取曲池，阳溪与曲池的连线上取5穴，阳溪上3寸取偏历、5寸取温溜，曲池下2寸取手三里、3寸取上廉、4寸取下廉。

上臂部：尺骨鹰嘴上1寸取天井，曲池与肩髃的连线上，曲池上1寸取肘髎、3寸取手五里。

肩与肩胛部：肩峰后下际取肩髎穴，清冷渊、消泺、臑会三穴均在天井与肩髎的连线上，肩胛冈中点上缘是秉风，下缘是天宗，内上缘外1寸是曲垣，外下缘内1寸是臑会。

颈部：胸锁乳突肌后缘取天牖穴，恰平下颌角；天窗平喉结，在胸锁乳突肌后缘，天容穴亦平下颌角，在胸锁乳突肌前缘；扶突平喉结，在胸锁乳突肌之间。

面部：耳翼下取翳风、上取角孙，沿耳翼弧形线上取瘈脉和颅息，耳屏上切迹前方凹陷处取耳门，颧骨下缘凹陷处取颧髎，耳屏与下颌关节间取听宫，鼻孔下，水沟旁0.5寸处取禾髎，鼻翼处外缘中点旁开0.5寸取迎香。

【主治重点】手三阳经穴主治范围较广，既有其共同点，又有其不同之处。三经的共同主治特点为均能治疗头、面、五官部病，热病及各经循行路线上的局部病证。其中手阳明大肠经穴主要治疗前头、鼻、口齿病；手少阳三焦经穴主要治疗偏头、胁肋病和耳病；手太阳小肠经穴主要治疗后头、肩胛病及神志病等。

（1）头面疾病：液门、中渚、外关、阳谷、天窗、耳门、听宫均治耳鸣、耳聋。颧髎治眼睑瞤动。养老治目视不明。商阳、二间治喉痹、颔肿。合谷通治面口疾病及牙痛。迎香治鼻病、面痒。

（2）神志病：天井、瘈脉、小海、后溪、阳池均可治癫痫。支正且治惊恐悲愁、好笑善忘。三间治嗜睡。

（3）热病：外关、关冲、少泽、曲池、商阳、合谷治热病，而外关治寒热往来，少泽治寒热无汗，商阳治热病神昏，前谷、后溪治疟疾。

（4）液病：少泽、前谷治无乳，腕骨、支正治消渴。

（5）胃肠病：合谷、手三里、上廉、下廉均为治疗胃肠病的主要配穴，而合谷、手三里通治胃肠，上廉偏于大肠，下廉偏于小肠。

（6）皮肤病：曲池治一切皮肤病，阳谷、支正治疣，合谷治风疹，肩髃治瘾疹。

【针灸注意事项】肩背部的穴位均不宜向胸部、胸侧深刺，以免刺伤肺脏造成气胸。面、手及关节部均不宜直接灸，以免形成灸疮，影响美观和关节活动。颈部穴位应缓慢进针，防止刺伤颈动脉。关冲治热病宜三棱针点刺放血，天牖、翳风针刺手法不宜过强，耳门要张口取穴，避开耳前动脉，针刺合谷透劳宫时，手呈半握拳，针尖向小指侧，要缓缓进针，以防刺破动脉。

第四节　足三阳经经穴

一、足阳明胃经经穴

本经腧穴一名 2 穴，左右各 45 穴。起于承泣，止于厉兑。分布于头面、胸腹部，下肢外侧面，踝关节前面及第 2 趾外侧端（图 6-44）。

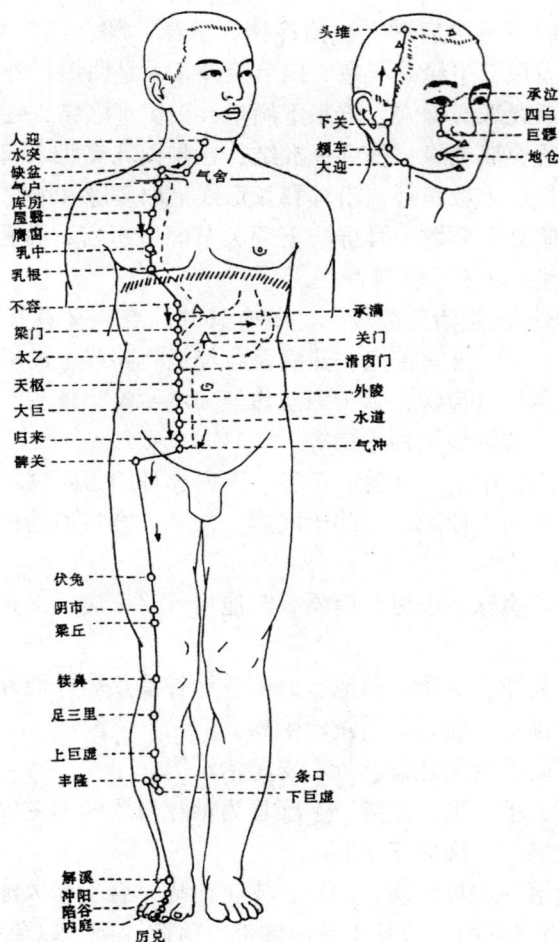

图 6-44　足阳明胃经腧穴总图

本经腧穴主要用于治疗胃肠病，头面、口齿、咽喉病，热病及本经所过之处的病证。

1. 承泣 Chéngqì

【定位】正坐，两目平视，瞳孔直下 7 分，当眼球与眶下缘之间（图 6-45）。

【解剖】在眶下缘上方，眼轮匝肌中，深层眶内有眼球下直肌、下斜肌；有眶下动、静脉分支，眼动、静脉分支；布有眶下神经分支及动眼神经下支的肌支，面神经分支。

【主治】目赤肿痛，迎风流泪，眼睑瞤动，夜盲，口眼歪斜以及近视。

【刺灸法】嘱患者闭目，将眼球推向上方固定，针尖紧靠眶下缘缓慢直刺0.3～1寸，不宜提插，以防刺破血管引起血肿；不可灸。

【配伍】配睛明、风池、曲池、太冲，治青光眼。

【类别】本穴为阳跷、足阳明之会。

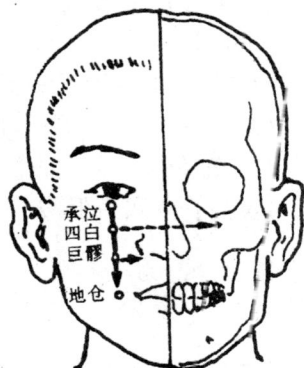

2. 四白 Sìbái

【定位】正坐，在承泣穴直下3分，当眶下孔凹陷处（图6-45）。

【解剖】在眶下孔处，当眼轮匝肌和上唇方肌之间；有面动、静脉分支，眶下动、静脉；布有面神经分支，当眶下神经处。

【主治】目赤肿痛，目痒，夜盲，迎风流泪，眼睑瞤动，目眩，口眼歪斜，头痛。

【刺灸法】直刺0.2～0.3寸；不宜灸。

【配伍】

(1) 配下关、地仓、颊车、颧髎、合谷，治面神经麻痹。

(2) 配涌泉、大杼，治头痛目眩。

3. 巨髎 Jùliáo

【定位】目正视，瞳孔直下，平鼻翼下缘处（图6-45）

【解剖】浅层为上唇方肌，深层为犬齿肌；有面动、静脉及眶下动、静脉；布有面神经及眶下神经的分支。

【主治】口眼歪斜，鼻塞，鼻衄，目翳，眼睑瞤动，唇颊肿痛，齿痛。

【刺灸法】直刺0.3～0.5寸；灸3～7壮或3～10分钟。

【配伍】

(1) 配天窗，治颊肿痛。

(2) 配地仓、迎香、颊车、下关、合谷，治面神经麻痹。

【类别】本穴为阳跷、足阳明之会。

【附注】据报道，以巨髎透眶下孔针刺，在提高正常人颈部痛阈方面，比针刺合谷更著。以巨髎透眶下孔针麻施行多种甲状腺手术有显效。

4. 地仓 Dìcāng

【定位】巨髎直下与口角水平的交点上，约口角旁0.4寸（图6-45）

【解剖】在口轮匝肌中，深层为颊肌；有面动、静脉；布有面神经和眶下神经分支，深层为颊肌神经的末支。

【主治】口眼歪斜，唇缓不收，中风失语，流涎，眼睑瞤动。

图6-45

【刺灸法】直刺0.2~0.3寸，横刺透颊车；灸3~7壮，或5~10分钟。

【配伍】

(1) 配大迎，治舌缓不收，不能言。

(2) 配颊车、合谷、内庭、太冲，治中风口眼歪斜。

(3) 配鱼腰、四白，治三叉神经痛。

【类别】本穴为阳跷、手足阳明之会。

5. 大迎 Dàyíng

【定位】在下颌角前1.3寸，当咬肌附着部的前缘，下颌骨上。闭口鼓气时，下颌角前即出现一沟形（即咬肌的前缘），并可摸到动脉搏动处（图6-46）。

【解剖】在咬肌附着部前缘；前方有面动、静脉；布有面神经及颊神经。

【主治】颊肿，齿痛，口噤，舌强，口眼歪斜，颈痛，瘰疬，腮腺炎。

【刺灸法】直刺0.2~0.3寸，横刺0.5~1.2寸，针刺时应避开动脉；灸3~5壮，或5~10分钟。

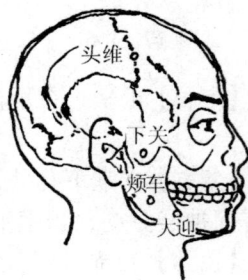

图 6-46

【配伍】配颧髎、听会、曲池，治齿痛恶寒。

6. 颊车 Jiáchē（别名：鬼床、机关、曲牙）

【定位】开口，在下颌角前上方1横指凹陷中。当用力咬牙时，在咬肌隆起的高点处（图6-46）。

【解剖】在下颌角前方，有咬肌；有咬肌动、静脉；布有耳大神经、面神经及咬肌神经。

【主治】口眼歪斜，齿痛，颊肿，口噤，失音，颈项强痛，腮腺炎。

【刺灸法】直刺0.3~0.5寸，横刺透地仓；灸3~5壮，或10~20分钟。

【配伍】

(1) 配地仓，治口眼歪斜。

(2) 配翳风、合谷，治急性腮腺炎。

(3) 配承浆、合谷，治口噤不开。

7. 下关 Xiàguān

【定位】闭口，在颧弓下缘处，当下颌骨髁状突的前方，闭口有空，张口即闭（图6-46）。

【解剖】当颧弓下缘，皮下有腮腺，为咬肌起始部；有面横动、静脉，最深层为上颌动、静脉；正当面神经颧眶支及耳颞神经分支，最深层为下颌神经。

【主治】牙痛，口噤，耳鸣，耳聋，聤耳，口眼歪斜。

【刺灸法】直刺0.3~0.5寸，横刺透颊车；灸3~5壮，或5~10分钟。

【配伍】

（1）配颊车、合谷，治牙痛。

（2）配耳门、听宫、翳风、外关，治耳鸣、耳聋、耳中痛。

（3）配地仓、颧髎、迎香、颊车、合谷，治面神经麻痹、三叉神经痛。

【类别】本穴为足阳明、足少阳之会。

8．头维 Tóuwéi（别名：颡大）

【定位】在鬓发前缘直上额角入发际0.5寸，距神庭4.5寸处（图6-46）。

【解剖】在颞肌上缘帽状腱膜中；有颞浅动、静脉的额支；布有耳颞神经的分支及面神经额颞支。

【主治】头痛，眩晕，迎风流泪，眼睑瞤动。

【刺灸法】沿皮向下或向后刺0.5～1寸；不宜灸。

【配伍】

（1）配大陵，治头痛、目痛。

（2）配曲鬓、风府、列缺，治偏头痛。

【类别】本穴为足少阳、足阳明之会。

9．人迎 Rényíng（别名：天五会）

【定位】与喉结相平，距喉结1.5寸，在胸锁乳突肌前缘的动脉搏动处（图6-47）。

【解剖】有颈阔肌，在胸锁乳突肌前缘与甲状软骨接触部；有甲状腺上动脉，当颈内、外动脉分支处，有颈前浅静脉，外为颈内静脉；布有颈皮神经、面神经颈支，深层为颈动脉球，最深层为交感神经干，外侧有舌下神经降支及迷走神经。

【主治】咽喉肿痛，瘿气，瘰疬，饮食难下，高血压，低血压。

【刺灸法】避开动脉，直刺0.2～0.4寸；不宜灸。

【配伍】

（1）配曲池、足三里，治高血压。

（2）配百会、人中、内关、太冲、膈俞、脾俞、肝俞，治低血压。

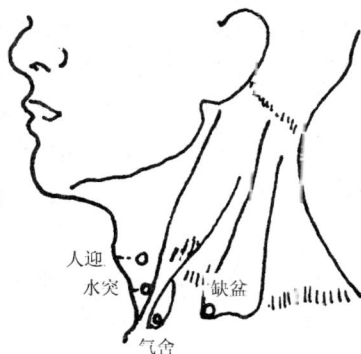

图 6-47

【附注】据报道，针刺高血压患者曲泽、太阳、百会、人迎、足三里等穴，可引起明显的血管舒张反应，有一定的降压作用。

10．水突 Shuǐtū（别名：水门）

【定位】在胸锁乳突肌前缘，正当人迎与气舍穴连线的中点处（图6-47）。

【解剖】有颈阔肌，在甲状软骨外侧，胸锁乳突肌与肩胛舌骨肌上腹的交叉点；外侧为颈总动脉；布有颈皮神经，深层为交感神经发出的心上神经及交感干。

【主治】咳逆上气，咽喉肿痛，甲状腺肿。

【刺灸法】直刺0.3～0.4寸；灸3～5壮，或5～10分钟。针刺时应避开动脉。

11. 气舍 Qìshè

【定位】在人迎直下，锁骨上缘，当胸锁乳突肌的胸骨头与锁骨头之间凹陷处（图6-47）。

【解剖】有颈阔肌、胸锁乳突肌起始部；有颈前浅静脉，深部为颈总动脉；布有锁骨上神经前支、舌下神经的分支。

【主治】咽喉肿痛，咳嗽气喘，呃逆，瘿瘤，瘰疬，颈项强痛。

【刺灸法】直刺0.3~0.5寸；灸3~5壮，或5~10分钟。

12. 缺盆 Quēpén（别名：天盖）

【定位】在锁骨上窝正中，胸正中线旁开4寸，下与乳头相直（图6-47）。

【解剖】在锁骨上窝之中点，有颈阔肌、肩胛舌骨机；上方有颈横动脉；布有锁骨上神经中支，深层正当肩丛的锁骨上部。

【主治】咳嗽喘气，咽喉肿痛，缺盆中痛，瘰疬，瘿气。

【刺灸法】直刺0.3~0.5寸；灸3~5壮，或5~10分钟。针刺时不可向下方深刺。

13. 气户 Qìhù

【定位】仰卧，在锁骨与第1肋骨之间，胸正中线璇玑穴旁开4寸处（图6-48）。

【解剖】在锁骨下方，胸大肌起始部，深层上方为锁骨下肌；有胸肩峰动、静脉分支，外上方为锁骨下静脉；为锁骨上神经、胸前神经分支分布处。

【主治】咳逆，喘息，胸痛，呃逆。

【刺灸法】直刺0.2~0.3寸；灸3~5壮，或5~10分钟。

【配伍】

(1) 配云门、天府、神门，治喘逆上气、呼吸肩息。

(2) 配华盖，治胸胁疼痛。

14. 库房 Kùfáng

【定位】仰卧，在第1肋间隙，胸正中线华盖穴旁开4寸（图6-48）。

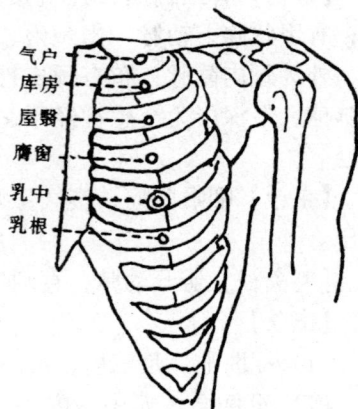

图6-48

【解剖】在第1肋间隙，有胸大肌、胸小肌，深层为肋间内、外肌；有胸肩峰动、静脉分支；布有胸前神经分支。

【主治】咳嗽，气喘，胸部满闷，咯吐脓血，胸胁痛。

【刺灸法】斜刺0.3~0.5寸；灸3~5壮，或5~10分钟。

【配伍】

(1) 配肺俞、膻中、天突、尺泽，治咯吐脓血。

(2) 配屋翳、膏肓，治上气咳逆。

15. 屋翳 Wūyì

【定位】仰卧，在第2肋间隙，胸正中线紫宫穴旁开4寸处（图6-48）。

【解剖】在第2肋间隙，有胸大肌、胸小肌，深层为肋间内外肌；有胸肩峰动、静脉分支；布有胸前神经分支。

【主治】咳嗽气喘，胸胁疼痛，咯吐脓血，乳痈。

【刺灸法】直刺0.2～0.3寸，或向内斜刺0.5～0.8寸；灸5～10分钟。

16. 膺窗 Yīngchāng

【定位】仰卧，在第3肋间隙，胸正中线玉堂穴旁开4寸处（图6-48）。

【解剖】在第3肋间隙，有胸大肌，深层为肋间内、外肌；有胸外侧动、静脉；布有胸前神经分支。

【主治】咳嗽，气喘，胸满短气，乳痈。

【刺灸法】直刺0.2～0.4寸，或斜刺0.3～0.5寸；灸3～5壮，或5～10分钟。

17. 乳中 Rǔzhōng

【定位】在乳头正中央（图5-48）。

【附注】

（1）本穴不针不灸，只作胸腹部取穴定位的标志。两乳头之间折作8寸，胸腹部横寸以此为准。

（2）《甲乙》：禁灸刺，灸刺之，不幸生蚀疮，疮中有脓血清汁者可治，疮中有息肉若蚀疮者死。

18. 乳根 Rǔgēn

【定位】仰卧，在乳头直下，第5肋间隙中，中庭穴旁开4寸处（图6-48）。

【解剖】在第5肋间隙，胸大肌下部，深层有肋间内、外肌；有肋间动脉、胸壁浅静脉；布有第5肋间神经外侧皮支，深层为肋间神经干。

【主治】咳嗽，气喘，胸痛，乳痈，乳汁少。

【刺灸法】斜刺0.3～0.5寸；灸3～5壮，或5～10分钟。

【配伍】

（1）配膻中、少泽，治乳汁少。

（2）配俞府，治咳嗽痰哮。

19. 不容 Bùróng

【定位】仰卧，在脐上6寸的巨阙穴旁开2寸（图6-49）。

【解剖】当腹直肌及其鞘处，深层为腹横肌；有第7肋间动、静脉分支及腹壁上动、静脉；当第7肋间神经分支处。

【主治】腹胀，胃痛，呕吐，不欲食。

【刺灸法】直刺0.5～1寸；灸3～5壮，或5～20分钟。

【配伍】

(1) 配期门，治心切痛噫酸。

(2) 配中脘、内关、足三里、公孙，治胃痛、腹胀。

20．承满 Chéngmǎn

【定位】仰卧，在脐上 5 寸，上脘穴旁开 2 寸处（图6-49）。

【解剖】同不容穴。

【主治】胃痛，腹胀，呕吐，食欲不振。

【刺灸法】直刺0.5～0.8寸；灸3～5壮，或5～20分钟。

21．梁门 Liángmén

【定位】仰卧，在脐上 4 寸的中脘穴旁开 2 寸处（图6-49）。

【解剖】当腹直肌及其鞘处，深层为腹横肌；有第 7 肋间动、静脉分支及腹壁上动、静脉；当第 8 肋间神经分支处（右侧深部当肝下缘，胃幽门部）。

【主治】胃痛，腹胀，恶心，呕吐，食欲不振，大便溏泄，胃下垂。

【刺灸法】直刺0.5～1寸；灸5～10壮，或10～30分钟。

【配伍】

(1) 配中脘、足三里，治胃溃疡。

(2) 配中脘、足三里、公孙、内关，治胃痛、消化不良、食欲不振、大便溏泄。

【附注】参考资料：据报道，以足三里、中脘、梁门、天枢穴组，针治溃疡病急性穿孔有效。

22．关门 Guānmén

【定位】仰卧，在脐上 3 寸的建里穴旁开 2 寸处（图6-49）。

【解剖】当腹直肌及其鞘处；有第 8 肋间动、静脉分支及腹壁上动、静脉分支；布有第 8 肋间神经分支（内部为横结肠）。

【主治】腹痛，腹胀，肠鸣泄泻，食欲不振，水肿。

【刺灸法】直刺0.5～1寸；灸5～10壮，或10～30分钟。

【配伍】

(1) 配中脘、天枢、关元、足三里，治腹胀、腹痛、腹泻。

(2) 配神门、委中或中府、神门，治遗尿。

23．太乙 Tàiyǐ（别名：太一）

【定位】仰卧，在脐上 2 寸的下脘穴旁开 2 寸处（图6-49）。

【解剖】当腹直肌及其鞘处；有第 8 肋间动、静脉分支及腹壁下动、静脉分支；布有第 8 肋间神经分支（内部为横结肠）。

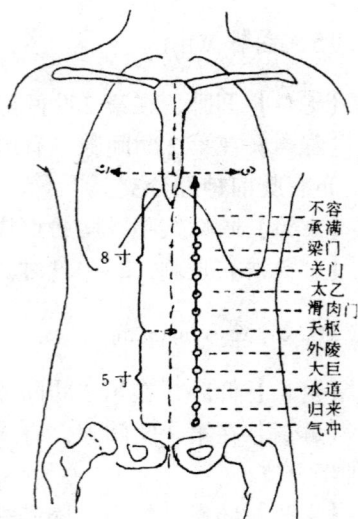

图 6-49

【主治】胃痛，腹胀，消化不良，癫狂，心烦不宁。

【刺灸法】直刺0.5～1寸；灸5～10壮，或10～30分钟。

【配伍】

（1）配滑肉门，治癫狂病，吐舌。

（2）配百会、心俞、神门、大陵，治癫痫、精神病。

24. 滑肉门 Huáròumén

【定位】仰卧，在脐上1寸的水分穴旁开2寸处（图6-49）。

【解剖】当腹直肌及其鞘处；有第9肋间动、静脉分支及腹壁下动、静脉分支；布有第9肋间神经分支（内部为小肠）

【主治】呕吐，泄泻，癫狂。

【刺灸法】直刺0.5～1.2寸；灸5～10壮，或10～30分钟。

【配伍】配少海、温溜，治吐舌。

25. 天枢 Tiānshū（别名：长溪、谷门）

【定位】仰卧，在脐中旁开2寸处（图6-49）。

【解剖】当腹直肌及其鞘处；有第9肋间动、静脉分支及腹壁下动、静脉分支；布有第10肋间神经分支（内部为小肠）。

【主治】绕脐痛，腹胀肠鸣，泄泻，痢疾，便秘，呕吐，黄疸，水肿，月经不调，产后腹痛，阑尾炎，肠梗阻，肠粘连，肠道蛔虫症。

【刺灸法】直刺0.5～1寸；灸5～10壮，或10～30分钟。

【配伍】

（1）配厉兑、内庭，治食不化、不嗜食、夹脐痛。

（2）配水泉，治月水违限。

（3）配丰隆、厉兑、陷谷、冲阳，治面浮肿。

（4）配上巨虚、合谷，治痢疾。

（5）配气海、大肠俞、上髎，治肠麻痹。

（6）配合谷、阑尾穴、上巨虚、关元，治阑尾炎。

【类别】本穴为大肠的募穴。

【附注】

（1）针刺正常人天枢、梁门前后，分别测定安静通气量、耗氧量，显示可使呼吸和代谢机能均趋降低。

（2）据报道，以气海、天枢、上巨虚穴组针治急性菌痢，确能增强患者多方面体液免疫功能。

26. 外陵 Wàilíng

【定位】仰卧，在天枢下1寸，腹正中线的阴交穴旁开2寸处（图6-49）。

【解剖】当腹直肌及其鞘处；有第10肋间动、静脉分支及腹壁下动、静脉分支；布有第10肋间神经分支（内部为小肠）。

【主治】腹痛，腹胀，痛经，疝气。

【刺灸法】直刺0.5～1寸；灸5～7壮，或10～30分钟。

27. 大巨 Dàjù（别名：腋门）

【定位】仰卧，在天枢下2寸，腹正中线的石门穴旁开2寸处（图6-49）。

【解剖】当腹直肌及其鞘处；有第11肋间动、静脉分支，外侧为腹壁下动、静脉；布有第11肋间神经（内部为小肠）。

【主治】小腹胀满，疝气，小便不利，遗精，早泄，阳痿，月经不调。

【刺灸法】直刺0.5～1寸；灸5～7壮，或10～30分钟。

【配伍】

(1) 配地机、中都，治疝气。

(2) 配肾俞、关元、足三里、三阴交，治阳痿、遗精、尿闭。

28. 水道 Shuǐdào

【定位】仰卧，在天枢下3寸，腹正中线的关元穴旁开2寸处（图6-49）。

【解剖】当腹直肌及其鞘处；有第12肋间动、静脉分支，外侧为腹壁下动、静脉；布有第12肋间神经（内部为小肠）。

【主治】小腹胀满，二便不利，月经不调，疝气，腹水。

【刺灸法】直刺0.5～1寸；灸5～10壮，或10～30分钟。

【配伍】

(1) 配筋缩，治脊强。

(2) 配肾俞、膀胱俞、三阴交，治肾炎。

(3) 配关元、中极、三阴交、阴陵泉，治尿潴留、膀胱炎。

(4) 配水分、足三里、三阴交，治腹水。

29. 归来 Guīlái（别名：溪穴）

【定位】仰卧，在天枢下4寸；腹正中线中极穴旁开2寸处（图6-49）。

【解剖】在腹直肌外缘，有腹内斜肌、腹横肌腱膜；外侧有腹壁下动、静脉；布有髂腹下神经。

【主治】少腹疼痛，疝气，遗精，阳痿，月经不调，带下，阴挺，茎中痛，功能性子宫出血，附件炎，前列腺炎。

【刺灸法】直刺0.5～1寸；灸5～7壮或10～20分钟。

【配伍】

(1) 配关元、中极、三阴交、肾俞，治男女生殖器病证，如经闭、白带过多。

(2) 配太冲，治疝气偏坠。

30. 气冲 Qìchōng（别名：气街）

【定位】仰卧，在天枢下5寸，腹正中线的曲骨穴旁开2寸处（图6-49）。

【解剖】在耻骨结节外上方，有腹外斜肌腱膜，在腹内斜肌、腹膜肌下部；有腹壁浅动、静脉分支，外壁为腹壁下动、静脉；布有髂腹股沟神经。

【主治】外阴肿痛，睾丸痛，疝气，小便淋沥，月经不调，带下，前列腺炎。

【刺灸法】直刺0.5～1寸；灸3～5壮，或5～10分钟。

【配伍】配曲泉、太冲，治疝气。

【类别】本穴为足阳明、冲脉之会。

31．髀关 Bìguān

【定位】仰卧，在髂前上棘与髌骨外缘的连线上，平臀横纹，与膀胱经的承扶穴相对，或与会阴平（图6-50）。

【解剖】在缝匠肌和阔筋膜张肌之间；深层有旋股外侧动、静脉分支；布有股外侧皮神经。

【主治】腰腿疼痛，下肢麻木不仁，筋急不得屈伸，痿痹，膝寒。

【刺灸法】直刺1～1.5寸；灸3～5壮，或5～10分钟。

【配伍】

（1）配风市、承扶、环跳、足三里，治下肢麻痹、瘫痪。

（2）配委中、承扶，治股关节炎。

32．伏兔 Fútù

【定位】仰卧，在髌骨上缘上6寸，当髂前上棘与髌骨外侧上缘的连线上（图6-50）。

【解剖】在股直肌的肌腹中；有旋股外侧动、静脉分支；布有股前外侧皮神经、股外侧皮神经。

【主治】腰腿痛，股膝关节冷痛、麻木不仁或瘫痪，血栓闭塞性脉管炎。

【刺灸法】直刺1～1.5寸；灸3～5壮，或5～10分钟。

【配伍】配环跳、肾俞、委中、阳陵泉、三阴交，治下肢麻木、瘫痪。

【附注】针刺胃病患者足三里、伏兔等穴，可使胃弛缓者蠕动增强，胃紧张者蠕动减弱，胃痉挛者解除痉挛。

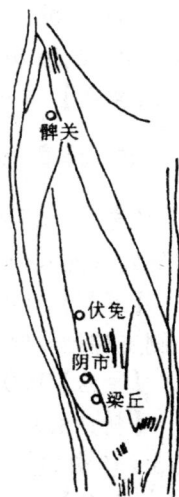

图 6-50

33．阴市 yīnshì（别名：阴鼎）

【定位】仰卧，在髌骨外上缘上3寸，当髂前上棘与髌骨外上缘的连线上（图6-50）。

【解剖】在股直肌和股外肌之间；有旋股外侧动脉降支；布有股前皮神经、股外侧皮神经。

【主治】腿膝麻木、酸痛、屈伸不利，腰胯疼痛，脚气。

【刺灸法】直刺0.5～1寸；灸3～5壮，或5～10分钟。

【配伍】

（1）配肝俞，治寒疝、腰脚冷如浸冰水。

（2）配太溪、肝俞，治寒疝腹痛。

34．梁丘 Liángqiū

【定位】在髌骨上缘上2寸，当髂前上棘与髌骨外上缘的连线上（图6-50）。

【解剖】同阴市穴。

【主治】胃痛，膝痛不得屈伸，股痛，寒痹，乳痈。

【刺灸法】直刺0.5～0.8寸；灸3～5壮，或5～10分钟。

【配伍】

（1）配中脘、内关，治胃炎。

（2）配中脘、内关、公孙、足三里，治胃痛、腹痛。

（3）配腕骨、阳陵泉、三阴交，治鹤膝风。

（4）配地五会，治乳痈。

【类别】本穴为足阳明之郄穴。

35．犊鼻 Dúbí（别名：外膝眼）

【定位】屈膝，在膝关节前外侧，当股骨外侧髁、胫骨外侧髁与髌韧带外侧缘所构成的凹陷处（图6-51）。

【解剖】在髌韧带外缘，有膝关节动、静脉网；布有腓肠外侧皮神经及腓总神经关节支。

【主治】膝关节痛，下肢麻痹，脚气。

【刺灸法】向髌韧带内方斜刺0.5～1.5寸；灸3～5壮，或5～10分钟。

【配伍】

（1）配膝关、足三里、阳陵泉，治膝以下病。

（2）配髀关、阳陵泉，治膝不仁。

（3）配梁丘、血海、阴陵泉、阳陵泉、足三里，治膝关节炎、脚部肿痛。

【附注】亦有以髌骨下缘韧带正中指压下凹陷处为本穴者。

36．足三里 Zúsānlǐ（别名：下陵、鬼邪）

【定位】屈膝或平卧，在犊鼻穴下3寸，距胫骨前嵴外侧约1横指，当胫骨前肌之上（图6-51）。

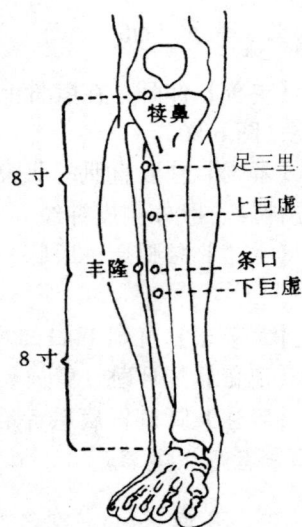

图6-51

【解剖】在胫骨前肌、趾长伸肌之间；有胫前动、静脉；为腓肠外侧皮神经及隐神经的皮支分布处，深层当腓深神经。

【主治】胃痛，脘腹满痛，呕吐，肠鸣，泄泻，便秘，痢疾，胸胁支满，噎膈不利，疳积，癃淋，遗尿，鼓胀，水肿，痫病，癫狂，头晕，耳鸣，心悸，气短，鼻疾，目疾，耳聋，喉痹，发热，头痛，半身不遂，痹证，乳痈，产后血晕。凡一切虚弱，五劳七伤皆可治；并有保健和回阳救逆的作用。

【刺灸法】直刺0.5～1.5寸；灸5～15壮，或10～30分钟。

【配伍】

（1）配承山，治腰腹胀满。

（2）配中脘、内关，治胃脘痛。

（3）配内庭，治泄泻。

（4）配天枢、上巨虚、关元、行间、外陵，治慢性肠炎。

（5）配内关、公孙、中脘，治呕吐。

（6）配中脘、内关、膈俞、天突，治呃逆。

（7）配内关、上脘，治妊娠恶阻。

（8）配百会、水沟、合谷、太冲，治晕厥。

【类别】本穴为胃经合穴、胃的下合穴。

【附注】

（1）据报道，针刺健康人和胃病患者的足三里和手三里，发现胃弛缓时针刺使收缩加强，胃紧张时变弛缓，并可解除幽门痉挛。

（2）据临床观察发现，胃、肝病患者常在足三里出现条索状反应物，且与病情呈平行关系。

37．上巨虚 Shàngjùxū（别名：巨虚上廉）

【定位】仰卧或坐位，在犊鼻穴下 6 寸，或足三里下 3 寸处（图 6-51）。

【解剖】在胫骨前肌中；有胫前动、静脉；布有腓肠外侧皮神经及隐神经的皮支，深层当腓深神经。

【主治】肠中切痛，痢疾，泄泻，便秘，肠痈，肠鸣，腹痛，腹胀，脚气，下肢麻痹。

【刺灸法】直刺0.5～1.5寸；灸3～5壮，或5～15分钟。

【配伍】

（1）配内关、公孙、曲池、天枢，治脾胃虚弱、胃痛、腹胀痛、痢疾。

（2）配天枢，治肠炎、痢疾。

【类别】本穴为大肠的下合穴。

【附注】据报道，以上巨虚、漏谷穴组治急性菌痢，可使患者酸性粒细胞计数明显降低，中性粒细胞吞噬能力显著增强，淋巴细胞转化率与玫瑰花结试验均明显提高。

38．条口 Tiáokǒu

【定位】仰卧或坐位，在犊鼻下 8 寸，或上巨虚下 2 寸处（图 6-51）。

【解剖】同上巨虚穴。

【主治】小腿冷痛，膝胫麻木痛，脚气，转筋，跗肿。

【刺灸法】直刺 1～1.5 寸；灸 3～5 壮，或 10～20 分钟。

【配伍】

（1）配环跳、风市、足三里、三阴交、悬钟，治下肢麻痹，小腿和踝部肿痛。

（2）条口透承山，治肩关节周围炎。

39. 下巨虚 Xiàjùxū （别名：巨虚下廉）

【定位】在犊鼻穴下 9 寸，条口穴下 1 寸，距胫骨前嵴约 1 横指处（图 6-51）。

【解剖】在胫骨前肌与指长伸肌之间，深层为拇长伸肌；有胫前动、静脉；布有腓浅神经分支，深层为腓深神经。

【主治】小腹痛，腰脊引睾痛，脚气，乳痈。

【刺灸法】直刺0.5～1寸；灸5～7壮，或5～15分钟。

【配伍】

（1）配阳陵泉、悬钟、委中、承山、昆仑，治下肢痿软无力或麻木。

（2）配丘墟、侠溪、肾俞，治胸胁满引痛。

【类别】本穴为小肠的下合穴。

40. 丰隆 Fēnglóng

【定位】仰卧，在小腿外侧，外踝尖上 8 寸，条口穴后方 1 横指，当犊鼻穴与踝尖连线的中点处（图 6-51）。

【解剖】在趾长伸肌外侧和腓骨短肌之间；有胫前动脉分支；当腓浅神经处。

【主治】咳嗽痰多，气喘，眩晕，咽喉肿痛，癫狂痫证，下肢痿痹。

【刺灸法】直刺0.5～1.2寸；灸5～7壮，或5～10分钟。

【配伍】

（1）配天突、风门、中脘、尺泽、足三里，治咳喘痰多。

（2）配肺俞，治咳嗽痰多。

（3）配风池、神门、内关，治失眠、头痛、头晕。

【类别】本穴为足阳明之络穴。

41. 解溪 Jiěxī

【定位】在足背与小腿交界的踝关节横纹中央，平齐外踝高点，当拇长伸肌健与趾长伸肌腱之间（图 6-52）。

【解剖】在拇长伸肌腱与趾长伸肌腱之间；有胫前动、静脉；浅部当腓浅神经，深层当腓深神经。

【主治】头痛，眩晕，面浮肿，腹胀，便秘，癫狂，下肢痿痹。

【刺灸法】直刺0.3～0.5寸；灸3～5壮，或3～5分钟。

【配伍】

（1）配承光，治风眩头痛，呕吐心烦。

（2）配肾俞、复溜、阴陵泉，治肾炎。

（3）配商丘、丘墟、昆仑、太溪，治踝部疼痛。

【类别】本穴为足阳明之经穴。

42. 冲阳 Chōngyáng （别名：趺阳）

【定位】在足背最高处，直对第 2 跖骨，陷谷穴上 3 寸，趾长伸肌腱

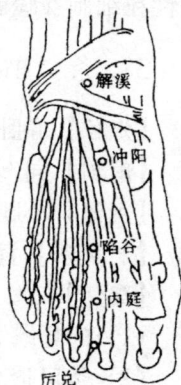

图 6-52

外侧，当足背动脉搏动处（图6-52）。

【解剖】在趾长伸肌腱外侧；有足背动、静脉及足背静脉网；当腓浅神经的足背内侧皮神经第2支本干处，深层为腓深神经。

【主治】胃痛腹胀，口眼歪斜，足背肿痛，下肢麻痹。

【刺灸法】避开动脉，直刺0.3~0.5寸；灸3~5壮，或5~10分钟。

【配伍】

（1）配足三里、仆参、飞扬、复溜、完骨，治足痿失履不收。

（2）配百会、大陵、合谷、神门、后溪、心俞，治精神病。

【类别】本穴为足阳明之原穴。

43．陷谷 Xiàngǔ

【定位】在第2、3跖骨结合部的前方凹陷中，或于趾缝纹端的内庭穴直上2寸处（图6-52）。

【解剖】在第2跖骨间隙间，有骨间肌；有足背静脉网，深层有第2跖背动脉；布有腓浅神经足背支。

【主治】面目浮肿，肠鸣泄泻，腹痛，足背肿痛。

【刺灸法】直刺0.3~0.5寸；灸3~5壮，或5~10分钟。

【配伍】

（1）配列缺，治面目浮肿。

（2）配大肠俞、太白、公孙、天枢，治腹痛。

【类别】本穴为足阳明之输穴。

44．内庭 Nèitíng

【定位】在足背第2、3趾间的趾缝端，约当跖趾关节与趾蹼缘间的中点处（图6-52）。

【解剖】有足背静脉网；布有足背内侧皮神经外侧支的趾背神经。

【主治】齿痛，头痛，目痛，咽喉肿痛，鼻衄，口渴，口眼歪斜，腹痛，胃痛，泄泻，痢疾，热病，足肿疼痛。

【刺灸法】直刺或斜刺0.3~0.5寸；灸3~5壮，或5~10分钟。

【配伍】

（1）配合谷，治牙痛、扁桃体炎。

（2）配环跳，治胫痛不可屈伸。

【类别】本穴为足阳明之荥穴。

45．厉兑 Lìduì

【定位】在足第2趾外，距爪甲角0.1寸许（图6-52）。

【解剖】有趾背动脉形成的动脉网；布有腓浅神经的趾背神经。

【主治】发热，晕厥，面肿，口眼歪斜，齿痛，鼻衄，癫狂，多梦。

【刺灸法】斜刺0.1~0.2寸，或三棱针浅刺出血；灸1~3壮，或3~5分钟。

【配伍】配百会、人中、中冲，治晕厥、中风、中暑不知人。

【类别】本穴为足阳明之井穴。

足阳明胃经经穴小结

【取穴要领】掌握瞳孔直线与口角、鬓角、颧弓、下颌角、胸锁乳突肌与喉结、乳头线与肋间隙、髂前上棘与髌骨外上缘、外膝眼、胫骨前嵴、第2跖趾关节外侧前后等解剖标志。

面部：瞳孔中点到口角的直线上取承泣、四白、巨髎、地仓等穴；下颌角前1横指取颊车穴；颧弓下方取下关穴；鬓角直上入发际0.5寸取头维穴。

颈部：在胸锁乳突肌前缘，平喉结取人迎穴。

胸部：各穴均在乳头线上，上下均在肋间隙中。

腹部：各穴上下相距1寸，均在任脉旁开2寸。

大腿部：在髂前上棘与髌骨外缘的连线上取髀关、伏兔、阴市、梁丘等穴。

小腿部：足腕背屈，胫骨前肌隆起，当胫骨前肌的头部高点处取足三里，尾端取下巨虚，肌腹中取上巨虚，下巨虚上1寸是条口穴，条口旁，平胫骨前肌的边缘取丰隆穴。

踝关节部：平外踝高点，当拇长、短伸肌腱之间取解溪穴。

跖趾关节部：在第2、3跖趾关节的前方取内庭穴，后方取陷谷穴。

【主治重点】足阳明胃经经穴，主要用于胃肠病、神志病、血病、咳喘病、头面病、皮肤病、热病及本经循行路线上的疾病。

1. 胃肠疾病：足三里治一切胃肠疾病；上巨虚、天枢治大肠疾病；下巨虚治小肠疾病；陷谷治腹胀满；内庭治赤痢；厉兑治消谷善饥。

2. 神志病：太乙、滑肉门治癫狂吐舌；足三里治癫狂惊恐；下巨虚治惊狂言非常；丰隆治癫狂喜笑，痰多；解溪治癫疾悲泣；冲阳治久狂善惊不嗜食；厉兑治癫狂、多梦。

3. 血病：库房治唾脓血；不容、承满治吐血；天枢治妇人癥瘕血结成块；足三里治胸中瘀血，产妇血晕；下巨虚治大便脓血；内庭治赤痢，鼻衄；厉兑治鼻衄。

4. 气户治咳逆上气；库房治咳嗽唾沫多；承满治喘逆；足三里治虚喘；丰隆治哮喘痰多。

5. 头面病：四白治目痒，口眼歪斜；巨髎治目翳，口眼歪斜；地仓治口眼歪斜，流涎；颊车治口眼歪斜，牙关紧闭；下关治聤耳，牙关紧闭，牙车脱臼；头维治头目痛；足三里、丰隆治喉痹痰多不能言；解溪治面赤，眉棱骨痛；陷谷治面肿，目痛；内庭治咽喉痛，上牙痛；厉兑治面肿，鼻流黄涕。

6. 发热：足三里治热病头重额痛；解溪治胃热谵语；内庭、厉兑治热病无汗。

7. 皮肤病：内庭治瘾疹，皮痛；厉兑治髭中疮疡。

【针灸注意事项】

面部：血管丰富，进针要慢。防止出血，引起血肿。

颈部：深部有重要血管，不可深刺。

胸部：内有心、肺二脏，应浅刺或横刺，严防伤及心、肺，造成不良后果。

腹部：进针必须缓慢，达到一定深度时，要少提插，避免刺伤腹腔器官。

面部、关节部：各穴不宜用直接灸，避免引起瘢痕，有碍面部美观和影响关节活动。

二、足太阳膀胱经经穴

本经腧穴一名 2 穴，左右各 67 穴。起于睛明，止于至阴。分布于眼眶、头、项、背、腰部的脊柱两侧，下肢后侧及小趾外侧端（图 6-53）。

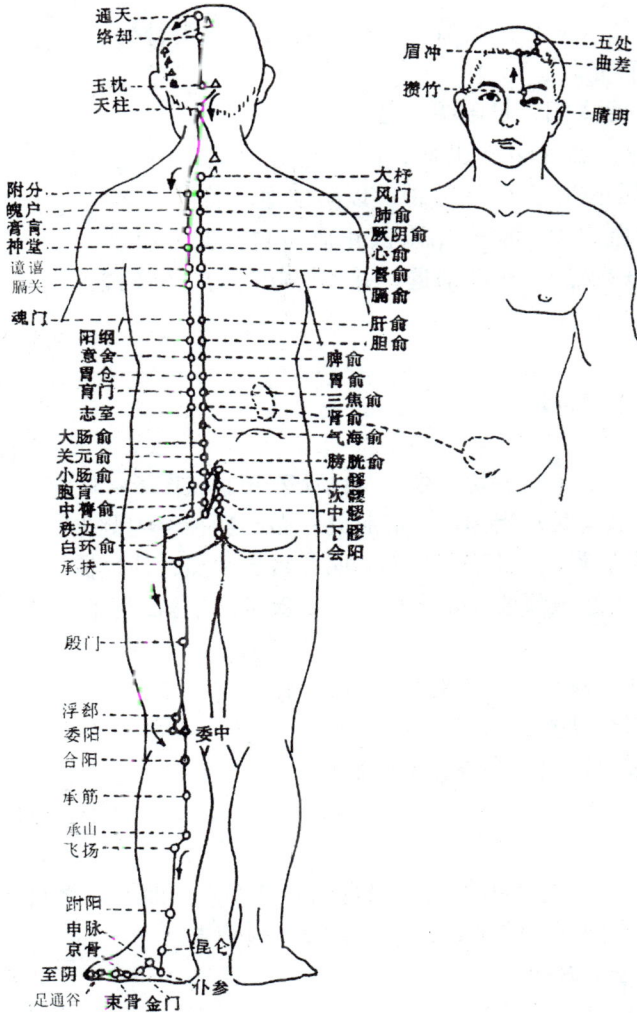

图 6-53　足太阳膀胱经腧穴总图

本经腧穴主要用于治疗脏腑病、头面病、筋病及本经所过之处的病证。

1. 睛明 Jīngmíng（别名：精明、泪孔）

【定位】在目内眦斜上方眶缘内，距目内眦旁约0.1寸（图 6-54）。

【解剖】在眶内缘睑内侧韧带中，深部为眼内直肌；有内眦动、静脉和滑车上下动、静脉，深层上方有眼动、静脉本干；布有滑车上、下神经，深层为眼神经，上方为鼻睫神经。

【主治】一切目疾。如目赤肿痛，迎风流泪，目眩，眦痒，近视，夜盲等。

【刺灸法】嘱患者闭目，医者将其眼球推向外侧固定，针沿眼眶边缘缓慢刺入0.3～0.5寸，不作大幅度捻转提插；禁灸。

【配伍】

（1）配鱼尾、太阳，治两眼红肿、羞明。

（2）配合谷、四白，治目生翳膜。

（3）配少泽、太阳、合谷，治翼状胬肉。

（4）配肝俞、肾俞、风池、太阳、角孙、合谷，治视神经萎缩、视网膜出血、青光眼。

【类别】本穴为手足太阳、足阳明之会。

【附注】针刺睛明，容易引起出血，因此进针时应避开动脉，起针后要用棉球压迫针孔2～3分钟，以防出血。若针后局部出现肿胀，是有出血之象，应先用冷敷止血后再用热敷法。一般局部肿胀青紫在1～2周内逐渐消退，并不影响视力。针刺本穴不宜过深，以免刺入颅腔。

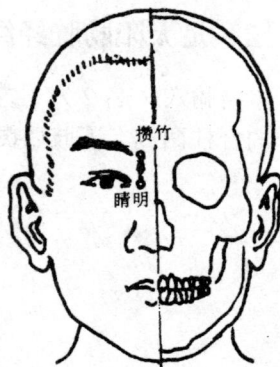

图6-54

2. 攒竹 Cuánzhú 或 Zǎnzhú

【定位】在眉毛内侧端，眶上切迹处，与睛明穴相直（图6－54）。

【解剖】有额肌及皱眉肌；当额动、静脉处；布有额神经内侧支。

【主治】头痛，眉棱骨痛，目眩，视物不明，目赤肿痛，迎风流泪，眼睑瞤动。

【刺灸法】治头痛可透鱼腰或点刺出血；治目疾可向下斜刺透睛明0.3～0.5寸。禁灸。

【配伍】

（1）配承光、肾俞、丝竹空、禾髎，治风头痛。

（2）配头维，治眉棱骨痛。

（3）用攒竹透鱼腰及风池、合谷，治前额痛。

3. 眉冲 Méichōng

【定位】从眉头直上，入发际0.5寸，当督脉的神庭穴与曲差穴之间（图6-55）。

【解剖】有额肌；当额动、静脉处；布有额神经内侧支。

【主治】头痛，目眩，癫痫。

【刺灸法】平刺0.3～0.5寸；禁灸。

4. 曲差 Qūchā 或 Qūchāi（别名：鼻冲）

【定位】在头部发际，督脉的神庭穴旁开1.5寸，入发际0.5寸，当神庭与头维连线的内1/3与外2/3连接点处（图6-55）。

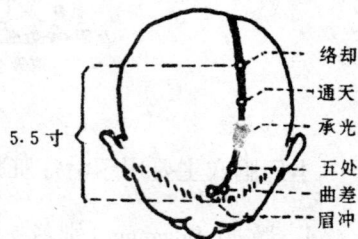

5.5寸

络却
通天
承光
五处
曲差
眉冲

图6-55

【解剖】同眉冲穴。

【主治】头痛，目眩，目痛，鼻塞，鼻衄。

【刺灸法】平刺0.3～0.5寸；灸1～3壮，或3～5分钟。

【配伍】

(1) 配百会、印堂、太阳、合谷，治头痛、头晕。

(2) 配风池、合谷，治鼻塞。

5. 五处 Wǔchù

【定位】在督脉的上星穴旁开1.5寸，入发际1寸处（图6-55）。

【解剖】同眉冲穴。

【主治】头痛，目眩，癫痫。

【刺灸法】平刺0.3~0.5寸；灸1~3壮，或3~5分钟。

【配伍】

(1) 配百会、上星、风池、合谷、后溪，治头痛。

(2) 配心俞、巨阙、合谷、太冲，治癫痫。

6. 承光 Chéngguāng

【定位】在五处穴后1.5寸，或于入前发际2.5寸，督脉旁开1.5寸定位（图6-55）。

【解剖】有帽状腱膜；有额动、静脉，颞浅动、静脉及枕动、静脉的吻合网；当额神经外侧支和枕大神经会合支处。

【主治】头痛，目眩，鼻塞多涕。

【刺灸法】平刺0.3~0.5寸；灸1~3壮，或3~5分钟。

7. 通天 Tōngtiān（别名：天臼）

【定位】在承光穴后1.5寸处，或于入前发际4寸，再从督脉旁开1.5寸定位（图6-55）。

【解剖】有帽状腱膜；有颞浅动、静脉和枕动、静脉的吻合网；布有枕大神经分支。

【主治】头痛，目眩，鼻塞多清涕，鼻衄，颈项强。

【刺灸法】平刺0.3~0.5寸；灸1~3壮，或3~5分钟。

【配伍】

(1) 配百会、风池、太阳、合谷，治头痛。

(2) 配上星、印堂、合谷，治鼻炎。

8. 络却 Luòquè

【定位】在通天穴后1.5寸处。或于入前发际5.5寸，再从督脉旁开1.5寸处定位（图6-55）。

【解剖】在枕肌停止处；有枕动、静脉分支；布有枕大神经分支。

【主治】眩晕，耳鸣，癫狂。

【刺灸法】平刺0.3~0.5寸；灸1~3壮，或3~5分钟。

【配伍】

(1) 配百会、风池、耳门、听宫、听会、后溪、肾俞，治头晕耳鸣。

(2) 配听会、身柱，治狂走瘛疭，恍惚不乐。

9. 玉枕 Yùzhěn

【定位】在后枕部，枕外粗隆上缘之外侧，当脑户穴旁开1.3寸，直下对天柱穴（图6-56）。

【解剖】有枕肌；有枕动、静脉；布有枕大神经分支。

【主治】头痛，眩晕，目痛，鼻塞不闻香臭。

【刺灸法】平刺0.3~0.5寸；灸1~3壮，或3~5分钟。

【配伍】

(1) 配风池、百会、合谷，治头痛。

(2) 配完骨，治项痛。

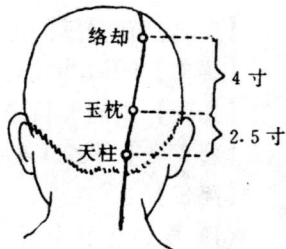

图 6-56

10. 天柱 Tiānzhù

【定位】在项后发际内斜方肌的外侧，入发际0.5寸，当哑门穴旁开1.3寸处（图6-56）。

【解剖】在斜方肌起始部，深层为头半棘肌；有枕动、静脉干；布有枕大神经干。

【主治】头痛，项强，眩晕，落枕。

【刺灸法】直刺0.5~0.8寸；灸1~3壮，或3~5分钟。本穴不能向上方深刺。

【配伍】

(1) 配风池、百会、太阳、合谷，治头痛、颈项强痛。

(2) 配后溪、绝骨，治落枕。

11. 大杼 Dàzhù

【定位】俯状，在第1胸椎棘突下的陶道穴旁开1.5寸处（图6-57）。

【解剖】有斜方肌、菱形肌、上后锯肌，最深层为最长肌；有第1肋间动、静脉后支；布有第1胸神经后支的皮支，深层为第1胸神经后支的外侧支。

【主治】发热，头痛，项强，目眩，肩背腰脊酸痛，鼻塞，咳嗽。

【刺灸法】斜刺0.5~0.8寸；灸3~5壮，或5~10分钟。

【配伍】

(1) 配风池、风门、肺俞，治感冒。

(2) 配膻中、中府、丰隆，治咳嗽、哮喘。

(3) 配身柱、肩中俞、肩外俞、肺俞、心俞、膈俞，治肌肉风湿症（背肌）。

【类别】本穴为八会穴之骨会，又为手、足太阳之会。

12. 风 门 Fēngmén（别名：热府）

【定位】俯伏，在第2胸椎棘突下，督脉旁开1.5寸处（图6-57）。

【解剖】有斜方肌、菱形肌、上后锯肌，深层为最长肌；有第2肋间动、静脉后支；布有第2、3胸神经后支的皮支，深层为第3胸神经后支外侧支。

【主治】伤风咳嗽，鼻塞流涕，发热头痛，项强，哮喘，胸背疼痛。

【刺灸法】斜刺0.5~0.8寸（不宜直刺）；灸5~10壮，或10~30分钟。

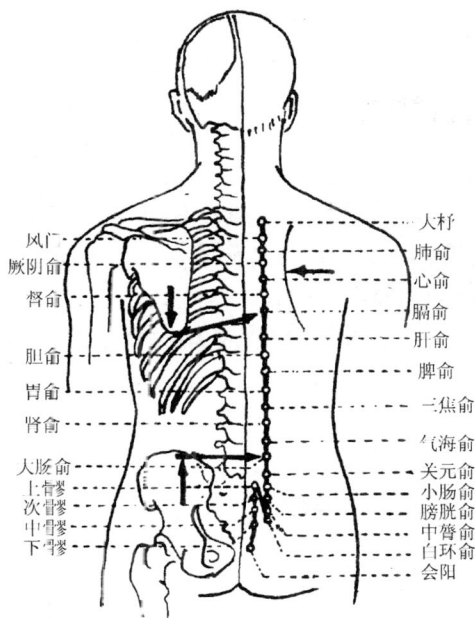

图 6-57

【配伍】

（1）配肩井、风池、昆仑、天柱、风府、绝骨，治项强。

（2）配期门、少府，治胸痛彻背。

（3）配大椎、肺俞、中府、孔最、外关，治发烧、咳嗽、胸痛。

（4）配曲池、列缺、血海，治荨麻疹。

【类别】本穴为督脉、足太阳之会。

13. 肺 俞 Fèishū

【定位】俯伏，在第 3 胸椎棘突下，督脉的身柱穴旁开1.5寸处（图6-57）。

【解剖】有斜方肌、菱形肌，深层为最长肌；有第3肋间动、静脉后支；布有第3或第4胸神经后支的皮支，深层为第3胸神经后支外侧支。

【主治】咳嗽，气喘，胸满气短，肺痿，痨瘵，骨蒸潮热，盗汗，自汗，肺痈，喉痹。

【刺灸法】斜刺0.5～0.8寸；灸5～10壮，或10～30分钟。

【配伍】

（1）配风门，或天突，或丰隆，治咳嗽。

（2）配足三里、膻中、乳根、风门、缺盆，治久咳不愈。

（3）配大椎（灸）、膏肓（灸），治慢性支气管炎。

（4）配风门、中府、天府、膻中、尺泽，治肺结核、咳嗽、哮喘。

【类别】本穴为肺的背俞穴。

【附注】据临床观察发现，用白芥子、延胡索、细辛、甘遂药末，姜汁调膏，夏季贴敷肺俞、心俞、膈俞穴组，治疗喘息型支气管炎。据部分患者治疗前后所查巨噬细胞吞噬活力，淋巴细胞转化率，E玫瑰花结试验，血清中 IgA、IgG、IgM、IgE、补体 C3 含量的结果显示，穴组贴敷具有增强机体免疫机能的作用。

以大椎、肺俞穴组夏季化脓灸治哮喘，对患者免疫机能也有多面方调整作用。

14. 厥阴俞 Juéyīnshū

【定位】俯伏，在第4胸椎棘突下，旁开1.5寸处（图6-57）。

【解剖】有斜方肌、菱形肌，深层为最长肌；有第4肋间动、静脉后支；当第4或第5胸神经后支的皮支，深层为第4胸神经后支外侧支。

【主治】心痛，心悸，胸闷，咳嗽，呕逆。

【刺灸法】斜刺0.5~0.8寸；灸5~7壮，或10~30分钟。

【配伍】

（1）配神门、临泣，治心痛。

（2）配少府、通里，治心动过速。

（3）配心俞、内关，治冠心病、心绞痛。

类别：本穴为心包络之背俞穴。

15. 心俞 Xīnshū

【定位】俯伏，在第5胸椎棘突下，旁开1.5寸处（图6-57）。

【解剖】有斜方肌、菱形肌，深层为最长肌；有第5肋间动、静脉后支；布有第5、第6胸神经后支的皮支，深层为第5胸神经后支外侧支。

【主治】心胸烦闷，癫狂痫证，惊悸，失眠，咳嗽，吐血，心痛，胸背痛。

【刺灸法】斜刺0.5~0.8寸；灸3~5壮，或5~15分钟。

【配伍】

（1）配巨阙、神门、内关，治心悸怔忡。

（2）配胃俞、中脘、神门、丰隆，治失眠。

（3）配巨阙、神门、百会、大陵、合谷，治癫痫躁狂。

（4）配肾俞、风池、百会、足三里、三阴交，治神经衰弱。

【类别】本穴为心的背俞穴。

【附注】据报道，以心俞、厥阴俞以及督脉穴为主，针治各种原因引起的心律失常，可使多数患者心电图恢复正常，其中又以激动起源失常者效果显著。

16. 督俞 Dūshū

【定位】俯状，在第6胸椎棘突下，旁开1.5寸（图6-57）。

【解剖】有斜方肌、背阔肌肌腱、最长肌；有第6肋间动、静脉后支，颈横动脉降支；布有肩胛背神经，第6或第7胸神经后支的皮支，深层为第6胸神经后支外侧支。

【主治】心痛，腹痛。

【刺灸法】斜刺0.5~0.8寸；灸3~5壮，或5~15分钟。

17. 膈俞 Géshū

【定位】俯伏，在第7胸椎棘突下，旁开1.5寸（图6-57）。

【解剖】在斜方肌下缘，有背阔肌、最长肌；有第7肋间动、静脉后支；布有第7或第8胸神经后支的皮支，深层为第7胸神经后支外侧支。

【主治】呕吐，呃逆，饮食不下，气喘，咳嗽，吐血，潮热，盗汗，荨麻疹。

【刺灸法】斜刺0.5~0.8寸；灸3~5壮，或5~15分钟。

【配伍】

（1）配大椎、脾俞、郄门、血海、足三里，治贫血、紫斑。

（2）配巨阙、内关、胃俞、足三里，治噎膈。

【类别】本穴为八会穴之血会。

【附注】据动物实验，以人工放血方法造成家兔中度贫血状态，针刺膈俞或膏肓，均可比对照组明显缩短恢复正常所需的时间。

18. 肝俞 Gānshū

【定位】俯伏，在第9胸椎棘突下，旁开1.5寸处（图6-57）。

【解剖】在背阔肌，最长肌和髂肋肌之间；有第9肋间动、静脉后支；布有第9或第10胸神经后支的皮支，深层为第9胸神经后支外侧支。

【主治】黄疸，胁痛，吐血，鼻衄，目赤，目眩，夜盲，脊背痛，癫狂痫证，月经不调，胆石症，高血压。

【刺灸法】斜刺0.5~0.8寸；灸3~5壮，或5~15分钟。

【配伍】

（1）配命门、瞳子髎、合谷、商阳，治目生翳。

（2）配胆俞、风池、睛明、合谷、足三里，治夜盲。

（3）配章门、气海、行间，治气郁胁痛。

（4）配胆俞、腕骨、阳陵泉、足临泣、行间，治胆石症。

【类别】本穴为肝之背俞穴。

【附注】据报道，肝病属于虚证时，常在患者肝俞等穴出现松弛或凹陷；病情严重时又可出现以结节为主的反应物。

19. 胆俞 Dǎnshū

【定位】俯伏，在第10胸椎棘突下，旁开1.5寸处（图6-57）。

【解剖】在背阔肌，最长肌和髂肋肌之间；有第10肋间动、静脉后支；布有第10胸神经后支的皮支，深层为第10胸神经后支的外侧支。

【主治】黄疸，口苦，胸胁痛，肺痨，潮热，呕吐。

【刺灸法】斜刺0.5~0.8寸；灸3~5壮，或5~15分钟。

【配伍】

（1）配章门，治胁痛胸满。

（2）配阳陵泉、内关，治胆道蛔虫症。

（3）配阳陵泉、阴陵泉、内庭、太冲，治黄疸。

类别：本穴为胆之背俞穴。

20. 脾俞 Píshū

【定位】俯伏，在第 11 胸椎棘突下，旁开1.5寸处（图 6-57）。

【解剖】在背阔肌，最长肌和髂肋肌之间；有第 11 肋间动、静脉后支；布有第 11 胸神经后支的皮支，深层为第 11 胸神经后支的外侧支。

【主治】腹胀，黄疸，呕吐，泄泻，痢疾，完谷不化，水肿，背痛。

【刺灸法】斜刺0.5~0.8寸；灸 5~7 壮，或 10~20 分钟。

【配伍】

（1）配胃俞、中脘、内关、足三里、三阴交，治反胃。

（2）配胃俞、中脘、足三里、公孙，治呃逆。

（3）配膈俞、肾俞、足三里、三阴交，治糖尿病。

（4）配胃俞、中脘、内关、公孙，治腹胀、腹痛、泻利、胃及十二指肠溃疡。

【类别】本穴为脾之背俞穴。

【附注】据临床观察发现，肝、胃病患者常在脾俞穴处出现松弛、凹陷及以结节为主的反应物。

21. 胃俞 Wèishū

【定位】俯伏，在第 12 胸椎棘突下，旁开1.5寸处（图 6-57）。

【解剖】在腰背筋膜，最长肌和髂肋肌之间；有肋下动、静脉后支；布有第 12 胸神经后支的皮支，深层为第 12 胸神经后支的外侧支。

【主治】胸胁痛，胃脘痛，腹胀，反胃，呕吐，肠鸣，完谷不化，胃下垂。

【刺灸法】斜刺0.5~0.8寸；灸 5~7 壮，或 10~20 分钟。

【配伍】

（1）配上脘、中脘、内关、足三里，治胃脘痛。

（2）配脾俞、中脘、内关、足三里、三阴交，治急、慢性胃炎，胃溃疡，小儿消化不良。

【类别】本穴为胃之背俞穴。

22. 三焦俞 Sānjiāoshū

【定位】俯伏，在第 1 腰椎棘突下，旁开1.5寸处（图 6-57）。

【解剖】在腰背筋膜，最长肌和髂肋肌之间；有第 1 腰动、静脉后支；布有第 10 胸神经后支的皮支，深层为第 1 腰神经后支外侧支。

【主治】腹胀，肠鸣，完谷不化，呕吐，泄泻，水肿，腰痛。

【刺灸法】直刺0.5~1寸；灸 5~7 壮，或 10~20 分钟。

【配伍】

（1）配肾俞、气海俞、关元，治尿崩。

（2）配大肠俞、水分、气海、足三里、阴陵泉，治肾炎。

【类别】本穴为三焦之背俞穴。

23. 肾俞 Shènshū

【定位】俯伏，在第 2 腰椎棘突下，旁开 1.5 寸处（图 6-57）。

【解剖】在腰背筋膜，最长肌和髂肋肌之间；有第 2 腰动、静脉后支；布有第 1 腰神经后支的外侧支，深层为第 1 腰丛。

【主治】遗精，阳痿，遗尿，月经不调，带下，腰酸膝软，目昏，耳鸣，耳聋，水肿。

【刺灸法】直刺 0.5 ~ 1 寸；灸 5 ~ 7 壮，或 10 ~ 20 分钟。

【配伍】

（1）配气海，治阳痿。

（2）配大赫、三阴交、关元、气海，治滑精。

（3）配膀胱俞、中极、三阴交、大敦，治遗尿。

（4）配气海、关元、丰隆，治肾虚喘。

（5）配腰阳关、飞扬，治腰痛。

【类别】本穴为肾之背俞穴。

24. 气海俞 Qìhǎishū

【定位】俯伏，在第 3 腰椎棘突下，旁开 1.5 寸处（图 6-57）。

【解剖】在腰背筋膜，最长肌和髂肋肌之间；有第 2 腰动、静脉后支；布有第 3 腰神经后支的外侧支，深层为第 1 腰丛。

【主治】腰痛，痛经，痔疮。

【刺灸法】直刺 0.5 ~ 1 寸；灸 3 ~ 7 壮，或 5 ~ 15 分钟。

【配伍】配膀胱俞、关元、三阴交、足三里，及患部周围配穴，治慢性痛风。

25. 大肠俞 Dàchángshū

【定位】俯卧，在第 4 腰椎棘突下，旁开 1.5 寸处（图 6-57）。

【解剖】在腰背筋膜，最长肌和髂肋肌之间；有第 4 腰动、静脉后支；布有第 3 腰神经的皮支，深层为腰丛。

【主治】腹痛，腹胀，肠鸣，泄泻，便秘，腰痛，脱肛。

【刺灸法】直刺 0.5 ~ 1 寸；灸 3 ~ 7 壮，或 5 ~ 15 分钟。

【配伍】

（1）配肾俞，治洞泄食不化。

（2）配百会、长强、肩井、合谷、气冲，治脱肛。

（3）配天枢、足三里（俱灸），治小儿急性肠炎。

（4）配天枢、支沟、上巨虚，治便秘。

（5）配肾俞、环跳、风门、委中，治坐骨神经痛。

【类别】本穴为大肠的背俞穴。

26. 关元俞 Guānyuánshū

【定位】俯卧，在第 5 腰椎棘突下，旁开 1.5 寸处（图 6-57）。

【解剖】有骶棘肌；有腰最下动、静脉后支的内侧支；布有第5腰神经后支。

【主治】腹胀，泄泻，腰痛，遗尿，瘕痕积聚。

【刺灸法】直刺0.8～1寸；灸3～7壮，或5～15分钟。

【配伍】

(1) 配肾俞、委中，治腰痛。

(2) 配脾俞、肾俞，治慢性肠炎。

(3) 配肾俞、关元、中极、三阴交，治慢性盆腔炎。

27. 小肠俞 Xiǎochángshū

【定位】俯卧，在骶部中线平第1骶后孔（上髎穴）旁开1.5寸处。当髂后上棘内缘与骶骨间的凹陷处（图6-57）。

【解剖】在骶棘肌起始部和臀大肌起始部之间；有骶外侧动、静脉后支；布有第5腰神经后支，第1骶神经后支的外侧支。

【主治】遗精，尿血，遗尿，小腹胀痛，痢疾，痔疮。

【刺灸法】直刺0.5～1寸；灸3～7壮，或5～10分钟。

【配伍】配肾俞、关元、中极、三阴交，治尿闭、遗尿、盆腔炎。

【类别】本穴为小肠之背俞穴。

28. 膀胱俞 Pángguāngshū

【定位】俯卧，在骶部正中线，平第2骶后孔旁开1.5寸处，当髂后上棘内缘下与骶骨间的凹陷中（图6-57）。

【解剖】在骶棘肌起始部和臀大肌起始部之间；有骶外侧动、静脉后支；布有臀中皮神经分支。

【主治】小便不通，遗尿，泄泻，便秘，腰痛，遗精，淋浊。

【刺灸法】直刺0.5～1寸；灸3～7壮，或5～15分钟。

【配伍】

(1) 配肾俞、关元、中极、阳陵泉、三阴交，治尿频、尿闭、遗精、阳痿、痛经、尿路感染。

(2) 配肾俞、大肠俞、环跳、风市、委中、足三里，治腰痛、坐骨神经痛、下肢不遂。

【类别】本穴为膀胱之背俞穴。

29. 中膂俞 Zhōnglǚshū

【定位】俯卧，在骶部中线平第3骶后孔旁开1.5寸处（图6-57）。

【解剖】有臀大肌，深层为骶结节韧带起始部；当臀下动、静脉的分支处；布有臀下皮神经。

【主治】痢疾，疝气，腰脊强痛。

【刺灸法】直刺0.5～1寸；灸3～7壮，或5～15分钟。

【配伍】

(1) 配脾俞、膈俞，治腹胀。

（2）配肾俞、上髎、环跳、委中，治坐骨神经痛。

30. 白环俞 Báihuánshū

【定位】俯卧，平第4骶后孔，督脉旁开1.5寸处（图6-57）。

【解剖】在臀大肌，骶结节韧带下内缘；有臀下动、静脉，深层为阴部内动、静脉；布有臀下皮神经，深层为阴部神经。

【主治】遗精，月经不调，带下，疝气，腰髋痛。

【刺灸法】直刺0.5～1寸；灸3～7壮，或5～15分钟。

【配伍】

（1）配长强、承山，治脱肛、痔疮。
（2）配承扶、大肠俞，治二便不利。
（3）配肾俞、关元、中极、三阴交，治遗精、子宫出血、带下。

31. 上髎 Shàngliáo

【定位】俯卧，在第1骶后孔中，当髂后上棘与第1骶正中棘凹陷处，距骶部中线约1寸处定位（图6-57）。

【解剖】在骶棘肌起始部及臀大肌起始部；当骶外侧动、静脉后支处；布有第1骶神经后支。

【主治】腰痛，月经不调，阴挺，带下，大、小便不利，阳痿。

【刺灸法】直刺0.5～1.2寸；灸3～7壮，或5～15分钟。

【配伍】配肾俞、关元、中极、三阴交，治痛经、月经不调、遗精、阳痿。

【类别】本穴为足太阳、足少阳之会。

【附注】上髎、次髎、中髎和下髎左右共8穴，合称八髎。

32. 次髎 Cìliáo

【定位】俯卧，在第2骶后孔中，约当第2骶正中棘旁开0.8寸处（图6-57）。

【解剖】在臀大肌起始部；当骶外侧动、静脉后支处；为第2骶神经后支通过处。

【主治】腰痛，月经不调，带下，疝气，下肢痿痹，不孕，痔疮。

【刺灸法】直刺1～1.5寸；灸3～7壮，或5～15分钟。

【配伍】

（1）配中封、中极、大赫、血海、三阴交，治阴道炎。
（2）配委阳、中极，治尿潴留、尿失禁。
（3）配长强、承山、二白，治痔疮。

33. 中髎 Zhōngliáo

【定位】俯卧，在第3骶后孔中，或当第3骶正中棘旁开约0.8寸处（图6-57）。

【解剖】在臀大肌起始部；当骶外侧动、静脉后支处；为第3骶神经后支通过处。

【主治】月经不调，带下，腰痛，小便不利，便秘。

【刺灸法】直刺1～1.5寸；灸3～7壮，或5～15分钟。

【配伍】配肾俞、膀胱俞、关元、中极、三阴交，治月经不调、带下。

34. 下髎 Xiàliáo

【定位】俯卧，在第4骶后孔中，当骶管裂孔旁开约0.6寸处（图6-57）。

【解剖】在臀大肌起始部；有臀下动、静脉分支；当第4骶神经后支通过处。

【主治】小腹痛，便秘，小便不利，腰痛，带下，月经不调。

【刺灸法】直刺0.5～1寸；灸3～7壮或5～15分钟。

【配伍】配肾俞、膀胱俞、关元、中极、三阴交，治痛经、带下、盆腔炎。

35. 会阳 Huìyàng

【定位】俯卧，在尾骨下端两旁，正中线旁开0.5寸处（图6-57）。

【解剖】有臀大肌；有臀下动、静脉分支；布有尾骨神经，深部有阴部神经干。

【主治】带下，阳痿，痢疾，痔疮，腿痛。

【刺灸法】直刺0.5～1寸；灸3～7壮，或5～15分钟。

36. 承扶 Chéngfú

【定位】俯卧，在臀大肌下缘，臀横纹的中点处（图6-58）。

【解剖】在臀大肌下缘；有坐骨神经伴行的动、静脉；布有股后皮神经，深层为坐骨神经。

【主治】痔疾，腰、骶、臀、股部痛。

【刺灸法】直刺1～2寸；灸3～5壮，或5～10分钟。

【配伍】配肾俞、关元俞、风市、足三里、三阴交，治坐骨神经痛、下肢瘫痪。

37. 殷门 Yīnmén

【定位】俯卧，在臀横纹中点之承扶穴直下6寸处，当承扶与委中的连线上（图6-58）。

【解剖】在半腱肌与股二头肌之间，深层为大收肌；外侧为股深动、静脉第3穿支；布有股后皮神经，深层正当坐骨神经。

【主治】腰脊、大腿部疼痛。

【刺灸法】直刺1～1.5寸；灸3～7壮，或5～15分钟。

【配伍】配肾俞、委阳，治腰痛不可俯仰。

38. 浮郄 Fúxì

【定位】微屈膝，在腘窝外上方，股二头肌腱内侧缘，委阳直上1寸处（图6-58）。

【解剖】在股二头肌腱内侧；有膝上外侧动、静脉；布有股后皮神经，正当腓总神经处。

【主治】臀股麻木，腘筋挛急。

【刺灸法】直刺0.5～1寸；灸3～5壮，或5～15分钟。

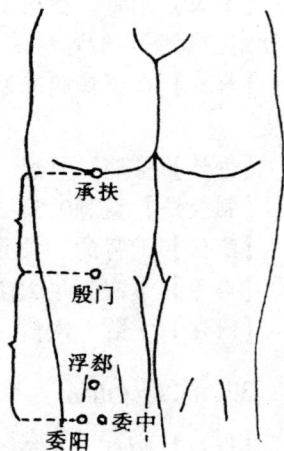

图 6-58

39．委阳 Wěiyáng

【定位】屈膝，在腘横纹外侧端与股二头肌腱内侧缘相交处。正当委中穴外平开 1 寸处定位（图 6-58）。

【解剖】同浮郄穴。

【主治】腰脊强痛，小腹胀满，小便不利，腿足拘挛疼痛。

【刺灸法】直刺 0.5 ~ 1 寸；灸 3 ~ 5 壮，或 5 ~ 10 分钟。

【配伍】

（1）配殷门、太白、阴陵泉、行间，治腹痛不可俯仰。

（2）配委中、肾俞、环跳，治腰背疼痛、下肢麻木不仁。

【类别】本穴为三焦之下合穴。

【附注】据报道，针刺正常人委阳穴，可使阑尾和结肠蠕动增强，肠鸣音亢进。

40．委中 Wěizhōng（别名：血郄、委中央）

【定位】俯卧屈膝，在腘窝横纹中点处，当股二头肌腱与半腱肌腱之间（图 6-58）。

【解剖】在腘窝正中，有腘筋膜；皮下有股腘静脉，深层内侧为腘静脉，最深层为腘动脉；有股后皮神经，正当胫神经处。

【主治】腰痛，髋关节屈伸不利，腘筋挛急，下肢痿痹，半身不遂，腹痛，吐泻，中暑，疮疖，咽痛。

【刺灸法】直刺 0.5 ~ 1 寸，或点刺出血；灸 3 ~ 5 壮，或 5 ~ 10 分钟。

【配伍】

（1）配隐白，治衄血剧不止。

（2）配十宣、人中，治中暑。

（3）配龈交、压痛点，治急性腰扭伤。

（4）配肾俞、关元俞、环跳、足三里、三阴交，治坐骨神经痛、下肢瘫痪、小儿麻痹后遗症。

【类别】本穴为膀胱之合穴。

41．附分 Fùfēn

【定位】俯伏，平第 2 胸椎棘突下，督脉旁开 3 寸处，当肩胛骨内缘（图 6-59）。

【解剖】在肩胛冈内端边缘，有斜方肌、菱形肌，深层为髂肋肌；有颈横动脉降支，当第 2 肋间动、静脉后支；布有第 2 胸神经后支。

【主治】肩背拘急，颈项强痛，肘臂麻木。

【刺灸法】斜刺 0.5 ~ 0.8 寸；灸 3 ~ 7 壮，或 5 ~ 15 分钟。

【配伍】配大椎、肩髎、肩髃、天宗，治肩背拘急疼痛。

【类别】本穴为手、足太阳之会。

42．魄户 Pòhù

【定位】俯伏，在第 3 胸椎棘突下，身柱穴旁开 3 寸处（图 6-59）。

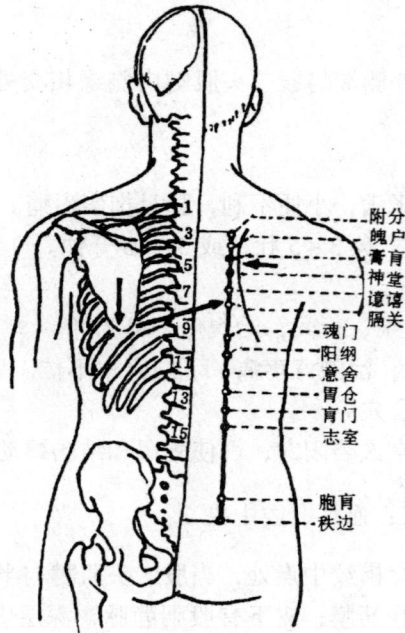

图 6-59

【解剖】在肩胛骨脊柱缘，有斜方肌、菱形肌，深层为髂肋肌；有第 3 肋间动静脉背侧支，颈横动脉降支；布有第 2、3 胸神经后支。

【主治】肺痨，咳嗽，气喘，项强，肩背痛。

【刺灸法】斜刺0.5~0.8寸；灸 3~5 壮，或 5~15 分钟。

【配伍】配肺俞、中府、膻中、尺泽，治咳嗽、哮喘。

43. 膏肓 Gāohuāng

【定位】俯伏，两手抱肘，在第 4 胸椎棘突下旁开 3 寸处（图 6-59）。

【解剖】在肩胛骨脊柱缘，有斜方肌、菱形肌，深层为髂肋肌；有第 4 肋间动、静脉背侧支及颈横动脉降支；布有第 3、4 胸神经后支。

【主治】肺痨，咳嗽，气喘，吐血，盗汗，遗精，痈疽发背，肩背痛。

【刺灸法】斜刺0.3~0.5寸；灸 7~15 壮，或 20~30 分钟。

【配伍】

(1) 配肺俞、定喘、膻中、足三里，治哮喘。

(2) 灸膏肓，配大椎、复溜，治自汗。

(3) 配肾俞、中府、肺俞、膻中、足三里，治肺结核。

(4) 配肾俞、中极、三阴交，治滑精。

44. 神堂 Shēntáng

【定位】俯伏，在第 5 胸椎棘突下，神道穴旁开 3 寸处（图 6-59）。

【解剖】在肩胛骨脊柱缘，有斜方肌、菱形肌，深层为髂肋肌；有第 5 肋间动、静脉背侧支及颈横动脉降支；布有第4、5胸神经后支。

【主治】气喘，咳嗽，脊背强痛。

【刺灸法】斜刺0.5～0.8寸；灸3～5壮，或5～15分钟。

【配伍】配心俞、内关，治冠心病。

45．谚语 Yìxǐ

【定位】俯伏，在第6胸椎棘突下，灵台穴旁开3寸处（图6-59）。

【解剖】在斜方肌外缘，有髂肋肌；有第6肋间动、静脉背侧支；布有第5、6胸神经后支。

【主治】咳嗽，气喘，胸背痛。

【刺灸法】斜刺0.5～0.8寸；灸3～5壮，或5～15分钟。

46．膈关 Géguān

【定位】俯伏，在第7胸椎棘突下，至阳穴旁开3寸处（图6-59）。

【解剖】有背阔肌、髂肋肌；有第7肋间动、静脉背侧支；布有第6、7胸神经后支。

【主治】饮食不下，呕吐，嗳气，背痛。

【刺灸法】斜刺0.5～0.8寸；灸3～5壮，或5～15分钟。

47．魂门 Húnmén

【定位】俯伏，在第9胸椎棘突下，筋缩穴旁开3寸处（图6-59）。

【解剖】有背阔肌、髂肋肌；有第9肋间动、静脉背侧支；布有第8、9胸神经后支。

【主治】胸胁痛，背痛，呕吐，泄泻。

【刺灸法】斜刺0.5～0.8寸；灸3～5壮，或5～15分钟。

48．阳纲 Yánggāng

【定位】俯卧，在第10胸椎棘突下，中枢穴旁开3寸处（图6-59）。

【解剖】有背阔肌、髂肋肌；有第10肋间动、静脉背侧支；布有第9、10胸神经后支。

【主治】肠鸣，腹痛，泄泻，黄疸。

【刺灸法】斜刺0.5～0.8寸；灸3～5壮，或5～15分钟。

【配伍】配大椎、至阳、肝俞、脾俞、足三里、三阴交，治身热目黄。

49．意舍 Yìshè

【定位】俯卧，在第11胸椎棘突下，脊中穴旁开3寸处（图6-59）。

【解剖】有背阔肌、髂肋肌；有第11肋间动、静脉背侧支；布有第10、11胸神经后支。

【主治】腹胀肠鸣，呕吐，泄泻，饮食不下。

【刺灸法】斜刺0.5～0.8寸；灸5～7壮，或10～20分钟。

50．胃仓 Wèicāng

【定位】俯卧，在第12胸椎棘突下，督脉旁开3寸处（图6-59）。

【解剖】有背阔肌、髂肋肌；有肋下动、静脉背侧支；布有第 12、13 胸神经后侧支。

【主治】腹胀，胃脘痛，背痛。

【刺灸法】斜刺 0.5 ~ 0.8 寸；灸 5 ~ 7 壮，或 10 ~ 20 分钟。

【配伍】

(1) 配意舍、膈关，治饮食不下。

(2) 配脾俞、胃俞、内关、足三里、三阴交，治腹胀、腹痛。

51. 肓门 Huāngmén

【定位】俯卧，在第 1 腰椎棘突下，悬枢穴旁开 3 寸处（图 6-59）。

【解剖】有背阔肌、髂肋肌；有第 1 腰动、静脉背侧支；布有第 12 胸神经后支。

【主治】上腹痛，痞块，便秘。

【刺灸法】斜刺 0.5 ~ 0.8 寸；灸 5 ~ 7 壮，或 5 ~ 15 分钟。

52. 志室 Zhìshì

【定位】俯卧，在第 2 腰椎棘突下，命门穴旁开 3 寸处（图 6-59）。

【解剖】有背阔肌、髂肋肌；有第 2 腰动、静脉背侧支；布有第 12 胸神经后支外侧支，第 1 腰神经外侧支。

【主治】遗精，阳痿，小便不利，水肿，腰痛。

【刺灸法】斜刺 0.5 ~ 0.8 寸；灸 5 ~ 7 壮，或 10 ~ 20 分钟。

【配伍】

(1) 配肾俞、三阴交，治肾绞痛。

(2) 配关元、肾俞、三阴交，治阳痿、遗精、阴部肿痛。

53. 胞肓 Bāohuāng

【定位】俯卧，平第 2 骶后孔，督脉旁开 3 寸处（图 6-59）。

【解剖】有臀大肌、臀中肌及臀小肌；正当臀上动、静脉；布有臀上皮神经，深层为臀上神经。

【主治】肠鸣，腹胀，腰痛。

【刺灸法】直刺 0.8 ~ 1 寸；灸 3 ~ 7 壮，或 5 ~ 15 分钟。

54. 秩边 Zhìbiān

【定位】俯卧，在第 4 骶正中棘，腰俞穴旁开 3 寸处，或在骶管裂孔旁开 3 寸处（图 6-59）。

【解剖】有臀大肌，在梨状肌下缘；正当臀下动、静脉；深层为臀下神经及股后皮神经，外侧为坐骨神经。

【主治】腰骶痛，痔疮，下肢痿痹。

【刺灸法】直刺 1 ~ 3 寸；灸 3 ~ 7 壮，或 5 ~ 15 分钟。

【配伍】配殷门、阳陵泉，治腰腿痛。

55.合阳 Héyáng

【定位】在委中穴直下2寸处，当腓肠肌的两头之间凹陷中（图6-60）。

【解剖】在腓肠肌二头之间；有小急静脉，深层为腘动、静脉；布有腓肠内侧皮神经，深层为胫神经。

【主治】腰脊痛，下肢疼痛、麻痹。

【刺灸法】直刺0.5~1寸；灸3~5壮，或5~10分钟。

56.承筋 Chéngjīn

【定位】在小腿腓肠肌肌腹中央，当合阳与承山两穴连线之中点处（图6-60）。

【解剖】在腓肠肌两肌腹之间；有小隐静脉，深层为胫后动、静脉；布有腓肠内侧皮神经，深层为胫神经。

【主治】小腿痛，痔疮，腰背拘急。

【刺灸法】直刺0.5~1寸；灸3~5壮，或5~10分钟。

【配伍】

(1) 配承山、委中、阳谷，治痔疮。

(2) 配大肠俞、支沟、足三里、三阴交，治便秘。

57.承山 Chéngshān（别名：鱼腹）

【定位】在小腿腓肠肌两肌腹之间凹陷的顶端，当用力伸直足尖，使足跟上提时，肌腹下出现交角处（图6-60）。

【解剖】在腓肠肌两肌腹交界下端；有小隐静脉，深层为胫后动、静脉；布有腓肠内侧皮神经，深层为胫神经。

【主治】腰痛，腿痛转筋，痔疮，便秘。

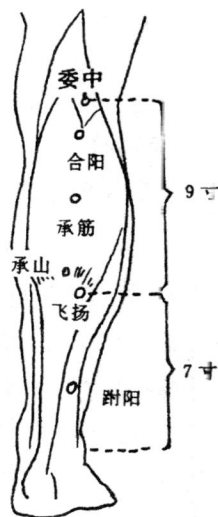

图6-60

【刺灸法】直刺1~1.5寸；灸3~5壮，或5~10分钟。

【配伍】

(1) 配长强、二白，治痔疮。

(2) 配太溪，治大便难。

(3) 配复溜、太冲、太白，治便血。

(4) 配昆仑，治腓肠肌痉挛。

58.飞扬 Fēiyáng（别名：厥阳）

【定位】在外踝后的昆仑直上7寸，当承山穴外下方约1寸处（图6-60）。

【解剖】有腓肠肌及比目鱼肌；布有腓肠外侧皮神经。

【主治】头痛，目眩，鼻塞，鼻衄，腰痛，腿软无力。

【刺灸法】直刺1~1.5寸；灸3~5壮，或5~10分钟。

【配伍】

(1) 配肾俞、关元、环跳、足三里、三阴交，治膝腿痛。

(2) 配中极、膀胱俞、阴陵泉，治膀胱炎。

【类别】本穴为足太阳之络穴。

【附注】据报道，对异常胎位孕妇，艾灸飞扬可使腹部松弛，胎动活跃，有一定的转胎效果。

59. 跗阳 Fūyáng（别名：附阳）

【定位】在外踝后的昆仑穴直上 3 寸处（图 6-61）。

【解剖】在腓骨的后部，跟腱外前缘，深层为拇长屈肌；有小隐静脉，深层为腓动脉末支；布有腓肠神经。

【主治】头重，头痛，腰骶痛，外踝红肿，瘫痪。

【刺灸法】直刺0.5～1寸；灸 3～5 壮，或 5～10 分钟。

【配伍】配环跳、腰俞、风市、委中、足三里、行间，治腰腿痛。

【类别】本穴为阳跷的郄穴，是足太阳、阳跷之会。

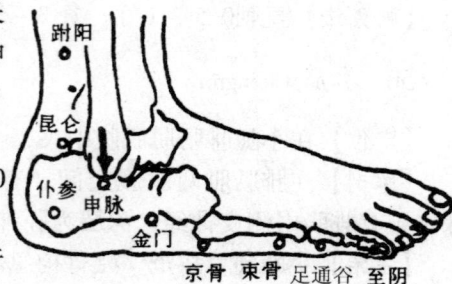

图 6-61

60. 昆仑 Kūnlún

【定位】在外踝与跟腱之间凹陷处（图 6-61）。

【解剖】有腓骨短肌；有小隐静脉及外踝后动、静脉；布有腓肠神经。

【主治】头痛，项强，目眩，鼻衄，肩臂拘急，腰痛，脚跟痛，小儿痫证，难产。

【刺灸法】直刺0.5～1寸；灸 3～5 壮，或 5～10 分钟。

【配伍】

(1) 配百会、风池、合谷、后溪、申脉，治头痛。

(2) 配肾俞、腰俞、风池、合谷、环跳、风市，治腰背及腿痛。

(3) 配太冲、太溪，治足跟痛。

【类别】本穴为足太阳经之经穴。

61. 仆参 Púcān（别名：安邪）

【定位】在昆仑穴直下，当跟骨凹陷处赤白肉际（图 6-61）。

【解剖】有腓动、静脉的跟骨外侧支；布有腓肠神经跟骨外侧支。

【主治】下肢痿弱，足跟痛。

【刺灸法】直刺0.3～0.5寸；灸 3～5 壮，或 5～10 分钟。

【配伍】配承山、太溪、昆仑、阿是穴，治足跟痛。

【类别】本穴为足太阳、阳跷之会。

62. 申脉 Shēnmài（别名：阳跷、鬼路）

【定位】在外踝正下方下缘正中凹陷处（图 6-61）。

【解剖】在腓骨长短肌腱上缘；有外踝动脉网及小隐静脉；布有腓肠神经的足背外侧皮

神经分支。

【主治】痫证，癫狂，头痛，眩晕，失眠，腰腿酸痛。

【刺灸法】直刺0.2~0.4寸；灸3~5壮，或5~10分钟。

【配伍】

(1) 配百会、风池、心俞、后溪，治癫痫。

(2) 配金门，治头风眩痛。

(3) 配翳风、太冲，治眩晕。

【类别】本穴为八脉交会穴之一，通阳跷。乃足太阳、阳跷之会。

63. 金门 Jīnmén（别名：梁关）

【定位】在申脉前下方，当骰骨外侧凹陷中，约位于申脉与京骨之间（图6-61）。

【解剖】在腓骨长肌腱和小趾外展肌之间；有足底外侧动、静脉；布有足背外侧皮神经，深层为足底外侧神经。

【主治】癫痫，小儿惊风，腰痛，外踝疼，下肢痹痛。

【刺灸法】直刺0.3~0.5寸；灸3~5壮，或5~10分钟。

【配伍】配承山、绝骨，治小腿酸痛。

【类别】本穴为足太阳经之郄穴，又为足太阳、阳维之会。

64. 京骨 Jīnggǔ

【定位】在足跗外侧，第5跖骨粗隆下，赤白肉际处（图6-61）。

【解剖】在小趾外展肌下方；有足底外侧动、静脉；布有足背外侧皮神经，深层为足底外侧神经。

【主治】癫痫，头痛，项强，腰腿痛。

【刺灸法】直刺0.3~0.5寸；灸3~5壮，或5~10分钟。

【配伍】配内关、通里、少府，治心肌炎。

【类别】本穴为足太阳经之原穴。

65. 束骨 Shùgǔ

【定位】在足跗外侧，第5跖骨小头后下方（趾跖关节后）赤白肉际处（图6-61）。

【解剖】在小趾外展肌下方；有第4趾跖侧总动、静脉；有第4趾跖侧神经及足背外侧皮神经分支。

【主治】癫狂，头痛，项强，目眩，腰背及下肢后侧痛。

【刺灸法】直刺0.3~0.5寸；灸3~5壮，或5~10分钟。

【配伍】配飞扬、承筋，治腰痛如折。

【类别】本穴为足太阳经之输穴。

66. 足通谷 Zútōnggǔ

【定位】在第5跖趾关节前下方凹陷处赤白肉际（图6-61）。

【解剖】有趾跖侧动、静脉；布有趾跖侧固有神经及足背外侧皮神经。

【主治】头痛，项强，目眩，鼻衄。

【刺灸法】直刺0.2~0.3寸；灸3~5壮，或5~10分钟。

【配伍】

（1）配束骨、大肠俞，治肠澼、疝气。

（2）配章门、曲泉、膈俞、期门，治胸胁支满。

【类别】本穴为足太阳经之荥穴。

67. 至阴 Zhìyīn

【定位】在足小趾外侧，距趾甲角旁约0.1寸处（图6-61）。

【解剖】有趾背动脉及趾跖侧固有动脉形成的动脉网；布有趾跖侧固有神经及足背外侧皮神经。

【主治】头痛，鼻塞，鼻衄，目痛，足下热，难产，胎位不正。

【刺灸法】直刺或斜刺0.2寸，或点刺出血；灸3~5壮，或5~10分钟。

【类别】本穴为足太阳经之井穴。

【配伍】

（1）配风池、天柱、太阳，治头项痛。

（2）配肾俞、关元、三阴交，治遗精。

【附注】据报道，艾灸至阴对孕妇胎位有良好的纠正作用。

足太阳膀胱经经穴小结

【取穴要领】掌握目内眦、眉头、发际、斜方肌、脊椎棘突、骶后孔、臀纹沟、腘横纹、腓肠肌、踝尖、跟腱、第5跖趾关节等解剖标志。

头面部：目内眦取睛明穴；眉头取攒竹。

腰背部：在上下椎间（脊椎棘突间隙），后正中线旁开1.5寸取第一侧线上的腧穴；旁开3寸取第二侧线上的腧穴。

大腿部：臀纹沟中点取承扶穴，腘窝横纹中点取委中穴，承扶与委中之连线上取殷门穴。

小腿部：腓肠肌之两头联合处取合阳穴，腓肠肌下界两头分歧处取承山穴，腓肠肌两肌腹之间取承筋穴。

外踝部：踝尖与跟腱中点连线之间取昆仑穴，昆仑直下跟骨下取仆参穴，外踝前缘直下跟骨下取金门穴。

跖趾关节：第5跖趾关节外侧前取通谷穴，后取束骨穴。

【主治重点】足太阳膀胱经经穴主要用于脏腑病、头面病、神志病、筋病、痔疾等疾病。

1. 脏腑病：第1~6胸椎之间两侧的腧穴，治心、肺疾病；第7~12胸椎两侧腧穴，治肝、胆、脾、胃疾患；第1腰椎至第5骶椎两侧腧穴，治肾、膀胱、大肠、小肠、子宫等疾病；委中穴，治膀胱腑证。

2. 头面病：睛明，治一切眼病；攒竹，治眉棱骨痛，眼睑动，眼赤痛；承光，治目生白翳；曲差，治鼻塞，鼻衄，鼻疮；通天、大杼，治头眩；玉枕、昆仑，治目痛；天柱、申脉，治头目眩晕；风门，治鼻中诸病；至阴，治头面之疾。

3. 神志病：络却，治癫疾僵仆，目妄见，恍惚不乐，狂走；天柱、心俞，治狂证；大杼，治癫疾身挛；督俞，治癫疾多言；肝俞，治惊狂；昆仑、束骨，治癫疾；天柱，治痫证头眩；昆仑，治痫证，口闭不开；五处、金门、心俞，治痫证；申脉，治痫病昼发。

4. 筋病：攒竹、络却、大杼，治瘈疭；五处，治瘈疭，脊强反折；肝俞，治筋痛；承筋，治霍乱转筋；承山，治足挛引少腹痛；昆仑，治脊强；申脉，治脚膝屈伸难；至阴，治转筋。

5. 痔疾：秩边、承山、飞扬，治痔疮肿痛；承扶，治久痔大便难；承筋，治痔疮大便难。

【针灸注意事项】睛明进针时要轻缓，刺到一定深度后不宜提插，可以捻转，提插易伤及眼内动、静脉引起出血。如有出血，可先冷敷止血，待血止后改用热敷消肿。背部腧穴针刺不宜深，避免伤及内脏引起不良后果。

三、足少阳胆经经穴

本经腧穴一名2穴，左右各44穴。起于瞳子髎，止于足窍阴。分布于目外眦、颞部、耳后、肩部、胁肋部、大腿外侧、膝外侧、外踝前下方、足第4趾端（图6-62）。

本经腧穴主要用于治疗头面疾患、胁肋病、肝胆病、神志病和妇科病及本经所过之处的病证。

1. 瞳子髎 Tóngzǐliáo（别名：太阳、前关）

【定位】平外眼角，眶骨外侧缘凹陷中（图6-63）。

【解剖】有耳轮匝肌，深层为颞肌；当颧眶动、静脉分支处；布有颧面神经、颧颞神经和面神经的颞额支。

【主治】头痛，目痛，视物不清，目赤流泪。

【刺灸法】向后斜刺或平刺0.3~0.5寸；灸2~3壮，或3~5分钟。

【配伍】

(1) 配合谷、临泣、睛明，治目障。

(2) 配睛明、养老、足三里，治夜盲。

(3) 配风池、翳风、丝竹空、四白、地仓、颊车、下关、攒竹，治口眼歪斜。

【类别】本穴为手太阳、手足少阳之会。

2. 听会 Tīnghuì（别名：后关）

【定位】在耳屏间切迹前方与下颌骨髁状突后方的凹陷处，与屏间切迹下缘相平，张口有孔（图6-63）。

【解剖】有颞浅动脉耳前支，深部为颈外动脉及面后静脉；布有耳大神经，皮下为面神经分支。

【主治】耳鸣，耳聋，齿痛，口眼歪斜。

【刺灸法】张口，直刺0.5~1寸；灸2~3壮，或3~5分钟。

【配伍】

(1) 配听宫，治耳鸣。

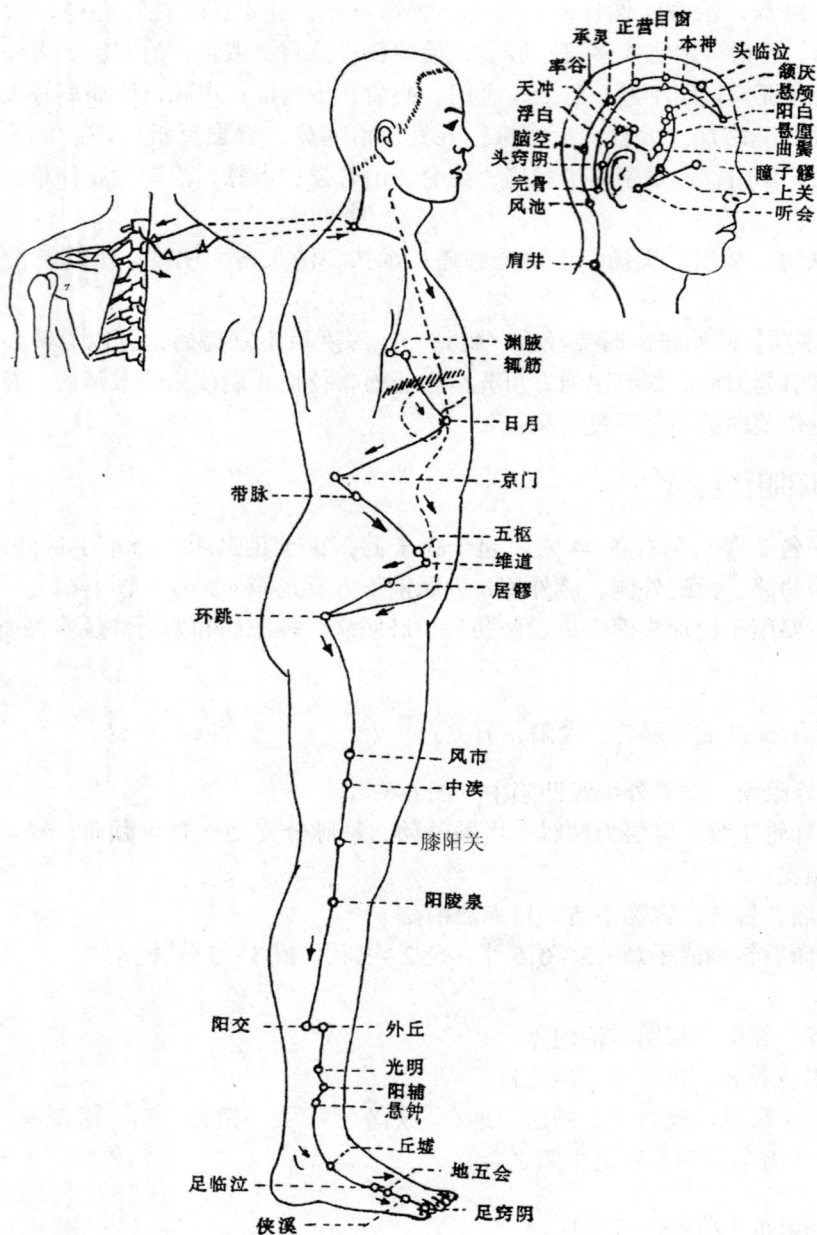

图 6-62　足少阳胆经腧穴总图

（2）配翳风，治耳聋气闭。

（3）配翳风、颊车、地仓、上关、下关，治中风口眼歪斜。

3. 上关 Shàngguān（别名：客主人）

【定位】在耳前颧弓上缘，当下关穴直上方，距耳廓前缘约 1 寸（图 6-63）。

【解剖】在颞肌中；有颞眶动、静脉；布有面神经的颞眶支及三叉神经小分支。

【主治】头痛，耳聋，耳鸣，齿痛，口眼歪斜。

【刺灸法】直刺0.3～0.5寸；灸3～5壮，或3～5分钟。

【配伍】

（1）配下关、颊车、合谷，治牙痛。

（2）配颊车、地仓、人中、丝竹空、合谷，治口眼歪斜。

【类别】本穴为手少阳、足阳明之会。

4. 颔厌 Hànyān

【定位】在鬓角上部，从头维到曲鬓作一弧形连线，当上1/4与下3/4交点处（图6-63）。

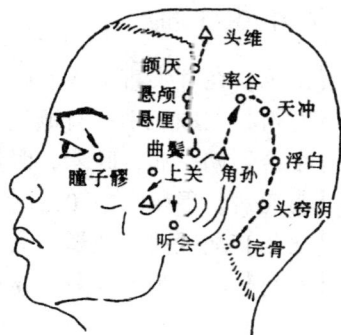

图6-63

【解剖】在颞肌中；有颞浅动、静脉顶支；布有耳颞神经颞支。

【主治】偏头痛，目眩，目外眦痛，耳鸣。

【刺灸法】向后平刺0.3～0.4寸；灸1～3壮，或3～5分钟。

【配伍】配风池、百会、头维、合谷，治偏正头痛。

【类别】本穴为手足少阳、足阳明之会。

5. 悬颅 Xuánlú

【定位】在鬓角中，头维至曲鬓弧形连线的中点处（图6-63）。

【解剖】同颔厌穴。

【主治】偏头痛，目外眦痛。

【刺灸法】沿皮刺0.3～0.5寸；灸1～3壮，或3～5分钟。

【配伍】配头维、天冲、合谷，治偏头痛。

6. 悬厘 Xuánlí

【定位】在鬓角部，从头维至曲鬓连线的下1/4与上3/4交点处（图6-63）。

【解剖】同颔厌穴。

【主治】偏头痛，目外眦痛。

【刺灸法】沿皮刺0.3～0.5寸；灸1～3壮，或3～5分钟。

【配伍】配水沟、迎香、下关、合谷，治三叉神经痛。

【类别】本穴为手足少阳、足阳明之会。

7. 曲鬓 Qūbìn

【定位】在耳前上方，鬓发后缘直上入发际，角孙穴前约1横指处（图6-63）。

【解剖】同颔厌穴。

【主治】鬓角痛，颔颊肿，牙关紧闭。

【刺灸法】向后平刺0.3～0.5寸；灸1～3壮，或3～5分钟。

【配伍】配冲阳，治齿痛。

【类别】本穴为足太阳、足少阳之会。

8. 率谷 Shuàigǔ

【定位】在耳尖直上入发际1.5寸处（图6-63）。

【解剖】在颞肌中；有颞浅动、静脉顶支；布有耳颞神经和枕大神经会合支。

【主治】偏头痛，眩晕，眼病，小儿惊风。

【刺灸法】平刺0.3~0.5寸；灸1~3壮，或3~5分钟。

【配伍】配风池、曲鬓、太阳、合谷，治偏头痛。

【类别】本穴为足太阳、足少阳之会。

9. 天冲 Tiānchōng

【定位】在耳根后缘直上入发际2寸，率谷穴后约0.5寸处（图6-63）。

【解剖】有耳后动、静脉；布有枕大神经。

【主治】头痛，齿龈肿，癫证。

【刺灸法】平刺0.3~0.5寸；灸1~3壮，或3~5分钟。

【配伍】配风池、百会、角孙、头维、合谷，治头痛、癫痫。

【类别】本穴为足太阳、足少阳之会。

10. 浮白 Fúbái

【定位】在耳后乳突后上方，当天冲穴与完骨穴弧形连线的上 1/3 与下 2/3 的交点处（图 6-63）。

【解剖】同天冲穴。

【主治】头痛，耳鸣，耳聋。

【刺灸法】平刺0.3~0.5寸；灸1~3壮，或3~5分钟。

【配伍】配完骨，治齿龈肿痛。

【类别】本穴为足太阳、足少阳之会。

11. 头窍阴 Tóuqiàoyīn

【定位】在乳突后上方，当天冲穴与完骨穴弧形连线的上 2/3 与下 1/3 的交点处（图 6-63）。

【解剖】有耳后动、静脉；布有枕大神经和枕小神经会合支。

【主治】头项痛，耳疼，耳鸣，耳聋。

【刺灸法】平刺0.3~0.5寸；灸1~3壮，或3~5分钟。

【配伍】配翳风、听宫、听会，治耳鸣、耳聋。

【类别】本穴为足太阳、足少阳之会。

12. 完骨 Wángǔ

【定位】在乳突后下方凹陷处，约与风府穴平（图6-63）。

【解剖】在胸锁乳突肌附着部上方；有耳后动、静脉分支；布有枕小神经本干。

【主治】头痛，失眠，颈项强痛，颊肿，齿痛，口眼歪斜。

【刺灸法】斜刺0.3~0.5寸；灸1~3壮，或5~10分钟。

【配伍】配天柱、后溪、绝骨，治颈项强痛。

【类别】本穴为足太阳、足少阳之会。

13. 本神 Běnshén

【定位】在前额正中线入发际0.5寸的神庭穴旁开3寸处（图6-64）。

【解剖】在额肌中；有颞浅动、静脉额支和额动、静脉外侧支；布有额神经外侧支。

【主治】头痛，目眩，痫证。

【刺灸法】平刺0.3~0.5寸；灸3~5壮，或3~5分钟。

【配伍】

(1) 配百会、人中、十宣，治中风不省人事。

(2) 配心俞、行间、大陵、合谷，治癫痫。

【类别】本穴为足少阳、阳维之会。

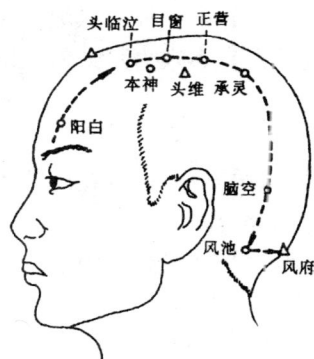

图6-64

14. 阳白 Yángbái

【定位】目正视，在瞳孔直上，眉毛上1寸处（图6-64）。

【解剖】在额肌中；有额动、静脉外侧支；布有额神经外侧支。

【主治】前额痛，目眩，迎风流泪，外眦疼痛，眼睑瞤动。

【刺灸法】平刺0.3~0.5寸；灸3~5壮，或3~5分钟。

【配伍】

(1) 配解溪、合谷，治头痛、眉间痛。

(2) 配肝俞、肾俞、风池、太阳、睛明、攒竹，治目赤肿痛、近视。

【类别】本穴为足少阳、阳维之会。

15. 头临泣 Tóulínqì

【定位】目正视，在瞳孔直上，入发际0.5寸，当神庭穴与头维穴连线中点处（图6-64）。

【解剖】在额肌中；有额动、静脉；布有额神经内、外侧支会合支。

【主治】头痛，目眩，迎风流泪，外眦疼痛，鼻塞。

【刺灸法】平刺0.3~0.5寸；灸1~3壮，或3~5分钟。

【配伍】

(1) 配中渚，治目眩。

(2) 配百会、人中、内关、十宣，治中风不省人事。

【类别】本穴为足太阳、足少阳、阳维之会。

16. 目窗 Mùchuāng

【定位】目正视，在瞳孔直上，入发际1.5寸，即头临泣后1寸处（图6-64）。

【解剖】在帽状腱膜中；有颞浅动、静脉额支；布有额神经内、外侧支会合支。

【主治】头痛，目眩，目赤痛。

【刺灸法】平刺0.3～0.5寸；灸3～5壮，或5～10分钟。

【配伍】配天冲、风池，治头痛。

【类别】本穴为足太阳、阳维之会。

17. 正营 Zhèngyíng

【定位】目正视，在瞳孔直上，头临泣与风池穴连线上，入发际2.5寸，即目窗穴后1寸（图6-64）。

【解剖】在帽状腱膜中；有颞动、静脉顶支和枕动、静吻合网；布有额神经和枕大神经会合支。

【主治】偏头痛，目眩。

【刺灸法】平刺0.3～0.5寸；灸3～5壮，或5～10分钟。

【配伍】配风池、百会、印堂、曲池，治眩晕。

【类别】本穴为足少阳、阳维之会。

18. 承灵 Chénglíng

【定位】目中线直上，在头临泣穴与风池穴连线上，入发际4寸，即正营穴后1.5寸处（图6-64）。

【解剖】在帽状腱膜中；有枕动、静脉分支；布有枕大神经分支。

【主治】头痛，鼻渊，鼻衄。

【刺灸法】平刺0.3～0.5寸；灸3～5壮，或5～10分钟。

【配伍】配风池、百会、太阳、合谷，治头痛。

【类别】本穴为足少阳、阳维之会。

19. 脑空 Nǎokōng

【定位】在风池穴直上与枕外粗隆上缘平齐处，即与脑户相平（图6-64）。

【解剖】在枕肌中；有枕动、静脉分支；布有枕大神经分支。

【主治】头痛，颈项强痛。

【刺灸法】平刺0.3～0.5寸；灸3～5壮，或5～10分钟。

【配伍】配百会、合谷，治头痛。

【类别】本穴为足少阳、阳维之会。

20. 风池 Fēngchí

【定位】在项后枕骨下，当胸锁乳突肌与斜方肌上端之间凹陷处，与风府穴相平（图6-64）。

【解剖】在胸锁乳突肌和斜方肌止点处的凹陷中，深层为头夹肌；有枕动、静脉分支；布有小神经分支。

【主治】头痛，眩晕，颈项强痛，目赤痛，鼻渊，肩背痛，热病，感冒。

【刺灸法】针尖微下，向鼻尖方向斜刺0.5～1寸；灸3～7壮，或5～15分钟。

【配伍】

（1）配肺俞、身柱、外关，治感冒。

（2）配上星、迎香、禾髎、合谷、厉兑、至阴，治鼻塞。

（3）配肝俞、肾俞、行间、侠溪，治肝阳上亢眩晕。

（4）配昆仑、后溪，治头后痛。

（5）配曲池、足三里、太冲，治高血压。

【类别】本穴为足少阳、阳维之会。

【附注】据动物实验，针刺风池、足三里穴组，对家兔实验性脑震荡引起的颅压升高有下降作用，具有较强的后效应。

21. 肩井 Jiānjǐng

【定位】在肩部上方，当大椎穴与肩峰连线的中点处（图6-65）。

【解剖】有斜方肌，深层为肩胛提肌与冈上肌；有颈横动、静脉；布有腋神经分支，深层上方为桡神经。

【主治】头项强，肩背痛，手臂不举，乳痛，中风，难产。

【刺灸法】直刺0.5～0.8寸，不可深刺；灸3～5壮，或5～15分钟。

【配伍】

（1）配曲池、大迎，治瘰疬。

（2）配中极、三阴交，治胎衣不下。

（3）配天宗、少泽，治乳腺炎。

【类别】本穴为足少阳、阳维之会。

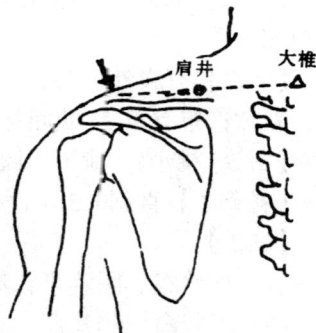

图 6-65

22. 渊腋 Yuānyè

【定位】侧卧举臂，在腋中线上，当第4肋间隙处（图6-66）。

【解剖】有前锯肌和肋间内、外肌；有胸腹壁静脉，胸外侧动、静脉及第4肋间动、静脉；布有第4肋间神经外侧皮支、胸长神经分支。

【主治】胁痛，腋下肿。

【刺灸法】斜刺0.5～0.8寸，不可深刺；灸1～3壮，或2～3分钟。

23. 辄筋 Zhéjīn

【定位】侧卧举臂，在渊腋前1寸，当第4肋间隙处（图6-66）。

【解剖】在胸大肌外缘，有前锯肌，肋间内、外肌；有胸外侧动、静脉及第4肋间动、静脉；布有第4肋间神经外侧皮支。

【主治】胸满，气喘。

【刺灸法】斜刺0.5～0.8寸；灸3～5壮，或5～10分钟。

【配伍】配脾俞、胃俞、胆俞、巨阙、内关，治呕吐、吞酸、胃痛。

24．日月 Rìyuè

【定位】在乳头直下，当第7肋间隙处（图6-67）。

【解剖】在腹外斜肌腱膜中，有腹内斜肌、腹横肌；有第7肋间动、静脉；布有第7肋间神经。

【主治】呕吐，吞酸，黄疸，呃逆，胁痛，胃痛。

【刺灸法】斜刺0.3～0.5寸；灸3～5壮，或5～10分钟。

【配伍】配胆俞、外关、合谷、阳陵泉，治胁肋疼痛。

【类别】本穴为胆之募穴，又为足太阴、足少阳之会。

25．京门 Jīngmén（别名：气府）

【定位】侧卧，在侧腹部，当第12肋骨游离端之下际（图6-66）。

【解剖】有腹外斜肌、腹内斜肌及腹横肌；有第11肋间动、静脉；布有第11肋间神经。

【主治】肠鸣，泄泻，腹胀，腰胁痛。

【刺灸法】直刺0.5～1寸；灸3～5壮，或5～10分钟。

【配伍】

(1) 配然谷、阴陵泉，治洞泄不化。

(2) 配肾俞、膀胱俞、委中，治腰痛。

【类别】本穴为肾之募穴。

26．带脉 Dàimài

【定位】侧卧，第11肋游离端直下与脐相平处（图6-66）。

【解剖】有腹内斜肌、腹外斜肌、腹横肌；有第12肋间动、静脉；布有第12肋间神经（内部右为升结肠，左为降结肠）。

【主治】月经不调，带下，疝气，腰胁痛。

【刺灸法】直刺0.5～1寸；灸3～5壮，或5～10分钟。

【配伍】配肾俞、白环俞、关元、阴陵泉、三阴交，治月经不调、白带过多。

【类别】本穴为足少阳、带脉之会。

27．五枢 Wǔshū

【定位】侧卧，在腹侧髂前上棘前方0.5寸，约平脐下3寸之关元穴处（图6-68）。

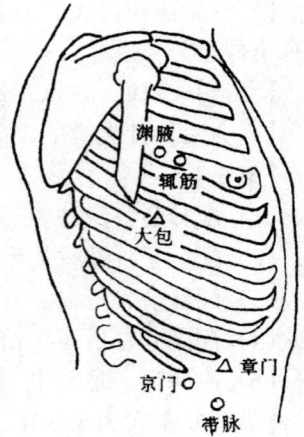

渊腋
辄筋
大包
京门　　章门
带脉

图6-66

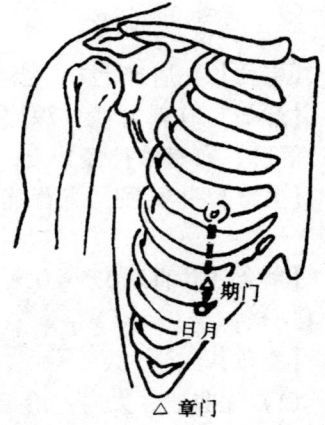

期门
日月
章门

图6-67

【解剖】在髂前上棘前内方，有腹内、外斜肌；有旋髂浅、深动脉和静脉；布有髂腹下神经。

【主治】带下，腰胯痛，疝气。

【刺灸法】直刺1～1.5寸；灸3～5壮，或5～10分钟。

【配伍】配曲泉、太冲、关元，治睾丸炎。

【类别】本穴为足少阳、带脉之会。

28. 维道 Wéidào

【定位】侧卧，在五枢穴前下0.5寸，当腹股沟处（图6-68）。

【解剖】有腹内斜肌、腹外斜肌、腹横肌；有旋髂浅动、静脉，旋髂深动、静脉；布有髂腹股沟神经。

【主治】腰胯痛，带下，少腹痛，阴挺。

【刺灸法】直刺0.5～1.5寸；灸3～5壮，或5～10分钟。

【配伍】配肾俞、关元、三阴交，治盆腔炎、附件炎。

【类别】本穴为足少阳、带脉之会。

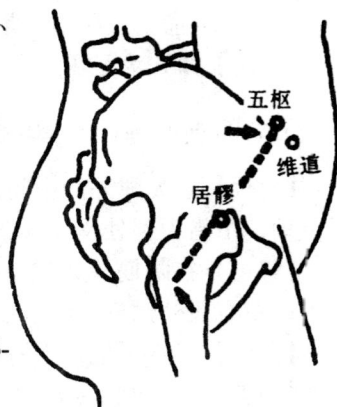
图 6-68

29. 居髎 Jūliáo

【定位】侧卧，在髂前上棘与股骨大转子高点连线的中点处（图6-68）。

【解剖】浅层为阔筋膜张肌，深部为股外侧肌；有旋髂浅动、静脉分支及旋股外侧动、静脉升支；布有股外侧皮神经。

【主治】腰腿痹痛，瘫痪。

【刺灸法】直刺1～1.5寸；灸3～5壮，或5～10分钟。

【配伍】

（1）配环跳、委中，治腿风湿痛。

（2）配肾俞、关元俞、风市、足三里、委中，治下肢瘫痪。

【类别】本穴为足少阳、阳跷之会。

30. 环跳 Huántiào

【定位】侧卧屈股，在股骨大转子最高点与骶管裂孔连线的外1/3与内2/3的交点处（图6-69）。

【解剖】在臀大肌、梨状肌下缘；内侧为臀下动、静脉；布有臀下皮神经、臀下神经，深部正当坐骨神经。

【主治】腰胯痛，下肢痿痹，半身不遂。

【刺灸法】直刺2～3寸；灸5～10壮，或15～30分钟。

【配伍】

（1）配内庭，治胫痛不可屈伸。

（2）配阳陵泉、丘墟，治腿膝酸痛。

（3）配阳陵泉、足三里、解溪、昆仑，治中风半身不遂。

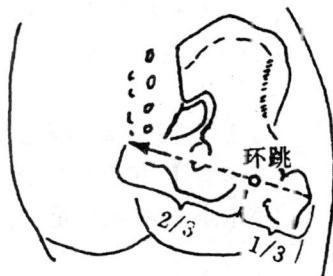
图 6-69

（4）配肾俞、大肠俞、足三里、风市，治下肢瘫痪。

【类别】本穴为足少阳、足太阳之会。

31. 风市 Fēngshì

【定位】在大腿外侧中间，平腘横纹上7寸，股外侧肌与股二头肌之间。当直立时，两手下垂，中指尖到处是穴（图6-70）。

【解剖】在阔筋膜张肌下，股外侧肌中；有旋股外侧动、静脉肌支；布有股外侧皮神经、股神经肌支。

【主治】半身不遂，下肢痿痹、麻木，遍身瘙痒。

【刺灸法】直刺1～1.5寸；灸3～5壮，或5～10分钟。

【配伍】

（1）配足三里、伏兔、绝骨，治脚气。

（2）配肾俞、关元俞、环跳、足三里、三阴交，治腰腿痛、中风下肢瘫痪、小儿麻痹后遗症。

（3）配曲池、外关、大椎、血海、足三里、三阴交，治荨麻疹、神经性皮炎。

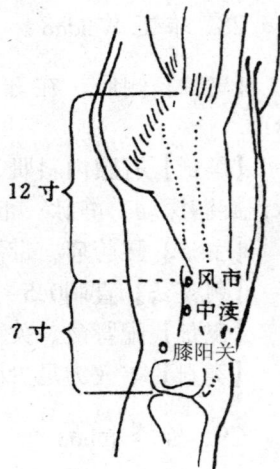

32. 中渎 Zhōngdú

【定位】在大腿外侧中间，当腘横纹水平上5寸处，股外侧肌与股二头肌之间（图6-70）。

【解剖】同风市穴。

【主治】下肢痿痹、麻木，半身不遂。

【刺灸法】直刺1～1.5寸；灸3～5壮，或5～10分钟。

【配伍】配环跳、委中、足三里、三阴交，治瘫痪、下肢麻痹。

图6-70

33. 膝阳关 Xīyángguān（别名：寒府、关陵）

【定位】在膝外侧，阳陵泉直上3寸，股骨外上髁上方的凹陷中（图6-70）。

【解剖】在髂胫束后方，股二头肌腱前方；有膝上外侧动、静脉；布有股外侧皮神经末支。

【主治】膝肿痛，腘筋挛急，小腿麻木。

【刺灸法】直刺1～1.5寸；灸3～5壮，或5～10分钟。

【配伍】配梁丘、足三里、犊鼻、血海，治膝关节炎。

34. 阳陵泉 Yánglíngquán

【定位】在小腿外侧，腓骨小头前下方凹陷处（图6-71）。

【解剖】在腓骨长、短肌中；有膝下外侧动、静脉；当腓总神经分为腓浅及腓深神经处。

【主治】半身不遂，下肢痿痹、麻木，膝肿痛，胁肋痛，口苦，呕吐。

【刺灸法】直刺1～1.5寸；灸3～5壮，或5～10分钟。

【配伍】

（1）配肾俞、环跳、风市、委中、三阴交，治半身不遂、腰腿疼痛。

（2）配支沟、期门，治胁痛。

（3）配足三里、绝骨、三阴交，治脚气。

（4）配胆囊穴、内关、胸 8～9 夹脊穴，治胆囊炎。

【类别】本穴为足少阳之合穴。又是八会穴之筋会。

【附注】据报道，针刺无胆囊炎的正常人阳陵泉，在胆囊造影中可见大多数人的胆囊明显缩小，排空加快，起针后 10 分钟时表现更加明显。

35．阳交 Yángjiāo（别名：别阳）

【定位】在外踝尖上 7 寸，腓骨后缘，外丘穴的后方约 1 寸处（图 6-71）。

【解剖】在腓骨长肌附着部；有腓动、静脉分支；布有腓肠外侧皮神经。

【主治】胸胁胀满，膝痛，足痿无力。

【刺灸法】直刺 1～1.5 寸；灸 3～5 壮，或 5～10 分钟。

【配伍】

（1）配临泣，治胸满。

（2）配足三里、阴陵泉、三阴交、血海、梁丘，治膝肿痛、小腿寒痛。

【类别】本穴为阳维的郄穴；又是足少阳、阳维之会。

36．外丘 Wàiqiū

【定位】在外踝尖上 7 寸，腓骨前缘，阳交穴的前方约 1 寸处（图 6-71）。

【解剖】在腓骨长肌与趾总伸肌之间，深层为腓骨短肌；有胫前动、静脉肌支；布有腓浅神经。

【主治】颈项痛，胸胁痛，下肢痿痹。

【刺灸法】直刺 1～1.5 寸；灸 3～5 壮，或 5～10 分钟。

【配伍】

（1）配足临泣，治胸满。

（2）配足三里、阴陵泉、三阴交、血海、梁丘，治膝肿痛、小腿寒痛。

【类别】本穴为足少阳之郄穴。

37．光明 Guāngmíng

【定位】在外踝尖直上 5 寸，当腓骨的前缘，趾长伸肌和腓骨短肌之间（图 6-71）。

【解剖】在趾长伸肌和腓骨短肌之间；有胫前动、静脉分支；布有腓浅神经。

【主治】膝痛，下肢痿痹，目痛，夜盲。

【刺灸法】直刺 1～1.5 寸；灸 3～5 壮，或 5～10 分钟。

【配伍】

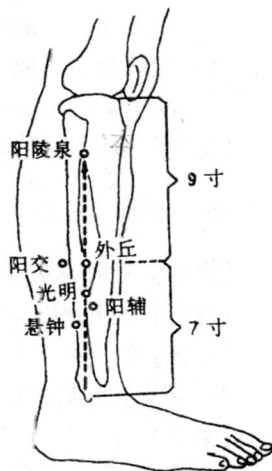

图 6-71

（1）配地五会，治眼痒、眼痛。

（2）配肝俞、风池、角孙、攒竹、丝竹空、睛明、太冲，治早期白内障。

（3）配足临泣，治乳房肿痛，并能回乳。

【类别】本穴为足少阳之络穴。

38. 阳辅 Yángfǔ

【定位】在外踝尖上4寸，腓骨前缘处（图6-71）。

【解剖】同光明穴。

【主治】偏头痛，目外眦痛，缺盆中痛，腋下痛，瘰疬，胸、胁、下肢外侧痛，疟疾。

【刺灸法】直刺0.5~0.8寸；灸3~5壮，或5~10分钟。

【配伍】

（1）配肝俞、膈俞、支沟、内关、足临泣，治胸胁痛。

（2）配绝骨、阳陵泉、风市，治脚气。

【类别】本穴为足少阳经之经穴。

39. 悬钟 Xuánzhōng（别名：绝骨）

【定位】在外踝尖上3寸，当腓骨后缘与腓骨长、短肌肌腱之间凹陷处（图6-71）。

【解剖】在腓骨短肌与趾长伸肌分歧部；有胫前主动、静脉分支；布有腓浅神经。

【主治】半身不遂，颈项强，胸腹胀满，胁痛，膝腿痛，脚气。

【刺灸法】直刺1~1.5寸；灸3~5壮，或5~10分钟。

【配伍】

（1）配足三里、三阴交，治脚气。

（2）配侠溪、风池，治偏头痛。

（3）配肾俞、环跳、风市、委中、足三里，治中风半身不遂。

（4）配天柱、后溪，治落枕。

【类别】本穴为八会穴之髓会。

40. 丘墟 Qiūxū

【定位】在外踝前下缘，当趾长伸肌腱的外侧凹陷中（图6-72）。

【解剖】在趾短伸肌起点中；有外踝前动、静脉分支；布有足背外侧皮神经分支及腓浅神经分支。

【主治】颈项痛，腋下肿，胸胁痛，呕吐嗳酸，下肢痿痹，外踝肿痛，疟疾。

【刺灸法】直刺0.5~1寸；灸3~5壮，或5~10分钟。

【配伍】

（1）配解溪、商阳，治脚背痛。

（2）配中渚，治胁痛。

（3）配三阳络，治胸胁痛、肋间神经痛。

【类别】本穴为足少阳经之原穴。

【附注】据报道，在对胆总管引流病人进行胆道造影时（在注射吗啡条件下），发现针刺丘墟、阳陵泉、日月等穴后 30 分钟，胆总管出现明显的规律性收缩，蠕动明显增强。

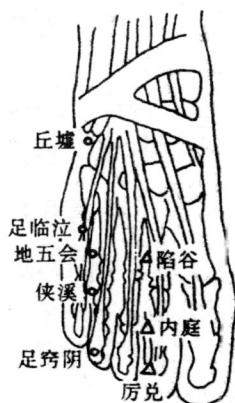

图 6-72

41. 足临泣 Zúlínqì

【定位】在足背第 4、5 跖骨结合部前方凹陷中，小趾伸肌腱的外侧，正当趾缝端的侠溪穴上 1.5 寸处（图 6-72）。

【解剖】有足背动、静脉网，第 4 跖背侧动、静脉；布有足背中间皮神经。

【主治】目外眦痛，目眩，胁肋痛，足跗肿痛，乳房胀痛，疟疾。

【刺灸法】直刺 0.3~0.5 寸；灸 1~3 壮，或 2~3 分钟。

【配伍】

(1) 配光明，可回乳，治乳房肿痛。

(2) 配风池、百会、合谷，治头痛目眩。

【类别】本穴为足少阳之输穴；又为八脉交会穴之一，通带脉。

42. 地五会 Dìwǔhuì

【定位】在足背第 4、5 跖骨之间，靠小趾伸肌的内侧缘，正当趾缝端的侠溪穴上 1 寸处（图 6-72）。

【解剖】同足临泣。

【主治】目赤痛，腋下肿，足背红肿，乳房胀痛。

【刺灸法】直刺 0.3~0.5 寸；灸 1~3 壮，或 3~5 分钟。

【配伍】配膻中、足三里、足临泣，治乳房肿痛。

43. 侠溪 Xiáxī

【定位】在足背，当第 4、5 趾缝纹头端（图 6-72）。

【解剖】有趾背侧动、静脉；布有趾背侧神经。

【主治】外眦痛，目眩，耳鸣，颊颌痛，热病。

【刺灸法】直刺 0.3~0.5 寸；灸 1~3 壮，或 3~5 分钟。

【配伍】

(1) 配阳辅、太冲，治腋下肿、马刀瘘。

(2) 配阳关，治膝外廉痛。

【类别】本穴为足少阳经之荥穴。

44. 足窍阴 Zúqiàoyīn

【定位】在第 4 趾外侧，距趾甲角约 0.1 寸处（图 6-72）。

【解剖】有趾背侧动、静脉，跖趾侧动、静脉形成的动脉网和静脉网；布有趾背侧神经。

【主治】偏头痛，目痛，耳聋，胁痛，多梦，热病，喉痹。

【刺灸法】斜刺 0.1~0.2 寸，或点刺出血；灸 1~3 壮，或 3~5 分钟。

【类别】本穴为足少阳经之井穴。

【配伍】

（1）配强间，治头痛如刺。

（2）配心俞、内关、神门、足三里，治失眠多梦。

足少阳胆经经穴小结

【取穴要领】掌握目外眦、耳、颧弓、发际、乳突、乳头、股骨大转子、骶管裂孔、膝髌上缘、腓骨前后缘、跖趾关节等解剖标志。

头项面部：目外眦外0.5寸取瞳子髎；耳屏下切迹取听会；颧弓上缘取上关；头部诸穴均依前后发际作12寸折算；乳突后上缘取头窍阴，后下缘取完骨。

胸胁部：腋窝中线上，当第4肋间隙处取渊腋，前1寸取辄筋；乳头直下3肋取日月。

胯腿部：股骨大转子与骶管裂孔连线的外1/3处取环跳；膝髌上缘上5寸取中渎；上7寸取风市，均在大腿外侧正中线上。

小腿部：腓骨前缘取阳陵泉、外丘、光明、阳辅；腓骨后缘取阳交、悬钟。

跖趾关节：第4、5跖趾关节前取侠溪，后取地五会。

【主治重点】足少阳胆经经穴主治头面疾病、胆腑证、神志病、筋病及妇科病等疾病。

1. 头面病：风池，治头面一切疾病；听会治耳病、口眼歪斜及下齿痛；上关，治耳鸣耳痛及上齿痛；悬颅、悬厘，治偏头痛、面部赤肿；完骨，治头项摇动及口眼歪斜；头临泣，治多泪；光明、目窗，治眼病；侠溪，治耳鸣耳聋；足窍阴，治卒聋、头痛如锥刺。

2. 胆腑证：日月、阳陵泉，治胆腑证。

3. 神志病：外丘、完骨、脑空，治癫疾；天冲，治癫疾、惊悸；本神，治癫疾惊痫吐涎沫；颔厌，治惊痫；足窍阴，治梦魇。

4. 妇科疾病：肩井，治乳痈、难产；带脉，治月水不通、赤白带下、腰痛；阳陵泉，治月经过多。

5. 筋病：阳陵泉治一切筋病。

【针灸注意事项】风池穴，针刺不宜过深，以免刺及椎动脉及延髓；肩井、日月、渊腋、

第五节　足三阴经经穴

辄筋等穴，针刺亦不宜过深，以免刺及内脏；头面部诸穴，一般不宜用直接灸法。

一、足太阴脾经经穴

本经腧穴一名2穴，左右各21穴。起于隐白，止于大包。分布于足大趾、内踝、下肢内侧及胸腹部第三侧线（图6-73）。

本经腧穴主要用于治疗脾胃病、妇科病、前阴病及本经所过之处的病证。

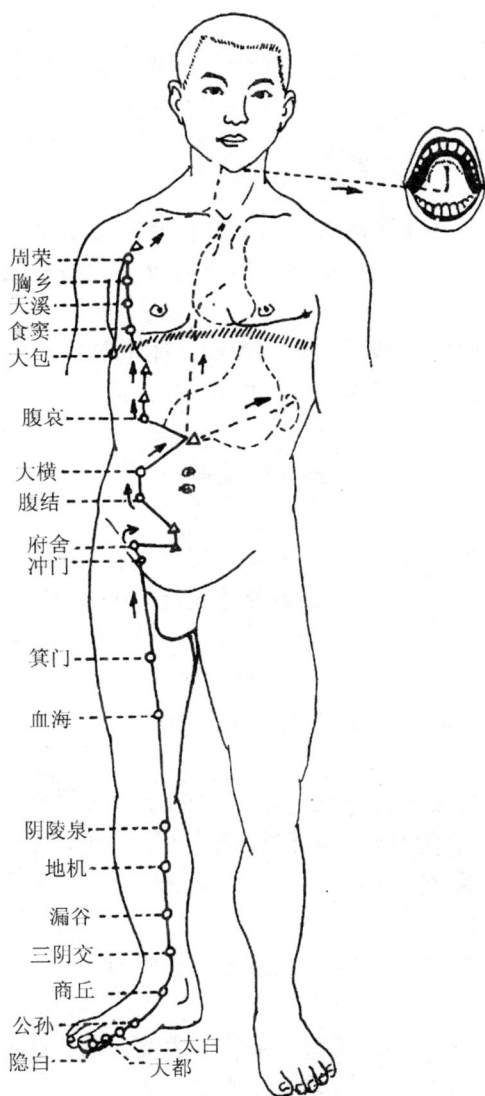

图 6-73 足太阴脾经腧穴总图

1. 隐白 Yǐnbái（别名：鬼垒、鬼眼）

【定位】在足大趾内侧，距爪甲角约0.1寸（图 6-74）。

【解剖】有趾背动脉；布有腓浅神经的足背支及足底内侧神经。

【主治】腹胀，暴泄，鼻衄，崩漏，尿血，便血，多梦，慢惊风。

【刺灸法】斜刺0.1寸，或用三棱针点刺出血；灸3~5壮或5~10分钟。

【配伍】

(1) 配三阴交、关元、血海、天枢，治月经过多、月经不调。

(2) 配脾俞、胃俞、足三里、天枢，治腹泻、腹胀。

(3) 配灸足三里，治大便脓血。

【类别】本穴为足太阴经之井穴。

【附注】据报道，对于妊娠 7~8 个月的胎位异常，艾灸隐白，可使腹部松弛，胎动活跃，具有较好的转胎效果。

2. 大都 Dàdū

【定位】在足大趾内侧，第 1 跖趾关节前下方，赤白肉际处（图 6-74）。

【解剖】在拇展肌止点，有足底内侧动、静脉的分支；布有足底内侧神经的趾底固有神经。

【主治】腹胀，胃痛，呕吐，泄泻，热病无汗，体重节肿，手足逆冷。

【刺灸法】直刺0.3~0.5寸；灸 3~5 壮或 5~10 分钟。

【配伍】

（1）配中冲、关冲、合谷、太冲，治四肢厥逆。

（2）配商丘、阴陵泉，治泄泻。

【类别】本穴为足太阴经之荥穴。

【附注】《类经图翼》说：凡妇人孕，不论月数及生产未满百日，俱不宜灸。

3. 太白 Tàibái

【定位】在足内侧缘第 1 跖骨小头后缘，赤白肉际处（图 6-74）。

【解剖】在拇展肌中；有足背静脉网、足底内侧动脉及足跗内侧动脉分支；布有隐神经及腓浅神经分支。

【主治】胃痛，腹胀，肠鸣，泄泻，便秘，痔漏，脚气，体重节痛。

图 6-74

【刺灸法】直刺0.3~0.5寸；灸 3~5 壮或 5~10 分钟。

【配伍】

（1）配太冲、三阴交、足三里、天枢、中脘、内关，治腹胀、腹痛。

（2）配天枢、足三里、大肠俞，治痢疾、泄泻、便秘。

（3）配丰隆，治身重倦怠，面黄舌强而痛，善饥而不欲食。

【类别】本穴为足太阴经之输穴、原穴。

【附注】据报道，对妊娠 7~8 个月的胎位异常，艾灸太白可使腹部松弛，胎动活跃，具有较好的转胎效果。

4. 公孙 Gōngsūn

【定位】在足内侧缘，第 1 跖骨基底部的前下缘，赤白肉际处（图 6-74）。

【解剖】在拇展肌中；有跗内侧动脉分支及足背静脉网；布有隐神经及腓浅神经分支。

【主治】胃痛，呕吐，腹痛，泄泻，痢疾，烦心失眠，发狂妄言，月经不调，足踝肿痛。

【刺灸法】直刺0.5~1寸；灸 3~5 壮或 5~15 分钟。

【配伍】

（1）配内关，主治心、胸、胃部疾病。

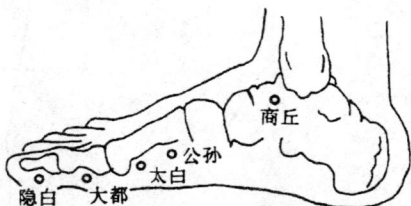

(2) 配束骨、八风，治足趾麻痛。

(3) 配中脘、足三里、梁门，治疗食滞中脘所致的胃痛、呕吐。

(4) 配支沟、章门、阳陵泉，治胸胁下痛。

【类别】本穴为足太阴经之络穴；又为八脉交会穴之一，通于冲脉。

【附注】

(1) 据报道，在 X 线观察下，发现针刺内关、足三里，可使大多数胃溃疡患者胃蠕动增强，而针刺公孙多使之减弱。

(2) 针刺正常人公孙等几个阴经穴位分别测痛显示：公孙的有效镇痛点比其他各穴都相对为多，双穴比单穴更强。

(3) 据报道，快速强刺激足三里、公孙，有较好的切皮抗痛作用，在针麻施行胃大部分切除手术进腹时，快速捻转针刺公孙穴时，能防止腹肌紧张，而同时捻转针刺足三里、公孙又可抑制牵拉反应。

5. 商丘 Shāngqiū

【定位】在内踝前下方凹陷中，当舟骨结节与内踝连线之中点（图 6-74）。

【解剖】有跗内侧动脉、大隐静脉；布有隐神经及腓浅神经分支丛。

【主治】腹胀，泄泻，便秘，黄疸，足踝痛。

【刺灸法】直刺 0.5 ~ 0.8 寸；灸 1 ~ 3 壮或 5 ~ 10 分钟。

【配伍】

(1) 配天枢、关元、足三里、三阴交，治急慢性泄泻。

(2) 配三阴交、阴陵泉、足三里，治下肢浮肿。

(3) 配幽门、通谷、上脘，治恶心呕吐。

(4) 配解溪、丘墟，治足踝肿痛。

【类别】本穴为足太阴经之经穴。

6. 三阴交 Sānyīnjiāo（别名：承命、太阴）

【定位】在内踝高点直上 3 寸，胫骨内侧面后缘（图 6-75）。

【解剖】在胫骨后缘比目鱼肌之间，深层有屈趾长肌；有大隐静脉，深层有胫后动、静脉；布有小腿内侧皮神经，深层后方有胫神经。

【主治】肠鸣腹胀，泄泻，月经不调，带下，阴挺，不孕，滞产，遗精，阳痿，遗尿，疝气，失眠，下肢痿痹，脚气。

【刺灸法】直刺 1 ~ 1.5 寸；灸 3 ~ 7 壮或 5 ~ 10 分钟。

【配伍】

(1) 配中脘、关元、内关、足三里，治腹胀、腹痛、腹泻。

(2) 配肾俞、膀胱俞、关元，治遗尿、癃闭、阳痿。

(3) 配归来、太冲，治疝气。

(4) 配照海、气海、关元、支沟，治月经不调、痛经。

【类别】本穴为足三阴经交会穴。

【附注】系治疗消化系统、泌尿生殖系统病证的常用穴。

（1）在针灸临床研究中发现，对妊娠 7 ~ 8 个月的胎位异常，艾灸三阴交，可使腹部松弛，胎动活跃，有较好的转胎效果。以三阴交穴稍后部位，针治子宫糜烂，具有良好效果。在静脉肾盂造影中，同时针刺双三阴交、双昆仑、关元穴组，对于显示尿路细小结石、腹膜后肿块、先天性畸形及早期炎症改变均具有独特优点，可减轻患者痛苦，真实地显示病理改变，提高早期诊断率。

（2）在针麻研究中发现，在针麻施行胃大部切除术中，同时捻转针刺三阴交与足三里，具有较好的切皮抗痛和松弛肌肉作用。以三阴交、内关、足三里穴组，针麻施行剖腹产术，具有较高的优良率。

（3）在循经感传研究中发现，在循经感传显著者三阴交及其附近脾经穴位分别注射不同性味的药液，当感传抵达舌下时，即可分辨出注射液的味道，而非脾经穴却无此现象。

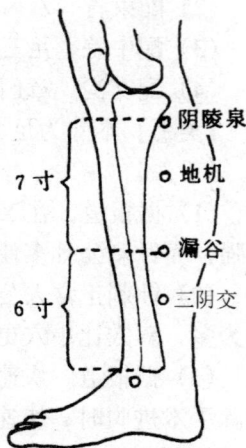

图 6-75

7. 漏谷 Lòugǔ（别名：太阴络）

【定位】在内踝尖直上 6 寸，胫骨内侧面后缘，当阴陵泉和三阴交连线上（图 6-75）。

【解剖】在胫骨后缘与比目鱼肌之间，深层有屈趾长肌；有大隐静脉，胫后动、静脉；布有小腿内侧皮神经，深层内侧后方有胫神经。

【主治】腹胀，肠鸣，小便不利，遗精，下肢痿痹。

【刺灸法】直刺1 ~ 1.5寸；灸3 ~ 5壮或5 ~ 15分钟。

【配伍】

（1）配梁丘、血海、三阴交，治膝腿麻木不仁。

（2）配太冲，治小便不利。

8. 地机 Dìjī（别名：脾舍、地箕）

【定位】在胫骨内侧面后缘，阴陵泉下 3 寸（图 6-75）。

【解剖】在胫骨后缘与比目鱼肌之间；前方有大隐静脉及膝最上动脉的末支，深层有胫后动、静脉；布有小腿内侧皮神经，深层后方有胫神经。

【主治】腹痛，泄泻，小便不利，水肿，月经不调，痛经，遗精。

【刺灸法】直刺1 ~ 1.5寸；灸3 ~ 5壮或5 ~ 15分钟。

【配伍】

（1）配肾俞、中极、三阴交，治痛经。

（2）配肾俞、关元、血海，治月经不调。

【类别】本穴为足太阴经之郄穴。

【附注】据报道，地机透足三里针麻施行胃大部切除术，具有较高的优良率，尤以针感向心放射、两足有节奏地摆动效果更好。

9. 阴陵泉 Yīnlíngquán（别名：阴之陵泉、阴陵）

【定位】在胫骨内侧髁下缘，胫骨后缘腓肠肌之间的凹陷处（图6-75）。

【解剖】在胫骨后缘和腓肠肌之间，比目鱼肌起点上；前方有大隐脉、膝最上动脉，最深层有胫后动、静脉；布有小腿内侧皮神经本干，最深层有胫神经。

【主治】腹胀，泄泻，水肿，黄疸，小便不利或失禁，膝痛。

【刺灸法】直刺1～2寸；灸3～5壮或5～10分钟。

【配伍】

（1）配水分、中极、足三里、三阴交，治癃闭、腹水。

（2）配三阴交、日月、至阳、胆俞、阳纲，治黄疸。

（3）配承山、解溪、太白，治霍乱。

【类别】本穴为足太阴经之合穴。

【附注】据报道，以阴陵泉针治急性菌痢，可使患者白细胞吞噬指数和吞噬能力明显增高。

10. 血海 Xuèhǎi（别名：百虫窠）

【定位】屈膝，髌骨内上缘上2寸，当股四头肌内侧头的隆起处（图6-76）。
简便取穴法：患者屈膝，医者以左掌心按于患者右膝髌骨上缘，第2～5指向上伸直，拇指呈45°斜置，拇指尖下是穴。对侧取法仿此。

【解剖】在股骨内上髁上缘，股内侧肌中间；有股动、静脉肌支；布有股前皮神经及股神经肌支。

【主治】月经不调，崩漏，经闭，瘾疹，湿疹，丹毒，股内侧痛。

【刺灸法】直刺1～1.5寸；灸3～5壮或5～10分钟。

【配伍】

（1）配梁丘、足三里、阴陵泉，治膝关节炎。

（2）配三阴交、曲池、合谷，治风疹。

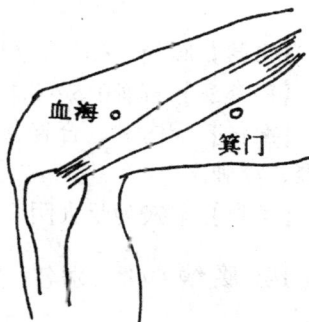

图6-76

11. 箕门 Jīmén

【定位】在血海穴与冲门穴的连线上，血海穴直上6寸处（图6-76）。

【解剖】在缝匠肌内侧缘，深层有大收肌；布有大隐静脉，深层外方有股动、静脉；布有股前皮神经，深部有隐神经。

【主治】小便不利，遗尿，腹股沟肿痛。

【刺灸法】避开动脉，直刺0.5～1寸；灸3～5壮或5～10分钟。

【配伍】

（1）配肾俞、关元、中极、会阴（灸），治阴部湿痒。

（2）配通里、大敦、膀胱俞、太冲、委中、神门，治遗尿。

【附注】本穴下方有大隐静脉，深层之外方有股动、静脉。针刺时应避开动脉，以防不良后果。

12. 冲门 Chōngmén（别名：慈宫）

【定位】在耻骨联合上缘中点旁开3.5寸，约当腹股沟外端上缘，股动脉外侧（图6-77）。

【解剖】在腹股沟韧带中点外侧的上方，腹外斜肌腱膜及腹内斜肌下部；内侧为股动、静脉；当股神经过处。

【主治】腹痛，疝气，崩漏，带下。

【刺灸法】避开动脉，直刺0.5～1寸；灸3～5壮或5～15分钟。

【配伍】配肾俞、关元、中极、三阴交，治尿闭。

【类别】本穴为足太阴、足厥阴交会穴。

13. 府舍 Fǔshè

【定位】在冲门穴外上方0.7寸，前正中线旁开4寸处（图6-77）。

【解剖】在腹股沟韧带上方外侧，腹外斜肌腱膜及腹内斜肌下部，深层为腹横肌下部；布有腹壁浅动脉，肋间动、静脉；布有髂腹股沟神经（右当盲肠下部，左当乙状结肠下部）。

【主治】腹痛，疝气，积聚。

【刺灸法】直刺0.5～0.8寸；灸3～5壮或5～10分钟。

【配伍】配内关、合谷、天枢、足三里、三阴交，治腹满积聚、浮肿。

【类别】本穴为足太阴、足厥阴与阴维脉交会穴。

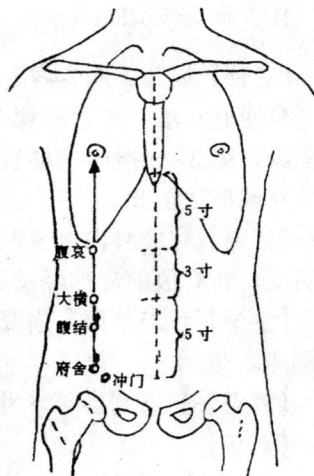

图 6-77

14. 腹结 Fùjié（别名：腹屈、肠结、肠窟）

【定位】在府舍上3寸，或大横穴下1.3寸，距前正中线4寸处（图6-77）。

【解剖】在腹内、外斜肌及腹横肌肌腹部；有第11肋间动、静脉；布有第11肋间神经。

【主治】腹痛，泄泻，疝气。

【刺灸法】直刺0.5～1寸；灸3～5壮或5～10分钟。

【配伍】配天枢，治泻痢。

15. 大横 Dàhéng（别名：肾气）

【定位】在脐中旁开4寸处（图6-77）。

【解剖】在腹外斜肌部及腹横肌部；有第11肋间动、静脉；布有第12肋间神经。

【主治】泄泻，便秘，腹痛。

【刺灸法】直刺0.5～1寸；灸5～7壮或10～15分钟。

【配伍】

（1）配四缝或足三里，治肠道蛔虫症。

（2）配天枢、中脘、关元、足三里、三阴交，治腹痛、洞泄。

（3）配阳陵泉、支沟、照海，治习惯性便秘。

【类别】本穴为足太阴经与阴维脉交会穴。

【附注】据报道，对粪检蛔虫卵阳性的儿童，强刺激双侧大横，有一定的驱蛔作用。

16. 腹哀 Fùāi

【定位】大横穴上3寸，前正中线旁开4寸（图6-77）。

【解剖】在腹内、外斜肌及腹横肌部；有第8肋间动、静脉；布有第8肋间神经。

【主治】消化不良，腹痛，便秘，痢疾。

【刺灸法】直刺0.5～0.8寸；灸5～7壮或10～15分钟。

【配伍】

（1）配中脘、足三里，治腹痛。

（2）配太白，治食不化。

【类别】本穴为足太阴经与阴维脉交会穴。

17. 食窦 Shídòu（别名：命关）

【定位】在前正中线旁开6寸，第5肋间隙中（图6-78）。

【解剖】在第5肋间隙，前踞肌中，深层有肋间内、外肌；有胸外侧动、静脉，胸腹壁动、静脉；布有第5肋间神经外侧皮支。

【主治】胸胁胀满，噫气，反胃，腹胀，水肿。

【刺灸法】斜刺或向外平刺0.5～0.8寸；灸5～7壮或10～15分钟。

【附注】本经食窦至大包诸穴，深部为肺脏，针刺时应严格掌握进针的角度和深度，严禁直刺过深，误伤肺脏，引起创伤性气胸。

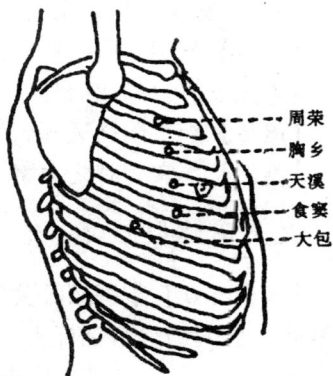

图6-78

18. 天溪 Tiānxī

【定位】在前正中线旁开6寸，第4肋间隙中（图6-78）。

【解剖】在第4肋间隙，胸大肌外下缘，下层为前锯肌，再深层为肋间内、外肌；有胸外侧动、静脉分支，胸膜壁动、静脉，第4肋间动、静脉；布有第4肋间神经。

【主治】胸胁疼痛，咳嗽，乳痛，乳汁少。

【刺灸法】斜刺或向外平刺0.5～0.8寸；灸3～5壮或5～10分钟。

【配伍】配内关、膈俞、肺俞、膻中，治胸中满痛、咳嗽。

19. 胸乡 Xiōngxiāng

【定位】在前正中线旁开6寸，第3肋间隙中（图6-78）。

【解剖】在第3肋间隙，胸大肌、胸小肌外缘，前锯肌中，下层为肋间内、外肌；有胸外侧动、静脉，第 3 肋间动、静脉；布有第 3 肋间神经。

【主治】胸胁胀痛，咳嗽气逆。

【刺灸法】斜刺或向外平刺 0.5~0.8 寸；灸 3~5 壮或 5~10 分钟。

【配伍】配肺俞、膏肓、膻中、尺泽，治咳逆哮喘。

20. 周荣 Zhōuróng（别名：周营）

【定位】在前正中线旁开 6 寸，第 2 肋间隙中（图 6-78）。

【解剖】在第 2 肋间隙，胸大肌中，下层为胸小肌，肋间内、外肌；有胸外侧动、静脉，第 2 肋间动、静脉；布有胸前神经分支，正当第 2 肋间神经。

【主治】咳嗽，气逆，胸胁胀满。

【刺灸法】斜刺或向外平刺 0.5~0.8 寸；灸 3~5 壮或 5~10 分钟。

21. 大包 Dàbāo（别名：大胞）

【定位】在腋正中线，第 6 肋间隙中（图 6-78）。

【解剖】在第 6 肋间隙，前锯肌中；有胸背动、静脉及第 6 肋间动、静脉；布有第 6 肋间神经，当胸长神经直系的末端。

【主治】气喘，胸胁痛，全身疼痛，四肢无力。

【刺灸法】斜刺或向外平刺 0.5~0.8 寸；灸 3~5 壮或 5~10 分钟。

【配伍】配三阳络透郄门、阴辅、足临泣，治胸胁痛。

【类别】本穴为脾之大络。

足太阴脾经经穴小结

【取穴要点】掌握跖趾关节、胫骨后缘、大腿部股内侧肌之隆起部与尾端、腹股沟、耻骨联合、肋间隙等解剖标志。

跖趾关节部：关节内侧前取大都，后取太白。

小腿部：三阴交与阴陵泉，在股骨后缘取；漏谷、地机，在三阴交与阴陵泉的连线上取穴。

大腿部：血海，在股内侧肌之肌腹隆起的高点处；箕门穴，股内侧肌的尾端取。

腹部：府舍、腹结、大横、腹哀各穴，都在任脉旁开 6 寸取。

胸部：食窦、天溪、胸乡、周荣各穴，都在任脉旁开 6 寸当肋间隙中取穴。

【主治重点】本经经穴主要用于脾胃及心、肺、肝、肾脏等疾病。

1. 脾胃疾病：隐白，治腹胀暴泻，呕吐；大都，治腹满善呕，四肢肿；太白，治腹胀肠鸣，呕吐，泄泻，不思饮食，腹痛，体重节痛，痿证；公孙，治肠中切痛，头面肿起，霍乱，多饮；商丘，治腹胀肠鸣，嗜卧；三阴交，治脾胃虚弱，脘腹胀满，不思饮食，身重，四肢无力，痿证；阴陵泉，治大便暴泄，小便不利；大横，治泻利；隐白，治月经过时不止，热病衄不止；公孙，治肠风下血；三阴交，治月水不止，血崩；地机，治月经失调；血海，治崩漏。

2. 心脏病：隐白，治烦心善悲，梦魇，心痛；大都，治失眠，心痛，热病；太白，治心痛脉缓；公孙，治心烦狂言，善笑；商丘，治癫悲，梦魇；三阴交，治善惊，失眠，梦遗失精；大横，治悲哭；血海，治疮痒痛。

3. 肺脏病：隐白，治胸满喘息；商丘，治小儿咳嗽；阴陵泉，治腹胀喘逆；周荣，治咳唾秽脓；三阴交，治冷嗽。

4. 肝脏病：隐白，治尸厥，死不知人，脉动如故，小儿惊风；太白，治胸胁胀；公孙，治痫证；商丘，治痫瘛，疝痛，小儿慢惊；三阴交，治阴茎痛，疝气。

5. 肾脏病：商丘，治妇人绝子，遗精，小便不利；阴陵泉，治遗精，尿失禁，小便不利，喘逆；太白，治大便难，腰痛；三阴交，治小便不利，遗尿。

【刺灸注意事项】胸部穴位，如周荣、胸乡、天溪、食窦，各穴的深部为心、肺，故皆不宜深刺。大包穴，深部接近肝、脾，亦不宜深刺。腹部之腹结、大横、腹哀、府舍各穴深部为胃肠，在针刺到达一定深度时，注意要少提插，以免引起事故。

二、足少阴肾经经穴

本经腧穴，一名2穴，左右各27穴。起于涌泉，止于俞府。分布于足心、内踝后、跟腱前、下肢内侧后缘、胸腹部第一侧线（图6-79）。

本经腧穴主要用于治疗妇科病，前阴病，肾、肺、咽喉病，本经所过之处的病证。

1. 涌泉 Yǒngquán（别名：地冲）

【定位】于足底（去趾）前1/3处，足趾跖屈时呈凹陷处（图6-80）。

【解剖】有趾短屈肌腱、趾长屈肌腱、第2蚓状肌，深层为骨间肌；有来自胫前动脉的足底弓；布有足底的内侧神经支。

【主治】头痛，头昏，失眠，目眩，咽喉肿痛，失音，便秘，小便不利，小儿惊风，癫狂，昏厥。

【刺灸法】直刺0.5～1寸；灸3～5壮或5～10分钟。

【配伍】

（1）配人中、十宣、足三里，治中暑、晕厥、抽搐。

（2）配京骨、承山，治足趾肌痉挛。

（3）配足三里，治中毒性休克。

【类别】本穴为足少阴经之井穴。

【附注】

（1）针刺正常豚鼠听宫及涌泉穴，可使皮层听中枢引起以兴奋为主的即时改变。

（2）针刺太冲、涌泉、足三里穴组，可使大多数胆道造瘘患者的胆汁流量明显增加。

2. 然谷 Rángǔ（别名：龙渊、龙泉）

【定位】在足舟骨粗隆下缘凹陷中（图6-81）。

【解剖】有足拇趾及跗内侧动脉分支；布有小腿内侧皮神经末支及足底内侧神经。

【主治】月经不调，带下，遗精，消渴，泄泻，咯血，咽喉肿痛，小便不利，小儿脐风，口噤。

【刺灸法】直刺0.5～1寸；灸3～5壮或5～10分钟。

【配伍】

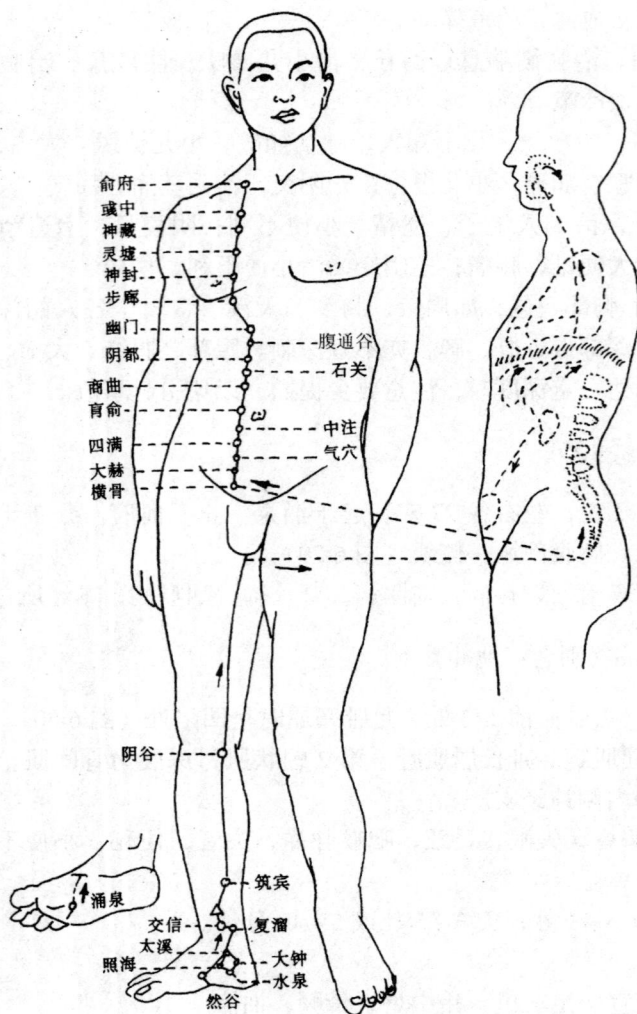

图 6-79 足少阴肾经腧穴总图

（1）配太冲透涌泉，治足趾疼痛。

（2）配肾俞、肺俞、中膂俞，治肾虚、消渴。

【类别】本穴为足少阴经之荥穴。

3．太溪 Tàixī（别名：吕细）

【定位】内踝高点与跟腱之间的凹陷中（图 6-81）。

【解剖】前方有胫后动、静脉；布有小腿内侧皮神经，当胫神经之经过处。

【主治】月经不调，遗精，阳痿，小便频数，便秘，消渴，咯血，气喘，咽喉肿痛，齿痛，失眠，腰痛，耳鸣，耳聋。

【刺灸法】直刺0.5～1寸；灸3～5壮或5～10分钟。

【配伍】

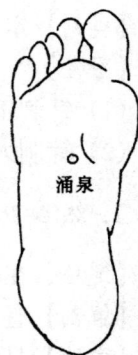

图 6-80

（1）配神门、三阴交，治不寐。

（2）配颊车、下关，治肾虚牙痛。

（3）配三阴交、关元，治月经不调。

（4）配昆仑、申脉、丘墟，治足踝肿痛。

【类别】本穴为足少阴经之输穴、原穴。

【附注】本穴为肾盂、输尿管切开取石术针麻穴之一。

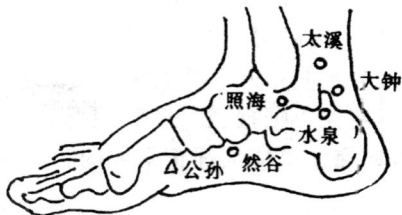

图 6-81

4. 大钟 Dàzhōng

【定位】在太溪穴下0.5寸稍后，跟腱内缘（图 6-81）。

【解剖】在跟腱附着部的内前缘；有胫后动脉的跟内侧支；布有小腿内侧皮神经，当胫神经的跟骨内侧神经经过处。

【主治】癃闭，遗尿，便秘，咯血，气喘，痴呆，足跟痛。

【刺灸法】直刺0.3~0.5寸；灸3~5壮或5~10分钟。

【类别】本穴为足少阴经之络穴。

【配伍】

（1）配水道，治癃闭。

（2）配太溪、神门，治失眠。

（3）配委中、昆仑、行间，治足跟肿痛。

5. 水泉 Shuǐquán

【定位】在太溪直下1寸，当跟骨结节之内侧前上部凹陷中（图 6-81）。

【解剖】同大钟穴。

【主治】月经不调，痛经，经闭，阴挺，小便不利。

【刺灸法】直刺0.3~0.5寸；灸3~5壮或5~10分钟。

【配伍】

（1）配曲池、支沟、关元、足三里、三阴交，治经闭。

（2）配气海、天枢，治当脐腹痛。

【类别】本穴为足少阴经之郄穴。

6. 照海 Zhàohǎi（别名：阴跷）

【定位】在内踝下缘凹陷中，或内踝尖直下1寸处（图 6-81）。

【解剖】在内踝下方，拇趾外展肌止点；后下方为胫后动、静脉；布有小腿内侧皮神经，深部为胫神经本干。

【主治】月经不调，带下，阴挺，小便频数，癃闭，便秘，咽喉干痛，癫痫，失眠。

【刺灸法】直刺0.5~0.8寸；灸3~5壮或5~10分钟。

【配伍】

（1）配巨阙、内关、心俞、足三里，治癫痫、癔病。

（2）配支沟，治便秘。

（3）配阴交、曲泉、气海、关元，治疝气小腹痛。

【类别】本穴为八脉交会穴之一，通于阴跷脉。

【附注】据报道，针刺照海、三阴交、水道、肾俞等穴，均能引起狗输尿管蠕动增强；针刺照海，且能加强正常人的利尿功能。

7. 复溜 Fùliū （别名：伏白、昌阳）

【定位】太溪穴直上2寸，跟腱前缘（图6-82）。

【解剖】在胫骨后方，比目鱼肌下方移行于跟腱处之内侧；深层前方有胫后动、静脉；布有腓肠内侧皮神经和小腿内侧皮神经，深层前方为胫神经。

【主治】水肿，腹胀，泄泻，盗汗，热病汗不出，下肢痿痹。

【刺灸法】直刺0.5~1寸；灸3~5壮或5~10分钟。

【配伍】

（1）配肾俞、水分、气海、足三里、三阴交，治腹水、下肢浮肿。

（2）配公孙、中封、太白、水分，治鼓胀。

（3）配照海、太冲、中封，治咽喉肿痛。

（4）配合谷，治伤寒汗多。

【类别】本穴为足少阴经之经穴。

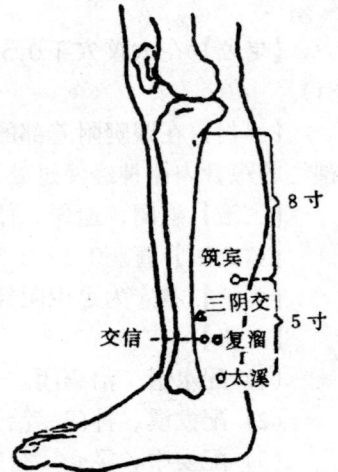

图 6-82

8. 交信 Jiāoxìn

【定位】在复溜前约0.5寸，当复溜与胫骨内侧面后面之间（图6-82）。

【解剖】在胫骨内缘后方，趾长屈肌中；深层为胫后动、静脉；布有小腿内侧皮神经，深部为胫神经本干。

【主治】月经不调，崩漏，阴挺，疝气，泄泻，便秘。

【刺灸法】直刺0.5~1寸；灸3~5壮或5~10分钟。

【配伍】

（1）配关元、归来，治阴挺。

（2）配阴陵泉、太冲，治崩漏。

（3）配肾俞、气海、关元、三阴交，治经闭、月经不调。

（4）配水道、中极，治癃闭。

【类别】本穴为阴跷脉之郄穴。

9. 筑宾 Zhùbīn （别名：筑滨）

【定位】在太溪穴上5寸，太溪穴与阴谷穴的连线上（图6-82）。

【解剖】在腓肠肌内侧肌腹下方移行于跟腱处，下方为比目鱼肌；深部有胫后动、静脉；

布有腓肠内侧皮神经和小腿内侧皮神经，深层为胫神经本干。

【主治】癫狂，疝气，呕吐，小腿疼痛。

【刺灸法】直刺1～1.5寸；灸3～5壮或5～10分钟。

【配伍】

(1) 配环跳、风市、委中、足三里、昆仑，治腿软无力。

(2) 配承山，治腓肠肌痉挛。

(3) 配阴谷、后顶、强间、脑户、络却、玉枕，治癫痫。

【类别】本穴为阴维脉之郄穴。

10. 阴谷 Yīngǔ

【定位】屈膝，在腘窝内侧，当半腱肌腱与半膜肌腱之间（图6-83）。

【解剖】在胫骨内侧髁后方，半腱肌腱和半膜肌腱之间；有膝上内侧动、静脉；布有股内侧皮神经。

【主治】阳痿，疝气，崩漏，小便不利，膝腘酸痛。

【刺灸法】直刺1～1.5寸；灸3～5壮或5～10分钟。

【配伍】

(1) 配肾俞、三焦俞、气海、委阳，治癃闭。

(2) 配蠡沟，治阴痒痛。

(3) 配膝眼、鹤顶，治膝肿痛。

(4) 配关元、气海、三阴交、阴陵泉，治小便淋漓。

【类别】本穴为足少阴经之合穴。

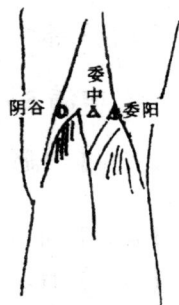

图 6-83

11. 横骨 Hénggǔ（别名：下极）

【定位】在脐下5寸，耻骨联合上际，前正中线旁开0.5寸（图6-84）。

【解剖】有腹内、外斜肌腱膜，腹横肌腱膜及腹直肌；有腹壁下动、静脉及阴部外动脉；布有髂腹下神经分支（内为小肠及膀胱底）。

【主治】少腹胀痛，小便不利，遗尿，遗精，阳痿，疝气。

【刺灸法】直刺1～1.5寸；灸3～5壮或5～10分钟。

【配伍】

(1) 配肾俞、气海、关元、三阴交，治遗精、阳痿。

(2) 配中极、三阴交，治尿闭、遗尿。

【类别】：本穴为足少阴经与冲脉交会穴。

12. 大赫 Dàhè

【定位】脐下4寸，前正中线旁开0.5寸（图6-84）。

【解剖】在腹内、外斜肌腱膜，腹横肌腱膜及腹直肌中；有腹壁下动、静脉的肌支；布有第12肋间神经及髂腹下神经的分支（内为小肠，膀胱充盈时其底下亦可到此位置）

【主治】遗精，阳痿，阴挺，带下。

【刺灸法】直刺1～1.5寸；灸3～5壮或5～10分钟。

【类别】本穴为足少阴经与冲脉交会穴。

13. 气穴 Qìxué（别名：胞门、子户）

【定位】在脐下3寸，前正中线旁开0.5寸（图6-84）。

【解剖】在腹内、外斜肌腱膜，腹横肌腱膜及腹直肌中；有腹壁下动、静脉分支；布有第12肋间神经及髂腹下神经（内部有小肠）。

【主治】月经不调，带下，小便不利，泄泻。

【刺灸法】直刺1～1.5寸；灸3～5壮或5～10分钟。

【配伍】配肾俞、气海、三阴交、商丘，治妇女月经不调、不孕症。

【类别】本穴为足少阴经与冲脉交会穴。

14. 四满 Sìmǎn（别名：髓府、髓中）

【定位】在脐下2寸，前正中线旁开0.5寸处（图6-84）。

【解剖】肌肉、血管同大赫穴；布有第11肋间神经（内部为小肠）。

【主治】月经不调，带下，遗尿，遗精，疝气，便秘，腹痛，水肿。

【刺灸法】直刺1～1.5寸；灸3～5壮或5～10分钟。

【配伍】配膈俞、三焦俞、足三里、三阴交，主治下腹部积聚肿块。

【类别】本穴为足少阴经与冲脉交会穴。

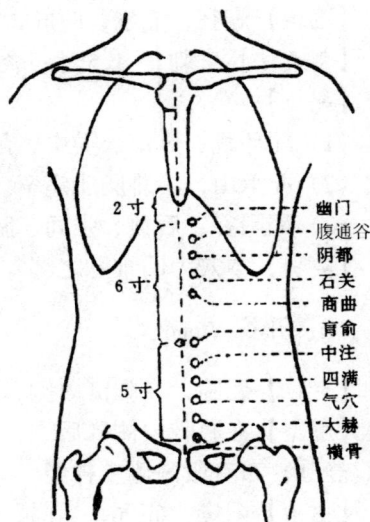

图6-84

幽门
腹通谷
阴都
石关
商曲
肓俞
中注
四满
气穴
大赫
横骨

15. 中注 Zhōngzhù

【定位】在脐下1寸，前正中线旁开0.5寸处（图6-84）。

【解剖】肌肉、血管同大赫穴；布有第10肋间神经（内部为小肠）。

【主治】月经不调，腹痛，便秘，泄泻。

【刺灸法】直刺1～1.5寸；灸3～5壮或5～10分钟。

【配伍】

（1）配天枢、支沟、足三里，治便秘。

（2）配关元、次髎、三阴交，治月经不调。

【类别】本穴为足少阴经与冲脉交会穴。

16. 肓俞 Huāngshū

【定位】在脐中旁开0.5寸处（图6-84）。

【解剖】肌肉、血管同大赫穴；布有第10肋间神经（内部为小肠）。

【主治】腹痛，腹胀，呕吐，便秘，泄泻。

【刺灸法】直刺1～1.5寸；灸3～5壮或5～10分钟。

【配伍】配天枢、内关、足三里，治腹水、腹痛。

【类别】本穴为足少阴经与冲脉交会穴。

17. 商曲 Shāngqū（别名：高曲）

【定位】在脐上2寸，前正中线旁开0.5寸处（图6-84）。

【解剖】在腹直肌内缘；有腹壁上、下动静脉分支；布有第9肋间神经（左右各当胃幽门部）。

【主治】腹痛，泄泻，便秘。

【刺灸法】直刺1~1.5寸；灸3~5壮或5~15分钟。

【配伍】配中脘、天枢、足三里，治腹痛溏泄。

【类别】本穴为足少阴经与冲脉交会穴。

18. 石关 Shíguān（别名：石阙）

【定位】在脐上3寸，前正中线旁开0.5寸处（图6-84）。

【解剖】同商曲穴。

【主治】呕吐，腹痛，便秘，不孕。

【刺灸法】直刺1~1.5寸；灸5~7壮或10~15分钟。

【配伍】配膈俞、中脘、足三里，治食后呕吐，心下坚满。

【类别】本穴为足少阴经与冲脉交会穴。

19. 阴都 Yīndū（别名：食宫、通关）

【定位】在脐上4寸，前正中线旁开0.5寸处（图6-84）。

【解剖】在腹直肌内缘；有腹壁上动、静脉分支；布有第8肋间神经。

【主治】腹胀，腹痛，便秘，不孕。

【刺灸法】直刺1~1.5寸；灸5~7壮或10~15分钟。

【配伍】配大椎、间使、陶道，治疟疾。

【类别】本穴为足少阴经与冲脉交会穴。

20. 腹通谷 Fùtōnggǔ

【定位】在脐上5寸，前正中线旁开0.5寸处（图6-84）。

【解剖】同阴都穴。

【主治】腹胀，腹痛，呕吐。

【刺灸法】直刺0.5~1寸；灸3~7壮或10~15分钟。

【配伍】配不容、中脘、足三里、膈俞，治胃痛、呕吐。

【类别】本穴为足少阴经与冲脉交会穴。

21. 幽门 Yōumén（别名：上门）

【定位】在脐上6寸，前正中线旁开0.5寸处（图6-84）。

【解剖】肌肉、血管同腹通谷穴；布有第7肋间神经。

【主治】腹痛，腹胀，呕吐，泄泻。

【刺灸法】直刺0.5～1寸；灸3～7壮或10～15分钟。

【配伍】配内关、中脘、足三里，治胃痛。

【类别】本穴为足少阴经与冲脉之交会穴。

【附注】本穴针刺不宜过深，免伤肝脏。

22. 步廊 Bùláng

【定位】在第5肋间隙，前正中线旁开2寸处（图6-85）。

【解剖】在胸大肌起始部，有肋间外韧带及肋间内肌；有第5肋间动、静脉分布；布有第5肋间神经皮支，深部为第5肋间神经。

【主治】咳嗽，气喘，胸胁胀满，呕吐。

【刺灸法】斜刺或平刺0.5～0.8寸；灸3～5壮或5～10分钟。

【配伍】配膈俞、三阳络透郄门，治胸胁满痛。

【附注】本经胸部诸穴，不可深刺，以免伤及心肺。

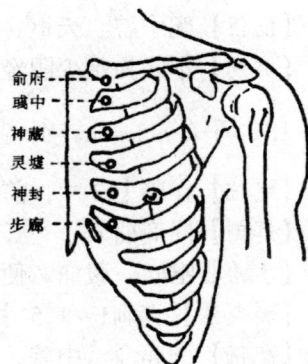

图 6-85

23. 神封 Shénfēng

【定位】在第4肋间隙中，前正中线旁开2寸处（图6-85）。

【解剖】在胸大肌中，有肋间外韧带及肋间内肌；有4肋间动、静脉；布有第4肋间神经前皮支，深层为第4肋间神经。

【主治】咳嗽，气喘，胸胁胀满，呕吐，乳痈。

【刺灸法】斜刺或平刺0.5～0.8寸；灸3～5壮或5～10分钟。

【配伍】配膺窗，治乳痈寒热，短气卧不安。

24. 灵墟 Língxū

【定位】在第3肋间隙中，前正中旁开2寸处（图6-85）

【解剖】在胸大肌中，有肋间外韧带及肋间内肌；有第3肋间动、静脉；布有第3肋间神经前皮支，深层为第3肋间神经。

【主治】咳嗽，气喘，胸胁胀满，呕吐，乳痈。

【刺灸法】斜刺或平刺0.5～0.8寸；灸3～5壮或5～10分钟。

【配伍】

（1）配肺俞、膏肓、外关、足临泣，治胸满、胸痛。

（2）配中脘、内关，治呕吐。

25. 神藏 Shéncáng

【定位】在第2肋间隙中，前正中线旁开2寸处（图6-85）。

【解剖】在胸大肌中，有肋间外韧带及肋间内肌；有第2肋间动、静脉；布有第2肋间神经皮支，深层正当第2肋间神经。

【主治】咳嗽，气喘，胸痛，呕吐。

【刺灸法】斜刺或平刺0.5~0.8寸；灸3~5壮或5~10分钟。

【配伍】配风门、肺俞、尺泽，治咳喘、胸痛。

26. 彧中 Yùzhōng

【定位】在第1肋间隙中，前正中线旁开2寸处（图6-85）。

【解剖】在胸大肌中，有肋间外韧带及肋间内肌；布有第1肋间动、静脉；布有第1肋间神经前皮支，深层为第1肋间神经，皮下有锁骨上神经前支。

【主治】咳嗽，气喘，胸胁胀满。

【刺灸法】斜刺或平刺0.5~0.8寸；灸3~5壮或5~10分钟。

【配伍】配肺俞、膏肓、膻中，治咳嗽喘息。

27. 俞府 Shūfǔ

【定位】在锁骨下缘，前正中线旁开2寸处（图6-85）。

【解剖】在胸大肌中；有胸内动、静脉的前穿支；布有锁骨上神经前支。

【主治】咳嗽，气喘，胸痛，呕吐。

【刺灸法】斜刺或平刺0.5~0.8寸；灸3~5壮或5~10分钟。

【配伍】配风门、肺俞、膏肓、膻中，治咳逆久喘。

足少阴肾经经穴小结

【取穴要点】主要掌握跖趾关节、内踝高点、跟骨、跟腱、胫骨内侧后缘、半腱肌腱与半膜肌腱之间、肚腹、肋间隙等解剖标志。

跖趾关节部：足底前1/3凹陷处，当第2、3跖趾关节后方取涌泉穴。

内踝部：内踝高点后缘与跟腱内侧前缘之间取太溪穴；太溪下0.5寸，跟腱内侧前缘取大钟穴；太溪直下1寸取水泉穴；内踝高点直下，跟骨下取照海穴。

小腿部：太溪上2寸，跟腱内侧前缘取复溜；胫骨内侧后缘与复溜之间取交信穴；太溪穴上5寸，当跟腱内侧前缘取筑宾穴。

膝关节部：腘横纹内侧端，当半腱肌腱与半膜肌腱之间取阴谷穴。

肚腹部：横骨至幽门共11穴，各去任脉旁开0.5寸，上下基本相距1寸取穴。

胸部：本经胸部各穴，均旁开任脉2寸，上下相距1肋，当肋间隙取穴。

【主治重点】本经经穴，主要治肾、膀胱及心、肺、肝、脾等疾病。

1. 肾与膀胱疾病：涌泉治下肢冷，腰痛，二便不利，奔豚，少腹痛引嗌，喘气，不孕，面黑；然谷治小便淋沥白浊，消渴，阴挺出；太溪主治二便不利，喘息；大钟主治癃闭，恐不乐，腰脊痛；水泉主治淋病，经闭，腹痛；复溜主治腰脊内引痛，不得俯仰起坐，目视不清，舌干；阴谷主治阳痿，小便不利，脉微细；气穴主治奔豚，月经失调；四满治不孕。

2. 肺脏疾病：涌泉主治咳嗽身热，喉闭，失音，咯血；然谷主治咽内肿，咯唾血；太溪主治咳嗽、喘息；照海主治咽干喉痛；腹通谷主治咳喘；神封、神藏主治咳嗽喘息。

3. 心脏疾病：涌泉主治卒心痛，风疹；然谷主治心痛如锥刺，盗汗，阴痒；太溪主治心痛；照海主治梅核气；复溜主治盗汗，舌干；交信主治睾丸肿痛，阴挺；筑宾主治癫狂，吐舌。

4. 肝脏疾病：涌泉主治风痫，狂怒欲杀人，疝气，筋挛，胸胁满闷；然谷主治小儿脐风；太溪主治寒疝；照海主治痫疾夜发；筑宾主治小儿脐疝痛；阴谷主治阳痿。

5. 脾脏疾病：涌泉主治四肢不收，不嗜食；然谷主治黄疸，舌纵，足跗肿，洞泄；太溪主治嗜卧，腹胀呕吐，善噫，不嗜食；照海主治嗜卧；复溜主治腹胀，四肢肿，足痿；阴谷主治崩漏，腹胀。

【刺灸注意事项】胸部各穴，不宜深刺，避免伤及心、肺内脏。

三、足厥阴肝经经穴

本经腧穴，一名2穴，左右各14穴。起于大敦，止于期门。分布于足大趾、足背、内踝前、胫骨内侧面、大腿内侧中间、前阴、胁肋部（图6-86）。

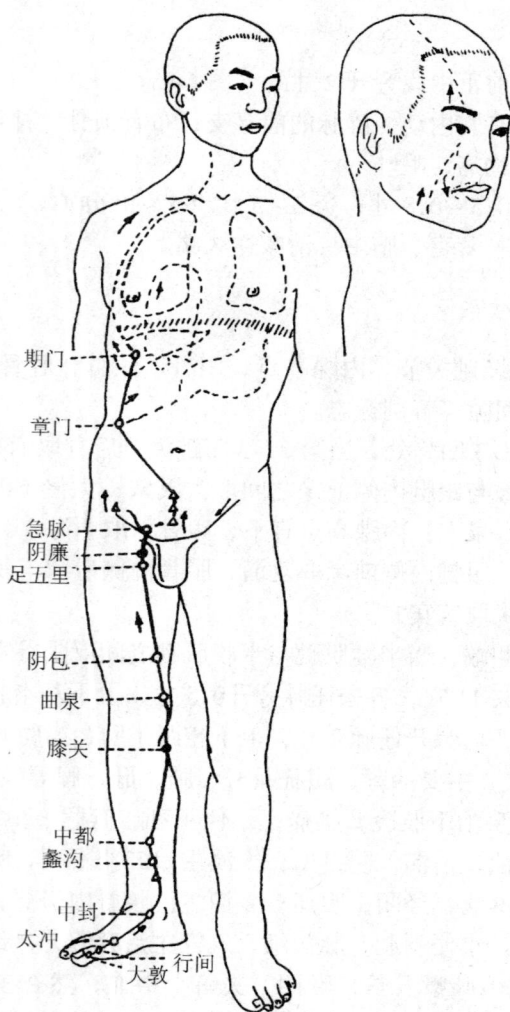

图 6-86　足厥阴肝经腧穴总图

本经腧穴主要用于治疗肝胆病证，妇科、前阴等泌尿生殖系统病证，眼病，以及本经经脉所过之处的病证。

1. 大敦 Dàdūn（别名：水泉、大顺）

【定位】在拇趾外侧，趾甲角旁约0.1寸处（图6-87）。

【解剖】有足趾背动脉、静脉；布有腓深神经的趾背神经。

【主治】疝气，遗尿，经闭，崩漏，阴挺，癫痫。

【刺灸法】斜刺0.1～0.2寸，或用三棱针点刺出血；灸3～5壮或5～10分钟。

【配伍】

(1) 配人中、百会、中冲、厉兑，治晕厥。

(2) 配关元、三阴交、照海，治疝气。

(3) 配隐白、归来，治崩漏。

(4) 配气海、百会，治阴挺。

【类别】本穴为足厥阴经之井穴。

【附注】

(1)《类经图翼》记载：孕妇产前产后皆不宜灸。

(2) 据动物实验证实，给狗注射垂体后叶素造成垂体性高血压，针刺大敦有明显的降压作用。

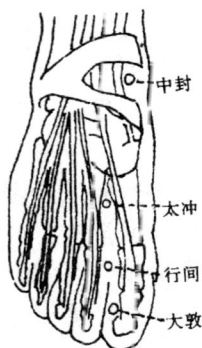

图 6-87

2. 行间 Xíngjiān

【定位】在足背，第1、2趾缝间，趾蹼缘的上方纹头处（图6-87）。

【解剖】有足背静脉网，第1趾背动脉；为腓深神经的跖背神经分为趾背神经的分歧处。

【主治】头痛，目眩，目赤肿痛，青盲，口歪，胁痛，疝气，小便不利，崩漏，癫痫，月经不调，痛经，带下，中风。

【刺灸法】斜刺0.5～0.8寸，灸3～5壮或5～10分钟。

【配伍】

(1) 配风池、太阳、印堂、足三里，治眩晕。

(2) 配神门、百会，治失眠。

(3) 配风池、太阳、合谷，治目赤肿痛，青光眼。

(4) 配支沟、曲池，治肋间神经痛。

【类别】本穴为足厥阴经之荥穴。

【附注】据报道，针刺行间，对不同代偿功能的原发青光眼患者，均有明显降低眼压的作用，其下降幅度与持续时间与针刺前代偿功能成正比。

3. 太冲 Tàichōng

【定位】在足背，第1、2跖骨结合部之前凹陷中（图6-87）。

【解剖】拇长伸肌腱的外缘；有足背静脉网、第1跖背动脉；布有跖背神经。

【主治】头痛，眩晕，目赤肿痛，口歪，胁痛，遗尿，疝气，崩漏，月经不调，癫痫，呕逆，小儿惊风，下肢痿痹。

【刺灸法】直刺0.5～0.8寸；灸3～5壮或5～10分钟。

【配伍】

（1）配风池、足三里、三阴交，治头目眩晕。

（2）配合谷、百会，治头顶痛。

（3）配百会、人中、合谷、内关，治癫狂痫证。

【类别】本穴为足厥阴经之输穴、原穴。

【附注】

（1）据报道，以太冲、足三里穴组，针刺治疗急、慢性及中毒性肝炎和胆囊感染有良效，凡经超声波探及胆囊液平面者，针后均有不同程度的缩小，针刺太冲、足三里穴组，且可使大多数胆道造瘘患者胆汁流量明显增加，多在针后 30 分钟左右达到高峰。

（2）据报道，对施行胆囊切除术和胆总管探查术的急性胆道疾病患者，皮下注射吗啡，单针太冲不仅可使胆道内压停止上升，且可迅速下降，其效应优于针刺足三里、阳陵泉。

（3）在针刺临床研究中发现：①以太冲单穴针麻，施行甲状腺手术，具有较高的优良率。②在针麻施行胃切除过程，快速针刺太冲、公孙，可以减轻切腹膜反应，重刺激捻转提插太冲、足三里，可抑制牵拉反应。

（4）据临床观察发现，肝病严重时，可在太冲穴出现以结节为主的反应物。

4. 中封 Zhōngfēng （别名：悬泉）

【定位】在内踝前1寸，胫骨前肌腱内缘处（图6-87）。

【解剖】有足背静脉网，内踝前动脉；布有足背内侧皮神经的分支及隐神经。

【主治】疝气，遗精，小便不利，腹痛。

【刺灸法】直刺0.5～0.8寸；灸3～5壮或5～10分钟。

【配伍】

（1）配合谷、曲池、肝俞、胆俞，治黄疸。

（2）配阳辅，治眩晕。

（3）配解溪、丘墟、昆仑，治踝关节疾患。

【类别】本穴为足厥阴经之经穴。

5. 蠡沟 Lígōu （别名：交议）

【定位】在内踝高点上5寸，胫骨内侧面的中央（图6-88）。

【解剖】在胫骨内侧面下1/3处；其内后侧有大隐静脉；布有隐神经的前支。

【主治】小便不利，遗尿，月经不调，带下，下肢痿痹。

【刺灸法】平刺0.5～0.8寸；灸1～3壮或3～5分钟。

【配伍】配曲泉、太冲，治睾丸炎。

【类别】本穴为足厥阴经之络穴。

6. 中都 Zhōngdū （别名：中郄）

【定位】在内踝高点上7寸，胫骨内侧面的中央（图6-88）。

【解剖】在胫骨内侧面中央；其后侧有大隐静脉；布有隐神经的中支。

【主治】疝气，崩漏，腹痛，泄泻，恶露不尽。

【刺灸法】平刺0.5~0.8寸；灸1~3壮或3~5分钟。

【配伍】

（1）配委中、关元、太冲，治疝气。

（2）配三阴交、关元，治月经不调、痛经。

【类别】本穴为足厥阴经之郄穴。

7. 膝关 Xīguān（别名：膝开）

【定位】屈膝，在胫骨内侧髁后下方，阴陵泉穴后1寸处（图6-88）。

【解剖】在胫骨内侧髁后下方，腓肠肌内侧头的上部；深部有胫后动脉；布有腓肠内侧皮神经，深层为胫神经。

【主治】膝部肿痛，下肢痿痹。

【刺灸法】直刺1~1.5寸，灸3~5壮或5~10分钟。

【配伍】配犊鼻、梁丘、血海，治膝关节炎。

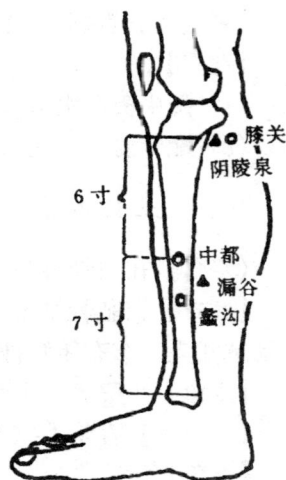

图 6-83

8. 曲泉 Qūquán

【定位】屈膝，当膝内横纹头上方凹陷中（图6-89）。

【解剖】在胫骨内侧髁后缘，半膜肌、半腱肌止点前上方；有大隐静脉；膝最上动脉；布有隐神经、闭孔神经，深向腘窝可及胫神经。

【主治】腹痛，小便不利，遗精，阴痒，膝痛，月经不调，痛经，带下。

【刺灸法】直刺1~1.5寸，灸3~5壮或5~10分钟。

【配伍】

（1）配关元、中极、太冲、三阴交，治疝痛、阴茎痛。

（2）配照海、太冲、少府，治阴挺。

【类别】本穴为足厥阴经之合穴。

【附注】

（1）据临床观察发现，肝病患者，常可在曲泉出现压痛、酸麻之类感觉过敏点。

（2）动物实验证实，给狗注射垂体后叶素，造成高血压，针刺曲泉，有明显的降压作用。

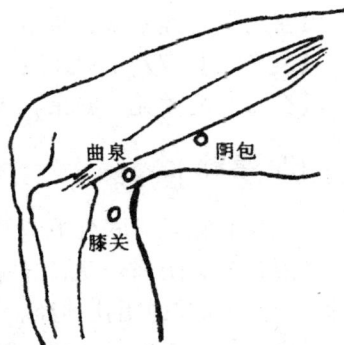

图 6-89

9. 阴包 Yīnbāo（别名：阴胞）

【定位】在股骨内上髁上4寸，缝匠肌后缘（图6-89）。

【解剖】在股内侧肌和缝匠肌之间，有长收肌，深层为短收肌；深部外侧有股动、静脉，有旋股内侧动脉浅支；布有股前皮神经，闭孔神经浅、深支。

【主治】腹痛，遗尿，小便不利，月经不调。

【刺灸法】直刺 1～2 寸；灸 3～5 壮或 5～10 分钟。

【配伍】

（1）配中极、水道、阴陵泉，治小便不利。

（2）配肾俞、关元、三阴交，治月经不调。

10. 足五里 Zúwǔlǐ

【定位】在曲骨旁开 2 寸，直下 3 寸处（图 6-90）。

【解剖】在耻骨结节下方，有长收肌，其下为短收肌；有股内侧动脉浅支，布有闭孔神经的浅支和深支。

【主治】小腹痛，小便不利，阴挺，睾丸肿痛，嗜卧，瘰疬。

【刺灸法】直刺 1～2 寸；灸 3～5 壮或 5～10 分钟。

【配伍】

（1）配八髎、中极，治阴痒。

（2）配三阳络、天井、厉兑、三间，治嗜卧，四肢不欲动摇。

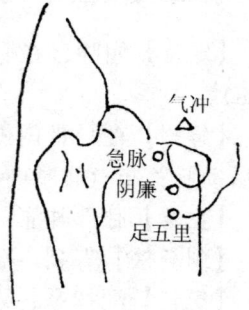

图 6-90

11. 阴廉 Yīnlián

【定位】在曲骨旁开 2 寸，直下 2 寸处（图 6-90）。

【解剖】在耻骨结节下方，长收肌起点的上端，其下为短收肌；有旋股内侧动、静脉的分支；布有股内侧皮神经分支，深层为闭孔神经浅支和深支。

【主治】月经不调，带下，小腹痛。

【刺灸法】直刺 1～2 寸；灸 3～5 壮或 5～10 分钟。

【配伍】配关元、归来、三阴交，治月经不调。

12. 急脉 Jímài

【定位】在耻骨联合下旁开2.5 寸，当气冲穴外下方的腹股沟处（图 6-90）。

【解剖】有阴部外动、静脉分支及腹壁下动、静脉的耻骨支，外方有股静脉；布有髂腹股沟神经，深层为闭孔神经。

【主治】小腹痛，疝气，阴挺。

【刺灸法】避开动脉，直刺0.5～0.8 寸；灸 3～5 壮或 5～10 分钟。

【配伍】配足三里、血海，治股内侧肿痛。

【附注】《素问》王冰注：可灸而不可刺。

13. 章门 Zhāngmén（别名：长平、胁髎）

【定位】在 11 浮肋游离端下际（图 6-91）。

简便取穴法：屈肘合腋时，正当肘尖尽处。

【解剖】腹内、外斜肌及腹横肌中；有第 10 肋间动脉末支；布有第 10、11 肋间神经（右侧当肝脏下缘，左侧为脾脏下缘）。

【主治】腹胀，泄泻，胁痛，痞块。

【刺灸法】直刺或斜刺0.5～1 寸；灸 3～5 壮或 5～10 分钟。

【配伍】

（1）配天枢、上巨虚，治肠鸣、泄泻。

（2）配足三里、中脘、内关，治呕吐、饮食不化。

（3）配中脘、气海、天枢、上脘、腹通谷，治腹中痞块。

【类别】本穴为脾之募穴；八会穴之脏会；又为足厥阴、足少阳二经交会穴。

【附注】内部右侧为肝右叶前缘，左侧当脾下方，如肝脾肿大病人，不宜直刺过深，以免伤及肝脾。

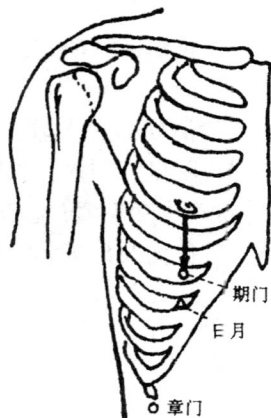

14. 期门 Qīmén

【定位】在乳头直下，第6肋间隙（图6-91）。

【解剖】在腹内、外斜肌腱膜中，有肋间肌；布有第6肋间动、静脉；布有第6肋间神经。

图6-91

【主治】胸胁胀痛，腹胀，呕吐，乳痈。

【刺灸法】斜刺或平刺0.5～0.8寸；灸3～5壮或5～10分钟。

【配伍】

（1）配膻中、内关，治胸满、胸痛。

（2）配支沟、阳陵泉、足三里、太冲，治胁痛。

（3）配中脘、内关、足三里，治呕吐。

【类别】本穴为肝之募穴；为足少阴、足太阴与阴维脉之交会穴。

【附注】本穴下为重要脏器，不可深刺。

足厥阴肝经经穴小结

【取穴要点】掌握跖趾关节、内踝高点、胫骨内侧、腹股沟、耻骨联合、膝关节、乳头、肋间隙等解剖标志。

跖趾关节部：于第1、2跖趾关节前取行间，后取太冲。

内踝部：内踝高点前方，胫骨前肌肌腱内缘取中封穴。

小腿部：内踝高点上5寸取蠡沟，上7寸取中都，两穴均在胫骨内侧面上取。

膝关节部：在膝关节内侧横纹头上方取曲泉穴。

胸胁部：在11浮肋端取章门，乳头直下，当第6肋间隙取期门。

【主治重点】本经经穴主治肝胆及心、肺、脾、肾等脏之疾病。

1.肝胆疾病：大敦，治疝气，小儿痛痪，尸厥，少腹痛，阴挺，阴茎痛；行间，治疝气，胸胁痛，头痛，眩晕，月经过多，痫疾，急惊风，善怒，转筋，目疾；太冲，治痫风，目疾，疝气，小儿惊风，睾丸上缩，月经过多；中都，治妇人血崩；章门，治胠痛，善怒；期门，治胁胁痛，呕酸水。

2.心脏疾病：大敦，治卒心痛；行间，治癫疾，肝心痛，呕血；太冲，治心痛脉弦；章门，治心痛而呕；曲泉，治癫狂。

3.肺脏病：行间，治咳逆，身热；太冲，治咽痛嗌干；中封，治咽干；章门，治咳少气。

4. 脾脏疾病：大敦，治善痹，血崩；行间，治洞泻，嗜食，腹胀，月经过多；太冲，治浮肿，黄疸，溏泄，月经过多；中都，治崩漏；章门，治腹胀，食不化，神疲肢倦，腹中肠鸣，黄疸。

5. 肾脏疾病：大敦，治大便涩；太冲，治遗尿，小便不利，男子精不足；曲泉，治小便不利，阴挺，阴痒，遗精，气喘；章门，治溺多白浊，腰痛不能转侧，奔豚。

【刺灸注意事项】蠡沟、中封内部有胫骨内侧面，只能浅刺或平刺；期门、章门，不宜深刺，避免伤及内脏。

（李珊）

第六节 常用经外奇穴

一、头颈部

1. 四神聪 Sìshéncōng

【定位】在百会穴前、后、左、右各1寸处，共4穴（图6-92）。

【解剖】在帽状腱膜中；有枕动、静脉，颞浅动、静脉顶支和眶上动、静脉的吻合网；布有枕大神经、耳颞神经及眶上神经分支。

【主治】头痛，眩晕，失眠，健忘，癫痫。

【刺灸法】横刺0.5~0.8寸；可灸。

【配伍】

(1) 配神门、三阴交治失眠。

(2) 配太冲、风池，治头痛、眩晕。

图6-92

【附注】据报道，以四神聪为主穴，治疗眩晕128例，属肝阳上亢者加太冲、合谷；痰浊内阻者加风隆、内关；气血亏虚肾精不足者加百会、足三里、三阴交；头痛加太阳点刺放血。针刺手法以强刺激为主，出针时开大针孔，使之出血更好。经临床观察，本法对实证眩晕效果较好，虚证眩晕次之。

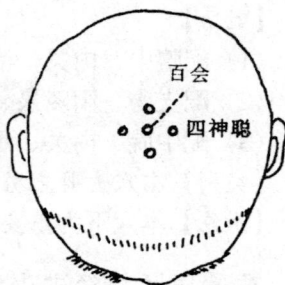

2. 印堂 Yìntáng

【定位】在两眉连线的中点（图6-93）。

【解剖】两侧有额动、静脉分支；布有来自三叉神经的滑车上神经。

【主治】头痛，眩晕，鼻渊，鼻衄，失眠，小儿惊风，产后血晕。

【刺灸法】横刺0.3~0.5寸，或用三棱针点刺出血；可灸。

【配伍】

(1) 配合谷、迎香，治鼻炎、额窦炎。

（2）配风池、太阳，治头痛。

（3）配上星、神门、三阴交，治失眠。

3. 鱼腰 Yúyāo

【定位】在眉毛的中点（图 6-93）。

【解剖】在眼轮匝肌中，有额动、静脉外侧支；布有眶上神经、面神经的分支。

【主治】目赤肿痛，眼睑瞤动，眼睑下垂，眉棱骨痛。

【刺灸法】横刺0.3~0.5寸；禁灸。

4. 球后 Qiúhòu

【定位】在眶下缘外 1/4 与内 3/4 交界处（图 6-93）。

【解剖】在眼轮匝肌中，深部为眼肌；浅层有面动、静脉；布有面神经颧支和眶下神经、睫状神经结和视神经，深层有眼神经。

【主治】目疾，如视神经炎、视神经萎缩、视网膜色素变性、青光眼、早期白内障、近视。

【刺灸法】将眼球向上固定，针沿眶下缘缓慢刺入0.5~1.5寸，禁止提插，出针后压迫针孔 1~2 分钟，防止出血；禁灸。

5. 太阳 Tàiyáng

【定位】在眉梢与目外眦连线中点外开 1 寸的凹陷中（图 6-94）。

【解剖】在颞筋膜及颞肌中；有颞浅动、静脉；布有三叉神经第2、第3支，面神经颞支。

【主治】头痛，目赤肿痛，牙痛，面痛，面瘫。

【刺灸法】直刺0.5~0.8寸，或用三棱针点刺出血；禁灸。

【配伍】

（1）配印堂、合谷治感冒头痛。

（2）配攒竹放血，治眼睑炎。

（3）配翳风，治牙痛。

【附注】据报道，点刺太阳穴为主治疗流行性结膜炎103 例，效果较好。能调整非洲流行性结膜炎引起的血象异常，促进角膜溃疡穿孔的愈合，促进角膜近期瘢痕的吸收、缩小。

6. 上迎香 Shàngyíngxiāng（别名：鼻通）

【定位】在鼻翼软骨与鼻甲的交界处，近鼻唇沟上端处（图6-93）。

【解剖】在上唇方肌中；有面动、静脉分支；布有眶下神经分支和滑车下神经。

【主治】鼻渊，鼻部疮疖，头痛，迎风流泪。

【刺灸法】向内上方斜刺0.3~0.5寸；可灸。

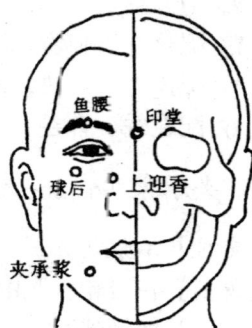

图 6-93

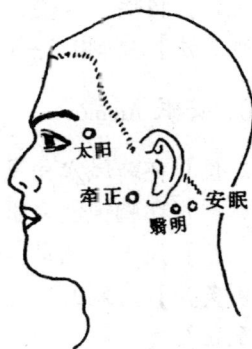

图 6-94

【配伍】
（1）配合谷、肺俞，用磁疗法治疗过敏性鼻炎效果好。
（2）配攒竹、列缺，治鼻旁窦炎。
（3）配迎香、合谷、印堂，治慢性鼻炎。

7. 夹承浆 Jiáchéngjiāng

【定位】承浆穴旁开1寸，左右共2穴（图6-93）。
【解剖】在口轮匝肌中；有面动脉分支；布有三叉神经第3支。
【主治】面颊浮肿，口㖞，面肌瞤动，三叉神经痛。
【刺灸法】直刺0.1～0.2寸；可灸。

8. 牵正 Qiānzhèng

【定位】在耳垂前0.5～1寸（图6-94）。
【解剖】在咬肌中，皮下有腮腺；有咬肌动、静脉分支；布有面神经分支。
【主治】口眼㖞斜，口疮，口臭，下牙痛。
【刺灸法】向前斜刺0.5～0.8寸；可灸。
【配伍】配地仓、阳白、合谷，治面瘫。

9. 翳明 Yìmíng

【定位】在翳风穴后1寸（图6-94）。
【解剖】在胸锁乳突肌上；有耳后动、静脉；布有耳大神经和枕小神经。
【主治】目疾，耳鸣，失眠。
【刺灸法】直刺0.5～1寸；可灸。

10. 安眠 Ānmián

【定位】在翳风穴和风池穴连线的中点（图6-94）。
【解剖】在胸锁乳突肌与头夹肌中；有枕动、静脉；布有耳大神经和枕小神经。
【主治】失眠，眩晕，头痛，心悸，癫狂。
【刺灸法】直刺0.5～1寸；可灸。
【配伍】
（1）配内关、三阴交、神门，治失眠。
（2）配人中、陶道，治精神分裂症。

11. 聚泉 Jùquán

【定位】在口腔内，当舌背正中缝的中点处（图6-95）。
【解剖】在舌肌中；有面神经鼓索、舌动脉；布有三叉神经第3支、舌神经。
【主治】舌强，舌缓，消渴，哮喘，味觉减退。
【刺灸法】医者用消毒纱布牵住舌尖，固定舌面，直刺0.1～0.2寸，或用三棱针点刺出血。

12. 金津、玉液 Jīnjīn，Yùyè

【定位】在舌系带两侧静脉上，左为金津，右为玉液（图 6-96）。

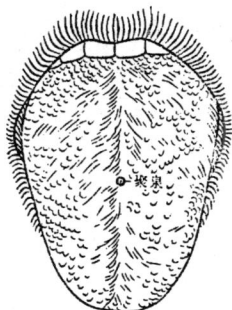

图 6-95

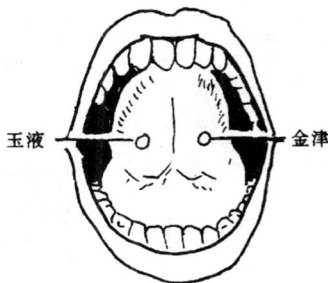

图 6-96

【解剖】有舌下静脉；布有舌下神经、舌神经。

【主治】舌强不语，舌肿，口疮，呕吐，消渴。

【刺灸法】三棱针点刺出血。

【配伍】

（1）配廉泉治舌肿难语。

（2）配承浆治消渴。

【附注】据报道，点刺 100 例急腹症（如胃痉挛、肠痉挛、急性胃炎、胃及十二指肠溃疡、肠功能紊乱等），有迅速止痛的效果。

13. 上廉泉 Shànglián quán

【定位】在廉泉穴上 1 寸（图 6-97）。

【解剖】在下颌舌骨肌、颏舌骨肌、舌肌中；有舌动、静脉；布有颈皮神经、面神经颈支和舌下神经。

【主治】舌强，失语，语言不清，流涎，喑哑，咽喉疼痛。

【刺灸法】向舌根方向斜刺0.5～0.8寸；可灸。

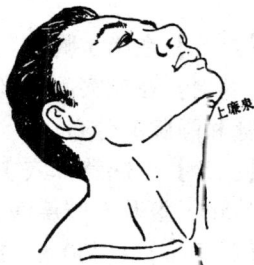

图 6-97

14. 颈百劳 Jǐngbǎiláo

【定位】大椎穴旁开 1 寸，再直上 2 寸处取穴（图 6-98）。

【解剖】在斜方肌、头夹肌中：有枕动、静脉和椎动、静脉；布有枕大神经、枕小神经分支。

【主治】骨蒸潮热，盗汗，自汗，瘰疬，咳嗽气喘，颈项强痛。

【刺灸法】直刺0.5～1寸，可灸。

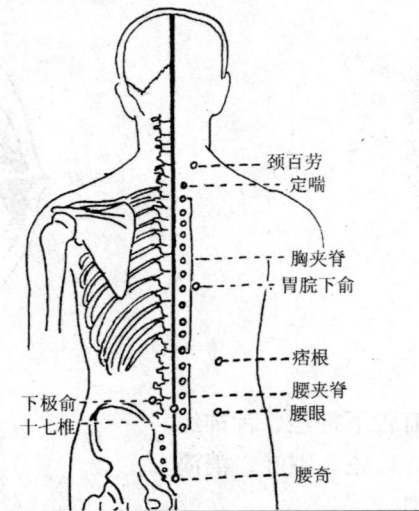

图 6-98

二、躯干部

1. 夹脊 Jiājǐ（华佗夹脊）

【定位】在第 1 胸椎至第 5 腰椎，各棘突下左右旁开 5 分（图 6-98）。

【解剖】在横突间的韧带和肌肉中。每穴都有相应椎骨下方发出的脊神经后支及其伴行的动脉和静脉丛分布。

【主治】上胸背部穴主治心、肺、上肢病证；下胸背部穴主治脾胃、肠道病证；腰背部穴主治腰、腹及下肢疾病。

【刺灸法】直刺0.5～1寸；可灸。

【附注】据报道，从古代文献中已证实夹脊能治疗相应脏腑的病变。现代研究认为夹脊穴能调节植物神经的功能，故采用该穴治疗与植物神经功能相关的一些病：①血管性头痛；②肢端感觉异常症；③植物神经功能紊乱而致头晕、肢凉、半身麻木、多汗等；④中风（中经络）；⑤红斑性肢痛症；⑥高血压等。其机理是通过调节植物神经作用，调节了血管功能，改善了血液循环。

2. 定喘 Dìngchuǎn

【定位】在大椎穴旁开 5 分（图 6-98）。

【解剖】在斜方肌、菱形肌、头夹肌最长肌中；有颈横动脉和颈深动脉分支；布有第7、8颈神经后支。

【主治】哮喘，咳嗽，风疹，颈项强痛。

【刺灸法】直刺0.5～0.8寸；可灸。

【配伍】

(1) 配天突、膻中、丰隆，治支气管哮喘。

(2) 配风门、肺俞、合谷，治支气管炎。

(3) 配大椎、天突、丰隆，治百日咳。

3. 胃脘下俞 Wèiwǎnxiàshū

【定位】在第8胸椎棘突下，旁开1.5寸（图6-98）。

【解剖】在斜方肌下缘，有背阔肌、最长肌；有第8肋间动、静脉背侧支的内侧支；布有第8胸神经后支内侧皮支，深层为第8胸神经后支外侧支。

【主治】胃痛，胸胁痛，胰腺炎，消渴，咽干。

【刺灸法】斜刺0.3～0.5寸；可灸。

4. 痞根 Pǐgēn

【定位】第1腰椎棘突下，旁开3.5寸（图6-98）

【解剖】在背阔肌、髂肋肌处；有第1腰动、静脉背侧支；布有第12胸神经后支外侧支，深层有第1腰神经后支。

【主治】腹内痞块，腰痛。

【刺灸法】直刺0.5～1寸；可灸。

5. 下极俞 Xiàjíshū

【定位】在第3腰椎棘突下（图6-98）。

【解剖】在腰背筋膜、棘上韧带及棘间韧带中；有腰后动脉后支，棘间皮下静脉丛；布有腰神经后支内侧支。

【主治】腰痛，腹痛，腹泻。

【刺灸法】直刺0.5～1寸；可灸。

6. 腰眼 Yāoyǎn

【定位】在第4腰椎棘突下，旁开3～4寸的凹陷中（图6-98）。

【解剖】在腰背筋膜、背阔肌、髂肋肌中；有第4腰动、静脉背侧支分布；布有第3腰神经后支，深层为腰丛。

【主治】腰痛，月经不调，带下。

【刺灸法】直刺1～1.5寸；可灸。

7. 十七椎 Shíqīzhuī

【定位】在第5腰椎棘突下（图6-98）。

【解剖】在腰背筋膜、棘上韧带及棘间韧带中；有腰后动脉后支，棘间皮下静脉丛；布有腰神经后支内侧支。

【主治】腰腿痛，下肢瘫痪，痛经，崩漏，月经不调。

【刺灸法】向上斜刺1～1.5寸；可灸。

8．腰奇 Yāoqí

【定位】在尾骨尖端上 2 寸（图 6-98）。

【解剖】当棘上韧带处；有第 2、3 骶动、静脉；布有第 2、3 骶神经后支。

【主治】癫痫，头痛，失眠，便秘。

【刺灸法】向上横刺1～1.5寸；可灸。

9．三角灸 Sānjiǎojiū

【定位】以患者两口角之间的长度为一边，作等边三角形，将顶角置于患者脐心，底边呈水平线，两底角处是穴（图 6-99）。

【解剖】在腹直肌中；有腹壁下动、静脉肌支；布有第 10 肋间

神经。

【主治】疝气，腹痛。

【刺灸法】艾炷灸 5～7 壮。

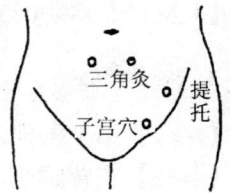

三角灸
提托
子宫穴

10．提托 Títuō

【定位】关元穴旁开 4 寸（图 6-99）。

图 6-99

【解剖】在腹内、外斜肌及腹横肌部；有旋髂浅动、静脉；布有髂腹下神经。

【主治】阴挺，疝气，腹痛。

【刺灸法】直刺0.5～1寸；可灸。

11．子宫穴 Zǐgōngxué

【定位】中极旁开 3 寸（图 6-99）。

【解剖】在腹内、外斜肌处；有腹壁浅动、静脉；布有髂腹下神经。

【主治】阴挺，月经不调，不孕。

【刺灸法】直刺0.8～1.2寸；可灸。

三、上肢部

1．十宣 Shíxuān

【定位】在食指尖端，距指甲0.1寸（图 6-100）。

【解剖】有指掌固有动、静脉形成的固有动、静脉网；布有指掌侧固有神经和丰富的痛觉感受器。

【主治】昏迷，癫痫，高热，中暑，咽喉肿痛，指端麻木。

【刺灸法】浅刺0.1～0.2寸；或三棱针点刺出血。

【配伍】

（1）配大椎、耳尖，治高热。

（2）配曲泽、委中，治中暑。

2. 中魁 Zhōngkuí

【定位】手背，中指近端指关节的中点（图 6-100）。

【解剖】有指背神经和动脉。

【主治】呕吐，食欲不振，呃逆。

【刺灸法】灸。

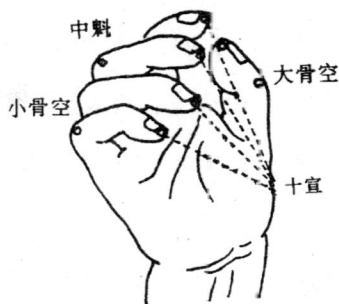

图 6-100

3. 大骨空 Dàgǔkōng

【定位】手背，拇指指关节的中点（图 6-100）。

【解剖】有指背神经和动脉。

【主治】目痛，目翳，内障，吐泻，衄血。

【刺灸法】灸。

4. 小骨空 Xiǎogǔkōng

【定位】手背，小指近端指关节的中点（图 6-100）。

【解剖】有指背神经和动脉。

【主治】目赤肿痛，目翳。

【刺灸法】灸。

5. 四缝 Sìfèng

【定位】在第 2、3、4、5 指掌面，近端指关节横纹中点（图 6-101）。

【解剖】有纤维鞘、指滑液鞘、屈指深肌腱，深部为指关节腔；有指掌侧固有动、静脉分支；布有指掌侧固有神经。

【主治】小儿疳积，百日咳。

【刺灸法】点刺出血或挤出少许黄白色透明粘液。

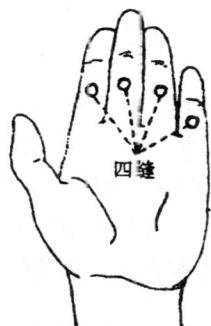

图 6-101

【配伍】

（1）配内关、合谷，治百日咳。

（2）配足三里，治小儿消化不良。

【附注】

（1）针刺蛔虫症患儿的四缝穴，可使肠中胰蛋白酶、胰淀粉酶和胰脂肪酶的含量增加。

（2）营养不良合并佝偻病者，针四缝穴后发现血清钙、磷均有上升，碱性磷酸酶活性降低，结果钙、磷乘积增加，大大有助于患儿的骨骼发育。

（3）有实验表明针四缝有抗炎作用，白细胞总数降至正常，咽部充血消失，肿大的扁桃体缩小。

6. 八邪 Bāxié

【定位】手背各指间的缝纹端（图 6-102）。

【解剖】在骨间肌处；有手背静脉网、掌背动脉；布有尺桡神经手背支。

【主治】毒蛇咬伤手背肿痛，烦热，目痛。

【刺灸法】向上斜刺0.5~0.8寸；或三棱针点刺出血。

7. 落枕穴 Làozhěnxué（别名：外劳宫）

【定位】手背，第2、3掌骨间，指掌关节后约0.5寸（图6-102）。

【解剖】在骨间背侧肌中；有掌背动脉、手背静脉网；布有桡神经分支。

【主治】落枕，手臂痛，胃痛。

【刺灸法】直刺0.5~0.8寸；可灸。

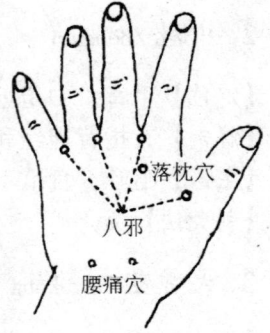

图 6-102

8. 腰痛穴 Yāotòngxué

【定位】手背，在第2、3掌骨及4、5掌骨之间，当腕背横纹下1寸，一手两穴（图6-102）。

【解剖】在骨间背侧肌中；布有掌背动脉、手背静脉网；布有掌背神经、指掌侧总神经。

【主治】急性腰扭伤。

【刺灸法】直刺0.3~0.5寸；可灸。

9. 二白 Èrbái

【定位】腕横纹上4寸，桡侧腕屈肌腱两侧，一手两穴（图6-103）。

【解剖】有指浅屈肌；桡动、静脉和骨间掌侧动、静脉；布有前臂内侧皮神经、前臂外侧皮神经、正中神经和桡神经。

【主治】痔疮，脱肛。

【刺灸法】直刺0.5~0.8寸；可灸。

10. 臂中 Bìzhōng（别名：手逆注）

【定位】腕横纹至肘横纹的中点，桡骨与尺骨之间（图6-103）。

【解剖】在掌长肌、桡侧腕屈肌之间，有屈指浅肌、屈指深肌；有前臂正中动静脉；布有前臂内侧皮神经。

【主治】上肢瘫痪、痉挛，前臂痛，胸胁痛。

【刺灸法】直刺0.5~0.8寸；可灸。

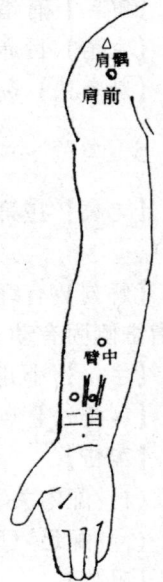

图 6-103

11. 肩前 Jiānqián（别名：肩内陵）

【定位】腋前皱襞顶端与肩髃穴连线的中点（图6-103）。

【解剖】在三角肌中，有胸肩峰动、静脉，旋肱前、后动、静脉；布有锁骨上神经后支，深部为腋神经。

【主治】肩臂痛，肩不能举。

【刺灸法】直刺0.5~1寸；可灸。

四、下肢部

1. 环中 Huánzhōng

【定位】在环跳穴与腰俞穴连线的中点（图6-104）。

【解剖】在臀大肌中；布有臀下动、静脉；浅部有臀下皮神经，深部有臀下神经、坐骨神经。

【主治】坐骨神经痛，腰痛，腿痛。

【刺灸法】直刺2~3寸；可灸。

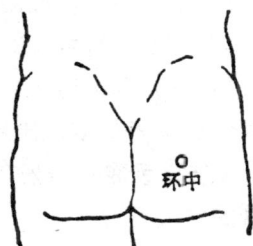

图6-104

2. 百虫窝 Bǎichóngwō（别名：血郄）

【定位】血海穴直上1寸（图6-105）。

【解剖】在股内侧肌中；有股动、静脉；布有股神经前皮支，深层有股神经肌支。

【主治】风湿痒疹，下部生疮，蛔虫病。

【刺灸法】直刺0.5~1寸；可灸。

3. 鹤顶 Hèdǐng

【定位】髌骨上缘正中凹陷处（图6-105）。

【解剖】在股四头肌腱中；有膝关节动脉网；布有股神经前皮支及肌支。

【主治】膝痛，足胫无力，瘫痪。

【刺灸法】直刺0.5~1寸；可灸。

4. 膝眼 Xīyǎn

【定位】屈膝，在髌骨下方，髌韧带两侧凹陷中（图6-105）。

【解剖】在髌韧带两侧；有膝关节动、静脉网；布有隐神经分支、股外侧皮神经分支，深层有胫腓总神经分支。

【主治】膝痛，腿脚重痛，脚气。

【刺灸法】向膝中斜刺0.5~1寸，或透刺对侧膝眼；可灸。

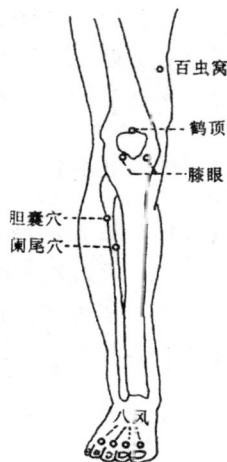

图6-105

5. 胆囊穴 Dǎnnángxué

【定位】阳陵泉穴下1~2寸处（图6-105）。

【解剖】在腓骨长肌与趾长伸肌处；有胫前动、静脉分支；布有腓肠外侧皮神经、腓浅神经。

【主治】急、慢性胆囊炎，胆石症，胆道蛔虫症，下肢痿痹。

【刺灸法】直刺1~1.5寸；可灸。

【配伍】配内关、丘墟治胆囊炎；配电针期门、日月治胆石症、胆道蛔虫症、胆囊炎。

6. 阑尾穴 Lánwěixué

【定位】足三里穴下约2寸处（图6-105）。

【解剖】在胫骨前肌、趾长伸肌中；有胫前动、静脉分支；布有腓肠外侧皮神经，腓深神经。

【主治】急、慢性阑尾炎，消化不良，下肢痿痹。

【刺灸法】直刺1.5～1寸；可灸。

【附注】据报道，在手术直接观察下，发现用强刺激手法刺激慢性阑尾炎及慢性阑尾炎急性发作患者的双侧阑尾穴后0.5～3分钟内，大多数阑尾蠕动增强，少数甚至形成蜷曲摆动。X线下钡餐检查发现，针后1～2分钟有阑尾排空现象，各例阑尾均出现不同程度的充血现象。

7. 八风 Bāfēng

【定位】足背各趾间的缝纹端（图6-105）。

【解剖】有趾背动、静脉；布有腓浅、深神经。

【主治】脚气，趾痛，毒蛇咬伤，足跗疼痛。

【刺灸法】斜刺0.5～0.8寸；或三棱针点刺出血。

8. 独阴 Dúyīn

【定位】足底，第2趾远端趾间关节横纹的中点（图6-106）。

【解剖】有趾短屈肌腱；布有足底内侧动、静脉；分布足底内侧神经、足底固有神经。

【主治】卒心痛，胸胁痛，月经不调，胎衣不下，死胎，疝气。

【刺灸法】直刺1～2寸；可灸。

9. 里内庭 Lǐnèitíng

【定位】足底，第2、3趾间，与内庭穴相对处（图6-106）。

【解剖】跖腱膜，布有足底内侧神经及足底外侧动脉分支。

【主治】足趾疼痛，小儿惊风，癫痫，急性胃痛。

【刺灸法】直刺0.3～0.5寸；可灸。

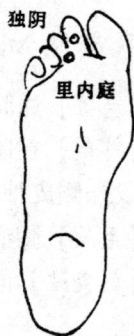

图6-106

中篇　刺灸方法

第七章　毫针刺法

毫针刺法，是针刺疗法的主体，临床应用最广，几乎全身所有穴位均可适用。因此，毫针刺法是针灸临床必须掌握的基本方法和操作技能。

第一节　毫针的结构与修藏

一、毫针的结构

毫针是针刺治病的主要针具，是古代九针之一，临床应用最广泛。目前使用最普遍的是不锈钢针，不锈钢制作的毫针，具有较高的弹性和韧性，针身挺直光滑，能耐热和防锈，不易被化学药品腐蚀，优于其他金属针。

毫针的结构，可分为针尖、针身、针根、针柄、针尾五个部分（图7-1）。

（一）针尖

针身的尖端锋锐部分，又称针芒，是刺入腧穴肌肤的关键部位。

（二）针身

针尖与针根之间的部分，又称针体。针的长短和粗细规格主要指此部分。

（三）针根

针身与针柄连接处。是观察针身刺入穴位深度和提插幅度的外部标志，也是断针时的多发部位。

（四）针柄

是手指持针处，用金属丝将针的一端呈螺旋形紧密缠绕而成。是持针着力的部位。

（五）针尾

针柄的末端部分，用金属丝缠绕呈圆筒状，是温针装置艾绒的部位。

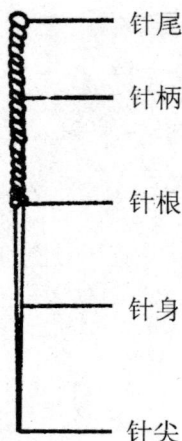

图 7-1　毫针

二、毫针的规格

毫针的不同规格，主要以针身的直径和长度而区分。现将其长短（表 7-1）、粗细（表 7-2）分别介绍如下：

表 7-1　　　　　　毫针长短规格表

寸	0.5	1	1.5	2	2.5	3	3.5	4	5	6
毫米	15	25	40	50	65	75	90	100	115	125

表 7-2　　　　　　毫针粗细规格表

号数	26	27	28	29	30	31	32	33	34
直径（毫米）	0.45	0.42	0.38	0.34	0.32	0.30	0.28	0.26	0.23

一般临床以 25～75 毫米（1～3 寸）长和 0.32～0.38 毫米（28～30 号）粗细者最为常用。短针主要用于耳穴和浅刺，长针多用于肌肉丰厚部位腧穴的深刺和某些腧穴作横向透刺之用。毫针的粗细与针刺的强度有关，供辨证施治时选用。

三、毫针的选用和检查

（一）针尖

要端正不偏，其形状圆而不钝，利而不锐如松针形者为佳，不可有卷毛或钩曲。检查针尖有无钩曲可用右手拇、食、中三指夹持针柄，一面稍加捻转，一面用左手指端抵抹针尖，频频试探，若针尖卷曲，指端可有划刺的感觉。

（二）针身

要光滑挺直，圆正均匀，坚韧而富有弹性。凡针身有剥蚀、锈痕、弯曲及圆正不均者，不宜使用。如有明显弯曲、斑剥、锈蚀者，肉眼观察即可发现。若弯曲不明显，可将针放在光洁平坦的桌面上轻轻滚动，当某处不能与桌面紧贴而隆起，则表示该处有折曲。对针身斑剥、锈蚀较小者，可用拇、食指夹捏针身，上下拉擦，如有不平滑感，即是剥蚀处，或用放大镜检查，尤其是针根处要仔细检查。

（三）针柄

以金属丝缠绕紧密均匀为佳，不能有松动现象。检查时，可用一手执住针柄，一手紧捏针身，两手稍用力离合拉送，或作相反方向捻转，如有松动即可查觉。

四、毫针的维修和保藏

（一）毫针的维修

对剥蚀、缺损或折痕明显的毫针，应剔除不用，以防发生断针。常用的毫针修理方法有：针尖变钝或有卷曲时，可用细砂纸或细油磨石按"松针"状重新磨好。磨针时要注意针尖居中，圆度、锐度适当。如针身弯曲无折痕，可用手指夹棉球或竹片将其捋直。有轻度锈蚀，可用细砂纸擦净锈斑。

（二）毫针的保藏

毫针的保藏主要是防止针尖受损，针身弯曲或生锈、污染等。如用煮沸法消毒针具时，应用纱布包裹结扎妥当，以免在煮沸时针尖与锅壁碰撞，引起卷毛钝折。毫针在使用后，必须擦洗干净，以免锈蚀。平时应放置在垫有纱布的针盒、针盘内，或放在两端塞有干棉球的针管中，取用时亦应小心，避免损伤针尖。如放在软性的针夹或针包内，最好用木片或硬纸板衬夹，以免针身折曲、针尖受损。暂时不用的毫针，可放入滑石粉内，或在针身上涂上少量的凡士林，包扎妥当放入硬质针盒或针管内贮藏。

第二节　手法练习

毫针刺法，要有良好的指力和熟练的手法才能操作施术。良好的指力是掌握针刺手法的基础，熟练的手法是运用针刺治病的条件。指力和手法必须常练，达到熟练程度后，可使进针顺利、减少疼痛，行针时补泻手法运用自如。反之，指力不足或手法不熟练，则在施术时难以控制针体，进针困难，痛感明显，行针时动作不协调，影响针刺疗效。因此，初学者必须努力练好指力和手法的基本功。毫针练针法，一般分三步进行。

一、纸垫练针法

用松软的细草纸或毛边纸，折迭成长约 8 厘米，宽约 5 厘米，厚约 2~3 厘米的纸块，用线呈"井"字形扎紧。练习时，一手拿住纸垫，一手如执笔式地持 1~1.5 寸毫针，使针尖垂直地抵在纸垫上，然后右手拇指与食、中指前后交替地捻动针柄，并渐渐地施加一定的压力，待针穿透纸垫后，另换一处如前再刺。如此反复练习至针身可以垂直刺入，并能保持针身不弯、不摇摆、进退深浅自如。纸垫练习主要是锻炼指力和捻转的基本手法（图 7-2）。

二、棉球练针法

经上述练针后，有了一定的指力，即可用棉团练习各种操作方法。用棉花一团外用纱布包裹，做成直径为 6~7 厘米的圆球。因棉团松软，可以练习提插、捻转、进针、出针等各种手法的模拟动作。捻转时，要求捻转的角度要均匀，快慢自如，一般每分钟捻 150~200 次，方能达到灵活自如的程度。提插时则要求提插的深浅适宜，幅度一致，并保持针身垂直（图 7-3）。

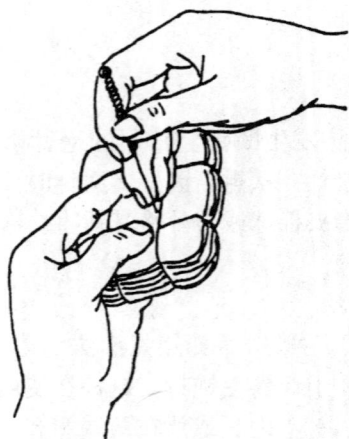

图 7-2　纸垫练针法

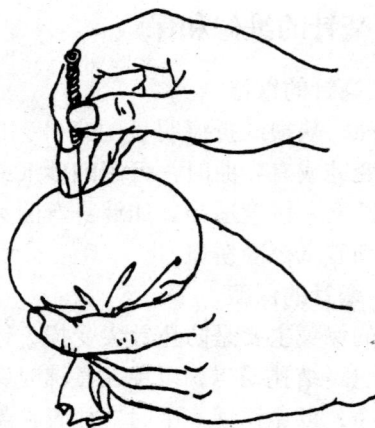

图 7-3　棉球练针法

三、自身试针

通过手法练习，如果达到进针顺利，提插捻转自如，指力均匀，手法熟练，就可在自己身上进行试针，亦可学员之间相互试针。试针时先选择肌肉丰厚的四肢穴位，注意体会进针时皮肤的韧性和用力的大小，体会手法与针感的关系、不同部位腧穴的不同针感反应。要求能逐渐作到进针无痛或微痛，针身不弯，刺入顺利，行针自如，指力均匀，手法熟练。

第三节　针刺前的准备

一、选择体位

患者在接受针刺时体位是否合适，对于正确取穴、针刺操作、持久留针和防止针刺意外都有重要意义。对部分重症和体弱，或精神紧张的病人，体位的选择更为重要。如体位不当，可使术者取穴困难，施术不便，也不宜留针，甚至会发生晕针，一旦体位发生变移，又会引起弯针或折针，因此，选择体位具有重要的临床意义。

（一）选择体位的原则

选择体位应该以医生能正确取穴，操作方便，患者感到舒适自然，并能持久留针为原则。

（二）临床常用体位（图 7-4）

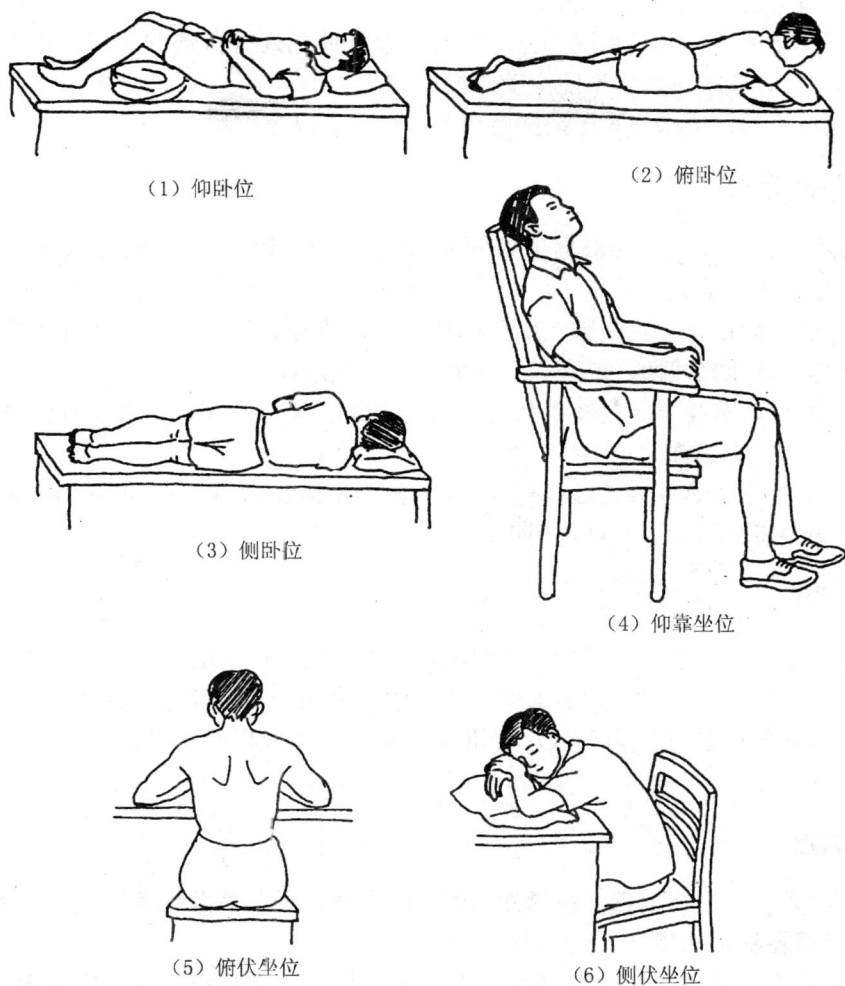

（1）仰卧位　　　　　　　　　　　　　　　　（2）俯卧位

（3）侧卧位

（4）仰靠坐位

（5）俯伏坐位　　　　　　　　　　　（6）侧伏坐位

图 7-4　临床常用体位

1．卧位

（1）仰卧位　　适用于取头面、胸腹部，及四肢的部分腧穴。

（2）俯卧位　　适用于取头项、腰背、臀部，及下肢后面的腧穴。

（3）侧卧位　　适用于取侧头、侧胸、侧腹、臀部及四肢外侧等部位的腧穴。

2．坐位

（1）仰靠坐位　　适用于取头面、颈部、胸部及上肢腧穴。

（2）俯伏坐位　　适用于取头顶、肩背部的腧穴。

（3）侧伏坐位　　适用于取侧头部、颈项部的腧穴。

在卧位和坐位的基础上，根据取穴要求，四肢可放置在适当的屈伸姿势，如仰掌位、曲肘位、屈膝位等。此外还有些特殊腧穴的取法，需要配合某些特殊的体位，参阅本书“经络腧穴”篇。

（三）选择体位的注意点

1．在条件许可的情况下，尽可能采取卧位，以防止发生晕针、弯针、滞针等异常情况，这对于体质虚弱或精神紧张者尤为重要。

2. 在可能条件下，尽量采取一种体位而能暴露针刺处方所选的穴位，免得患者多次变动体位感到不便，或病情因素不能变动体位。

3. 体位选定后，要求患者不要随意改变或移动，以免影响施术。

二、选择针具

除选优质的毫针外，还要根据患者的体质强弱、形体胖瘦、病情虚实和针刺部位的不同，选择长短、粗细适宜的针具。

1. 毫针长短的选择　凡是腧穴所在部位的肌肉丰厚，或胖人，病邪在里应选长针；凡是腧穴所在部位的肌肉浅薄，或瘦人，病邪在表应选短针。

2. 毫针粗细的选择　凡是体质壮实、肌肉丰满、实热证应选粗针；凡是体质虚弱、肌肉浅薄、虚寒证应选细针。

3. 根据医者手法熟练程度选择针具　凡是手法熟练、有指力者可选用细针；凡是手法不熟练、指力差者（初学者）可选用粗针。

三、定穴

腧穴定位正确与否直接关系到针刺的治疗效果。定穴可根据处方选穴的要求，按照腧穴的定位方法，逐穴进行定取。为了求得定穴正确，可用手指按压，以探求病人的感觉反应，一般来说酸胀感较明显处即为腧穴。定准腧穴位置，还应以指甲在上切掐一"十"字形指痕，作为进针的标志。

四、消毒

针刺前必须严格进行消毒，包括针具器械的消毒、医者手指的消毒和施术部位的消毒。

（一）针具器械的消毒

1. 高压蒸汽灭菌法　将毫针等针具用纱布包好，放在高压蒸汽锅内灭菌，一般在103～137kPa，120℃高温，保持30分钟以上，可达到消毒灭菌要求。此法消毒最为理想。

2. 煮沸消毒　将毫针等器具用纱布包扎后，放入清水锅内，待沸腾后再继续煮15分钟左右即可。如在水中加入重碳酸纳使之成为2%的溶液，可以提高沸点至120℃，且可降低沸水对针灸器械的腐蚀作用。

3. 药物消毒　将针具放入75%的酒精内浸泡30分钟，取出后用消毒纱布擦干即可使用。也可置于一般器械消毒液内，按规定浓度和时间进行浸泡消毒，如用2%的戊二醛浸泡30～60分钟，取出用无菌水冲洗后擦干即可。

直接和毫针接触的器械也应消毒，消毒毫针只能使用一次，不能重复使用。

（二）医者手指消毒

医者的手在针刺前要用肥皂水洗刷干净，在用75%的酒精棉球涂擦后，方可持针操作。

（三）施术部位的消毒

在所选定的穴位上用75%的酒精棉球擦拭消毒，或先用2%碘酊涂擦，稍干后，再用75%酒精棉球脱碘。擦拭时应从穴位中心向外周作环行消毒。穴位皮肤消毒后，必须避免接触污物，防止重新污染。

第四节 针刺方法

毫针刺法，具有很高的技术要求和严格的操作规程，医生必须熟练地掌握针刺从进针到出针这一系列的操作技术。

一、进针法

进针法是针刺操作的首要操作技术，是运用各种手法将针刺入腧穴皮下的方法。

（一）刺手与押手

进针操作时，一般均须双手协作，互相配合，多数医者以右手持针，左手按压腧穴局部，辅助进针，故称右手为"刺手"，左手为"押手"。刺手的作用是掌握针具，进针时使针尖快速透入皮肤，然后行针。押手的作用主要是固定穴位皮肤，使毫针能准确地刺入腧穴，并使长针针身有所依靠，不致摇晃和弯曲。进针时两手配合得当，动作协调，可以减轻痛感，行针顺利，并能调整和加强针感，提高疗效。古代医家非常重视双手配合，如《灵枢·九针十二原》记载："右主推之，左持而御之。"《标幽赋》亦说："左手重而多按，欲令气散；右手轻而徐入，不痛之因。"确是经验之谈。

（二）持针姿势

刺手持针的姿势，一般以拇、食、中三指夹持针柄，无名指抵住针身，进针时帮助着力，防止针身弯曲，其状如执毛笔（图7-5）。此外根据用指的多少，又可分为二指持针法、三指持针法、四指持针法、五指持针法。

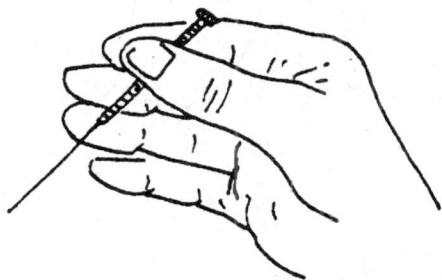

图 7-5 持针姿势

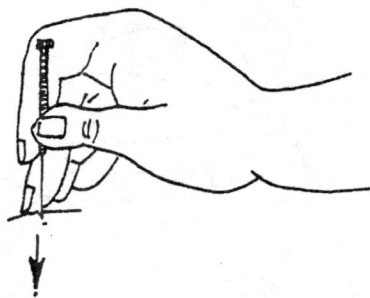

图 7-6 单手进针法

（三）常用进针法

1. 单手进针法 用右手拇食持针，中指抵住腧穴，指腹紧靠针身下段，当拇食指向下用力按压时，中指随之屈曲，将针刺入，直刺至所要求的深度。此法多用于短针的进针（图7-6）。

2. 双手进针法 即双手配合，协同进针。又分以下四种。

（1）指切进针法：又称爪切法，用左手拇指或食指指甲切按在腧穴上，右手持针将针紧靠左手指甲缘将针刺入皮下。多用于短针的进针（图7-7）。

（2）夹持进针法：用严格消毒后的左手拇食二指，夹住针身下端，将针尖固定在腧穴的皮肤表面，右手持针，双手配合用插入法或捻入法将针刺入皮下。此法多用于长针的进针

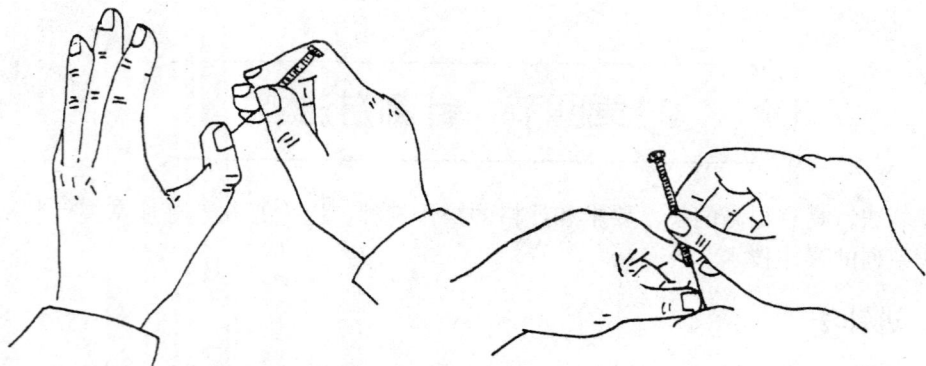

图 7-7　指切进针法

（图 7-8）。

（3）舒张进针法：用左手拇食两指或食中两指将针刺部位的皮肤向两侧撑开，使之绷紧，右手持针刺入。此法主要适用于皮肤松弛或有皱纹部位的腧穴进针，特别是腹部腧穴（图 7-9）。

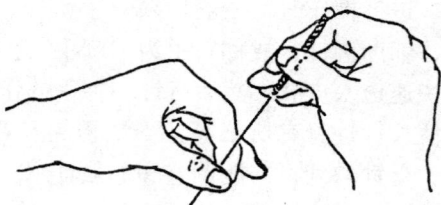

（4）提捏进针法：用左手拇食两指将腧穴局部的皮肤肌肉捏起，右手持针从捏起部的上端刺入。

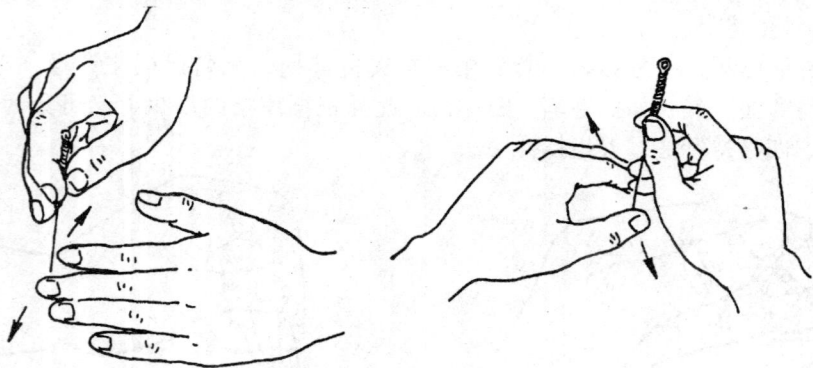

图 7-8　夹持进针法

图 7-9　舒张进针法

此法适用于皮肉浅薄的穴位，特别是面部腧穴的进针（图 7-10）。

除上述进针法外，还有速刺法、弹入法、飞入法、针管进针法、进针器进针法等进针法。

二、针刺的角度、方向和深度

在针刺过程中，正确掌握针刺的角度、方向和深度，是增强针感、提高疗效、防止意外事故发生的重要环节。取穴　图 7-10　提捏进针法

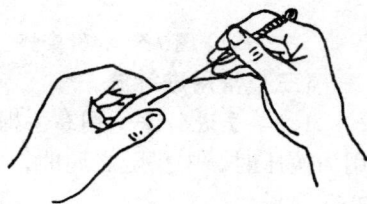

的正确性，不仅指其皮肤表面的位置，还必须与正确的针刺角度、方向和深度结合起来，才能发挥腧穴的治疗作用。因为针刺同一个腧穴，如果针刺角度、方向和深度不同，那么针刺达到的组织、产生的针感、治疗的效果，也会有显著的差异。针刺的熟练程度是与掌握针刺

的角度、方向和深度密切相关的。临床上所取腧穴的角度、方向和深度，主要是根据施术部位、病情需要及患者的体质强弱、形体胖瘦、年龄大小、季节不同等情况而灵活掌握。

（一）针刺角度

针刺角度是指进针时针身与皮肤表面所构成的夹角。由于解剖部位不同，针感的传导方向临床要求的不同，进针的角度也不一样。一般分为直刺、斜刺、平刺三种（图7-11）。

1. 直刺　直刺是指针身与皮肤表面呈90°角垂直刺入。适用于全身大部分腧穴，尤其是肌肉丰厚部位的腧穴。

2. 斜刺　斜刺是指针身与皮肤表面呈45°角倾斜刺入。此法适用于肌肉较浅薄处或内有重要脏器，或不宜直刺深刺的腧穴和关节部的腧穴。在施用某种行气、调气手法时，亦常用斜刺法。

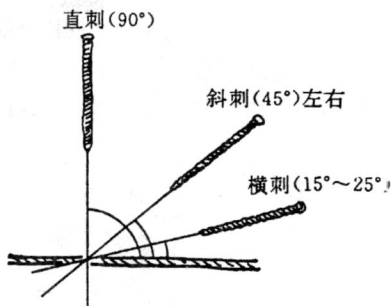

图7-11　针刺角度

3. 平刺　又称横刺、沿皮刺。是指针身与皮肤表面呈15°角沿皮刺入。此法适用于肌肉特别浅薄处，如头面部。有时在施行透穴刺法时也用平刺。

（二）针刺方向

针刺方向是指进针时和进针后针尖所朝的方向。针刺方向一般根据经脉循行方向、腧穴分布部位和所要求达到的组织结构等情况而定。而根据病情需要所要求达到的组织结构是决定针刺方向的重要因素。此外，在"气至病所"时，可将针尖对着病痛处。针刺方向与针刺角度密切相关，如头面部、胸部正中线的腧穴多用平刺，颈项、咽喉部、侧胸部腧穴多用斜刺，腹部、四肢部腧穴多用直刺，腰背部腧穴多用直刺或斜刺。

（三）针刺深度

针刺深度是指针身刺入皮内的深浅度，一般以既有针感而又不伤及组织器官为原则。每个腧穴的针刺深浅都有原则性要求，但在临床应用时，还应根据病人的年龄、体质、病情、腧穴的部位和时令等情况作综合考虑，灵活掌握。

1. 年龄　年老体弱及小儿稚嫩之体，宜浅刺；年轻力壮，气血旺盛者，可深刺。

2. 体质　身体瘦弱者，宜浅刺；身强体胖者，宜深刺。

3. 部位　头面胸背部腧穴，宜浅刺；四肢及臀、腹部腧穴宜深刺。

4. 病情　病在表、阳证、新病者，宜浅刺；病在里、阴证、久病者，宜深刺。

5. 时令　春夏宜浅，秋冬宜深。

针刺的角度、方向和深度，这三者之间有着不可分割的关系。一般而言，深刺多用直刺，浅刺多用斜刺或平刺。对延髓部、眼区、胸腹、腰背部的腧穴，因其所在处有重要脏腑、器官，更要掌握好针刺的角度、方向和深度，以防针刺意外的发生。

三、行针手法

进针后为了取得针感，或进一步调节针感，以及使针感向某一方向扩散、传导而采取的操作方法，称为"行针"亦称"运针"。行针手法包括基本手法和辅助手法两类。

（一）基本手法

行针的基本手法，是针刺的基本动作，常用的有以下两种：

1．**提插法**　针刺达到一定深度后，将针由深层提至浅层，再由浅层插至深层，如此反复地上提下插。这种纵向的行针手法，称为提插法（图7-12）。要求操作时，提插幅度相等，指力均匀，防止针身弯曲。提插的幅度、频率、时间，须视病情和腧穴而异，但不宜过大和过快。一般提插幅度以3～5分，频率以每分钟60次为宜。提插幅度大、频率快，刺激量就大；提插幅度小、频率慢，刺激量就小。

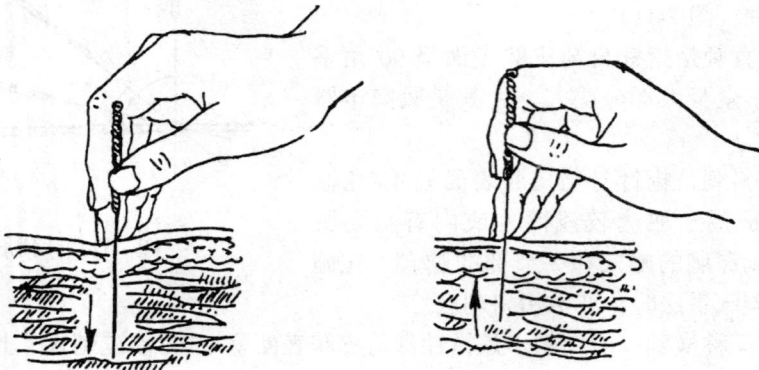

图7-12　提插法

2．**捻转法**　将针刺入腧穴一定深度后，施以向前向后捻转动作的操作手法。这种使针反复来回旋转的行针手法，称为捻转法（图7-13）。捻转的角度、频率、时间，也须视病情和腧穴而异。捻转的角度一般掌握在180°～360°左右，指力要均匀，不能单向捻转，否则针身易被肌纤维等缠绕，引起局部疼痛和导致出针困难。一般认为捻转角度大、频率快，刺激量就大；捻转角度小、频率慢，刺激量就小。

以上两种手法，在临床应用时，既可单独使用，又可合并运用。

（二）辅助手法

行针的辅助手法，是行针基本手法的补充，是为了促使针后得气和加强针刺感应的操作手法。常用的辅助手法有以下几种：

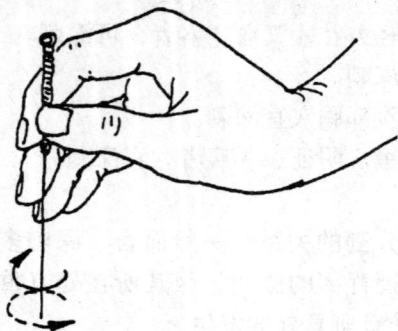

图7-13　捻转法

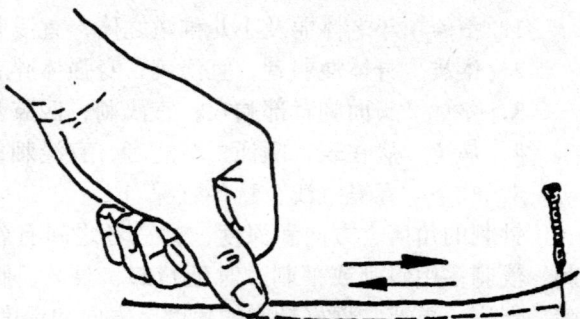

图7-14　循法

1．**循法**　是用手指顺着经脉的循行路径，在腧穴的上下部轻柔地循按（图7-14）。《针灸大成》指出：“凡下针，若气不至，用指于所属部分经络之路，上下左右循之，使气血往来，上下均匀，针下自然气至沉紧。”说明此法能推动气血，激发经气，促使针后得气。针刺不得气时，可用此法。

2．弹法　在留针过程中，用手指轻弹针尾，使针体微微震动，以加强针感，助气运行。本法有催气、行气作用（图 7-15）。

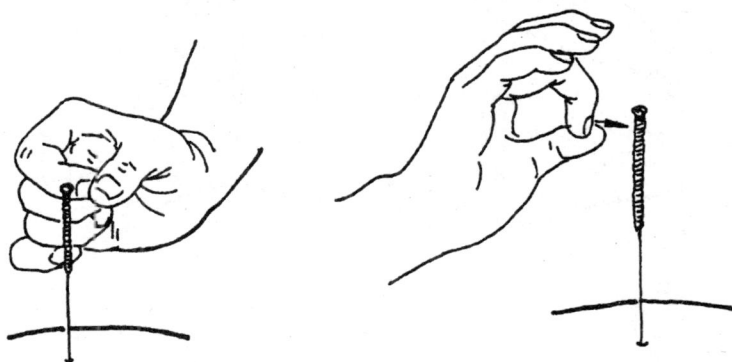

图 7-15　弹法

3．刮法　用拇指抵住针尾，以食指或中指的指甲由下而上频频刮动针柄；或用食、中指抵住针尾，以拇指指甲刮动针柄。本法可加强针感和促使针感扩散（图 7-16）。

4．摇法　针刺入一定深度后，手持针柄，将针轻轻摇动，以行经气（图 7-17）。一般摇法有二，一是直立针身而摇，以加强针感；一是卧倒针身而摇，使针感向一定的方向传导。

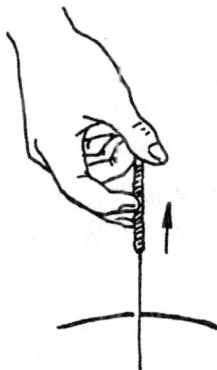

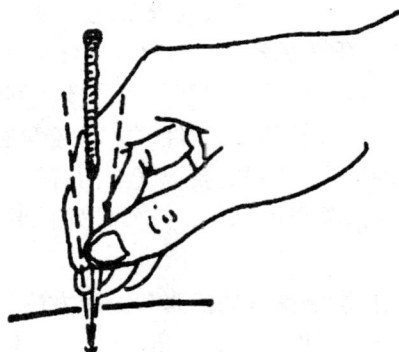

图 7-16　刮法　　　　　　　　　　图 7-17　摇法

5．飞法　针后不得气者，用拇食两指执针柄细细捻搓数次，然后张开两指，一搓一放，反复数次，状如飞鸟展翅（图 7-18）。《医学入门》载："以大指次指捻针，连搓三下，如手颤之状，谓之飞。"本法的作用在于催气。

6．震颤法　以拇、食、中三指夹持针柄，用小幅度、快频率的提插捻转动作，使针身发生轻轻震颤，以增强针感。

毫针行针手法以提插、捻转为基本手法，并根据临证情况，选用相应的辅助手法。如刮法、弹法可用于不宜大角度捻转的腧穴；飞法，可用于肌肉丰厚处的腧穴；摇法、震颤法可用于较为表浅部位的腧穴。

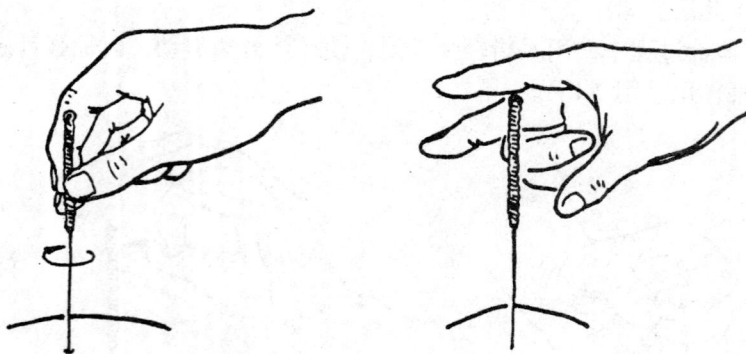

图 7-18 飞法

四、得气

得气是指将针刺入腧穴后所产生的经气感应，亦称针感。

（一）得气的临床表现

可从医患两方面来判断。得气后，患者在针刺部位感到酸、麻、胀、重，有时或出现热、凉、痒、痛、抽搐、蚁行等感觉，还可出现不同程度的感应扩散和传导；医者则有针下沉重、紧涩等感觉。而针刺未得气时，病人针刺部位无特殊感觉，医生亦感针下空虚无物。正如《标幽赋》中所形容的："轻滑慢而未来，沉涩紧而已至。""气之至也，如鱼吞钩饵之沉浮；气未至也，如闲处幽堂之深邃。"

（二）得气的意义

得气与否以及"气至"的快慢，不仅直接关系到针刺疗效，而且可以借此窥测疾病的预后。"气至"说明针与"经气"已经沟通，能起到疏通经络，调和气血的作用。故《灵枢·九针十二原》说："刺之要，气至而有效。"《标幽赋》亦说："气速至而速效，气迟至而不治。"临床上一般是得气迅速，疗效较好；得气较迟或不得气，疗效较差，甚至没有疗效，预后也差。

（三）影响得气的因素和处理方法

针刺后不得气就要分析经气不至的原因。如属于取穴不准，针刺角度、深度不当，或刺激量不足，就要重新调整针刺的穴位、角度、深度和刺激量；如患者病程较长，正气虚弱至经气不足，或其他病理因素致局部感觉迟钝者，可采取行针催气或留针候气的方法，促使针下得气，也可加用灸法，以助经气来复。一般经过上述处理，多数患者都可得气。若仍不得气，多为脏腑经络之气虚衰已极，当考虑配合或改用其他治疗方法。

五、针刺补泻

针刺补泻，是根据《灵枢·经脉》中"盛则泻之，虚则补之"的理论而确立的两种不同的治疗原则和方法。一般地说，凡是能鼓舞人体正气，使低下的功能恢复旺盛的方法叫补法；凡是能疏泄病邪，使某些亢进的机能恢复正常的叫泻法。它们都通过运用适当的针刺手法刺激腧穴，激发经气以补虚泻实，从而调整人体脏腑经络功能，促使阴阳平衡协调而恢复健康。补泻效果的产生，主要取决于以下三个方面：

（一）机能状态

针刺对人体在病理情况下不同的机能状态，具有一定的整体性、双向性和良性的调整作用，从而产生补和泻的不同效果。当机体虚弱而呈虚证时，针刺可起到补虚作用；若机体处于邪盛而表现为实证的情况下，针刺又可泻实。如胃肠痉挛疼痛时，针刺可以止痉而使疼痛缓解；胃肠蠕动缓慢而呈弛缓状态时，针刺又可以增强胃肠蠕动而使功能恢复正常。由此可见，机能状态是产生针刺补泻的主要因素。

（二）腧穴特性

腧穴的主治作用，不仅有它的普遍性，而且很多腧穴还有一定的相对特异性。有的能够补虚，有的可以泻实。如足三里、气海、关元、膏肓等具有强壮补虚作用，多用于虚证；而十宣、少商、曲泽、委中等具有泄热祛邪作用，多用于实证。

（三）针刺手法

针刺手法是产生补泻作用，促使机体内在因素良性转化的主要手段。我国古代针灸医家在长期的医疗实践中，总结和创造了很多针刺补泻手法。现将临床常用的几种单式补泻手法简介如下：

1．徐疾补泻　是指以进针、出针过程的快（疾）慢（徐）为基础的一种补泻方法。

（1）补法：先在浅部候气，得气后，将针分部缓慢向内推入到一定深度，退针时可快速一次提至皮下。

（2）泻法：进针快，一次就进到应刺的深度候气，气至后，引气向外，退针时缓慢分部退至皮下。

2．提插补泻　指针刺得气后，以提插时针尖上下用力轻重和快慢来进行补泻的一种方法。

（1）补法：针刺得气后，先浅后深，紧按慢提（插针时紧而重，提针时轻而慢），反复多次。

（2）泻法：针刺得气后，先深后浅，紧提慢按（提针时紧而重，插针时轻而慢），反复多次。

3．捻转补泻　指针刺得气后，通过针身左右旋转方向和用力强度不同来进行补泻的一种方法。

（1）补法：针刺得气后，左转（大指向前，食指向后）为主。

（2）泻法：针刺得气后，右转（食指向前，大指向后）为主。

4．迎随补泻　以针刺方向与经脉循行顺逆来区分补泻的一种方法。

（1）补法：进针时针尖随着经脉循行去的方向刺入。

（2）泻法：进针时针尖迎着经脉循行来的方向刺入。

5．呼吸补泻　是以进针、出针时，结合病人的呼吸来区分补泻的一种方法。

（1）补法：当病人呼气时进针，吸气时出针。

（2）泻法：当病人吸气时进针，呼气时出针。

6．开阖补泻　是根据出针后，是否揉按针孔来区分补泻的一种方法。

（1）补法：出针后，迅速按压针孔。

（2）泻法：出针时，不按压针孔或摇大针孔。

此外，临床上还有一种不分补泻而仅以得气为目的的针刺法，称为"平补平泻"。是指进针得气后，均匀地提插、捻转即可出针。这种平补平泻法与《内经》的"导气"法、《神应经》的"平补平泻"（先补后泻）法和《针灸大成》的"平补平泻"（小补小泻）法有所不同，是近代医家临床惯用的针刺补泻手法之一，主要适用临床虚实不明显的一般病证。

上述几种补泻手法可以单独使用，也可配合使用。另外，古代医家还创立了一些复式手法，如烧山火、透天凉、阳中引阴、阴中引阳等。应用时必须根据临床实际情况灵活运用。

六、留针与出针

（一）留针

将针刺入腧穴行针施术后，使针留置穴内，称为留针。留针的目的是为了加强针刺的作用和便于继续行针施术。留针与否和留针时间的长短，主要根据病情而定。一般病证，只要针下得气，施术完毕后即可出针，或酌情留针 10～20 分钟。但对于一些慢性、疼痛性、痉挛性疾病，可适当增加留针时间，或在留针过程中作间歇运针，待病情好转后方可出针。对针感较差的患者，留针还有候气和催气的作用。某些急性病，如急腹症、破伤风角弓反张者，必要时留针可达数小时。而对老人、小儿和昏厥、虚脱者，不宜久留。

（二）出针

是指针刺操作完毕后或留针后，达到一定的治疗要求时，便可出针。出针时，一般左手持消毒棉球按压在针孔周围皮肤上，右手将针轻轻捻转，慢慢提至皮下，然后将针提出，并用干棉球按压针孔，防止出血。如果针孔出血时，用干棉球按压片刻，其血可止。正如《流注指微论》中说："出针贵缓，急则多伤。"若用徐疾、开阖补泻时，则应按各自的具体操作要求，将针起出。出针后应嘱患者休息片刻，不宜激烈运动，同时必须保持针孔清洁，防止感染。医生最后要核对针数，防止漏拔。

第五节　针刺异常情况的预防和处理

针刺治病是一种安全、有效的疗法，但由于种种原因，有时也可能会发生一些异常情况，如晕针、滞针、弯针等，必须进行有效处理。

一、晕针

1. 原因　患者在施针时精神过度紧张，或体质虚弱、过度劳累、饥饿、大汗出、大泻后、大失血后、体位不适以及医生在针刺操作时手法过重等，而致暂时性脑缺血。

2. 现象　患者在针刺过程中，突然出现面色苍白、头晕目眩、心慌气短、出冷汗、精神疲乏、胸闷泛恶、脉象沉细，严重者会发生四肢厥冷、神志昏迷、血压下降、脉微欲绝。

3. 处理　要立即停止针刺，并迅速出针，使患者平卧，头部稍低，松解衣带，注意保暖。轻者静卧片刻，给予温开水或糖水之后即可恢复。重者在上述处理的基础上，可针刺水沟、内关、涌泉、足三里等穴，并可温灸百会、气海、关元等穴，必要时可配用现代急救措施。晕针缓解后，仍需适当休息方能离去。

4. 预防　对晕针要重视预防，如初次接受针刺治疗和精神紧张者，要作好解释工作，消除恐惧心理。选择舒适持久的体位，尽量采取卧位。选穴宜少，手法要轻。对饥饿、劳累的病人，应嘱其进食、休息后再予针刺。针刺过程中，应随时注意观察患者的神态，询问病人的感觉，以便尽早发现晕针先兆，及时处理。

二、滞针

1. 原因　患者精神紧张或疼痛所致肌肉痉挛；或因行针时捻转角度过大和持续单向捻转等，而致肌纤维缠绕针身所致。

2. 现象　针在穴内，提插、捻转、出针均感滞涩、困难。若勉强捻转、提插时，则患者感到疼痛。

3. 处理　嘱患者消除紧张，使局部肌肉放松；或延长留针时间，用循、摄、按、弹、刮等手法，或在滞针附近加刺一针，以缓解肌肉紧张。如因单向捻转而致者，可向相反方向将针捻回。

4. 预防　对精神紧张者，应先作好解释，消除顾虑。同时针刺手法要轻巧，捻转角度不要太大，更不宜连续单向捻转。

三、弯针

1. 原因　医生进针手法不熟练，用力过猛，针下碰到坚硬物；或因患者在针刺过程中变动了体位；或针柄受到某种外力碰压；或滞针处理不当等。

2. 现象　进针时或将针刺入腧穴后，针身弯曲，改变了进针时刺入的方向和角度。常伴有提插捻转及出针困难，或患者感到疼痛。

3. 处理　出现弯针后，不可再行手法。如针身轻度弯曲，可将针缓慢退出；如针身弯曲角度较大，应顺着弯曲方向将针退出；若由病人体位移动所致，应使患者先恢复原来体位，局部肌肉放松后，再将针缓缓起出。切忌强行拔针，以免出现断针。

4. 预防　医者手法要熟练，指力要轻巧；患者体位要舒适，留针期间不要移动体位；避免外力碰撞或压迫针柄；如有滞针应及时正确处理。

四、断针

1. 原因　针具质量差，针身或针根已有损坏剥蚀，针前失于检查；行针时强力提插、捻转，肌肉猛力收缩；针刺时将针身全部刺入腧穴内；留针时患者移动体位或外物碰撞针柄；或弯针、滞针未能及时正确处理等。

2. 现象　针身折断，残端或尚露于皮肤之外，或全部没于皮肤之下。

3. 处理　嘱患者保持原体位，切勿乱动，以防断针陷入深层。如断端显露，可用镊子夹住断端取出；若断端与皮肤相平，可用手指按压针孔两旁，使断端暴露体外，用镊子取出；若断端完全陷入肌肉层时，视其所在部位，如果在重要脏器附近或在肢体活动处，应在X线下定位，用手术取出。

4. 预防　针前应仔细检查针具，有不符合要求者，剔除不用。针刺手法要轻巧，针身不宜全部刺入。针刺入腧穴后，嘱患者不要随意变动体位。如有弯针、滞针应及时正确处理。

五、血肿

1. 原因　针尖带钩，使皮肉受损，或针刺时误伤血管等。

2. 现象　出针后，局部肿胀疼痛，继则皮肤呈青紫色。

3. 处理　若微量皮下出血而局部小块青紫时，一般不必处理，可自行消退；如局部青紫肿痛较甚或活动不便，要先行冷敷止血后，再行热敷或在局部轻轻揉按，以促使瘀血消散吸收。

4. 预防　仔细检查针具，熟悉解剖部位，避开血管针刺。出针时立即用消毒干棉球按压针孔。眼区腧穴针刺更应注意。

六、后遗感

1. 原因　多因手法过重，亦有因留针时间过长所致。

2. 现象　出针后，局部遗留酸痛、胀重、麻木等不适的感觉。

3. 处理　轻者用手指在局部上下揉按，即可消失或改善；重者可加用艾条温灸。

4. 预防　针刺手法不宜过重，留针时间不宜过长；一般病证，出针后可作上下循按，避免出现后遗感。

七、刺伤脏器组织

（一）创伤性气胸

1. 原因　针刺胸部、背部、锁骨上窝及胸骨切迹上缘等处的腧穴过深，或方向不当，因而刺伤肺脏，空气进入胸膜腔所致。

2. 现象　针后患者突感胸痛、胸闷、心悸气短，甚则呼吸困难，紫绀，出冷汗及血压下降等休克现象。检查时，肋间隙变宽，叩诊呈鼓音；听诊肺呼吸音减弱或消失；严重者，气管可向健侧移位。X线胸透可见肺组织被压缩现象。有的病人针刺后并不马上出现症状，而是过一段时间才慢慢感到胸闷、胸痛、呼吸困难，应多加注意。

3. 处理　发现气胸后，应立即起针，并让患者采取半卧位休息。轻者漏气量少，可自然吸收，医者要密切观察，给予镇咳、镇痛、抗感染等对症处理。严重者须及时抢救，如胸腔排气、输氧、抗休克等。

4. 预防　凡针刺背部第 10 胸椎、侧胸第 8 肋间、前胸第 6 肋间以上的部位以及锁骨上窝及胸骨切迹上缘的腧穴，均应严格按照针刺角度、方向和深度进针，操作时医者思想要集中，提插手法的幅度不宜过大。病人体位必须舒适并能持久。肺气肿病人，胸背部针刺时尤应谨慎。

（二）刺伤脑脊髓

1. 原因　在项部正中的风府、哑门以及两旁的风池、华佗夹脊等穴针刺过深，或角度、方向不当，可误伤延脑；在背部正中线第 1 腰椎以上棘突间的腧穴针刺过深，可刺伤脊髓。

2. 现象　如伤及延脑，可出现头痛、恶心、呕吐、呼吸困难、昏迷，甚至危及生命；如刺伤脊髓，则出现触电样感觉向肢端放射，甚至引起暂时性肢体瘫痪。

3. 处理　当出现上述症状时，应及时出针。轻者须安静休息，对症处理，经过一段时间后可自行恢复。重者则应及时抢救，或结合有关科室综合治疗。

4．预防　凡针刺上述有关部位腧穴时，必须严格掌握针刺的角度、方向和深度，行针时只宜捻转，避免提插，禁用粗针捣刺。

（三）刺伤内脏

1．原因　医者缺乏解剖学知识，在相应内脏部位腧穴针刺过深，或提插幅度过大。

2．现象　刺伤肝、脾可引起出血，肝脾区疼痛，如出血不止，继而引起腹痛、腹肌紧张、腹部压痛及反跳痛等急腹症症状。刺伤肾脏，除肾区疼痛及叩击痛外，并有血尿等症状。肝、脾、肾三脏出血过多时，可出现血压下降等休克症状。刺伤心脏，轻者出现强烈刺痛，重者有剧烈撕裂痛，引起心外射血，即刻导致休克等危重情况。刺伤胆囊、膀胱、胃、肠等空腔脏器时，可引起疼痛、腹膜刺激征或急腹症等症状。

3．处理　轻者应卧床休息，一般都能自愈。重者，继续出血，应注意观察血压，加用止血药；出现急腹症及休克时，应采取相应急救方法进行处理。

4．预防　针刺胸腹、腰背部的腧穴时，应掌握好针刺的深度，行针幅度不宜过大。特别是对心脏扩大，或肝、脾肿大的病人尤其应该注意。

（四）刺伤神经根和神经干

1．原因　深刺或捣刺位于神经根和神经干上的腧穴。

2．现象　出现沿神经分布路线灼痛、麻木和运动障碍等末梢神经炎症状。

3．处理　轻者，通过按摩可恢复；重者，须加用理疗、药物等进行治疗。

4．预防　在神经根和神经干部位的腧穴针刺时，要谨慎，不可深刺、捣刺。

第六节　针刺宜忌

一、部位宜忌

针刺时所选择的腧穴都有确切的位置，要求术者必须熟悉腧穴的解剖特点。重要脏器组织的部位，如后项、胸腹、腰背等部位的腧穴，在针刺时应严格掌握针刺的深度、角度和方向，防止刺伤延脑、心肺、肝脾等脏器，以免发生不良后果。除了以刺血络、刺筋骨为目的的刺法外，一般均须避开血管和筋骨。乳中、神阙禁针。小儿囟门未合时，其所在部位不可针刺。妇女怀孕3个月以内者，下腹部腧穴禁针；怀孕3个月以上者，腹部及腰骶部腧穴也不宜针刺；至于三阴交、合谷、昆仑、至阴等一些具有通经活血作用的腧穴，孕妇更应禁针。此外，皮肤有感染、溃疡、瘢痕或肿瘤的部位，以及深部脓疡的局部，均不宜针刺。

禁刺的腧穴，在历代文献中记载很多，其中有些腧穴是符合上述情况的，临床必须加以注意；但也有些腧穴，是由于当时的针具关系或其他偶然原因而引起事故的，属于这种情况，就不必拘泥古代文献的记载。

二、体质宜忌

人的体质有强弱、肥瘦、老幼之不同，体质类型也各有异，针刺时必须区别对待。《灵枢·顺逆肥瘦》说："年质壮大，血气充盈，肤革坚固，因加以邪，刺此者，深而留之。""瘦人者，皮薄，色少肉廉廉然，薄唇轻信，其血轻气滑，易脱于气，易损于血，刺此者，浅而疾之。""婴儿者，其肉脆血少气弱，刺此者，以毫针浅刺而疾发针，日再可也。"也就是说，对强壮者，可适当深刺，留针时间较长，刺激量较大；对瘦弱者，宜浅刺，留针时间较短，刺激量较小；对小儿，则浅刺，不留针。此外，对孕妇有习惯性流产史者慎用针刺；常自发性出血或损伤后出血不止的患者，不宜针刺。

三、病情宜忌

1. 疾病性质　病情有表里、寒热、虚实的不同，临床上应在辨证的基础上，选择不同的刺灸方法来治疗。一般表证者宜浅刺，表寒者可用温针，表热者应疾出针。里证者宜深刺，里寒者可用补法，里热者应行泻法。虚证者用补法，虚寒者宜少针，虚热者可多针。实证者用泻法，表实证宜浅刺，里实证可深刺。寒证者宜深刺，久留针。热证者宜浅刺，疾出，并可刺出血。

2. 危重证候　《灵枢·五禁》还中提出"五夺"和"五逆"。"五夺"皆属元气耗伤、气血大亏的病候，均不可泻；"五逆"都是脉与证不符的危重病证，皆不宜针刺。

3. 暂时现象　对暂时的劳累、饥饿、大渴、大饱、醉酒、情绪激动紧张、气血不定等情况，必须经过处理后方可针刺。在正常情况下，针刺后也不宜马上进行剧烈活动，须作适当休息，以使气血调和，才有助于治疗。

四、时间宜忌

1. 留针时间　包括留针的久暂和施术时间或时令，后者为按时取穴法所运用。

2. 留针的久暂　对表热证，宜疾出针；对里证和虚寒证，一般均须留针。留针主要是延长针刺作用的时间。

3. 施术时间或时令　人体的生理功能与天时的变化有一定的关系，正因如此，古人结合日月的运行盈亏，推论人体气血的周期性活动，根据气的开阖而行补泻，所谓"是以因天时而调血气也，是以天寒无刺，天温无凝，……是谓得时而调之"。"天温无凝"，是指人的气血易行，适宜针刺，所以后人多于夏季伏天施行针刺，以治疗宿疾。"候时而刺"的思想，后世发展为"子午流注针法"等。

结合时序的递变，人的气血活动也有不同。《灵枢·终始》说："春气在毛，夏气在皮肤，秋气在分肉，冬气在筋骨。"这是指出春夏季节宜浅刺，秋冬季节宜深刺。但在临床上，须根据病情的实际情况灵活应用。

第八章　古代刺法概述

古代刺法，是我们祖先在长期医疗实践中总结出来的丰富治疗经验和操作方法。这些方法，不仅在历史上起过积极的作用，而且也是目前刺法发展的基础。为了使古代刺法更好地为临床治疗服务，现将古代刺法概述如下。

第一节　《内经》论刺法

《内经》中关于刺法的论述很多，其中《灵枢·官针》记载的各种刺法，主要是讨论如何使用九针来治疗不同病证。有以九针应九变的"九刺"，有应十二经各种病证的"十二刺"，有应五脏病变的"五刺"。现简介如下：

一、九刺

《灵枢·官针》："凡刺有九，以应九变。"所谓变是指不同性质的病变。故九刺主要是讨论九类不同性质的病变，应用九种不同的刺法（表 8-1）。

表 8-1　　　　　　　　　　　　　　　九刺简表

名称	针刺方法	备注
输刺	刺诸经荥、输、脏腧	脏腑疾病取荥穴、输穴、背俞穴
远道刺	病在上取之下，刺府输	循经远道取穴，上病下取，取下合穴
经刺	刺大经之结络经分	经脉取穴（刺经脉中气血瘀滞不通有结聚现象的部位），治经脉本身病
络刺	刺小络之血脉	络脉取穴，泻血络，用于实证、热证
分刺	刺分肉之间	刺肌肉，治肌肉的痹证、痿证、陈伤
大泻刺	刺大脓，以铍针	外证泻脓、泻水
毛刺	刺浮痹皮肤	皮肤浅刺，治疗皮肤麻木不仁
巨刺※	左取右，右取左	左右交叉取穴
焠刺	刺燔针取痹	烧针后刺，随痛处取穴，治疗寒痹、瘰疬

注：《内经》中介绍交叉配穴法有二种，刺经的，称"巨刺"；刺络的，称"缪刺"。缪刺，是取各有关经脉在四肢端的井穴（四末为阴阳之大络）和皮肤部呈现瘀血的络脉。

二、十二刺

《灵枢·官针》："凡刺有十二节，以应十二经。"节，是节要的意思。由于刺法有十二节要，所以能应和十二经的病证，又称"十二节刺"（表8-2）。

表 8-2　　　　　　　　　　　　十二刺简表

名称	针刺方法	主治
偶刺	一刺前(胸腹),一刺后(背),直对病所(前后配刺)	心痹
报刺	进针不即拔出,以左手随病痛所在按之,再刺(刺而再刺)	痛无常处
恢刺	刺筋旁,时提针或向前,或向后以恢筋急(多向刺,活动关节)	筋痹
齐刺	正入一针,旁入二针(图8-1)	寒痹小深者
扬刺	正入一针,旁入四针(图8-2)	寒痹广大者
直针刺	引起皮肤乃刺入(横刺)	寒痹之浅者
输刺	直入直出,慢退针而深入(提插深刺)	气盛而热者
短刺	稍摇而刺入(近骨刺)	骨痹
浮刺	旁入其针而浮之(斜针浅刺)	肌肤急而寒
阴刺	左右同时并刺(主要指阴经穴)	寒厥
旁针刺	正入一针,旁入一针(图8-3)	留痹久居者
赞刺	直入直出,多针而浅,出血(多针浅刺出血)	痈肿

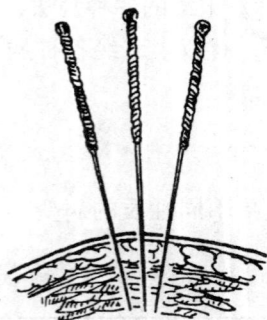　　　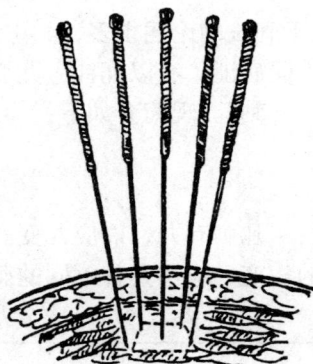

图 8-1　齐刺　　　　　　　　　图 8-2　扬刺

三、五刺

《灵枢·官针》："凡刺有五，以应五脏。"这是从五脏应合五体（皮、脉、筋、肉、骨）的关系分为五种刺法，故又称"五脏刺"（表8-3）。

表 8-3　　　　　　　　　　　　五刺简表

名称	方法	内应五脏
半刺	浅刺,疾出,以取皮气	肺(主皮毛)
豹文刺	多针刺,出血中脉(以穴位为中心散刺)	心(主血脉)
关刺	刺尽筋上(刺关节旁肌腱)	肝(主筋)
合谷刺	刺分肉间,一针多向斜刺(图8-4)	脾(主肌肉)
输刺	直入直出,深刺至骨	肾(主骨)

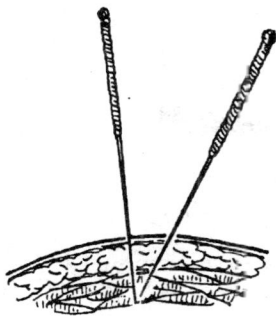

图 8-3　傍针刺

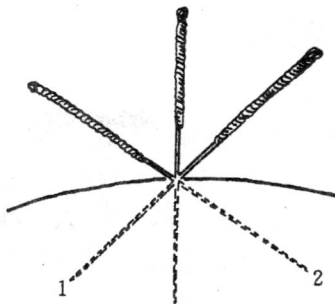

图 8-4　合谷刺

《灵枢·官针》共记载了三种"输刺",但其含义、归类和用途各有不同,兹列表鉴别如下(表8-4):

表 8-4　　　　　　　　　　　　　　输刺的鉴别

项目	归类	用途	内容
九刺中的输刺	配穴原则	治五脏病	取五输穴(荥、输)及背俞
十二刺中的输刺	针对病邪性质的刺法	治热性病	直刺进针和出针,进针深而退针慢
五刺中的输刺	针对组织病变的刺法	治骨病	在病变局部,直进针,直出针,深刺至骨

第二节　《难经》论刺法

《难经》以质疑问难形式阐述解释了《内经》的有关问题,共分八十一难,其中第六十九难至八十一难主要讨论针法以及补泻法的运用。《难经》进一步丰富了《内经》的理论,对后世刺法学术的发展有重要影响。

一、强调押手的作用

《难经·七十八难》说:"知为针者信其左,不知为针者信其右。当刺之时,必先以左手厌(压)按所针荥俞(泛指穴位)之处,弹而努之,爪而下之,其气之来如动脉之状,顺针而刺之。"意指懂得针术的人是重视左手(押手)作用的,不懂得针术的人只是信赖右手(刺手)的作用。并具体指出:针刺时必先以左手按压所要刺之穴,并通过弹、爪等手法以宣导气行,使右手所持之针得以顺利刺入。另在《难经·八十难》中说:"左手见气来至,乃内(纳)针,针入见气尽,乃出针。"说明左右手的协同配合,不仅仅是单指进针这一方面。在针刺的整个过程中,如能充分运用押手,对探明穴位所在、促使经气聚散、感知穴位处的皮肉筋脉骨分布及气血运行情况、减轻进针时的疼痛、稳定腧穴部位和针身以便各种手法的施行等,都有很大的作用,所以押手为后世医家广泛应用。

二、针刺补泻法

(一) 补母泻子法

《难经·六十四难》根据《灵枢·本输》及阴阳刚柔相济的原理，以五输穴配属五行：阴经为井木、荥火、输土、经金、合水；阳经为井金、荥水、输木、经火、合土。配十天干则肺属辛金、大肠属庚金；肾属癸水，膀胱属壬水；肝属乙木，胆属甲木；心、心包属丁火，小肠、三焦属丙火；脾属已土、胃属戊土。按照五行相生关系，每条经各有一个"母穴"和一个"子穴"。"母能令子虚，子能令母实。"所以《难经·六十九难》提出了"虚者补其母，实者泻其子"的补泻法。如肺属金，肺虚可补其母穴——输（土）穴太渊；肺实可泻其子穴——合（水）穴尺泽。补母泻子法除用本经穴位外，也可应用相关经脉上的穴位。

(二) 荣卫补泻法

《难经·七十六难》说："当补之时，从卫取气；当泻之时，从荣置气。……荣卫通行，此其要也。"卫为阳，行于体表，营血属阴，在里，行于经脉之中。补应取卫阳之气，泻应弃置营血属阴之物。如何用针呢？《难经·七十八难》说："得气，因推而内（纳）之，是谓补；动而伸（提）之，是谓泻。"就是说，补是进针得气后，将针推进下插，引卫分阳气深入以纳之；泻是进针到深层得气后，将针动而上提，引营血从阴分向外散之。后世针灸家以《金针赋》为代表，进而演变为：补，用先浅后深，紧按慢提；泻，用先深后浅，紧提慢按。《针灸大成》："阳下之曰补，阴上之曰泻"，可以说是"从卫取气"、"从荣置气"的最简捷的概括。

三、针刺深浅法

(一) 依营卫分深浅

营卫之气的运行，卫气行于皮肤，先充络脉，散布在浅表；营气行于经隧，处于深里。所以刺卫者宜浅，刺营者宜深。《难经·七十一难》说："针阳者，卧针而刺之；刺阴者，先以左手摄按所针荣俞之处，气散乃内针。是谓刺荣无伤卫，刺卫无伤荣。"是指针刺属阳的卫分要沿皮横刺，以免损伤深层的营气；针刺属阴的营分要先用左手按压穴位，使浅层的卫气散开后，方可刺入，以免损伤浅表的卫气。

(二) 依四时分深浅

针刺深浅，应根据针刺部位、病情需要等情况而定，但《难经》主张还要参考季节这个因素。《难经·七十难》认为："春夏者，阳气在上，人气亦在上，故当浅取之；秋冬者，阳气在下，人气亦在下，故当深取之。"是说人的气血活动与季节有关。春夏季，自然界的阳气向上，人体的阳气也趋体表，故针刺宜浅；秋冬季，自然界的阳气向下，人体的阳气也趋向深层，故针刺宜深。

《难经》不但主张因四时不同，针刺深浅有别，而且还提出因四时不同取穴亦有差异。《难经·七十四难》说："春刺井者，邪在肝；夏刺荥者，邪在心；季夏刺输者，邪在脾；秋刺经者，邪在肺；冬刺合者，邪在肾。……四时有数，而并系于春夏秋冬者也。"认为五输穴是与季节相联系的，在临床应用时要注意。

第三节　《金针赋》论刺法

　　《金针赋》是一篇专论刺法的著作，出于明代徐凤《针灸大全》一书中。对后世的影响也很大，近代所称的综合补泻手法也大都来源于此。现将下针十四法、飞经走气四法，及治病八法内容作以下介绍：

一、下针十四法

　　针刺的基本手法，窦汉卿《针经指南》中归纳为下针十四法。即动、摇、进、退、搓、盘、弹、捻、循、扪、摄、按、爪、切。《金针赋》对此作了总结归纳："爪而切之，下针之法；摇而退之，出针之法；动而进之，催针之法；循而摄之，行气之法；搓则去病；弹则补虚；肚腹盘旋，扪为穴闭；重沉豆许曰按，轻浮豆许曰提。一十四法，针要所备。"这里将"捻"归并入"搓"，另加"提"与"按"对举（表8-5）。

表 8-5　　　　　　　　　　　　　《金针赋》下针十四法简表

名称	操作方法	作用
爪	用指甲按掐穴位	下针
切	用指甲侧向作掐按动作	下针
摇	摇摆针体(病势既退,针气微松……方可出针豆许,摇而停之)	出针
退	将针由深出浅	出针
动	活动其针	催气
进	将针由浅入深	催气
循	沿经络抚摩穴位上下	行气
摄	随经络按掐穴位上下	行气
搓	将针单向捻转	(泄气)
弹	弹动其针	补气
盘旋	将针作圆周形盘旋	用于肚腹
扪	出针后按压针孔	闭穴
按	下插其针	(添气)
提	升提其针	(抽气)

二、飞经走气四法

　　青龙摆尾、白虎摇头、苍龟探穴、赤凤迎源四法称为飞经走气四法。用于经络气血壅滞之证，或用于在关节附近针刺而不得气者，作为通经接气的催气手法，以促使针感通过节而达病所。

（一）青龙摆尾

　　将针斜向浅刺，或先深后浅，针尖刺向病所，得气后将针柄缓缓摆动，好像手扶船舵或左或右以正航行一样，可推动经气的运行（图8-5）。

（二）白虎摇头

　　直刺捻转进针，直达深层，得气后用中指拨动针体使针左右摇动，再予上提，同时进行摇振，有如用手摇铃一般，可以推动经气（图8-6）。

（三）苍龟探穴

是将针刺入穴位后，先退至浅层，然后更换针尖方向，前后左右多向透刺，逐渐加深，如龟入土探穴四方钻剔，有通行经气的作用（图8-7）。

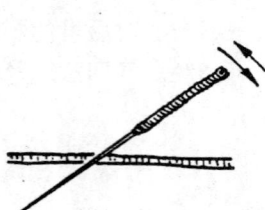

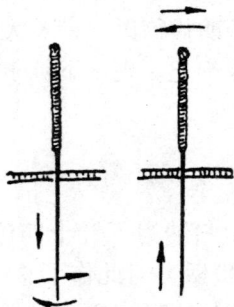

图8-5 青龙摆尾　　　图8-6 白虎摇头　　　图8-7 苍龟探穴

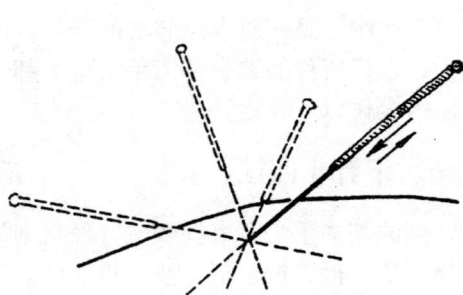

（四）赤凤迎源

是先将针刺入深层，得气后再上提至浅层，候针自摇，再插入中层，然后再提插捻转，结合一捻一放，形如赤凤展翅飞旋，有通行经气的作用（图8-8）。

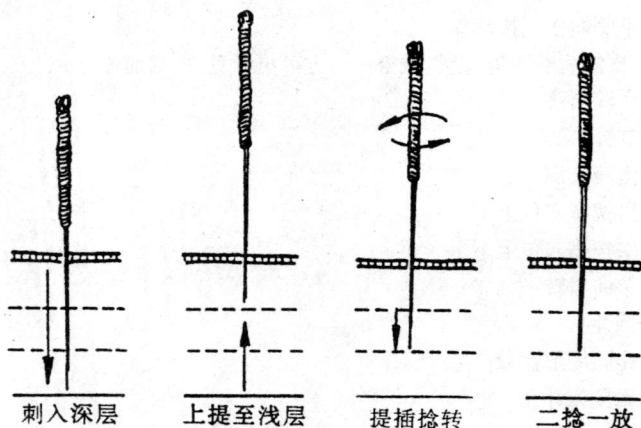

刺入深层　　　上提至浅层　　　提插捻转　　　二捻一放

图8-8 赤凤迎源

三、治病八法

《金针赋》中将烧山火、透天凉、阳中隐阴、阴中隐阳、子午捣臼、进气与龙虎交战、留气、抽添等复式针刺补泻手法，称为"治病八法"，成为后世补泻手法的主要内容。由于这些手法操作复杂，所以对其中一些动作规范化，定出一定的次数。即分别以九或六作为基数，一般补法用九阳数，泻法用六阴数。

（一）烧山火

根据穴位的可刺深度，分作浅、中、深三层或浅、深两层操作。先浅后深，每层（部）依次各作紧按慢提（或用捻转）法九数，然后退针至浅层，称为一度。如此反复施术数度，使之能引起温热感（图8-9）。

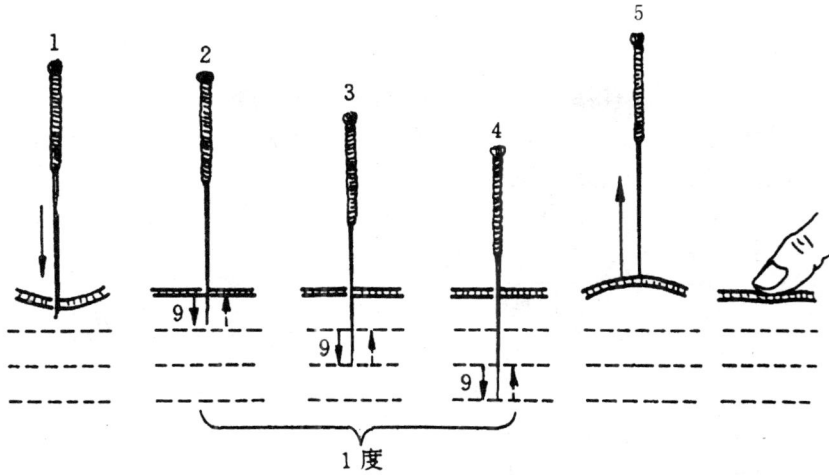

图 8-9 烧山火

因通过此种手法使阳气入内，可使病人在局部或全身出现温热感，故称"烧山火"。宜于治疗顽麻冷痹等虚寒之证。本法也可以结合其他补泻手法中的补法同用。

（二）透天凉

根据穴位的可刺深度，分作浅、中、深三层或浅、深两层操作。先深后浅，依次在每一层（部）中各紧提慢按（或捻转）六数，称之为一度。如此反复施术数度，使之能引起凉感。因通过此手法使阴气向外，可使病人出现凉感，故称"透天凉"（图 8-10）。宜于治疗肌热骨蒸等热证。本法也可结合其他补泻手法中的泻法同用。

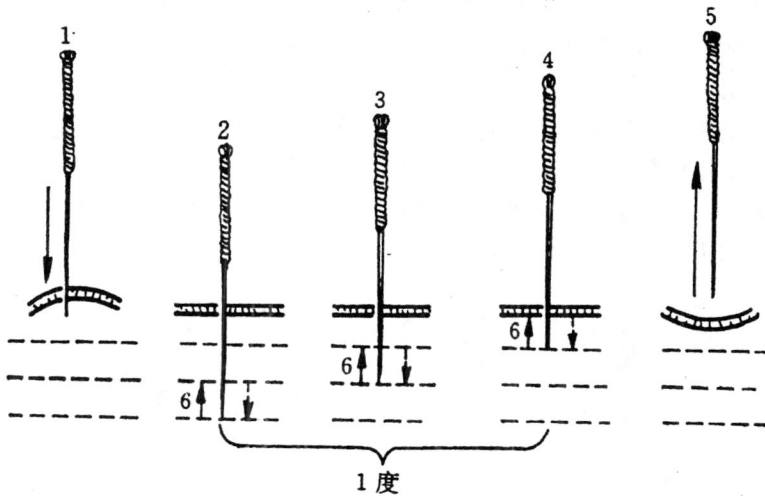

图 8-10 透天凉

应用烧山火或透天凉法，以选用肌肉比较丰厚处的穴位为宜。当得气感强时，手法不宜太重，重复次数不要太多。经过数度操作而始终未引起温热感或凉感的，更不可强为其难。

（三）阳中隐阴

即阳中之阴，为先补后泻之法。是根据穴位的可刺深度，分浅、深两层操作。先在浅层行补法（紧按慢提九数），觉微热，再进入深层行泻法（紧提慢按六数）。宜治先寒后热之证

（图8-11）。

（四）阴中隐阳

即阴中之阳，与阳中之阴相对，为先泻后补之法。操作顺序与阳中隐阴相反，进针后先在深层行泻法（紧提慢按六数），觉微凉，再退针到浅层行补法（紧按慢提九数）。可按病情需要重复几次再出针。宜治先热后寒之证（图8-12）。

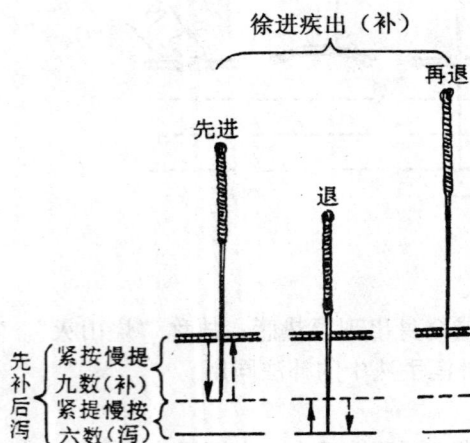

图8-11　阳中隐阴

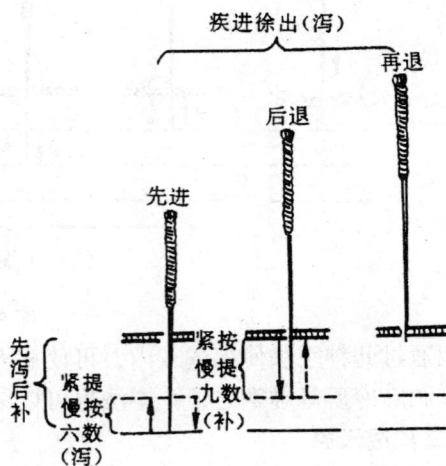

图8-12　阴中隐阳

（五）子午捣臼

子午，指左右捻转；捣臼，指上下提插动作。本法是一种捻转提插相结合的针刺手法。进针得气后，先紧按慢提九数，再紧提慢按六数，同时结合左右捻转，反复施行。此法导引阴阳之气，补泻兼施，又有消肿利水作用，可用于水肿、气胀等证（图8-13）。

（六）龙虎交战

龙，指左转；虎，指右转；左转右转两法反复交替进行称"交战"。是进针后先以左转为主，即大指向前用力捻转九数，再以右转为主，即大指向后用力捻转六数，如此反复施行多次，也可分浅、中、深三层重复进行（图8-14）。通过较长时间反复捻转，能加强针刺的刺激量。适用于赤眼、痈肿初起等热证。

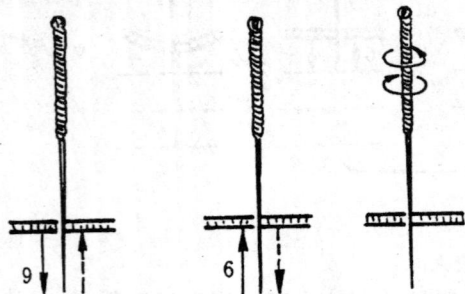

图8-13　子午捣臼

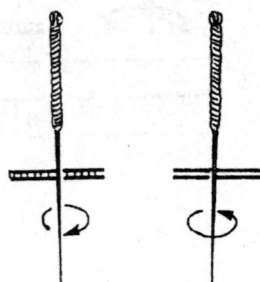

图8-14　龙虎交战

（七）进气与留气之法

进气之法主要是在深层施行补法。进针后刺入深层（九分），施行补法，如紧按慢提九数，然后留针片刻。用于治疗各种痛证。

留气之法是徐疾法和提插法组合而成。进针后先刺入中层（七分），施行补法，如紧按慢提九数，然后将针直插至深层，再提针回原处，使气留针下。若未得气，依前法再行，可治癥瘕气块之疾。

（八）抽添之法

抽，指上提；添，指按纳。此法因浅、深，上下提插搜寻，一提再提，一按再按，故以"抽添"为名。是进针提插或捻转以促使得气，再向周围作多向提插，然后再向下直刺按纳。宜于治疗瘫痪、半身不遂等症。

第四节 《针灸大成》论刺法

一、十二字手法及下手八法

刺法的基本操作步骤杨氏总结归纳为十二种（十二字分次第手法）（表8-6），同时又把进针的一些基本操作归纳为"下手八法"（表8-7）。

表 8-6 杨氏十二手法表

名称	操作方法	作用
爪切	左手大指爪甲重切其针之穴	令气血宣散,然后下针不伤营卫
指持	右手持针于穴上	（准备进针）
口温	入口中温热	（此法今已不用）
进针	神定、息匀、审穴在何部分,重切经络,少待方可下手	（将针刺入）
指循	用指于所属部分经络之路上下左右循之	使气血往来,上下均匀,针下自然气至沉紧
爪摄	随经络上下用大指爪切之	针下邪气滞涩不行者,其气自通行也
针退	分明三部,一部一部缓缓而退	（由深出浅）
指搓	转针如搓线之状,勿转太紧	泄气
指捻	治上大指向外捻.治下大指向内捻。……如出至人部,内捻者为之补.转针头向病所,令取真气以至病所；……外捻者为之泻,转针头向病所,令挟邪气退至针下出也	行气,内外移行上下
指留	出针至于天部之际,在皮肤之间留一豆许,少时方出针(出针前稍作一停留)	令营卫纵横散
针摇	以指捻针如扶人头摇之状	泄法:使孔穴开大,邪气出如飞
指拔	待针下气缓不沉紧,用指捻针如拔虎尾	（起针）

表 8-7　　　　　　　　　　　　下手八法表

名称	操作方法	作用
揣	凡点穴,以手揣摸其处,以法取之,按而正之,以大指爪切掐其穴,于中庶得,进退方有准	取准孔穴
爪	刺荣掐按其穴,以针而刺;刺卫撮起其穴,卧针而刺;左手重而切按,右手轻而徐入	免伤荣卫,宣散气血,欲使不痛
搓	搓而转者,如搓线之貌,勿转太紧,左补右泻	补泻
弹	先弹针头,待气至,却进一豆许,先浅后深,自外推内	补
摇	先摇动针头,待气至,却退一豆许,乃先深后浅	泻
扪	欲补时,出针扪闭其穴	补
循	凡泻针,必以手指于穴上四旁循之	令气血宣散,邪气散泄
捻	治上,大指向外捻;治下,大指向内捻。如出针,内捻令气行至不病所,外捻令邪气至针下而出	(行气)

二、补泻的大小之分

杨氏认为"刺有大小",有手法较轻（平和）、刺激量较小的"平补、平泻";有手法较重、刺激量较大的"大补"、"大泻"。平补、平泻只用轻慢柔和、由浅而深（补）或由深而浅（泻）的捻转和提插法,使内外（深浅）之气调和即可。大补、大泻则要分别在天部、地部（或分天、人、地三部）每一部都施行补泻手法,以达到经气内外相通、上下相接,如烧山火、透天凉之类。

由此看出：补法有属于弱刺激,有属于强刺激;泻法也是如此。也就是说,有属于弱刺激的平补、平泻,有属于强刺激的大补、大泻。

三、透穴刺法

透穴刺法是继《内经》后毫针应用的一种新的特殊针法。它是用卧针沿皮刺或直立深刺,让毫针从一穴刺入,使针尖到达另一穴的部位,达到一针两穴或一针多穴的目的。此种刺法始于元代,如窦汉卿在《玉龙歌》中说："偏正头风最难医,丝竹金针亦可施,沿皮向后透率谷,一针两穴世间稀。"杨氏在注解中又补充了许多实例,如风池透风府或合谷透劳宫治偏正头风,印堂透左右攒竹治小儿惊风,地仓透颊车或颊车透地仓治口眼㖞斜,昆仑透太溪治腿足红肿,间使透支沟治疟疾等。采用透穴法可精简用穴,又可扩大刺激面以增强针刺强度,使针刺感应易于扩散传导。

第九章 灸 法

第一节 灸法的概念和特点

一、灸法的概念

灸法，古称"灸焫"。《说文解字》说："灸，灼也，从火音久，灸乃治病之法，以艾燃火，按而灼也。"说明灸疗就是烧灼的意思。所以，灸法就是用艾绒或其他药物放置在体表的腧穴上或病痛处烧灼、温熨，借灸火的温和热力以及药物的作用，通过经络的传导，起到温通气血，扶正祛邪，达到治疗疾病和预防保健目的的一种外治方法。

二、灸法的特点

灸法的产生与我国居住在北方人们的生活习惯及发病特点有着密切的关系。《素问·异法方宜论》说："藏寒生满病，其治宜灸焫"，说明灸法主要适宜治疗属寒的各种疾病。《灵枢·官能》说："针所不为，灸之所宜。"《医学入门》进一步指出："凡病药之不及，针之不到，必须灸之。"可见灸法可以弥补针刺和药物的不足，当有些疾病在针刺或中药治疗效果不佳时，可以使用灸法或针灸并用，从而取得较好疗效。再加之灸法操作简单、安全有效、经济节约，所以它是针灸疗法的重要组成部分。

第二节 灸用材料

灸用材料，古今均以艾为主，但也常常针对不同病证采用其他材料施灸。

一、艾及艾制品

(一) 艾

1. 艾绒　灸法常用的材料是艾叶制成的艾绒。艾叶是一种多年生的草本菊科植物，生长于我国各地。关于艾叶的性能，《本草从新》说："艾叶苦辛，生温、熟热，纯阳之性，能回垂绝之阳，通十二经，走三阴，理气血，逐寒湿，暖子宫，……以之灸火，能透诸经而除百病。"说明艾叶作施灸材料，有通经活络、祛除阴寒、回阳救逆等多方面作用。

艾叶经过加工，制成柔软纤维状的艾绒。用艾绒作施灸材料，其优点是：第一，便于搓成大小不同的艾炷，易于燃烧，气味芳香；第二，燃烧时热力温和有力而不起火焰，能窜透肌肤，直达深部，故能较好地发挥防病保健等方面的作用。又因艾叶药源广泛，价格低廉，所以几千年来，一直沿用至今。

2．艾绒的采制　每年五5～6月间，将采集到的新鲜肥厚的艾叶，置于阳光下曝晒干燥后，放入碾槽内反复碾磨，然后筛去杂梗和泥沙。如此反复多次后，即制成淡黄色洁净细软的艾绒。艾绒按加工（碾筛）程度不同，又可分为粗细几种不同的等级，临床根据病情的需要而选用。一般若作直接灸，可用细艾绒；若作间接灸，可用粗艾绒。劣质的艾绒生硬不易团聚，燃烧时常易爆散坠落而灼伤肌肤，故应特别注意防护。

3．艾绒的贮藏　《本草纲目》说："凡用艾叶，须用陈久者。"故艾绒以陈久、干燥者为佳。艾绒平时应放在干燥的容器内贮存，每年均应放在阳光下反复曝晒几次，以防霉变和虫蛀。

（二）艾制品

1．艾炷　将纯净的艾绒放在平板上，用拇、食、中三指搓捏成上尖下平的圆锥形小体，称为艾炷。艾炷要求搓捏紧实耐燃而不易散裂。此外，有条件的可用艾炷器制作，其艾绒紧密，大小一致，更便于应用。每烧尽一个艾炷，称为一壮。灸治时，即以艾炷的大小和壮数的多少来掌握刺激量的轻重。

根据临床需要，艾炷的大小常分为三种规格，小炷如麦粒大，用于直接灸；中炷如黄豆大；大炷如蚕豆大，用于间接灸（图9-1）。为了便于科研及临床经验总结，近年来又制定了"标准艾炷"的规格：高为1厘米，底部直径为0.8厘米，重1克，可燃烧3～5分钟（图9-2）。

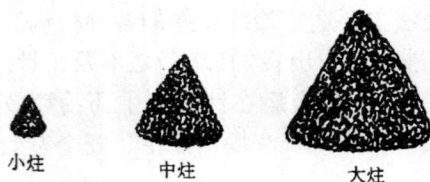

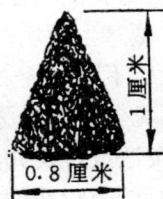

图9-1　艾炷　　　　　　　　　　　　　图9-2　标准艾炷

2．艾条　艾条分无药艾条和有药艾条两种。取24克艾绒平铺于桑皮纸上（纸长26厘米，宽20厘米），将其卷成直径约1.5厘米的圆柱形艾卷，用胶水或糨糊封固，即成无药艾条（图9-3）。若在艾绒中掺入药粉，如丁香、肉桂、干姜等，叫有药艾条。

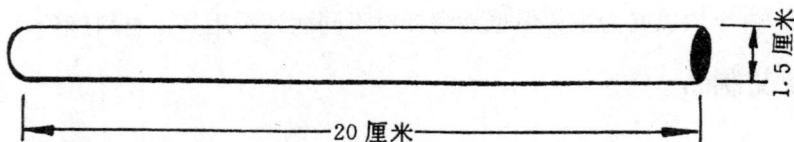

图9-3　艾条

二、其他灸材

临床上除艾绒外，还有其他一些灸材，如灯心草、黄蜡、桑枝、桃枝、硫黄等火热类灸材及毛茛、斑蝥、旱莲草、白芥子等非火热类灸材。

第三节　灸法的分类和应用

灸法治病，历史悠久，种类繁多，一般可分为艾灸和非艾灸两大类。其中以艾炷灸和艾条灸临床最为常用，为灸法的主体部分。现将常用灸法的分类列表如下（表9-1）：

表9-1　灸法分类表

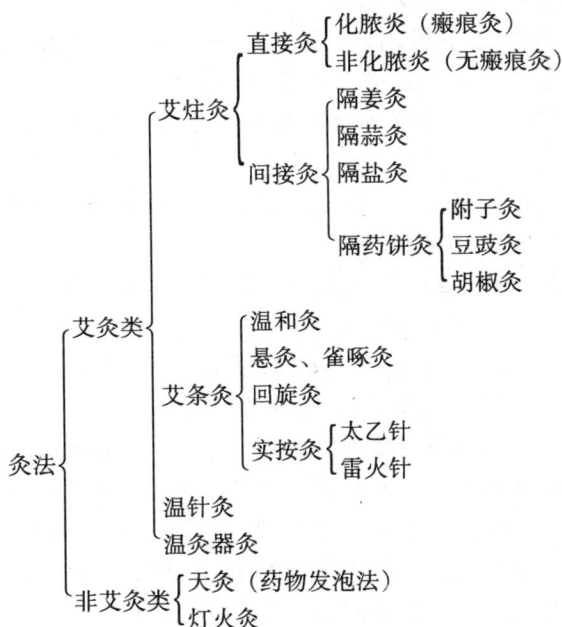

一、艾炷灸

（一）直接灸

将艾炷直接放在皮肤上施灸的方法，称直接灸。根据施灸部位有无灼伤化脓，又分为化脓灸和非化脓灸两种。

1. 化脓灸　将艾炷直接置于穴位上施灸，使局部皮肤起泡化脓、形成灸疮，从而防病治病的一种方法。能否形成"灸疮"乃是取得疗效的关键，故《针灸资生经》说："凡着艾得灸疮，所患即瘥，若不发，其病不愈。"目前临床上采用本法治疗哮喘、着痹、慢性胃肠炎、体质虚弱等，疗效较好。操作方法如下：

（1）选择体位和点穴：因灸治要将艾炷安放在穴位表面并且施治时间较长，故要特别注意体位的平正、舒适。体位摆妥后再在上面正确点穴（可用棉签蘸龙胆紫在穴位上标记）。

（2）安放艾炷和点火：先按要求做好所须艾炷，除单纯采用细艾绒外，也可在艾绒中加些芳香性药末，如丁香、肉桂等，有利于热力的渗透。然后在施灸部位涂以少量葱、蒜液以增强粘附和刺激作用。艾炷安放好后，用线香将其点燃，待烧近皮肤，病人感到灼痛时，可在施灸部位周围用手轻轻拍打以减轻疼痛。灸完1壮后，用纱布蘸冷开水抹净所灸部位，复按前法再灸，一般可灸7~9壮。

（3）敷贴膏药：灸治完毕，应将局部擦拭干净，然后贴以玉红膏，可1~2日更换一次。数天后，灸处逐渐出现无菌性化脓反应（脓色较淡，多为白色，无臭），如脓液较多，膏药应勤换。约经30~40天，灸疮结痂脱落，局部留有疤痕。特别要注意的是，在灸疮化脓期间，局部要保持清洁，避免污染，以免并发其他炎症。同时还要注意休息，多食一些营养较丰富的食物，促使灸疮正常透发，有利于提高疗效。如临床上偶尔有灸疮久不愈合者，可采用外科方法予以处理。

2.非化脓灸　近代对灸法的应用，有以达到温烫为主，不致发成灸疮者，称非化脓灸。其方法是，先将施灸处涂以少量凡士林，安放小艾炷点燃后，不等艾火烧到皮肤，当患者感到灼烫时即用镊子将艾炷夹去。如此连续灸3~7壮，以局部皮肤出现轻度红晕为度。因其不留疤痕，病人易于接受。本法适用于虚寒轻证。

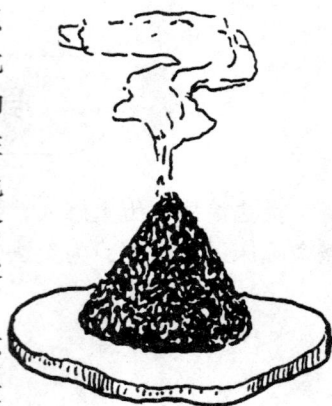

图9-4　间接灸

（二）间接灸

又称间隔灸或隔物灸（图9-4）。将艾炷与皮肤之间用衬隔物隔开而灸治的方法，称间接灸。因其衬隔物的不同，又可分为多种灸法。

1.隔姜灸　将新鲜生姜切成0.5~0.6厘米厚的薄片，中间以针穿刺数孔，上置艾炷，放在穴位上施灸，当病人感到灼痛时，可将姜片稍许上提，使之离开皮肤片刻，旋即放下再行灸治，如此反复进行，直到局部皮肤潮红为止。本法一般不会引起烫伤，临床应用较广。多用于治疗外感表证及虚寒性疾病，如感冒、咳嗽、风湿痹痛、呕吐、泄泻、腹痛等。

2.隔蒜灸　用独头大蒜切成0.5~0.6厘米厚的薄片，中间用针刺数孔置于穴位或肿块上（如未溃破化脓的脓头处）用艾炷灸之，每灸4~5壮后须换去蒜片，每穴一次可灸5~7壮。因蒜液对皮肤有刺激性，灸后容易起泡，故应注意防护。本法多用于治疗肺痨、未溃疮疖和腹中积块等证。

3.隔盐灸　又称神阙灸，本法只适于脐部（图9-5）。病人仰卧屈膝，以食盐填平脐孔（盐可先炒至温热，加强透热作用），再放上姜片和艾炷施灸，直至症状有所改善为止。加放姜片的目的是隔开食盐和艾炷的火源，以免食盐遇火起爆，导致烫伤。本法具有回阳救逆的作用，适用于急性腹痛吐泻、痢疾、四肢厥冷及虚脱等证。

4.隔附子灸　以附子片或附子饼（将附子切细研末，用黄酒调和制成厚约0.5厘米、直径约2厘米的圆饼）作间隔，上置艾炷灸之，至皮肤出现红晕为度。由于附子辛温大热，有温补肾火的作用，故多用于治疗各种阳虚病证，如阳痿、早泄及疮疡久溃不敛等证。近年来，有人用本法时在药饼下衬垫纱布，这样既可防止烫伤，药饼灸后亦可重复使用。

5.隔胡椒饼灸　将白胡椒末用面粉调制成如附子饼样大、中间凹陷的胡椒饼，内置少许药末，如丁香、肉桂等，上置艾炷灸之。多用于治疗寒湿痹痛和肌肤麻木不仁等。

除上述灸法外，还有豆豉饼灸、黄土饼灸等多种间隔灸法，可随证选用。

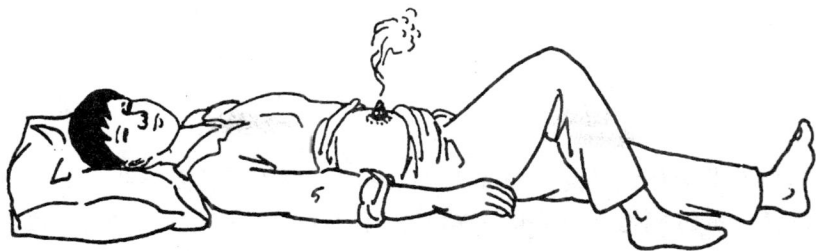

图 9-5　隔盐灸

二、艾条灸

(一) 悬灸

1. 温和灸　点燃艾条的一端，对准施灸部位，约距皮肤 2～3 厘米左右进行熏灸（图 9-6)，使患者局部有温热和舒适感，一般每穴灸 3～5 分钟，至皮肤出现红晕为度。对于局部知觉减退者及小儿和昏迷的病人，医生可将食、中两指置于施灸处的两侧，以感知患者的受热程度，以便随时调节施灸距离，掌握施灸时间。

2. 雀啄灸和回旋灸　将艾条燃着的一端，在施灸部位上，作一上一下的连续移动，像鸟啄食一样地施灸，称雀啄灸（图 9-7)。若将艾条均匀地向左右方向移动或反复旋转施灸，称为回旋灸。

上述艾条灸法对一般应灸的病证都可采用。一般温和灸多用于灸治慢性疾病，雀啄灸和回旋灸多用于灸治急性病证。

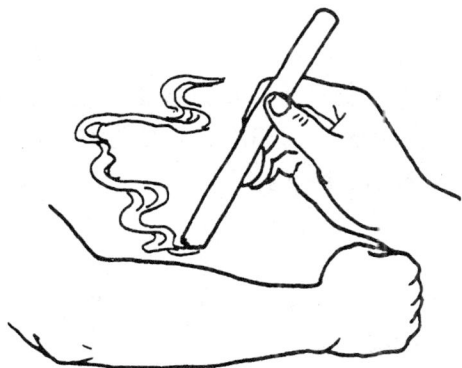

图 9-6　艾条温和灸

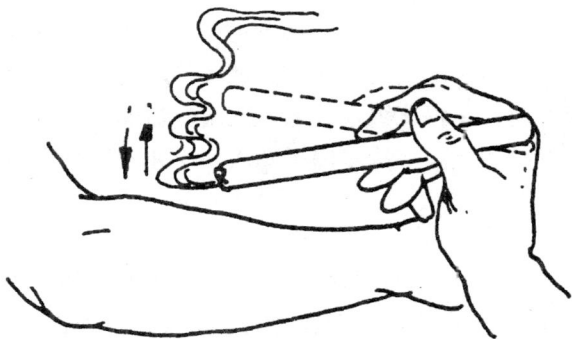

图 9-7　艾条雀啄灸

(二) 实按灸

1. 太乙针　将人参 125 克，参三七 250 克，山羊血 62.5 克，千年健 500 克，钻地风 500 克，肉桂 500 克，川椒 500 克，乳香 500 克，没药 500 克，穿山甲 250 克，小茴香 500 克，苍术 500 克，蕲艾 2000 克，甘草 1000 克，防风 2000 克，麝香少许，共为细末，平铺于 40 厘米见方的桑皮纸上，内置药末 25 克左右，卷成爆竹状，外糊以桑皮纸 6～7 层，阴干备用。施灸时，将点燃的一端，用粗布数层包裹，趁热按熨于腧穴或患部，待冷后再烧再熨，每次每穴约灸 5～7 次。本法多用于治疗风寒湿痹、各种痛证，以及痿证等。

2. 雷火针　本法的制作、操作方法和适应证与太乙针相同，仅药物处方有异。其方为：

艾绒94克，沉香、木香、乳香、茵陈、羌活、干姜、穿山甲各9克，共研细末，加入麝香少许。

三、温针灸

温针灸是针刺与艾灸相结合的一种方法（图9-8）。适用于既需要针刺留针，又须施灸的疾病。操作方法是，在针刺得气后，将针留在适当的深度，在针柄上穿置一段约1.5厘米左右的艾条，或在针尾搓捏少许艾绒点燃施灸，直待燃尽，除去灰烬，再将针取出。这样可使热力通过针身而传入体内，从而更好地发挥治疗作用。为防艾落下来烧伤皮肤或衣物，灸时嘱患者不要移动体位，并在施灸的下方垫一硬纸片，这样较为安全。

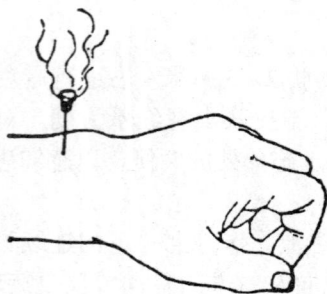

图9-8　温针灸

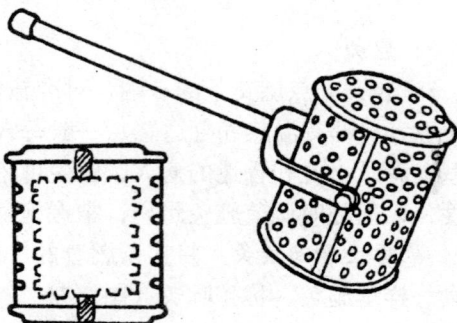

图9-9　温灸器

四、温灸器灸

温灸器是一种专门特制的金属灸具（图9-9）。温灸器的式样很多，如长腰式、圆锥式等，其结构都大同小异，大都底部均有数十个小孔，内有小筒一个，可以装置艾绒和药物。施灸前，先将艾绒及药末放入温灸器的小筒内燃着，然后在拟灸的部位上来回熨烫，直至局部发红为止。本法多用于妇人、小儿及惧怕灸治者，患者乐于接受。

五、天灸

用刺激性药物敷贴皮肤后，局部发泡如灸疮而得名。本法又名"自灸"，近代称为"发泡疗法"。古代文献记载的天灸法很多，现择要介绍以下几种：

（一）毛茛灸

取毛茛叶适量，捣烂后贴敷于穴上，隔夜就发生水泡，如被火灸。若贴于寸口可治疗疟疾；若敷于局部穴位可治疗寒痹。

（二）蒜泥灸

将紫皮蒜捣烂成泥状后，敷于合谷穴，可治疗扁桃腺炎；贴于鱼际穴，可治疗喉痹。

（三）白芥子灸

取白芥子适量，研末，水调后敷于患处，局部充血、起泡，用以治疗阴疽、痰核、膝部肿痛等。近人加入延胡索、甘遂、细辛、麝香等药末，于每年三伏天用生姜汁调敷于肺俞、膏肓等穴，治疗哮喘甚效。

（四）斑蝥灸

将斑蝥浸于醋中，灸时将其擦抹患处，局部可以起泡，用以治疗癣痒等症。

（五）旱莲草灸

取鲜旱莲草适量，捣烂后贴敷于大椎等穴，发泡后可治疟疾等。

六、灯草灸

用灯心草蘸油点燃后，在局部焯烫的方法，称灯火灸，俗称"爆灯火"。其操作方法是：取灯心草 1~2 根，蘸麻油点燃后，以快速动作对准患儿穴位进行点灸，当听到"叭"的爆破声时，迅速拿开即可，每穴点灸 1~3 次。本法有疏风解表、行气化痰之功，主要用于治疗小儿惊风、腮腺炎、消化不良、疟疾、胃痛等证。《幼幼集成》对这种灸法评价很高，称之为"幼科第一捷法"。

除天灸和灯火灸外，非艾灸类还有黄蜡灸、桑枝灸、药锭灸、药捻灸、电热灸、棉花灸等多种。

第四节　灸法的作用和适应范围

一、灸法的作用

（一）温通经络、散寒除湿

艾灸能温经散寒、祛风除湿，临床上多用于治疗风寒湿邪为患的各种病证，如痹证、腹痛、泄泻、痛经、寒性哮喘等证。

（二）温补脾肾、回阳固脱

灸能温阳益气，可用以治疗脾肾阳虚、命门火衰之久泄、久痢、遗尿、崩漏等证。对于阳气虚脱而出现的大汗淋漓、四肢厥冷、脉微欲绝的虚脱证，以及脱肛、阴挺等均可随证选用。

（三）行气活血、消瘀散结

《灵枢·刺节真邪》说："脉中之血，凝而留止，弗之火调，弗能取之。"说明灸能行气活血、消瘀散结，故可以用以治疗乳痈初起、寒性疖肿未化脓者，以及瘰疬等证。

（四）预防疾病、保健强身

《千金方》中说："凡宦游吴蜀，体上常须三两处灸之，勿令疮暂瘥，则瘴疠、温疟、毒气不能着人。"又有俗话说："若要身体安，三里常不干。"常灸足三里、大椎、关元等穴，能激发人体正气，增强抗病能力，从而起到防病保健的作用。

二、灸法的适应范围

灸法的适应范围较广，各科都有它的主治病证。临床一般以虚证、寒证和阴证为主，适用于慢性久病，以及阳气不足之证。如寒凝血滞，经络痹阻引起的风寒湿痹、痛经、腹痛，外感风寒表证及中焦虚寒的吐泻等证；脾肾阳虚之久泄、久痢、遗尿、遗精、阳痿等证；以及阳气虚脱、中气下陷和外科疮疡初起及疮疡久溃不愈等。

第五节　灸法的注意事项

（一）作好解释工作，取得病人合作

对初次接受灸治的患者，施灸前应向其说明施术要求，消除恐惧心理，取得患者的合作。若选用化脓灸时，必须先征得患者同意。

（二）安排体位

根据病情需要安排好患者的体位，使其平正舒适，既有利于选穴，又有利于艾炷的安放和施灸的顺利完成。

（三）施灸的顺序

《千金方》中指出："凡灸当先阳后阴，……先上后下，先少后多。"说明施灸的顺序一般是先灸上部，后灸下部；先灸阳部，后灸阴部；壮数是先少而后多，艾炷是先小而后大。但在特殊情况下，则可酌情而施。如气虚下陷的脱肛，即可先灸长强以收肛，后灸百会以举陷，这样更能提高疗效。

（四）施灸量

一般凡体质强壮者艾炷宜大，壮数宜多；体质虚弱者艾炷宜小，壮数宜少。腰背腹部及肌肉丰厚处，宜大炷多壮；头面、胸部及四肢末端皮薄而多筋骨处，不宜大炷多壮。对沉寒痼冷，阳气欲脱者，非大炷多灸不可奏效；若属风寒外感、痈疽痹痛，则应掌握适度。

施灸疗程的长短，是施灸量的另一个方面，可根据病情灵活掌握。急性病有时只须灸治1～2次即可；慢性病可灸数月乃至1年以上。一般初灸时，每日1次，3次后改为2～3天1次。急性病亦可1天灸2～3次，慢性病须长期灸治者，可隔2～3天1次。

（五）灸法的补泻

关于灸法的补泻，《灵枢·背俞》说："以火补者，毋吹其火，须自灭也；以火泻者，疾吹其火，传其艾，须其火灭也。"指出施行补法时，火力宜温和持久，不要吹旺艾火，待它慢慢烧完为止；行泻法时，火力宜猛烈短促，要吹旺艾火，使快燃速灭。此外，《针灸大成》亦说："以火补者，毋吹其火，待自灭，即按其穴；以火泻者，速吹其火，开其穴也。"意即灸毕立刻用手按其穴，以聚真气者为补；灸后不按其穴，使邪气散去的为泻。根据灸法的功能，一般灸法多属补法，如温和灸、温针灸等，但也有一些灸法旨在软坚散结，消瘀排脓，可归为泻法的范畴。临床施行灸法补泻时，可根据患者的具体情况，结合腧穴的特性等灵活运用。

（六）灸法的禁忌

临床上凡属阴虚阳亢、邪实内闭及热毒炽盛等病证，应慎用灸法。此外，对颜面五官、阴部、有大血管分布等部位不宜选用直接灸，对妊娠妇女的腹部及腰骶部不宜施灸。关于禁灸穴位，古代文献记载有50多个，运用时应从实际出发，不必拘泥。

（七）灸后的处理

灸后若局部出现水泡，只要不擦破，可任其自然吸收。水泡过大，可用消毒针从水泡底刺破，放出水液后，再涂以龙胆紫药水。对于化脓灸者，在灸疮化脓期间，不宜从事重体力劳动，要注意休息，严防感染。若有继发感染，应及时对症处理。关于灸后的调摄，《针灸大成》说："灸后不可就饮茶，恐解火力；及食，恐滞经气，须少停一二时，……平心定气，凡百俱要宽解，尤忌大怒、大劳、大饥、大饱、受热、冒寒。至于生冷瓜果，亦宜忌之，……。"这些在临床上可酌情灵活运用。

（八）注意安全

在施灸时，要注意防止艾火脱落烧损皮肤和衣物。在灸治过程中，要注意随时观察病人面部表情的变化，对于化脓灸者，更应注意，一旦出现晕灸时，要及时处理，方法同"晕针"。对于过饥、过饱、劳累和醉酒后的患者，要暂缓施灸。

第十章 拔 罐 法

拔罐法，古称"角法"，又称"火罐气"、"吸筒疗法"，是以杯罐为工具，借热力或其他方法排出其中的空气，产生负压，使之吸附于体表，产生刺激，造成局部充血、瘀血，从而治疗疾病的一种方法。此法在我国民间广为流传，颇受群众信赖与欢迎。

第一节　拔罐的起源和发展

本法的最早记载见于马王堆汉墓出土的帛书《五十二病方》，如对痔疾的治疗就有"以小角角之"的方法。东晋葛洪的《肘后备急方》中，有兽角拔脓血治疮疡的记载。拔罐法早期是以兽角作罐，专作外科拔吸脓血之用，后来又扩大应用于治疗肺痨、风湿等证。至唐代，王焘著的《外台秘要》中有了"角法"的记载。到了清代，赵学敏在《本草纲目拾遗》中又提出了"火罐气"之说，它为拔罐法的发展奠定了良好的基础。

随着医学的不断发展，拔罐工具不断地改进，到了唐代出现了竹罐，清代又有了陶罐，现代发展为金属罐、玻璃罐、抽气罐、挤压罐、电拔罐等。在拔罐方式上，也由燃火排气、煮水排气，发展为抽气筒排气、挤压排气、电动抽气等。在操作方法上，也从单一的留罐发展为走罐、闪罐。在运用形式上，从单纯的拔罐，发展为各种方法的综合运用，如药罐、针罐、刺络拔罐，近年来还研制成具有负压、红外线、磁疗、按摩、电麻等多种治疗作用的多功能治疗罐，是将拔罐与针灸、理疗结合应用的现代化仪器。在临床应用方面，从吸拔脓血，发展到包括内、外、妇、儿、皮肤、五官等各科的近百种疾病。

表 10-1　拔罐法演进表

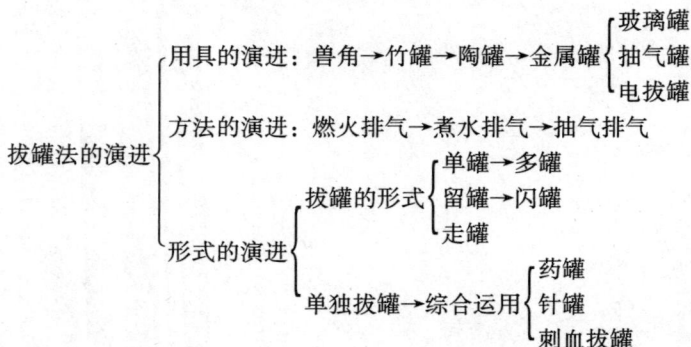

拔罐法的演进	用具的演进：兽角→竹罐→陶罐→金属罐		玻璃罐 抽气罐 电拔罐
	方法的演进：燃火排气→煮水排气→抽气排气		
	形式的演进	拔罐的形式	单罐→多罐 留罐→闪罐 走罐
		单独拔罐→综合运用	药罐 针罐 刺血拔罐

第二节　罐的种类

罐的种类很多，常用的有竹罐、玻璃罐、陶罐（图 10-1）、抽气罐等。

一、竹罐

用直径 3~5 厘米坚固无损的纸毛竹，制成长约 6~9 厘米的腰鼓形圆筒，一端留节作底，另一端作罐口，用刀刮去青皮及内膜，再用砂皮纸磨光，使罐口平整光滑。按其口径大小，可分为大、中、小三种型号。其优点是经济易制、取材容易、轻巧价廉、不易破碎；缺点是易燥裂漏气。克服燥裂的方法是：竹罐用 3~5 天后，用清水泡 1~3 小时，甩干再用。

二、玻璃罐

用耐热的玻璃加工制成，形如球状，罐口平滑。可分为大、中、小三种型号。其优点为：质地透明，使用时可以窥测罐内皮肤瘀血、出血等情况，便于掌握起罐时间；缺点是容易摔碎。

三、陶罐

由陶土烧制而成，形似腰鼓，其口径大小不一。特点是吸附力强，但较重而易于摔碎。

四、抽气罐

系用透明塑料制成，上置活塞，以便抽气。抽气罐又分连体式（图 10-2）和分体式两类，此外还有电动抽气罐。它的特点是：可随时调节吸力，对有毛发的某些部位亦能吸着，且不易破碎；不足之处是没有火罐的温热刺激。

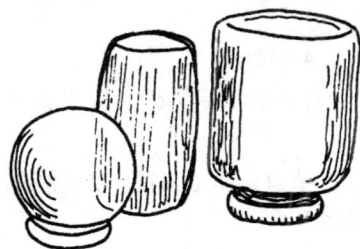

图 10-1　玻璃罐、竹罐、陶罐

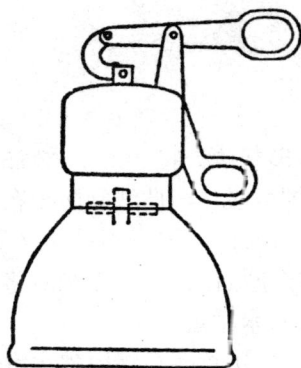

图 10-2　抽气罐（连体式）

古代"角法"所用的兽角和近代的金属罐已被淘汰。此外，还可以就地取材，凡口小腔大、口部光滑、耐热并能使之产生一定吸拔力、大小适宜的器具均可选用，如玻璃罐头瓶、杯子等。

第三节　拔罐的方法

一、吸拔方法

拔罐前应先作好各种应用物品的准备，如各种型号的火罐，以及酒精、棉球、火柴、纸片、镊子、凡士林等。拔罐的方法有多种，其总的操作要领是，医者的动作要作到轻、快、准、稳，这样才能使火力足，吸力强。现将临床常用的拔罐法简介于下：

（一）火罐法

即利用火燃烧的热力，排出罐内的空气，以形成负压，使罐体吸在皮肤上。

1．闪火法　用镊子夹95%的酒精棉球或用长纸条点燃后，在罐内中段绕1~2圈或稍作短暂停留后再抽出，迅速将火罐扣在应拔部位上，即可吸住（图10-3）。此法较为安全，又不受体位的限制，临床最为常用。

2．投火法　用纸条点燃后，投入罐内，不等纸条烧完，即迅速将罐扣在应拔的部位上，这样纸条未燃的一端向下，可避免烫伤皮肤（10-4）。本法用于侧面横拔，更为安全。

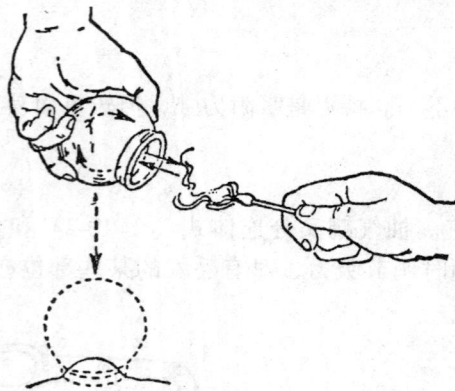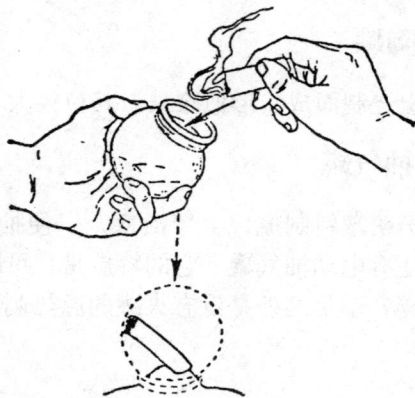

图 10-3　闪火法　　　　　　　　　　　　图 10-4　投火法

3．贴棉法　将一大小适宜的95%酒精棉片贴在罐内壁中段，用火柴点着，扣于施术部位上，即可吸住。此法须防酒精过多，滴下烫伤皮肤。

4．架火法　取一不易燃烧及传热的块状物，其直径要小于罐口，上置小块95%酒精棉球，放在应拔部位上，点燃后将火罐扣上，可产生较强的吸附力。

（二）水罐法

一般选用竹罐在锅内加水煮沸，使用时用卵圆钳倒夹罐子的底端，甩去罐内沸水，并用折叠的毛巾紧扣罐口，乘热扣在施术部位上，即能吸住。此法吸拔力小，操作须快捷。

（三）抽气法

先将备好的抽气罐紧扣在须拔部位上，用抽气筒将罐内的空气抽出，使之产生所需负压，即能吸住，此法适用于任何部位拔罐。

二、起罐方法

起罐时，一般先用右手夹住火罐，左手拇指或食指从罐口旁边按压一下，使气体进入罐内，即可将罐取下（图10-5）。若罐大吸附力过强，切勿用力猛拔或旋动，以免损伤皮肤。

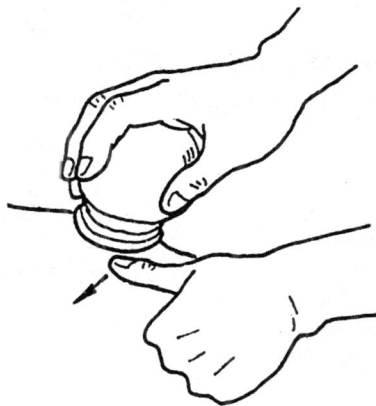

图 10-5　起罐法

第四节　拔罐法的运用

拔罐法有多种，临床可根据病情而灵活运用。

一、单罐

即单罐独用，适用于病变范围较小处或压痛点，可按病变范围的大小，选用适当口径的火罐。如胃痛可在中脘穴处拔罐，痛经可在关元穴处拔罐。

二、多罐

即一次吸拔数个火罐。适用于病变范围较广泛的疾病，可按病变部位的解剖形态等情况，酌情拔罐。如某一肌束劳损时可按肌束的位置成行排列吸拔多个火罐，称为"排罐法"。治疗某些内脏或器官的瘀血时，可按脏器的解剖部位范围，在相应的体表部位纵横并排吸拔几个罐子。

三、留罐

又称"坐罐"，即拔罐后留置一定的时间（一般为 5～15 分钟），待拔罐部位的皮肤出现充血、瘀血时，将罐起下。这是最常用的一种方法，一般疾病均可应用。若为夏季及肌肤浅薄处，或罐大吸拔力强时，均应减少留罐时间，以防起泡，损伤皮肤。

四、闪罐

罐子吸附后，立即起下，再拔再起，如此反复多次，直至皮肤潮红为度。适用于局部皮肤麻木或功能减退的虚性病证，以及肌肉较松弛，吸拔不紧或留罐有困难处。

五、走罐

又称推罐，须选用口径较大，罐口平滑的罐子（最好用玻璃罐），先在罐口涂一些凡士林、液体石蜡等润滑剂，将罐拔上后，用手握住罐底，稍倾斜，即后半边着力，前半边略提起，慢慢向前推动，这样在皮肤表面上下或左右来回推拉，反复移动数次，直至皮肤潮红为止（图10-6）。多用于面积较大、肌肉丰厚的部位，如腰背、大腿等部。

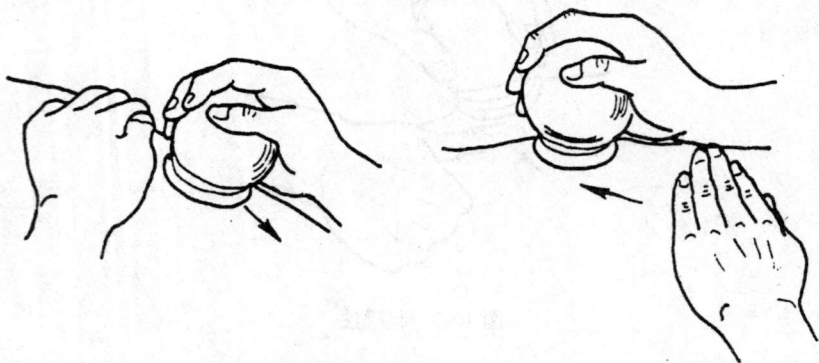

图 10-6　走罐法

六、针罐

针刺得气后留针，再以针刺处为中心，拔上火罐。若本法与药罐相结合，称为"针药罐"，常用于治疗风湿痹痛等证。使用本法时，务须使针尾处于罐子的中央，若紧挨罐壁，则易将针压弯，或造成针刺过深的不良后果。

七、刺血（刺络）拔罐

先用三棱针或皮肤针、粗毫针、小眉刀、滚刺筒等，按病变部位的大小和出血要求，刺络出血后，再拔以火罐，这样可以加强刺血法的效果。本法多用于各种急慢性软组织损伤、神经性皮炎、痤疮、皮肤瘙痒、丹毒等证。

八、药罐

（一）煮药罐

将配制好的药物装入布袋内，扎紧袋口，放入清水煮至适当浓度，再把竹罐放入药液内煮15分钟，然后按水罐法吸拔在治疗部位上。此法常用于风湿痛等证。常用药物处方为麻黄、艾叶、羌活、独活、防风、秦艽、木瓜、川椒、生乌头、曼陀罗、刘寄奴、乳香、没药各10克。

（二）贮药罐

根据病情需要先将适量相应的药液贮在抽气罐内，然后按抽气罐操作法抽去空气，使之吸附在皮肤上。也有在玻璃罐内盛贮适量药液，然后按火罐法吸拔在皮肤上（适于作侧向横拔）。此法多用于风湿痹痛、哮喘、咳嗽、感冒、消化不良、牛皮癣、慢性胃炎等。常用药物为两面针酊、生姜汁、辣椒水、风湿药酒等。

第五节 拔罐的适应范围

拔罐法有温经通络、散寒除湿、行气活血、消肿止痛的作用。一般适用于风寒湿痹、腰背腿痛、腹痛、胃痛、消化不良、感冒、咳嗽、哮喘、高血压、偏瘫、头痛、目赤肿痛、痛经、急慢性软组织损伤、毒蛇咬伤、丹毒、肌肤麻木、顽癣、皮肤瘙痒以及疮疡初起而未溃等证。

第六节 拔罐的注意事项

1. 拔罐时患者体位要适当，要选取肌肉丰满的部位。根据拔罐部位的不同，可选用大小合适的火罐，使用前应检查罐口是否平整、光滑，竹罐要检查是否有裂缝，以免漏气。

2. 局部皮肤如有毛发、皱折、疤痕、过敏、溃疡、水肿、凹凸不平等，均不宜拔罐。患有高热、抽搐痉挛、出血性疾病的患者，以及孕妇的腰骶、腹部，亦不宜拔罐。

3. 操作时要轻、快、准、稳，注意安全。点火时切勿将罐口烧热，并防止火源落下烫伤皮肤和烧坏衣物。

4. 使用多罐时，火罐排列距离不宜太近，以免相互牵拉产生疼痛或使罐子脱落。应用走罐时，不能在骨突处推拉，以免损伤皮肤。刺血拔罐时，出血量不宜过多。

5. 针后拔罐，起罐后针孔如有出血，可用干棉球拭去。拔罐后局部呈红晕或紫绀色为正常现象，会自行消退。瘀斑严重者，下次不宜在原处再拔。如留罐时间过长，皮肤起水泡者，可参照灸法的烫伤起泡处理。

第十一章　三棱针、皮肤针、电针、水针

第一节　三棱针法

三棱针法是用三棱针刺破人体的一定穴位或浅表血络，放出少量血液以治疗疾病的方法，又称"刺络法"。

《灵枢·九针十二原》中提出"菀陈则除之"的治疗原则，并指出有明显瘀血现象的才能"泻之万全"。《灵枢·官针》中提出的"络刺"、"赞刺"、"豹文刺"等都是刺络放血的方法，说明古人对刺络放血早有丰富的经验。临床实践证明，此法有开窍、泻热、活血、消肿等作用。

一、针具

三棱针是一种常用的放血工具，古称"锋针"。一般用不锈钢制成，针长约6厘米，针柄呈圆柱形，针身呈三棱状，尖端三面有刃，针尖锋利（图11-1）。

针具在使用前须经高压消毒，或用70%～75%酒精浸泡20～30分钟。施针前，局部皮肤用2%碘酒进行消毒，再用酒精棉球脱碘。

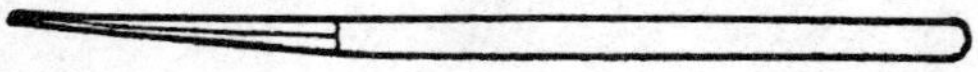

图11-1　三棱针

二、操作方法

持针方法是右手拇、食两指持住针柄，中指夹住针尖部，露出针尖0.3～0.5厘米，以控制针刺深度（图11-2）。针刺时左手捏住指（趾）部，或夹持、舒张皮肤，右手持三棱针针刺。常用的刺法有以下几种：

（一）点刺法

针刺前先用手在针刺部位上下向针刺处推按，使血液积聚于针刺部位，经常规消毒后，左手拇、食、中三指夹紧被刺部位或穴位，右手持针，对准穴位迅速刺入0.3～0.5厘米深，立即出针，轻轻挤压针孔周围，使出血数滴，然后用消毒棉球或棉签按压针孔止血（图11-3）。此法多用于指趾末端穴位，如十宣、十二井、四缝，或头面部的太阳、印堂等穴。

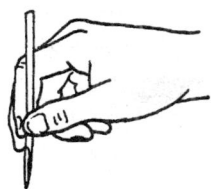

图 11-2　三棱针持针式

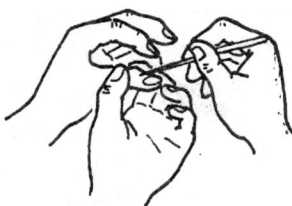

图 11-3　点刺法

（二）散刺法

又称"豹文刺"，是对病变局部周围进行点刺的一种方法。根据病变部位大小不同，在局部由病变外缘环形向中心点刺 10～20 针以上，以消除瘀血或水肿，达到活血去瘀、通经活络的作用（图 11-4）。此法多用于局部瘀血、肿痛、顽癣等。

（三）挑刺法

用左手拇、食两指绷紧施术部位两侧皮肤，或夹起固定皮肤，右手持针，将严格消毒的腧穴或反应点的表皮挑破，使之出血或流出粘液；或再刺入0.5 厘米左右深，将针身倾斜并轻轻侹针尖提高，挑断皮下部分纤维组织，然后局部消毒，覆盖敷料。挑刺部位多为背俞穴、夹脊穴和反应点，多用于治疗痔疮、血管神经性头痛、失眠、颈椎综合征等。挑刺一般3～7 天 1 次，3～5 次为 1 疗程，隔 10～14 天后进行第 2 个疗程。

（四）刺络法

用橡皮管结扎针刺部位上端（近心端），常规消毒后，左手压在被刺部位的下端，右手持三棱针迅速刺入被刺静脉，迅即出针，使其流出适量血液，出血停止后，再用消毒棉球按压针孔（图 11-5）。此法多用于曲泽、委中等穴，临床治疗急性吐泻、中暑、急性腰扭伤等病证。刺络一般隔 2～3 天 1 次，如出血量多，可隔 1～2 周 1 次。

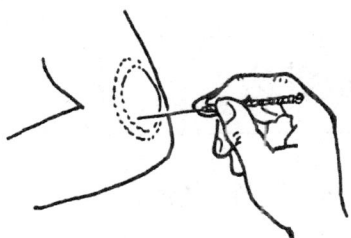

图 11-4　散刺法

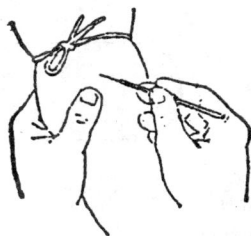

图 11-5　刺络法

三、适应范围

此法具有开窍泄热、活血消肿、通经活络的作用。多用于急证、热证、实证、瘀证、痛证等病证，举例如下（表 11-1）：

表 11-1   三棱针法常见病证举例

常见病证	针刺部位	方法
高血压	耳尖	点刺
发热	耳尖	点刺
中暑	曲泽、委中	刺络
昏迷、昏厥	十宣、十二井	点刺
高热抽搐	十宣、十二井	点刺
头痛	太阳、印堂	点刺
目赤肿痛	太阳、耳尖	点刺
咽喉肿痛	少商	点刺
中风失语	金津、玉液	点刺
肩周炎	肩部阿是穴	挑刺
关节肿痛	关节周围	散刺
急性腰扭伤	委中、腰部阿是穴	刺络
前列腺炎	八髎、腰骶部	挑刺
痔疮	八髎、腰骶部	挑刺
顽癣	病位周围	散刺
疳疾	四缝	点刺
消化不良	四缝	点刺

四、注意事项

1. 三棱针刺激较强，治疗时要注意体位舒适，防止晕针。
2. 必须无菌操作，以防感染。
3. 点刺、散刺时手法宜轻宜快，出血不宜过多。注意勿刺伤动脉。
4. 身体虚弱、气血两虚、孕妇、明显贫血和有自发性出血倾向者不宜使用。

第二节 皮肤针法

皮肤针法属丛针浅刺法，是由多支短针组成一束，叩刺人体体表一定部位或穴位，以治疗疾病的一种方法。

皮肤针刺法是在古代"半刺"、"浮刺"、"毛刺"的基础上发展而来的。《素问·皮部论》说："凡十二经络脉者，皮之部也。是故百病之始生也，必先于皮毛。"说明十二皮部与人体经络、脏腑联系密切，运用皮肤针叩刺皮部，能激发调节脏腑经络功能，达到防治疾病的目的。

一、针具

皮肤针是用 5～7 枚不锈钢针集成一束，或如莲蓬形固定在针柄的一端而成，针柄一般长 15～19 厘米（图 11-6）。根据针的数目多少不同，分别称为梅花针（五支针）、七星针（七支针）。近代又出现了由金属制成的筒状皮肤针，称为滚刺筒。

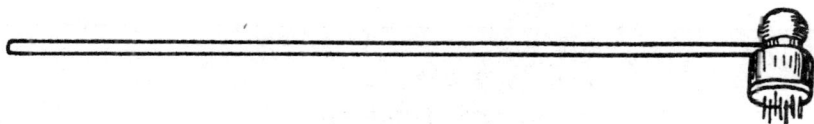

图 11-6　皮肤针

二、操作方法和针刺部位

(一) 操作方法

1. 持针式　用右手握住针柄，以无名指、小指将针柄末端固定于小鱼际处，拇、中两指夹持针柄，食指置于针柄中段上面 (图 11-7)。

2. 叩刺法　将针具及皮肤消毒后，针尖对准叩刺部位，使用手腕之力，将针尖垂直叩打在皮肤上，并立刻弹起，反复进行，叩刺的速度要一致，密度要均匀。

3. 刺激强度　根据患者体质、年龄、病情、叩刺部位的不同，有弱、中、强三种刺激强度。弱刺激用腕力较小，针尖接触皮肤时间较短，局部皮肤略有潮红，病人无疼痛感觉，

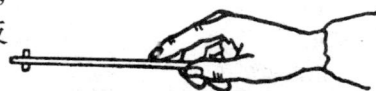

图 11-7　皮肤针持针式

适用于头面部和老弱妇儿、虚证患者；强刺激用腕力较大，针尖接触皮肤时间稍长，局部皮肤可见隐隐出血，病人有疼痛感觉，适用于肌肉丰厚处和年壮体强、实证患者；中刺激用腕力介于弱、强刺激之间，局部皮肤潮红，但无渗血，病人稍觉疼痛，适用于一般部位和一般患者。

若使用滚刺筒滚刺，消毒后可手持筒柄，将针筒在皮肤上来回滚动即可。

(二) 针刺部位

可分为循经叩刺、穴位叩刺、局部叩刺 3 种。

1. 循经叩刺　指沿着经脉循行路线进行叩刺，常用于颈项、背腰骶部的督脉、膀胱经，其次是四肢肘、膝以下的三阴、三阳经，可治疗相应的脏腑经络病变。

2. 穴位叩刺　指选用与所治病证相关的腧穴叩刺，常用的是特定穴、华佗夹脊穴和阳性反应点。

3. 局部叩刺　指在病变局部进行叩刺，如头面五官及关节疾病、局部扭伤、顽癣等。以上 3 种方法可单独应用，也可结合应用。

三、适应范围

皮肤针刺法的适应范围较广，临床各种病证均可选用，如头痛、腰背痛、皮肤麻木、神经性皮炎、斑秃、顽癣等 (表 11-2)。

表 12-2　　　　　　　　皮肤针法常用病证表

常见病证	叩刺部位	刺激强度
头痛、偏头痛	头项部、侧头部、有关循行经脉	弱～中
失眠、多梦	头项部、夹脊、印堂、太阳、百会	弱～中
口眼㖞斜	患侧颜面部、手阳明大肠经	中
目疾	眼周	弱

常见病证	叩刺部位	刺激强度
鼻疾	鼻周	弱
眩晕	头项部、夹脊、印堂、太阳	中
胃痛、呕吐	上腹部、背俞穴、足阳明胃经	中
呃逆	上腹部、背俞穴、足阳明胃经	中
腹痛	腹部、背俞穴、足阳明胃经	中
阳痿、遗精、遗尿	下腹部、腰骶部、足三阴经脉	中
痛经	下腹部、腰骶部、足三阴经脉	中
肩周炎	肩部,先叩刺再拔火罐	中~强
痿证、痹证	局部取穴、有关经脉	中~强
急性腰扭伤	脊柱两侧、阿是穴,先叩刺再拔火罐	强
肌肤麻木	局部叩刺加悬灸	中~强
牛皮癣	局部叩刺加悬灸	中~强
斑秃	电皮肤针局部叩刺、背俞穴	中
儿童弱智	头、颈、项部、华佗夹脊	弱~中

四、注意事项

1. 注意检查针具，发现针尖有钩曲、不齐或缺损等，应及时修理或更换。

2. 施术前必须消毒针具和皮肤。重刺后局部皮肤须用酒精棉球消毒，并保持清洁，以防感染。

3. 操作时针尖须垂直上下，用力均匀，避免斜刺或钩挑。

4. 局部皮肤如有创伤、溃疡、疤痕者，不宜使用本法。

第三节　电针法

电针刺法是用电针机输出脉冲电流，通过毫针作用于人体经络穴位以治疗疾病的一种方法，是毫针的刺激与电的生理效应的结合。这种方法不但对某些疾病能提高疗效，还扩大了针灸的主治范围，而且能比较准确地控制刺激量，代替手法运针，节省人力。

一、电针仪器

电针机的种类较多，目前我国普遍使用的都是属于脉冲发生器的类型。其作用原理是在极短时间内出现电压和电流的突然变化，即电量的突然变化构成了电的脉冲，由于脉冲电对机体产生电的生理效应，因而产生各种不同的治疗作用。这种治疗仪可以精确选择脉冲电波型和刺激强度，维持较长时间的针感，普遍为患者接受。

二、操作方法

（一）配穴处方

与毫针刺法大致相同。除了按经络辨证、脏腑辨证取穴外，通常还可结合神经的分布，选取有神经干通过的穴位及肌肉神经运动点，一般选用同侧肢体的 1~3 对穴位为宜。

（二）电针方法

针刺腧穴有了得气感后，将输出电位器调至"0"位，将电针机每对输出的两个电极导线分别接在两根毫针的针柄上，然后打开电源开关，选好波型，慢慢调高至所需的电流量。遥电时间一般5～20分钟，针刺麻醉可持续更长时间。如感觉减低，可适当加大输出电流量，或暂时断电1～2分钟后再行通电。治疗结束时，先将输出电位器退回"0"位，再关闭电源，取下导线，最后按一般起针方法将针取出。如遇只需单穴电针时，可把一根导线接在针柄上，另一根导线接在一块约5厘米×5厘米大小的薄铝板上，外包几层湿纱布，固定在离针稍远的皮肤上，这样针刺部位电刺激感很明显，而铝板部位因电流分散，感应微弱。

（三）电流的刺激强度

当电流开到一定强度时，患者有刺麻感，这时的电流强度称之为"感觉阈"。如电流强度再稍增加，患者会突然产生刺痛感，这种能引起疼痛感觉的电流强度称之为"痛阈"。脉冲电流的"痛阈"强度因人而异，在各种病态情况下差异也较大。一般认为感觉阈和痛阈之间的电流强度，是治疗最适宜的刺激强度，但原则上应以患者能耐受的强度为宜。

（四）电针的刺激参数

电针的刺激参数包括波型、波幅、波宽、频率、持续时间等，这里主要介绍频率和波型（图11-8）。

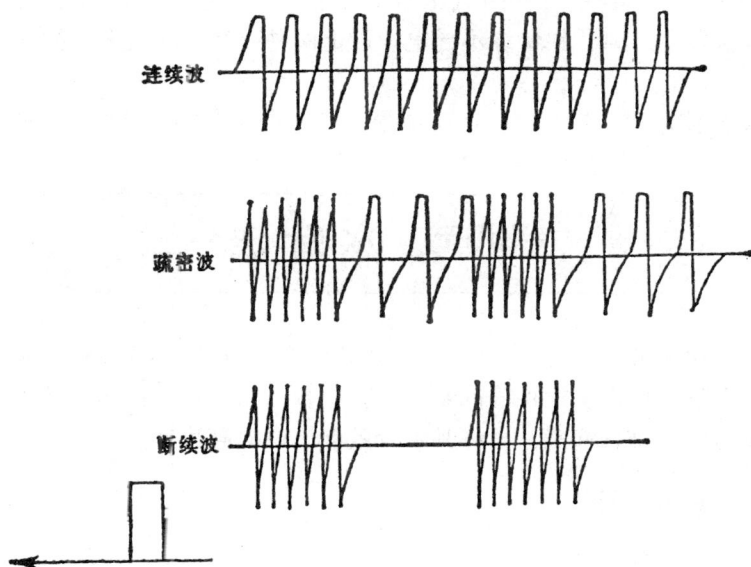

图11-8　连续波、疏密波、断续波波型示意

1．密波　频率在50～100次/秒。能降低神经应激功能，对感觉神经和运动神经起抑制作用。常用于止痛、镇静、缓解肌肉和血管痉挛、针刺麻醉等。

2．疏波　频率为2～5次/秒。刺激强，能引起肌肉收缩，提高肌肉韧带张力。常用于痿证，肌肉、关节、韧带等损伤。

3．疏密波　即疏波、密波交替出现，可克服单一波型易产生适应的缺点。对组织的兴奋性较强，能促进代谢、血液循环、改善组织营养、消除炎症水肿等。常用于外伤、关节炎、痛证、面瘫、肌肉无力等。

4．断续波 是有节律地时断、时续出现的一种疏波。此波型机体不易产生适应性，能提高组织的兴奋性，对横纹肌有良好的刺激作用。常用于治疗痿证、瘫痪等。

5．锯齿波 因波幅似锯齿形起伏而得名，其频率在 16～25 次/秒间，接近人体呼吸频率，故又称呼吸波。可用于刺激膈神经，配合抢救呼吸衰竭，亦可提高神经肌肉的兴奋性。

三、适应范围

其治疗范围广泛，基本与毫针刺法相同。临床常用于各种痛证，痹证，痿证，瘫痪，肌肉、关节、韧带的损伤，以及脏腑疾患、五官疾患、神经官能症等，并可用于针刺麻醉。

四、注意事项

1．电针机使用前必须检查其性能是否良好，输出是否正常。如使用时输出电流时断时续，往往是电针机的输出部分发生故障或导线根部有断损，应修理后再用。

2．电针感应强，通电后会出现肌肉收缩，故需事前告诉患者，以便更好地配合治疗。电针刺激强度应逐渐从小到大，不要突然增大，以免发生意外，

3．有心脏病者，应避免电流回路通过心脏。靠近延髓、脊髓部位使用电针时，电流输出量宜小，切勿通电量过大，以免发生意外。孕妇应慎用电针治疗。

4．温针用过的毫针，针柄表面因氧化而不导电。有的毫针针柄是用铝丝缠绕而成，并经氧化处理镀成金黄色，氧化铝绝缘不导电。以上两种毫针，应将电针机输出导线夹在针体上。

5．毫针经多次使用后，针身容易产生缺损，在消毒前应加以检查，以防断针。

第四节 水 针 法

水针又称"穴位注射"，是选用某些中西药物注射液注入人体有关穴位，以治疗疾病的一种方法。它是在针刺腧穴治疗疾病的基础上，结合药物的药理作用，使针刺与药物对穴位的双重刺激作用有机地结合起来，发挥其综合效能，以提高疗效。

一、针具与常用药液

（一）针具

根据使用药物的剂量大小及针刺的深浅，选用不同规格的消毒注射器和针头。常用的注射器为 1ml、2ml、5ml、10ml、20ml；常用针头为 4～6 号普通注射针头、牙科用 5 号长针头，及封闭用的长针头。

（二）常用药物

可供肌肉注射的药物一般均可选用，常用的有以下 3 类：

1．中草药制剂 如复方当归、丹参、川芎嗪、生脉针、人参、鱼腥草、银黄、柴胡、板蓝根、威灵仙、徐长卿、清开灵等单复方中草药注射液。

2．维生素类制剂 如维生素 B1、B6、B12 注射液，复合维生素注射液，维生素 C 注射

液以及维丁胶性钙注射液等。

3．其他常用药物　5%～10%葡萄糖、0.9%生理盐水、注射用水、盐酸普鲁卡因、利多卡因、三磷酸腺苷、辅酶A、神经生长因子、硫酸阿托品、山莨菪碱、加兰他敏、强的松龙、氯丙嗪、利血平等。

二、操作方法

（一）选穴处方

一般可根据针灸治疗时的处方原则辨证取穴。此外，根据水针的特点，常结合经穴诊断法，选取压痛点、皮下结节、条索状物等阳性反应点进行治疗，特别是在俞、募、郄、原、合穴处及一些经验穴及有压痛等阳性反应处注入药物疗效较好。软组织损伤者可选取最明显压痛点，较长肌肉的肌腹或肌腱损伤时，可取肌肉的起止点。腰椎间盘突出症，可选神经根附近注入。选穴宜精练，以2～4穴为宜。

（二）具体操作

根据所选穴位及用药量的不同，选择合适的注射器和针头。局部皮肤常规消毒后，用无痛快速进针法将针刺入穴位，然后缓慢推进或上提下插，探得酸胀等"得气"感后，回抽一下，如无回血，即可将药液推入。

一般疾病用中等速度推入药液；慢性病体弱者用轻刺激，缓缓推入药液；急性病体强者用强刺激，可快速将药液推入。如需注入较多药液时，可将注射针由深部逐渐边退边推药，也可将注射针更换几个方向注射药液。

针刺的角度和深度，一般根据穴位所在部位与病情需要而定。如三叉神经痛于面部有触痛点，可在皮内注射成一"皮丘"；腰肌劳损的部位多较深，故宜适当深刺注射。

（三）注射剂量

注射剂量取决于注射部位及药物的性质和浓度。一次注射总量，不得超过药物说明书所规定的总量。一般耳穴每穴注射0.1ml，头面部每穴注射0.3～0.5ml，胸背部每穴位注射0.5～1ml，四肢部每穴位注射1～2ml，腰臀部每穴位注射2～5ml。5%～10%葡萄糖每次可注射10～20ml，而刺激性较强的药物（如乙醇）和特异性药物（如抗生素、激素、阿托品等）一般用量较小，即小剂量穴位注射，每次用量多为常规量的1/10～1/3。中药的穴位注射常规剂量为1～4ml。

一般每日或隔日注射1次，反应强烈者亦可隔2～3日1次，穴位左右可交替使用，10次为1疗程。

三、适应范围

水针的适应范围非常广泛，凡是针灸的适应证大部分可以用本法治疗。现将部分常见病证的穴位注射法介绍如下（表11-3）：

表 11-3　　　　　　　　　　　　　　　常见病证的穴位注射法举例

常见病证	穴位	常用药物
支气管哮喘	肺俞、定喘	发作期:鱼腥草注射液、K3注射液 缓解期:胎盘组织液、人参注射液
中风后遗症	曲池、手三里、足三里、阳陵泉	丹参注射液、当归注射液、胞二磷胆碱注射液,ATP注射液,CoA注射液,维生素 B_1、B_6、B_{12}注射液,维脑路通注射液
胃下垂	脾俞、胃俞、足三里	黄芪注射液、人参注射液
痢疾	上巨虚(或足三里)	庆大霉素注射液、黄连素注射液
阳痿	关元、八髎	鹿茸精注射液
多发性神经炎	上肢:曲池、外关 下肢:足三里、阳陵泉	ATP注射液,CoA注射液,维生素 B_1、B_6、B_{12}注射液,加兰他敏注射液
桡神经麻痹	肩髃、曲池、手三里	丹参注射液、当归注射液、ATP注射液,CoA注射液,维生素 B_1、B_6、B_{12}注射液,加兰他敏注射液
腓总神经麻痹	环跳、阳陵泉、足三里、悬钟	同上
风湿性关节炎	上肢:肩髃、臂臑、曲池、外关、手三里 下肢:环跳、血海、梁丘、阳陵泉、阿是穴	丁公藤注射液、肿节风注射液、威灵仙注射液、当归注射液
泌尿系结石	肾俞、关元、三阴交、阴陵泉	10%葡萄糖20～40毫升,每穴2～8毫升
急性尿潴留	足三里、三阴交	5%～10%葡萄糖,每穴2～4毫升
肩关节周围炎	肩髃、肩髎、阿是穴	丁公藤注射液,或2%普鲁卡因2毫升＋强的松龙1毫升
腰椎病	腰夹脊穴	当归注射液,威灵仙注射液,2%普鲁卡因2毫升＋强的松龙1毫升
腰肌劳损	同上	同上
梨状肌损伤	肾俞、大肠俞、腰眼	同上
荨麻疹	阿是穴	维丁胶性钙注射液
遗尿	曲池、合谷、血海	阿托品0.25毫升
弱智儿童	关元、三阴交	乙酰谷酰胺注射液、胎盘组织液、神经生长因子注射液
小儿麻痹后遗症	脾俞、肾俞、足三里、曲池、悬钟 上肢:肩髃、臂臑、曲池、手三里、合谷 下肢:脾俞、肾俞、环跳、髀关、伏兔、足三里、阳陵泉、悬钟	当归注射液,黄芪注射液,胎盘组织液,神经生长因子注射液,ATP注射液,CoA注射液,维生素 B_1、B_{12}注射液,加兰他敏注射液
子宫脱垂	子宫穴、肾俞、关元、维道、三阴交、足三里	当归注射液、黄芪注射液、人参注射液、胎盘组织液
慢性鼻炎	迎香、肺俞	辛夷花注射液,0.5%普鲁卡因0.5毫升/穴
过敏性鼻炎	同上	同上
萎缩性胃炎	脾俞、胃俞、足三里	黄芪注射液、当归注射液

四、注意事项

1. 治疗时应对患者说明治疗特点和注射后的正常反应。如注射后局部可能有酸胀感,4～8小时内局部有轻度不适,有时不适感持续时间较长,但不超过1天。

2．严格遵守无菌操作，防止感染。

3．注意药物的性能、药理作用、剂量、配伍禁忌、副作用和过敏反应。凡能引起过敏反应的药物，如青霉素、链霉素、普鲁卡因等，必须先作皮试，皮试阳性者不可应用。副作用较重的药物，使用时应谨慎。某些中草药制剂有时也可能有反应，注射时应注意。使用水针前，应注意药物的有效期，不要使用过期药物，并检查药液有无沉淀变质等情况，如已变质即应停止使用。

4．药液不宜注入关节腔、脊髓腔、血管内。若药液误入关节腔，可引起关节红肿、发热、疼痛等反应；误入脊髓腔，有损害脊髓的可能。

5．在主要神经干通过的部位作穴位注射时，应注意避开神经干。如针尖触到神经干，患者有触电感，要稍退针再注入药物，以免损伤神经。

6．内有重要脏器的部位不宜针刺过深，以免刺伤内脏。

7．年老体弱及初次接受治疗者，最好取卧位，注射部位不宜过多，药量也可酌减，以免晕针。孕妇的下腹部、腰骶部及合谷、三阴交等穴，不宜作穴位注射，以免引起流产。

附 皮内针法、火针法、穴位埋线法

一、皮内针法

皮内针法又称"埋针"，是将特制的小型针具固定于皮内进行长时间的埋藏，以调整脏腑、经络功能，达到防治疾病目的的一种方法。

（一）针具

常用的皮内针有颗粒型和揿钉型两种。前者针柄似麦粒，针身长约 1 厘米，针身与针柄成一直线；后者呈图钉形，针身长约 0.2～0.3 厘米，针身与针柄垂直（图 11-9）。

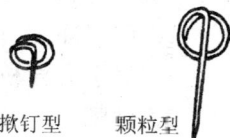

揿钉型　　颗粒型

图 11-9　皮内针

（二）操作方法

针前针具和皮肤应严格消毒，然后进行针刺。

1．**颗粒型皮内针**　用镊子夹住针柄，对准腧穴，沿皮下横向刺入0.5～0.8 厘米（针刺方向一般与经脉循行方向呈"十"字形交叉），针柄留于皮外，然后用胶布顺着针身进入方向粘贴固定。

2．**揿钉型皮内针**　用镊子夹住针圈，对准腧穴，直刺揿入，然后用胶布固定；也可将针圈贴于小块胶布上，手执胶布直压揿入。此法常用于面部、耳部穴位。

皮内针可根据病情决定其留针时间，一般 3～5 天，最长可达 1 星期，炎热天气以 1～2 天为宜。

（三）适应范围

临床多用于某些需要久留针的疼痛性疾病和久治不愈的顽固性疾病，如神经性头痛、胆绞痛、痹证、腰痛、哮喘等。

（四）注意事项

关节附近胸腹部均不宜埋针。若针后患者感到疼痛或妨碍活动时，应将针取出，改选穴位重埋。埋针期间，不可着水，避免感染。

二、火针法

火针法是将特制的金属粗针，用火烧红后刺入一定部位以治疗疾病的方法。

（一）针具

火针针体较粗，质地坚韧，一般采用圆利针或 24 号、26 号 2 寸长的不锈钢针（图 11-10）。针柄可用隔热的竹骨、木质包裹，或用棉线绕缠。也有应用特制的针具，如弹簧式火针、三头火针，及钨合金制成的火针。

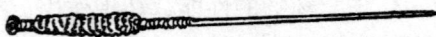

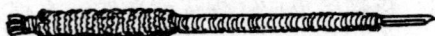

图 11-10 火针针具

（二）操作方法

火针选穴基本与毫针相同，但要少而精。体位以卧位为佳，针刺前要注意消毒，先用碘酒消毒，再以酒精棉球脱碘。烧针是使用火针的关键步骤，根据治疗需要，可用酒精灯将针烧至白亮、通红，或微红。烧针的次序是先烧针身，后烧针尖。针刺时要速进疾出，一般四肢及腰腹部可稍深，刺至 2～5 分深，胸背部宜浅，可刺 1～2 分深。火针刺后，立即用干棉球按压针孔，以减少疼痛。

（三）适应范围

火针具有温经通络、祛风散寒的作用。主要用于痹证、胃下垂、慢性泄泻、痢疾、阳痿、瘰疬、痔疮、腱鞘囊肿、月经不调，以及某些皮肤病如疣、痣、癣等。

（四）注意事项

1. 颜面部应用火针宜慎重，一般除治面部痣和扁平疣外，不用火针。

2. 对于血管和主要神经分布部位亦不宜使用火针。

3. 针刺后，局部呈现红晕或红肿未能完全消失时，应避免洗浴；局部发痒，不能用手抓，以防感染。

4. 针孔处理，视针刺深浅而定，如果针刺 1～3 分深，可不作特殊处理；若针刺 4～5 分深，可用消毒纱布敷贴，胶布固定 1～2 天，以防感染。

三、穴位埋线法

穴位埋线法是将羊肠线埋入穴位，利用羊肠线对穴位的持续刺激作用治疗疾病的一种方法。

（一）器材

主要包括消毒用品、洞巾、注射器、镊子、埋线针（亦可用经改制的 12 号腰椎穿刺针，将针芯前端磨平）、持针器、0～1 号铬制羊肠线、0.5%～1% 盐酸普鲁卡因、手术剪刀、敷料等。埋线针长约 12～15 厘米，针尖呈三角形，底部有一缺口（图 11-11）。

（二）操作方法

1. 穿刺针埋线法　常规消毒局部皮肤，镊取一段约 1～2 厘米长的消毒羊肠线，放置在腰椎穿刺针针管的前端，后接针芯，将针刺入到所需深度，边推针芯边退针管，将羊肠线埋植在穴位的皮下组织或肌层内，针孔处覆盖消毒纱布。

用埋线针埋线，局部消毒后先用普鲁卡因浸润麻醉，将一段约 1 厘米长的羊肠线套在埋线针尖的缺口上，两端用血管钳夹住，针尖缺口向下以 15°～40°角刺入；当针头缺口进入皮肤后，左手将血管钳松开，右手持续进针至线头完全埋入皮下，再进针0.5 厘米；随后把针退出，用纱布按压针孔片刻，再用纱布覆盖保护创口（图 11-12）。

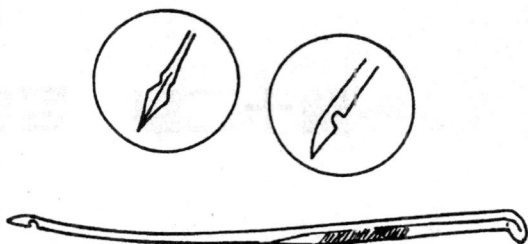

图 11-11 埋线针

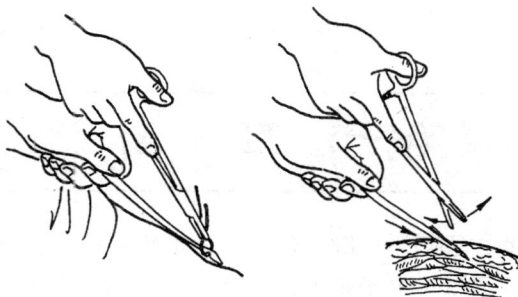

图 11-12 埋线针埋线法

2．三角针埋线法 在距离穴位 1～2 厘米处的两侧，用龙胆紫作出进针点的标记。皮肤消毒后，在标记处用普鲁卡因作皮内麻醉，用持针器夹住带羊肠线的皮肤缝合针，从一侧局麻点刺入，穿过穴位下方的皮下组织或肌层，从对侧局麻点穿出，捏起两针孔之间的皮肤，紧贴皮肤剪断两端线头，放松皮肤，轻轻揉按局部，使羊肠线完全埋入皮下组织内，覆盖纱布 3～5 天。

（三）适应范围

主要用于一部分慢性病证，如哮喘、胃痛、遗尿、面神经麻痹、腰腿痛、痿证、癫痫、脊髓灰质炎后遗症、神经官能症等。

（四）注意事项

1．严格遵守无菌操作，防止感染。

2．埋线最好埋在皮下组织与肌肉之间，肌肉丰满的部位可埋入肌层，羊肠线头不可暴露在皮肤外面。

3．根据不同部位，掌握埋线的深度，不要伤及内脏、大血管和神经干，以免造成功能障碍和疼痛。

4．局部皮肤有感染或有溃疡时不宜埋线，肺结核活动期、骨结核、严重心脏病或妊娠期等均不宜使用本法。

5．羊肠线用剩后，可浸泡在 75% 酒精中，或用新洁尔灭处理，临用时再用生理盐水浸泡。

6．在一个穴位作多次治疗时应偏离前次治疗的部位。

7．注意术后反应，如有感染、过敏等异常现象应及时处理。

第十二章 耳针、头针

第一节 耳 针

耳针是指用针刺或其他方法刺激耳廓穴位，以诊治疾病的一种方法。

早在公元前 8 世纪，我国就有关于刺激耳廓治病的记载，及至公元前 4 世纪到前 2 世纪成书的《内经》中已有较完善的记载。据历代文献介绍，运用针、灸、熨、按摩、耳道塞药、耳道吹药等方法刺激耳廓以防治疾病，望、触耳廓以诊断疾病，一直为医疗所用。近几十年来，医务工作者在继承前人经验的基础上，通过大量的临床实践和实验研究，耳穴诊治方法迅速发展，已初步形成了耳穴诊治体系。

一、耳与经络脏腑的关系

（一）耳与经络的关系

《内经》中所记述的经脉循行分布，说明耳与经络之间存在着密切联系。近年来的耳穴经络感传实验，也表示耳与经络的相关性。在手足六阳经经脉循行中，有的直接入耳，有的分布于耳廓周围。如手太阳小肠经、手少阳三焦经、手阳明大肠经、足少阳胆经的支脉、经别都入耳中，足阳明胃经、足太阳膀胱经则分别上耳前，至耳上角。六条阴经虽不直接上行至耳，但通过各自的经别与阳经相合，间接地上达于耳。所以，《灵枢·口问》说："耳者，宗脉之所聚也。"

（二）耳与脏腑的关系

中医学认为耳不单纯是一个孤立的听觉器官，而是人体中脏腑经络、五官九窍、四肢百骸等器官和组织这个有机整体中的一部分。正如《灵枢·脉度》说："肾气通于耳，肾和则耳能闻五音矣。"《难经·四十难》说："肺主声，令耳闻声。"《千金方》说："心气通于舌，非窍也，其通于窍者，寄见于耳，荣华于耳。"《证治准绳》也说："肾为耳窍之主，心为耳窍之客。"《素问·脏气法时论》说："肝病者……虚则耳无所闻，气逆则头痛，耳聋不聪。"《证治准绳》说："肺气虚则少气，……是以耳聋。"说明耳与脏腑在生理、病理方面息息相关，不可分割。

二、耳廓的表面解剖

耳廓是外耳的组成部分，其前面凹陷，后面隆凸。耳廓主要有弹性纤维软骨、软骨膜、韧带、退化了的耳肌及覆盖在最外层的皮下组织和皮肤所构成。耳廓的皮下有极为丰富的神经、血管、淋巴分布。

为了便于掌握耳穴的部位，必先熟悉耳廓解剖名称。

（一）耳廓前面（图 12-1）

耳轮：耳廓最外缘向前卷曲的部分。

耳轮脚：耳轮深入至耳甲内的横行突起部分。

耳轮结节：耳轮后上方稍突起的小结节。

耳轮尾：耳轮与耳垂交界处。

对耳轮：在耳轮内侧，与耳轮相对，上部有分叉的隆起部分。

对耳轮体：对耳轮垂直的主体部分。

对耳轮上脚：对耳轮上部向上分叉的一支。

对耳轮下脚：对耳轮上部向下分叉的一支。

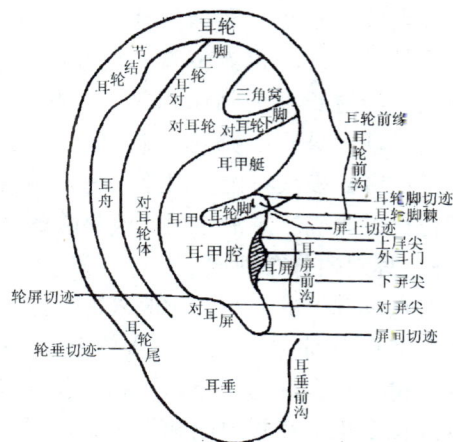

图 12-1 耳廓体表分布（前面）

三角窝：对耳轮上、下脚之间构成的三角形凹窝。

耳舟：耳轮与对耳轮之间的舟状凹沟，又称舟状窝。

耳屏：耳廓前面的瓣状突起部分，又称耳珠。

屏上切迹：耳屏上缘与耳轮脚之间的凹陷。

对耳屏：对耳轮下方，耳垂上部与耳屏相对的隆起部分。

屏间切迹：耳屏与对耳屏之间的凹窝处。

屏轮切迹：对耳屏与对耳轮之间的稍凹陷处。

耳垂：耳廓最下部无软骨的皮垂部分。

耳甲：由对耳屏和弧形对耳轮体部及对耳轮下脚围成的凹窝。

耳甲艇：耳轮脚以上的耳甲部分。

耳甲腔：耳轮脚以下的耳甲部分。

外耳开口：耳甲腔内，被耳屏掩盖的孔窍。

上耳根：耳廓上缘与头皮附着处。

下耳根：耳垂与面颊附着处。

（二）耳廓背面（图 12-2）

耳轮背面：耳轮的外侧面。因耳轮向前卷曲，故耳轮背面多向前方。

耳垂背面：耳垂的背面平坦部分。

对耳轮沟：对耳轮上脚和对耳轮体在背面的凹沟。又称"耳背沟"。

对耳轮下脚沟：对耳轮下脚背面凹沟。

对耳屏沟：对耳屏突起的背面凹陷。

三角窝隆起：三角窝背面的隆起部分。

耳甲艇、耳甲腔隆起：耳甲艇、耳甲腔背面的隆起部。

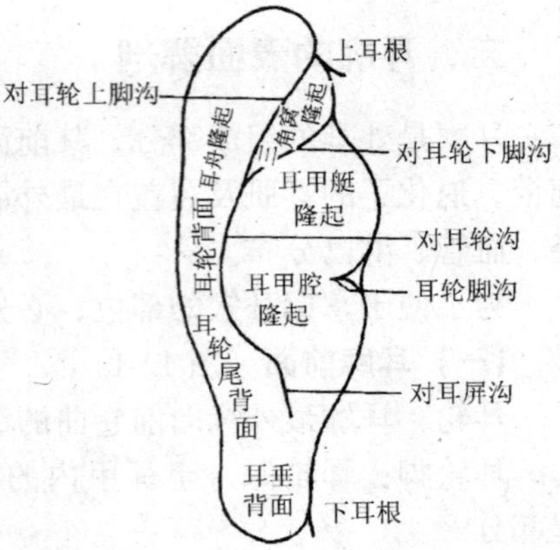

图 12-2 耳廓体表分布（后面）

三、耳穴的分布、定位和主治

耳穴是分布在耳廓上的腧穴，是耳廓上的一些特定的反应点或刺激点。我国古代医学著作中散在地记载着一些耳穴，民间也流传着一些在耳廓上用以治病的刺激点。经过长期的临床积累，并吸取了国外的研究成果，对耳穴进行了筛选、修订、补充，又经国内外耳针工作者的多次讨论，对于一些反应点比较稳定、穴位部位比较明确、主治作用比较显著的常用耳穴，制定了"耳穴标准化方案"。

（一）耳穴的分布规律

耳穴在耳廓上的分布，一般来说好像一个在子宫内倒置的胎儿，头部朝下，臀部朝上，胸腹躯干部在中间（图 12-3）。大体上，与头面相应的穴位分布在耳垂或耳垂邻近；与上肢相应的穴位分布在耳舟；与躯干和下肢相应的穴位分布在对耳轮和对耳轮上、下脚；与内脏相应的穴位多集中在耳甲艇和耳甲腔；消化道在耳轮脚周围环行排列。

（二）常用耳穴的定位（图 12-4）和主治

1. 耳轮部

〔耳中〕（膈）

部位：耳轮脚上。

主治：呃逆、荨麻疹、皮肤瘙痒、小儿遗尿、咯血。

〔直肠〕（直肠下段）

部位：近屏上切迹的耳轮处。

主治：便秘、腹泻、脱肛、痔疮。

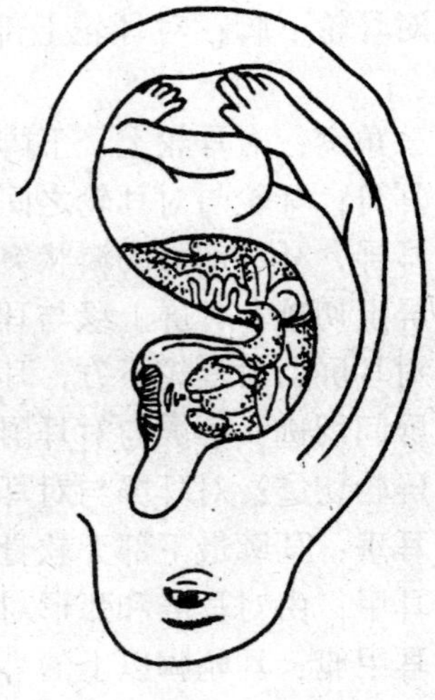

〔尿道〕

部位：直肠穴上方，与膀胱同水平的耳轮处。

主治：尿频、尿急、尿痛、尿潴留。

〔外生殖器〕

部位：尿道穴上方，与交感同水平的耳轮处。

主治：睾丸炎、副睾炎、外阴瘙痒症。

图 12-3 耳穴形象分布示意图

〔肛门〕（痔核点）

部位：与对耳轮上脚前缘相对的耳轮处。

主治：痔疮、肛裂。

〔耳尖〕（扁桃体 1）

部位：耳轮顶端与对耳轮上脚后缘相对的耳轮处。

主治：发热、高血压、急性结膜炎、麦粒肿。

〔肝阳〕

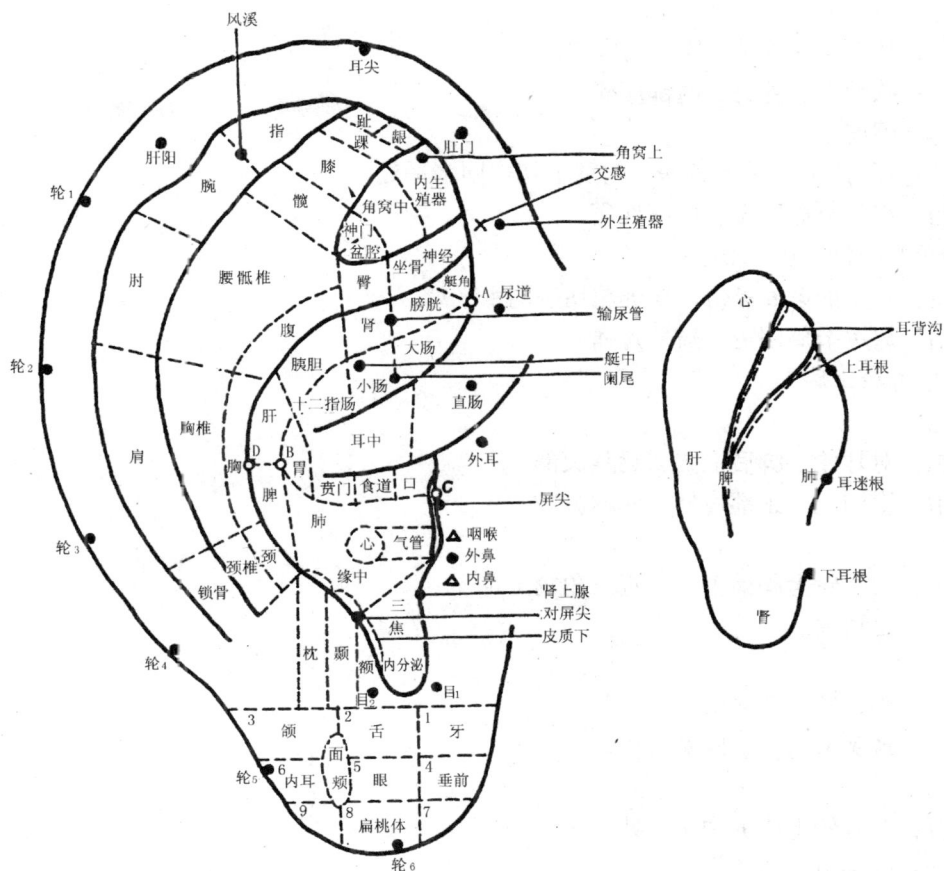

图 12-4 耳穴穴区分布示意图

部位：耳轮结节处。

主治：头晕、头痛、高血压。

〔轮 1~6〕（扁桃体 2、3）

部位：在耳轮上，自耳轮结节下缘至耳垂下缘中点划为 5 等份，共 6 个点，自上而下依次为轮 1、轮 2、……轮 6。

主治：扁桃体炎、上呼吸道感染、发热。

2. 耳舟部

〔指〕（阑尾 1）

部位：耳舟的顶部。将耳舟分为 6 等份，自上而下，第 1 等份为指。

主治：甲沟炎、手指疼痛、麻木。

〔风溪〕（过敏区、结节内、荨麻疹点）

部位：指、腕两穴之间。

主治：荨麻疹、皮肤瘙痒、过敏性鼻炎。

〔腕〕

部位：耳舟的第 2 等份，平耳轮结节突起处。

主治：腕部扭伤、肿痛。

〔肘〕

部位：耳舟第 3 等份，腕与肩穴之间。

主治：肱骨外上髁炎、肘部疼痛。

〔肩〕（阑尾 2）

部位：耳舟第 4、第 5 等份，与屏上切迹同水平处。

主治：肩关节周围炎、肩部疼痛。

〔锁骨〕（肾炎点、阑尾 3）

部位：耳舟的第 6 等份，与屏轮切迹同水平处。

主治：肩关节周围炎、肩部疼痛。

3．对耳轮上脚部

〔趾〕

部位：对耳轮上脚后上方，近耳尖部。

主治：甲沟炎、趾部疼痛、麻木。

〔跟〕

部位：对耳轮上脚前上方，近三角窝上部。

主治：足跟痛。

〔踝〕

部位：跟、膝两穴之间。

主治：踝关节扭伤、踝关节炎。

〔膝〕

部位：对耳轮上脚的中 1/3 处。

主治：膝关节肿痛。

〔髋〕

部位：对耳轮上脚的下 1/3 处。

主治：髋关节疼痛、坐骨神经痛。

4．对耳轮下脚部

〔臀〕

部位：对耳轮下脚的后 1/3 处。

主治：坐骨神经痛、臀筋膜炎。

〔坐骨神经〕

部位：对耳轮下脚的前 2/3 处。

主治：坐骨神经痛。

〔交感〕

部位：对耳轮下脚的末端与耳轮交界处。

主治：胃肠痉挛、心绞痛、胆绞痛、输尿管结石、植物神经功能紊乱。

5．对耳轮体部

〔颈椎〕（甲状腺）

部位：将屏轮切迹至对耳轮上、下脚分叉处分为 5 等份，下 1/5 为颈椎穴。

主治：落枕、颈椎综合征。

〔胸椎〕（乳腺）

部位：同颈椎穴等分法，对耳轮体中 2/5 处。

主治：胸痛、经前乳房胀痛、乳腺炎、产后泌乳不足。

〔腰骶椎〕

部位：同颈椎穴等分法，对耳轮体上 2/5 处。

主治：腰骶部疼痛。

〔颈〕

部位：颈椎穴前侧耳腔缘。

主治：落枕、颈项强痛。

〔胸〕

部位：胸椎穴前侧耳腔缘。

主治：胸胁疼痛、胸闷、乳腺炎。

〔腹〕

部位：腰骶椎穴前侧耳腔缘。

主治：腹痛、腹胀、腹泻、急性腰扭伤。

6．三角窝部

〔神门〕

部位：三角窝内，对耳轮上、下脚分叉处稍上方。

主治：失眠、多梦、痛证、戒断综合征。

〔盆腔〕

部位：三角窝内，对耳轮上、下脚分叉处稍下方。

主治：盆腔炎。

〔角窝中〕（喘点、肝炎点）

部位：三角窝中 1/3 处。

主治：哮喘。

〔内生殖器〕（子宫、精宫、天癸）

部位：三角窝前 1/3 处。

主治：痛经、月经不调、白带过多、功能性子宫出血、遗精、早泄。

〔角窝上〕（降压点）

部位：三角窝前上方。

主治：高血压。

7．耳屏部

〔外耳〕（耳）

部位：屏上切迹前方近耳轮部。

主治：外耳道炎、中耳炎、耳鸣。

〔外鼻〕（饥点）

部位：耳屏外侧面正中稍前。

主治：鼻前庭炎、鼻炎。

〔屏尖〕（渴点）

部位：耳屏上部隆起的尖端。

主治：发热、牙痛。

〔肾上腺〕

部位：耳屏下部隆起的尖端。

主治：低血压、风湿性关节炎、腮腺炎、间日疟、链霉素中毒性眩晕。

〔咽喉〕

部位：耳屏内侧面上 1/2 处。

主治：声音嘶哑、咽喉炎、扁桃体炎。

〔内鼻〕

部位：耳屏内侧面下 1/2 处。

主治：鼻炎、副鼻窦炎、鼻衄。

8．对耳屏部

〔对屏尖〕（平喘、腮腺）

部位：对耳屏尖端。

主治：哮喘、腮腺炎、皮肤瘙痒症、睾丸炎、附睾炎。

〔缘中〕（脑点、脑干、遗尿点）

部位：对耳屏尖与轮屏切迹之间。

主治：遗尿、内耳眩晕症。

〔枕〕（晕点）

部位：对耳屏外侧面后上方。

主治：头晕、头痛、哮喘、癫痫、神经衰弱。

〔颞〕（太阳）

部位：对耳屏外侧面中部。

主治：偏头痛。

〔额〕

部位：对耳屏外侧面前下方。

主治：头晕、头痛、失眠、多梦。

〔皮质下〕（卵巢、睾丸）

部位：对耳屏内侧面。

主治：痛证、间日疟、神经衰弱、假性近视。

9．耳甲腔部

〔心〕

部位：耳甲腔中央。

主治：心动过速、心律不齐、心绞痛、无脉症、神经衰弱、癔病、口舌生疮。

〔肺〕

部位：耳甲腔中央周围。

主治：咳喘、胸闷、声音嘶哑、痤疮、皮肤瘙痒症、荨麻疹、扁平疣、便秘。

〔气管〕

部位：耳甲腔内，外耳道口与心穴之间。

主治：咳喘。

〔脾〕

部位：耳甲腔后上方。

主治：腹胀、腹泻、便秘、食欲不振、功能性子宫出血、白带过多、内耳眩晕症。

〔内分泌〕

部位：耳甲腔底部屏间切迹内。

主治：痛经、月经不调、更年期综合征、痤疮、间日疟。

〔三焦〕

部位：耳甲腔底部，内分泌穴上方。

主治：便秘、腹胀、上肢外侧疼痛。

〔口〕

部位：耳轮脚下方前 1/3 处。

主治：面瘫、口腔炎、胆囊炎、胆石症、戒断综合征。

〔食道〕

部位：耳轮脚下方中 1/3 处。

主治：食道炎、食道痉挛、癔球。

〔贲门〕

部位：耳轮脚下方后 1/3 处。

主治：贲门痉挛、神经性呕吐。

〔胃〕

部位：耳轮脚消失处。

主治：胃痉挛、胃炎、胃溃疡、失眠、牙痛、消化不良。

10. 耳甲艇部

〔十二指肠〕

部位：耳轮脚上方后部。

主治：十二指肠溃疡、胆囊炎、胆石症、幽门痉挛。

〔小肠〕

部位：耳轮脚上方中部。

主治：消化不良、腹痛、心动过速、心律不齐。

〔大肠〕

部位：耳轮脚上方前部。

主治：腹泻、便秘、咳嗽、痤疮。

〔阑尾〕

部位：大肠、小肠两穴之间。

主治：单纯性阑尾炎、腹泻。

〔肝〕

部位：耳甲艇后下部。

主治：胁痛、眩晕、经前期紧张症、月经不调、更年期综合征、高血压、假性近视、单纯性青光眼。

〔胰胆〕

部位：肝、肾两穴之间。

主治：胆囊炎、胆石症、胆道蛔虫症、偏头痛、带状疱疹、中耳炎、耳鸣、听力减退、急性胰腺炎。

〔肾〕

部位：对耳轮上、下脚分叉处下方。

主治：腰痛、耳鸣、神经衰弱、肾盂肾炎、哮喘、遗尿症、月经不调、遗精、早泄。

〔输尿管〕

部位：肾与膀胱两穴之间。

主治：输尿管结石绞痛。

〔膀胱〕

部位：肾与艇角两穴之间。

主治：膀胱炎、遗尿症、尿潴留、腰痛、坐骨神经痛、后头痛。

〔艇角〕（前列腺）

部位：耳甲艇前上角。

主治：前列腺炎、尿道炎。

〔艇中〕

部位：耳甲艇中央。

主治：腹痛、腹胀、胆道蛔虫症、腮腺炎。

11．耳垂部

〔目 1〕（青光）

部位：耳垂正面，屏间切迹前下方。

主治：假性近视。

〔目 2〕（散光）

部位：耳垂正面，屏间切迹后下方。

主治：假性近视。

〔牙〕（拔牙麻醉点、牙痛点、升压点）

部位：耳垂正面 1 区。

主治：牙痛、牙周炎、低血压。

〔舌〕（上腭、下腭）

部位：耳垂正面 2 区。

主治：舌炎、口腔炎。

〔颌〕（上颌、下颌）

部位：耳垂正面 3 区。

主治：牙痛、颞颌关节紊乱。

〔垂前〕（拔牙麻醉点、神经衰弱点）

部位：耳垂正面 4 区。

主治：神经衰弱、牙痛。

〔眼〕

部位：耳垂正面5区。

主治：急性结膜炎、电光性眼炎、麦粒肿、假性近视。

〔内耳〕

部位：耳垂正面6区。

主治：中耳炎、耳鸣、听力减退、内耳眩晕症。

〔面颊〕

部位：耳垂正面5、6区交界线周围。

主治：周围性面瘫、三叉神经痛、痤疮、扁平疣。

〔扁桃体〕（扁桃体4）

部位：耳垂正面8区。

主治：扁桃体炎、咽炎。

12．耳背部

〔上耳根〕（郁中、脊髓1）

部位：耳根最上缘。

主治：鼻衄。

〔耳迷根〕

部位：耳背与乳突交界的根部，耳轮脚的对应处。

主治：胆囊炎、胆石症、胆道蛔虫症、鼻塞、心动过速、腹痛、腹泻。

〔下耳根〕

部位：耳根最下缘。

主治：低血压。

〔耳背沟〕（降压沟）

部位：对耳轮上、下脚及对耳轮体部在耳背面呈"Y"字形凹沟。

主治：高血压、皮肤瘙痒症。

〔耳背心〕

部位：耳背上部。

主治：心悸、失眠、多梦。

〔耳背脾〕

部位：耳轮脚消失处的耳背部。

主治：胃痛、消化不良、食欲不振。

〔耳背肝〕

部位：耳背中外部。

主治：胆囊炎、胆石症、胁痛。

〔耳背肺〕

部位：耳背中内部。

主治：咳喘、皮肤瘙痒症。

〔耳背肾〕

部位：耳背的下部。

主治：头晕、头痛、神经衰弱。

四、耳穴的探察

当机体患病时，往往在相应的耳穴区域内出现阳性反应点，一般认为刺激这些反应点，疗效较好。但各人的耳廓形状、大小体表分布不尽相同，所以耳廓上"阳性反应点"的出现就可能因人而异，故临床使用耳穴时，不能只限于耳穴图、耳穴模型等所标志的位置，必须进行探察后再确定。临床常用的耳穴的探察方法，主要有以下几种：

（一）直接观察法

即用肉眼或借助放大镜在自然光线下，对耳由上而下、从内到外，直接观察有无变形、变色等征象，如凹陷、脱屑、水泡、丘疹、硬结、疣赘、软骨增生、充血、色素沉着等。这些反应处一般有较明显的压痛或电阻变低。

（二）按压法

这是目前临床最常用的探察方法。即用探针、毫针柄或火柴棒，在与疾病相应的耳区从周围逐渐向中心探压，或对肉眼观察所发现的阳性反应点进行探压，探压时手法要轻、慢、均匀。压到敏感点时，病人会出现皱眉、呼痛、躲闪等反应，挑选压痛最明显的一点作为耳针治疗点。

（三）手指抚摩法

医生以食指紧贴耳背，拇指指腹轻抚耳廓前面，比较有无隆起、增厚、结节，及其大小、硬度等情况。少数病人应用按压法找不到压痛点时，可用手指按摩该耳区，然后再测。

（四）电测定法

是用特制的电子仪器测定耳穴皮肤电阻、电位、电容等变化。多数患者可能在疾病的相应耳穴处出现电阻下降、导电量增高的现象，这些反应点称为"良导点"，可作为耳针的刺激点。探测时，病人握住电极，医者执探头，在病人耳廓相应部位探察，当探头触及"良导点"时，可通过指示信号、音响，或仪表反映出来。

五、耳针的临床应用

（一）辅助诊断

当人体内脏或躯体某部位有病时，尤其是器质性病变，多数患者可在耳廓的相应部位出现阳性反应，临床上可以利用这些阳性反应，结合病人的症状、体征、病史等综合分析，作出临床诊断。如急、慢性胃炎，胃及十二指肠溃疡者，可在耳廓胃区找到明显的压痛点或出现白色点状物；妇科病、肾病、心脏病患者，可在相应部位出现压痛点或红色、白色的丘疹；又如头晕、头痛者在枕、颞、额区出现压痛点；皮肤病可在肺区或相应部位出现糠皮样脱屑等。但在使用耳穴作辅助诊断时，必须注意以下两点：

1. 各反应点与全身的联系　根据中医藏象学说来找反应点，如：神经和精神系统疾病可在心区，皮肤病在肺区，眼病在肝区，消化系统在脾区、胃区探察阳性反应。

2. 与正常反应点的区别　健康人的耳穴，往往也会出现反应点。鉴别真假阳性，可认真比较左右两耳，如均为阳性者，多为真阳性；压之不痛者，多为假阳性。此外，健康人耳廓上的色素沉着、疣痣、小脓疱、冻疮、疤痕等均宜注意鉴别。

（二）防治疾病

1. 处方选穴原则

（1）辨证选穴：根据中医脏腑、经络学说辨证选取耳穴。如皮肤病选肺穴，目疾选肝穴，精神病选心穴，骨病选肾穴等。

（2）按病选穴：根据临床诊断，选取与疾病相应部位的耳穴。如妇科病选内生殖器穴，眼病选目1、目2穴，胆道疾病选胰胆穴。

（3）对症选穴：根据西医学生理、病理知识，对症选取耳穴。如月经病选内分泌穴，神经衰弱选皮质下穴，哮喘选交感穴等。

（4）经验选穴：根据临床经验，选取有效耳穴。如耳中穴用治膈肌痉挛以及咯血、皮肤病，神门穴既可止痛，又可镇静安神，耳尖穴可退热、消炎等。

2．适应范围　耳针在临床上治疗的疾病广，不仅可治疗许多功能性疾病，而且对部分器质性疾病也有一定的疗效。现将其适应症举例如下：

（1）各种疼痛性病症：如对头痛、偏头痛、三叉神经痛、肋间神经痛、坐骨神经痛、痛风、带状疱疹等神经性疼痛，扭挫伤、落枕等外伤性疼痛，五官、颅脑、胸腹、四肢等外科手术后的伤口痛，麻醉后的手术后遗痛等，均有较好的止痛作用。

（2）各种炎症性病症：如对急性结合膜炎、中耳炎、牙周炎、咽喉炎、扁桃体炎、腮腺炎、气管炎、面神经炎、末梢神经炎、肠炎、盆腔炎、风湿性关节炎等有一定的消炎止痛的功效。

（3）功能紊乱性病症：如对月经不调、癔病、神经衰弱、遗尿、多汗、眩晕、高血压、心律不齐、胃肠功能紊乱等疾患具有良性调整作用。

（4）过敏及变态反应性病症：如对哮喘、荨麻疹、过敏性鼻炎、过敏性结肠炎等疾患，具有脱敏、改善免疫功能的作用。

（5）内分泌及代谢性病症：对单纯性甲状腺肿、甲状腺功能亢进、绝经期综合征等，有改善症状、减少用药量的辅助治疗作用。

（6）部分传染性病症：对菌痢、疟疾等疾患，耳针能恢复和提高机体免疫防御功能，促使和加快机体的恢复及疾病的治愈。

（7）各种慢性病症：如慢性肠炎、慢性鼻炎、肢体麻木、慢性腰腿疼痛、慢性肝炎等，耳针可以改善症状。

（8）其他：除上述病症外，耳针在妇产科中用于催产、催乳，还可用于预防感冒、晕车、晕船，预防和处理输血、输液反应，及戒烟、戒毒、减肥、针刺麻醉等。

3．操作方法

（1）定穴：根据诊断，确定处方，选定耳穴。尽可能在选用的耳区内探准敏感反应点，并以探棒或针柄稍用力按压做一标记。

（2）消毒：除了针具和医者手指消毒外，耳穴皮肤应先用2%碘酒消毒，再用75%酒精消毒并脱碘。

（3）针刺：耳针的刺激方法很多，根据治疗需要可选用短毫针、电针、揿针、三棱针进行针刺，亦可作耳穴注射、埋针、压籽、温灸、激光照射等。

毫针针刺时，左手拇、食指固定耳廓，中指托着针刺部位，这样既可掌握针刺深度，又可减轻进针时的疼痛。右手持针180°顺时针方向捻转刺入，深度以穿入软骨但不透过对侧皮肤为度，要求操作既准确又迅速。针刺手法以小幅捻转为主，留针时间一般为20～30分钟，慢性病、疼痛性疾病可适当延长，小儿、老人不宜多留。起针时，左手托住耳背，右手快速起针，然后用消毒干棉球压迫针孔，以防出血。必要时进行常规消毒，以防感染。

耳穴压籽可选用王不留行籽、白芥子等中药籽，六神丸、益视丸等中成药籽，以及磁珠、绿豆、菜籽等，用胶布固定，进行压迫刺激。电针、水针、三棱针等操作，详见各章节。

六、注意事项

1. 严密消毒，防止感染。耳廓暴露在外，结构特殊，容易感染，一旦引起化脓性软骨膜炎，将造成不良后果。若针后针眼发红，耳廓胀痛，多有轻度感染，须用 2% 碘酒涂擦，并辅以消炎药物，防止感染加重。

2. 耳廓有湿疹、溃疡、冻疮等，不宜用耳穴治疗。有习惯性流产史的孕妇禁用耳针，妇女怀孕期间也应慎用，尤其不宜用子宫、内分泌、肾等穴。

3. 耳针亦可能发生晕针，应注意预防并及时处理。此外，对年老体弱、有严重器质性疾病者、高血压患者，治疗前应适当休息，手法要轻柔，以防意外。

4. 耳廓针刺比较疼痛，针刺前应向患者说明耳针疗法的特点，取得病人配合。

5. 使用毫针、电针，一般隔天 1 次；埋籽法可隔 5～7 天 1 次。急性病，可两侧耳穴同用；慢性病，每次用一侧耳廓，两耳交替针刺。同一耳穴，无论用何种方法刺激，治疗次数均以 5～10 次为宜。

第二节 头 针

头针是在头部特定的刺激区进行针刺，以治疗疾病的一种针刺方法，又称头皮针、颅针。本法是在针灸头部腧穴治病基础上逐渐发展而来的现代刺法。20 世纪 70 年代以来，相继有多种头针法用于临床，成为治疗多种疾病，特别是脑源性疾病的常用针刺方法。

一、头与脏腑经络的关系

《素问·脉要精微论》指出："头者精明之府。"张介宾注为："五脏六腑之精气，皆上升于头。"说明头部与人体内的脏腑器官及其功能有着密切的关系。头为诸阳之会，手、足六阳经均上循头面；督脉亦上风府，入脑，上巅，循额；六阴经脉中除手少阴、足厥阴经直接循于头面外，所有阴经的经别合入相表里的阳经之后，亦到达头面部。因此，头面部是经气汇集的重要部位。

头为诸阳之会，脑为髓海，元神之府，是脏腑经络功能活动的主宰，是调节全身气血的重要部位，是头针治病的理论依据。

二、头皮刺激区的定位和主治

刺激区的定位，各家有同有异。本章主要介绍依经络、腧穴理论，按分区定经，经上选穴，并结合透穴方法制定的刺激穴区。

（一）额区

〔额中线〕

定位：额部正中，属督脉。自神庭穴向前，透过前发际，沿皮刺1寸（图12-5）。

主治：神志病、鼻病等。

〔额旁1线〕

定位：在额中线外侧，直对目内眦，属足太阳膀胱经。自眉冲向前，透过前发际，沿皮刺1寸（图12-5）。

主治：胸部病、鼻病等。

〔额旁2线〕

定位：在额旁1线的外侧，直对瞳孔，属足少阳胆经。自头临泣向前，透过前发际，沿皮刺1寸（图12-5）。

主治：腹部病、眼病等。

〔额旁3线〕

定位：在额旁2线的外侧，自足阳明胃经头维穴内侧0.5寸处向前，透过前发际，沿皮刺1寸（图12-5）。

主治：功能性子宫出血、阳痿、早泄、子宫脱垂、眼病等。

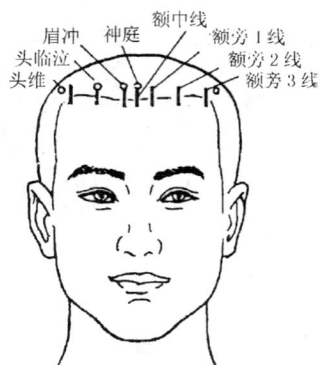

图12-5　头针前面图

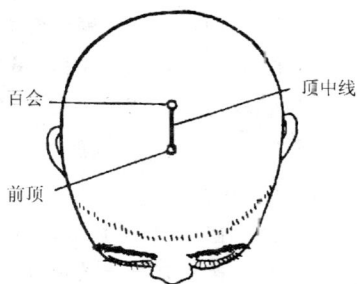

图12-6　头针顶面图

（二）顶区

〔顶中线〕

定位：当顶部正中，属督脉。自前顶穴向百会穴，沿皮刺1.5寸（图12-6）。

主治：腰、腿、足的瘫痪、麻木和疼痛等病证。

〔顶颞前斜线〕

定位：从顶中线上的前神聪穴，沿皮刺向颞部的悬厘穴，贯穿督脉、足太阳膀胱经、足少阳胆经、足阳明胃经、手少阳三焦经（图12-7）。

主治：自上而下，分别主治下肢、上肢、头面部的瘫痪。

〔顶颞后斜线〕

定位：从顶中线的百会穴，沿皮刺向颞部的曲鬓穴，贯穿督脉、足太阳膀胱经、足少阳胆经、足阳明胃经、手少阳三焦经（图12-7）。

主治：自上而下，分别主治下肢、上肢、头面部的感觉异常。

〔顶旁1线〕

定位：在顶中线旁开1.5寸，属足太阳膀胱经，自通天穴沿皮向后刺1.5寸（图12-8）。

主治：腰、腿的瘫痪、麻木、疼痛等病证。

〔顶旁2线〕

定位：在顶旁1线的外侧，顶中线旁开2.25寸处，属足少阳胆经。自正营穴沿皮向后刺1.5寸（图12-8）。

主治：肩、臂、手的瘫痪、麻木、疼痛等病证。

（三）颞区

〔颞前线〕

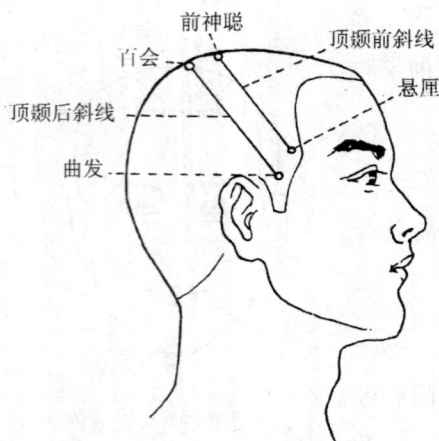

图 12-7　头针侧面图（一）

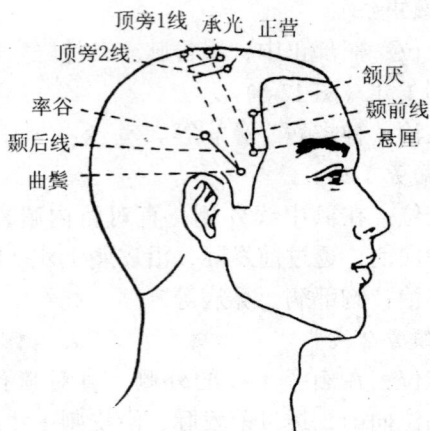

图 12-8　头针侧面图（二）

定位：在颞部鬓角内，贯穿足少阳胆经、手少阳三焦经，自额厌穴向下，沿皮刺向悬厘穴（图 12-8）。

主治：头、面、颈病证，如瘫痪、麻木、疼痛、失语、齿病和眼病等。

〔颞后线〕

定位：在颞部耳上方，属足少阳胆经。自率谷穴向前下方，沿皮刺向曲鬓穴（图 12-8）。

主治：颈项病、耳病、眩晕等。

（四）枕区

〔枕上正中线〕

定位：为枕外粗隆上方正中的垂直线，属督脉。自强间穴向下沿皮刺1.5寸，达脑户穴（图 12-9）。

主治：眼病等。

〔枕上旁线〕

定位：在枕上正中线旁开0.5寸，与枕上正中线平行，属足太阳膀胱经（图 12-9）。

主治：皮层性视力障碍、白内障、近视眼等。

〔枕下旁线〕

定位：为枕外粗隆两侧向下的垂直线，属足太阳膀胱经。自玉枕穴向下，沿皮刺2寸（图 12-9）。

主治：动作失衡等小脑病证。

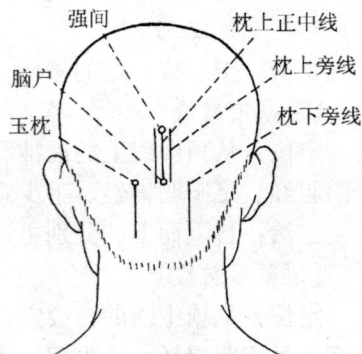

图 12-9　头针后面图

三、操作方法

（一）针具

一般选用 28～30 号粗细，1.5～2寸长的毫针。

（二）体位和消毒

患者一般选用坐位或卧位，然后根据不同病情及治疗需要选定刺激区。针刺局部须分开头发，进行常规消毒。

（三）针刺法

1. 进针　针尖与头皮呈 30°左右夹角，快速将针刺入头皮下，当针抵达帽状腱膜下层时，指下感到阻力减小，将针与头皮平行，沿刺激区刺入 0.5～1.5 寸。如推进过程中针下有抵抗感，或患者感到疼痛较剧时，应立即停止推进，后退改变角度或重新进针。

2. 行针　头针的行针只捻转不提插。捻转时术者肩、肘、腕关节及拇指固定，食指呈半屈曲状，用拇指掌侧面和食指桡侧面夹持针柄（图 12-10），以食指掌指关节不断屈伸，使针体左右快速旋转达 200 次/分左右。一般可持续捻转 2～3 分钟，留针 20～30 分钟，留针期间每隔 5 分钟重复捻针 1 次。临床可用电针代替手法捻针。

3. 起针　如针下无紧涩感，可快速抽拔出针；如紧涩难出，可徐徐捻转出针。注意起针后必须用消毒干棉球按压针孔片刻，以防出血。

4. 疗程　可每日或隔日针刺 1 次，10 次为 1 疗程，休息 5～7天，再作下一疗程。

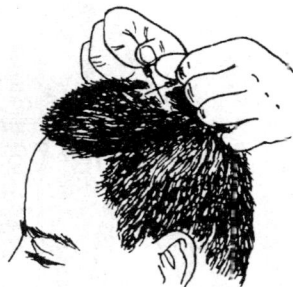

图 12-10　头针行针

四、适应范围

头针主要用于脑源性疾病，如脑血管意外后遗症、皮层性视力障碍、小脑性平衡障碍、皮层性多尿、遗尿、帕金森病、舞蹈病等。此外，也可用于某些非脑源性疾患，如腰腿痛、神经痛、哮喘、呃逆、耳源性眩晕、耳鸣、胃痛、子宫脱垂等。亦可用于针刺麻醉。

五、注意事项

1. 头皮血管丰富，容易出血，加上头发覆盖，不易及时发现。因此，必须作到针前严格消毒，针后按压针孔，以防感染。

2. 头针在治疗时刺激较强，故需掌握适当的刺激量，防止晕针。

3. 出针后应清点针数，防止遗漏。

4. 高热、心力衰竭、病情危重以及婴幼儿囟门尚未完全闭合者，不宜采用头针。血压过高时，应待血压稳定后方可行头针治疗。

附　腕踝针

腕踝针，是在手腕或足踝部的相应点，用毫针进行皮下针刺以治疗疾病的方法。

一、分区与主治

以前后正中线为标线，将身体两侧面由前向后划分为 6 个纵行区（图 12-11）。

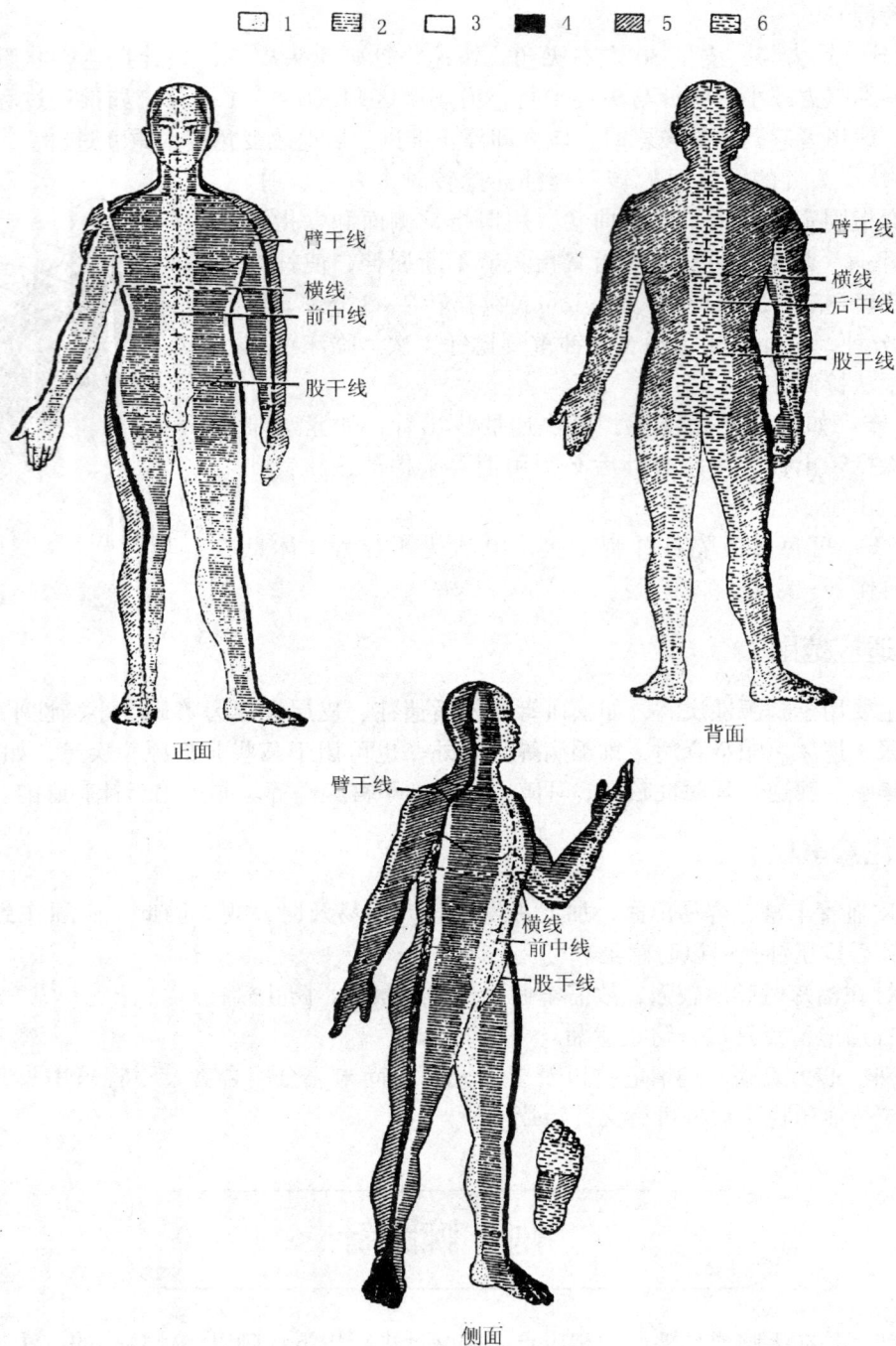

图 12-11　腕踝针分区图

1区：前正中线两侧的区域，包括额部、眼、鼻、舌、咽喉、气管、食道、心脏、腹部、会阴部。主治病证为前额痛、目赤痛、鼻塞、流涎、咽喉肿痛、咳嗽、胃脘痛、心悸、痛经、白带、遗尿等。

2区：躯体前面的两侧（1区两侧），包括颞部、颊部、后牙、颌下部、乳部、肺、侧腹部。主治病证为后牙痛、哮喘、胸胁痛等。

3区：躯体前面的外侧缘（2区的外缘），范围狭窄，包括沿耳廓前缘的头面部、沿腋窝前缘向下的垂直线、胸腹部。主治病证为颞浅动脉痛、沿腋前缘垂直线部位的胸痛或腹痛。

4区：躯体前后面交界处，包括头项、耳以及腋窝垂直向下的区域。主治病证为头项痛、耳鸣、耳聋、腋中线部位的胸腹痛。

5区：躯体后面的两旁（与2区相对），包括头项后外侧、肩胛区、躯干两旁、下肢外侧。主治病证为颈后部痛、落枕、肩背部痛、侧腰痛等。

6区：躯体后正中线两侧的区域（与1区相对），包括后头部、枕项部、脊柱部、尾骶部、肛门等。主治病证为后头痛、项强痛、腰脊痛等。

四肢分区：当两上、下肢处于内侧面向前的外旋位、两下肢靠拢时，四肢内侧面相当于躯干的前面；外侧面相当于躯干的后面；前面靠拢的缝相当于前正中线；后面靠拢的缝相当于后正中线，这样，四肢的分区就可按躯干的分区类推。

另外，以胸骨末端和肋弓交界处为中心划一条环绕身体的水平线，称横膈线，将身体6区分成上下两半，横膈线以上各区加"上"字，横膈线以下各区加"下"字。如上1区、下1区，以此类推，用称各区。

二、进针点及适应证

按分区查明病证所在区，即在腕踝部选取相应同一区域的进针点。腕与踝部各有6个点，分别代表上下6个区。下面将各点位置以及适应证介绍如下：

（一）腕部

进针点共6个，约在腕横纹上2横指（内关、外关）一圈处。从掌间尺侧至桡侧，再从腕背桡侧至尺侧，依次称作为上1、上2、上3、上4、上5、上6（图12-12）。

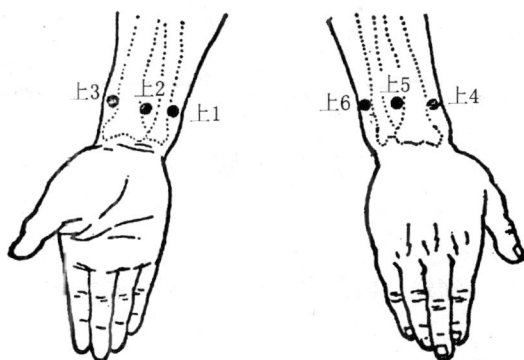

图 12-12 腕部进针点

[上1]

位置：在小指侧的尺骨缘前方，用拇指端按压觉凹陷处。

适应证：前额痛、目疾、鼻炎、面神经炎、前牙肿痛、咽喉肿痛、咳喘、胃脘痛、心悸、眩晕、盗汗、失眠、郁证、癫痫等。

[上2]

位置：在腕掌侧面的中央，掌长肌腱与桡侧腕屈肌腱之间，即内关穴。

适应证：颌下肿痛、胸闷、胸痛、哮喘等。

[上3]

位置：靠桡动脉外侧。

适应证：如高血压、胸痛等。

[上4]

位置：手掌向内，在拇指侧的桡骨缘上。

适应证：头顶痛、耳疾、颞下颌关节炎、肩周炎、胸痛等。

[上5]

位置：腕背的中央，即外关穴。

适应证：后颞部痛、肩周炎、上肢麻木、痹证、上肢运动障碍、肘腕和指关节痛等。

[上6]

位置：小指侧尺骨缘背。

适应证：后头痛、枕项痛、脊柱（颈胸段）痛等。

（二）踝部

踝部进针点有6个。约在内、外踝最高点上3横指（相当悬钟、三阴交穴）一圈处，从跟腱内侧起向前转到外侧跟腱依次为下1、下2、下3、下4、下5、下6（图12-13）。

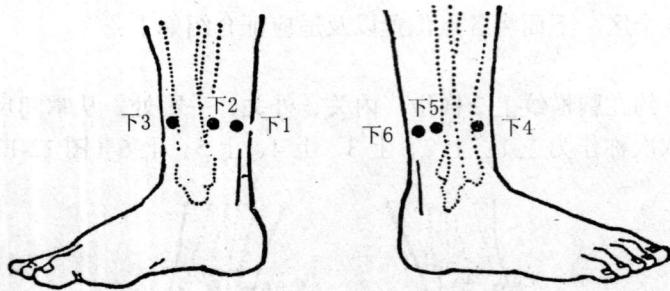

图12-13　踝部进针点

[下1]

位置：靠跟腱内缘。

适应证：如上腹部胀痛、痛经、白带多、遗尿、阴部瘙痒症、足跟痛等。

[下2]

位置：在内侧面中央，靠胫骨后缘。

适应证：如胁痛、侧腹痛、过敏性肠炎等。

[下3]

位置：胫骨前缘向内1厘米处。

适应证：如膝关节痛等。

[下4]

位置：胫骨前缘与腓骨前缘的中点。

适应证：如股四头肌部痛、膝关节炎、下肢痿痹证、下肢瘫痪、趾关节痛。

［下5］

位置：在外侧面中央。

适应证：如髋关节痛、踝关节扭伤等。

［下6］

位置：靠跟腱外缘。

适应证：如急性腰扭伤、腰肌劳损、骶髂关节痛、坐骨神经痛、腓肠肌痉挛、脚前掌指痛。

三、操作方法

选定进针点后，皮肤常规消毒，医者左手固定进针点上部（拇指拉紧皮肤），右手拇指在下，食、中指在上夹持针柄，针与皮肤呈 30°角，快速刺入皮下，针体紧贴皮肤表面，沿皮下浅表层刺入一定深度，以针下有松软感为宜。若患者有酸、麻、胀、重感觉，说明针体刺入筋膜下层，进针过深，须调针至皮下浅表层，针刺深度约 1.5 寸。针刺方向一般朝上，如病变在四肢末端则针刺方向朝下。

针刺沿皮下浅表层进达一定深度后，留针 20～30 分钟，不作捻转提插。一般隔日 1 次，10 次为 1 疗程。急症可每日 1 次。

选进针点时，对局部病证，选病证所在的同侧分区的进针点，对全身性病证，如失眠、盗汗等可选两侧相应进针点。

四、注意事项

1. 腕踝针一般应不痛，进针痛时要调针，至不痛为度。调针时应将针退至皮下表浅部位，再重新进针，或检查针尖是否是沿纵行直线方向插入。

2. 若出现头昏、心慌等症，需将针退出以防晕针。

下篇　针灸治疗

第十三章　治疗概论

　　针灸治疗是针灸医学中的重要组成部分，是对中医基本理论和经络、腧穴、刺灸等基础知识的综合运用。它是在整体观念和辨证论治的思想指导下，对各种针灸的适应病证进行选方配穴、按法施术，通过对腧穴进行适当的刺激，从而起到激发经气、鼓舞正气、疏通经络、祛除病邪、调理脏腑、协调阴阳的作用，使机体恢复到正常的功能状态，疾病得以痊愈。

　　针灸治病涉及范围很广，几乎遍及中医临床各科，对于西医学中的神经、精神、内分泌、免疫等多方面的疾病都有一定的治疗效果。

第一节　针灸的治疗作用

　　根据机体的不同病理状态，我们可以采用针刺和艾灸腧穴，施以不同的手法来达到防病、治病的目的。它的作用机理主要可以从疏通经络、扶正祛邪、协调阴阳三个方面来进行阐述。

一、疏通经络

疏通经络是指当人体由于各种病因造成经络闭阻不通而引发多种疾病时，可采用针灸刺激腧穴和经络，激发经气，使经气通畅。

经络闭阻可造成局部气滞血瘀，从而引起肿胀、疼痛，正所谓"不通则痛"。另外，还可造成气血运行不畅，使经脉所达部位和脏腑失去营养，出现肢体的麻木、痿软、拘挛或脏腑功能活动失去平衡。

疏通经络在《内经》称之为"解结"，《灵枢·刺节真邪》说："用针者必先察其经络之实虚……一经上实下虚而不通者，此必有横络盛加于大经，令之不通，视而泻之，此所谓解结也。"因此，解结即为疏通经络，使脉通畅，气血畅行。

由于引起经脉不通的原因是多方面的，治疗时应针对不同的原因选用不同的方法。若局部经络闭阻，如扭伤、挫伤、劳损或单个关节肿痛等，热者可行针刺，寒者可行艾灸，血瘀者可行刺络，气滞者可针刺或拔罐；对于外感六淫引起经脉闭阻，经气失调者，可用针刺，通经活络，甚者用飞经走气之法，闭阻迎刃而解；对于脏腑功能失调，气血不行，经络失养者，或针，或灸，或针灸并用，调整脏腑，益气养血，温通经络。

凡此种种，都是要"疏通经络，调其气血"，达到"通则不痛"的目的。

二、扶正祛邪

扶正，就是扶助正气，提高机体抗病能力；祛邪，就是消除病邪，消除致病因素的影响。

疾病的发生、发展及其转归的过程，就是正气与邪气相互斗争的过程。如果正气旺盛，邪气就不易侵犯人体产生疾病；如果正气虚弱，邪气就会乘虚而入，疾病也就由此产生。因此，疾病的发生，说明正气处于相对劣势，邪气处于相对优势。正如《内经》所云："正气存内，邪不可干"，"邪之所凑，其气必虚"。既病之后，机体仍会不断产生相应抗病能力，继续与病邪抗争。若正能胜邪，则邪退病愈；若正不敌邪，则邪进而病恶化。因此，扶正祛邪是治疗一切疾病的基本法则。

针灸治病的过程，就是扶正祛邪的过程，可以通过针刺补泻来达到扶正祛邪的目的。当邪盛，正气未衰时（多为新病），治宜祛邪为主，邪去正自安，针刺时，宜用泻法或刺络放血；当正虚邪不盛时（多为久病），治宜扶正为主，正复邪自除，针刺时宜用补法或艾灸。当正虚邪未衰时，单纯扶正则难免助邪，一味祛邪，又有伤正之嫌，必须扶正祛邪同时并用，针刺时宜补泻兼施。如果以正虚为主，则应扶正为主，增强正气后再祛邪，针刺时必须先用补法，后用泻法；如果以邪盛为主，则要先祛邪，邪去再扶正，针刺时必须先用泻法，后用补法。在运用补泻兼施时，应以扶正不留邪，祛邪不伤正为原则。

一般说来，针刺补法和艾灸有扶正的作用，针刺泻法与放血有祛邪的作用。但在具体运用时，又必须结合腧穴的特性来考虑，关元、气海、膏肓、命门、肾俞等穴有扶正的作用；曲泽、委中、十二井穴、十宣、水沟等穴有祛邪的作用，而中脘、内关、三阴交、合谷、太冲、足三里，既可扶正，又有祛邪的作用。

三、调和阴阳

阴阳学说贯穿在中医学的各个方面，针灸治疗也毫不例外，所以《灵枢·根结》说："用针之要，在于知调阴与阳。"也就说明了针灸具有调和阴阳的作用，针灸治病是通过调和阴阳来达到目的的。

人体在正常情况下，保持着阴阳相对的平衡，《素问·生气通天论》说："阴平阳秘，精神乃治。"若因六淫七情等因素导致人体阴阳的偏盛偏衰，失去相对平衡，就会使脏腑、经络的功能活动失常，从而引起疾病的发生。所以，疾病的发生，从根本上说是阴阳相对平衡遭到了破坏，从而导致了"阴胜则阳病，阳胜则阴病"的病理变化。

针灸治病就是要根据阴阳的偏盛偏衰情况来进行调整，《素问·至真要大论》说："谨察阴阳以调之，以平为期。"这里的察阴阳，就是要观察人体阴阳的偏盛、偏衰。阴阳偏盛的，要泻其有余，针刺时常用泻法，清泻阳热，或温散阴寒；阴阳偏衰的，要补其不足，针刺要用补法，扶助正气。若由于阴阳偏衰，导致对方相对偏亢时，要补泻兼施，如阴虚阳亢者要滋阴潜阳，阳虚阴盛者要补阳消阴。总而言之，阴阳的调整是以阴阳达到新的相对平衡为目的。

针灸调和阴阳的作用，主要是通过针刺补泻手法和腧穴的配伍来实现的。《灵枢·终始》说："阴盛而阳虚，先补其阳，后泻其阴而和之；阴虚而阳盛，先补其阴，后泻其阳而和之。"阴盛阳虚临床可见嗜睡、抑郁，阳盛阴虚可见失眠、狂躁，针刺治疗时，均可选用阴跷脉的照海和阳跷脉的申脉二穴配伍。在针刺手法上却有补泻的不同，阴盛阳虚的嗜睡、抑郁要补阳泻阴，即补申脉、泻照海；阳盛阴虚的失眠、狂躁则要补阴泻阳，即补照海、泻申脉。针灸调和阴阳除了直接调和阴阳的盛衰外，还可以采用从阳引阴、从阴引阳的方法，《素问·阴阳应象大论》说："故善用针者，从阴引阳，从阳引阴。"临床上脏疾选背俞穴，腑疾选募穴治疗，即是此法。

综上所述，针灸的治疗作用，实质上就是对机体的一种良性调节作用，不论疏通经络，扶正祛邪，以及调和阴阳，都是从针灸方法和腧穴的选择上来发挥作用的。另外，还与机体的机能状态（包括禀赋、年龄、性别、心理素质、病变表现等方面的个体差异）、治疗时间、辅助治疗方法等都有密切的关系，尤其是机体的机能状态，是针灸治疗疾病的内在因素，在整个治疗中起主导作用。

第二节　针灸治疗原则

针灸治疗原则是根据疾病的具体情况，即病性、病位、病因等来确定的治疗大法。常用的治疗原则分述如下：

一、补虚与泻实

补虚与泻实，即扶正祛邪，是指导针灸治疗的根本原则。补虚就是扶助正气，泻实就是祛除病邪。

《素问·调经论》说："百病之生，皆有虚实。"也就是说，不管什么疾病，都有虚实之分。那么，何谓虚实呢？《素问·通评虚实论》说："邪气盛则实，精气夺则虚。"即虚为正气不足，实为邪气有余。正气不足宜补，邪气有余宜泻，所谓"补其不足，泻其有余"，补虚泻实由此确立。

补虚泻实又可简称为补泻，针灸补泻的内容很多，可以或针，或灸，或用其他的辅助方法来激发机体本身的调节机能，从而产生补泻的作用。补泻是一个综合的过程，要实现补泻有三个方面的因素，即人体的机能状态、腧穴的特殊性和针刺手法的实施。在临床应用时，既有本经补泻，又有他经补泻的不同。所谓本经补泻，就是在一般情况下，凡属于某一经络、脏腑的病变，而未涉及其他经络、脏腑者，即可在本经取穴补泻之；所谓他经补泻，就是如果经脉发生了此实彼虚，或此虚彼实的病理变化时，针灸处方选穴就不局限于采用某一经的穴位，可以选用同名经、表里经或子母经的穴位来进行补泻。本经补泻和他经补泻都适用于"五输穴"的生克补泻法。

在临床上，还可能出现"不盛不虚，以经取之"的情况，属于本经自病，是由于病变的脏腑经络本身一时性的气血紊乱，而不涉及其他脏腑经络，临床虚实表现不甚明显，或虚实兼而有之，治疗时可选用本经的腧穴，进行"平补平泻"的手法，使本经的气血调和，脏腑功能恢复正常。

关于补虚和泻实的原则，在《内经》中有很多的论述，《灵枢·九针十二原》说："虚则实之，满则泄之，菀陈则除之，邪盛则虚之。"《灵枢·经脉》说："盛则泻之，虚则补之……陷下则灸之，不盛不虚，以经取之。"我们在临床应用这些原则和方法时，必须审病度法，有的放矢，不可乱用、误用，否则就会犯"虚虚实实"之戒，造成"补泻反则病笃"的不良后果。

二、清热与温寒

清热与温寒是指热性病用"清"法，寒性病用"温"法，这是针对疾病寒热的性质提出的治疗原则。

热性病和寒性病是两种绝然不同的病证，在治疗原则上也有不同。《灵枢·经脉》说："热则疾之，寒则留之。"《灵枢·九针十二原》说："刺诸热者，如以手探汤，刺寒清者，如人不欲行。"这里"疾之"和"以手探汤"，形象地说明了在治疗热性病时，针刺手法要快而轻浅不留针；相对来说，"留之"和"人不欲行"，则说明在治疗寒性病时，针刺手法要慢而深重，留针。

热性病的表现是外象性的，在治疗热性病时，要引热外出，以清为主。所以，针灸治疗热性病，多采用浅刺疾出，不留针或点刺出血。如外感风热之邪所致的风热表证，针刺时常取大椎、曲池、合谷、外关等穴浅刺疾出，以清热解表；伴有咽喉肿痛时，可加用少商、商阳穴三棱针点刺出血，以加强泻热、消肿、止痛的作用。若温热之邪入里逆传心包，引起神识昏迷，不省人事时，可点刺人中、十二井穴、十宣穴出血少许，有清热开窍醒神的作用。

寒性病的表现多为收引性的，在治疗寒性病时，要温经散寒，以温为主。所以，针灸治疗寒性病，多采用深刺久留针或加艾灸。如风寒湿邪为患引起的痹证，可选用在局部和邻近部位的穴位，深刺久留针；伴有关节肿胀、痛甚时，可加用艾灸或温针灸，有助阳散寒、温通经络的作用。

清热温寒的代表性针刺手法为"烧山火"、"透天凉"。清热时用"透天凉"，温寒时用"烧山火"。

三、治标与治本

标本是一个相对的概念，用以说明各种病证矛盾双方的主次关系。从正邪关系来说，正气为本，邪气为标；从疾病发生来说，病因为本，症状为标；从病变部位来说，内脏为本，体表为标；从发病先后来说，先病为本，后病为标等等。标与本也不是一成不变的，一般说来，本为主要矛盾，标为次要矛盾，所以，针灸治病以治本为先。但当标急于本时，则应治标为先，所谓缓则治其本，急则治其标。治病之先，要确定病证的轻重缓急，才能确定治标为先，还是治本为先，还是标本同治。《素问·标本病传论》说："病有标本，刺有逆从，奈何？……知标本者，万举万全，不知标本，是谓妄行。"标本缓急，是针灸治病的指导方针，按此而行，就不会贻误病情。

1. **急则治其标**　是当标病甚急，有可能影响到整个疾病的治疗时，所采用的一种救急法则。比如疾病过程中，出现高热惊厥，就必须先退热止惊，后治疗发生高热惊厥的病因，否则将影响到病人的生命。又如，不管任何原因所致的二便不通，必须先通便，再治本。再如哮喘病急性期，以呼吸急促、喉中痰鸣、张口抬肩、不能平卧为主症，治疗时应先平喘定息以治其标，待症状稳定后再治疗引发哮喘的病因。

2. **缓则治其本**　一般情况下，治病必须寻求疾病的根本原因以治之，尤以治疗慢性病证为重要。如哮喘病缓解期，必须用益肾固本、补脾益肺的方法来扶助正气，培补先天，调养后天，使病人的体质增强，增加抗病能力，减少发作；再如治疗哮喘有"冬病夏治"的说法，到每年三伏天，用隔药饼灸肺俞、膏肓、定喘等穴可以减轻冬季发病的程度，经过多年的反复治疗可以达到根治的效果。这就是"伏其所主，先其所因"，"治病必求其本"的道理。

3. **标本同治**　当疾病在发生、发展的过程中出现标病与本病俱急或俱缓时，就要采用标本同治的方法。如正虚邪实的鼓胀病，在治疗中如单纯扶正或单纯祛邪都对病情不利，这时如果采用标本同治，选用脾俞、足三里、三阴交，补肾健脾以利水；取水分、水道、阴陵泉，利水消肿，则可以标本同治，攻补兼施。又如老慢支患者，出现咳嗽，痰多，喘息、动则加甚，畏寒，易疲劳，端坐呼吸，因为肺主呼气，肾主纳气，此时标在肺，本在肾，治疗时必须益肺固肾，平喘纳气，选用定喘、肺俞、太渊，益肺平喘；取肾俞、气海俞、膏肓、太溪，纳气固肾，使气机上有所主，下有所摄，本固标实。

四、局部与整体

局部与整体的关系，也是一个辩证的关系，是在中医的整体观念基础上建立起来的。因为局部出现的一些症状往往是整体病变的一个部分，我们可以从局部的变化来推断整体变化的情况。如牙龈肿痛是胃火上炎，口舌生疮、小便短赤，是心移热于小肠等，正如《标幽赋》所说："观部分而知经络之虚实。"因此，针灸治病，必须运用整体观念，辨证论治，才能不出现头痛医头、脚痛医脚的现象。

1. **局部治疗**　是针对局部症状而言。当局部症状突出时，以治疗局部症状为主的治疗方法，称为局部治疗。局部症状的解除有助于全身性疾病的治疗，局部治疗是以取病变部位及邻近部穴位治疗疾病的方法。所有的腧穴都有治疗局部病变的作用，所谓"腧穴所在，主治所在"就是这个道理。如头痛取百会、头维、风府、风池，面瘫取地仓、颊车，胃痛取中脘，"病在经筋，取阿是穴"，都是属于局部治疗的范畴。

2. **整体治疗**　是针对全身性病证或病因而言。疾病的发展过程中局部症状不再成为主要矛盾时，我们在治疗中必须进行整体治疗，以保证治疗的彻底性。如风寒外束的感冒，出现恶寒、头痛等症状，治疗时选用合谷、外关，发汗解表，表邪解则恶寒、头痛的症状自然消除。

3. 局部与整体同治　是局部治疗与整体治疗同时进行，是临床常用的治疗方法，是在大多数情况下采用的治疗方法。其既重视病因治疗，又重视症状治疗，将两者有机地结合起来，可以大大地提高疗效。如脾虚泄泻，局部取天枢、大横以止泄，整体取脾俞、足三里健运脾胃；又如风火牙痛，局部取颊车、下关疏通经络以止痛，整体取合谷、内庭清泄胃火。局部治疗与整体治疗，主要是根据腧穴的主治特性而来的治疗原则，是选用病变局部的穴位与可以调节全身功能的远部穴位结合的疗法，也是针灸临床广泛采用的方法。

五、同病异治与异病同治

是以病因病机为依据来选用治疗方法的，是中医辨证论治的体现。同病异治是指同是一种疾病由于病因病机以及发展阶段不同，可以选用不同的方法来治疗。如感冒，有风寒、风热、暑湿等病因的不同，治疗时选穴亦各有不同，风寒可选风池、风门、列缺为主；风热可选大椎、曲池、外关为主；暑湿可选合谷、足三里、外关为主。异病同治是指虽不是同一种疾病，但其病因病机有类似之处，或处于同一性质的病变阶段，可以采用相类似的方法来治疗。如久痢、久泄、脱肛、子宫脱垂等病证，虽然病证不同，但其中均有气虚下陷这个病机，所以治疗时，匀可采用升阳益气举陷的方法，选用百会、中脘、脾俞、足三里、气海等穴，并重用灸法，疗效更佳。

六、三因制宜

三因制宜指的是因时、因地、因人制宜，它充分地体现了中医的整体观念和辨证论治原则的灵活性。

1. 因时制宜　四季气候的变化，对人体产生一定的影响，根据不同季节的气候特点，针刺时有刺深刺浅的不同。"春夏刺浅，秋冬刺深"，由于春夏多患阳热病证，针刺宜浅刺疾出，少留针，慎用灸法；秋冬多患阴寒病证，针刺宜深刺慢出，久留针，可多用灸法。在选穴方面，春夏多用井荥穴，秋冬多用经合穴，长夏之季湿为重，多用输穴以利关节。另外，还有子午流注、灵龟八法等，都是以时间定穴位的范例。

2. 因地制宜　不同区域的地理环境不同，可以作为指导针灸治疗的原则。在《内经》中即有东西南北不同区域采用不同的治疗方法的记载。

3. 因人制宜　是根据患者的年龄、体质、病情等的不同，提出适宜的治疗方法。如小儿体质柔嫩，生机旺盛，针刺时不宜刺深，当用浅刺疾出不留针的刺法，这样既不易损伤患儿的机体，又可收到预期的疗效。另外，阳性体质的人，感受外邪，多从热化，易生热性病，治疗时可多用针刺，少用灸法，或点刺出血以泄热；寒性体质的人，感受外邪，易从寒化，产生寒性病，治疗时则应深刺久留针，多用灸法，以温寒。

4. 三因制宜　就是说在治疗疾病时，要全面地看到：在注重人的整体时，也要注意疾病发生的时令季节、所处的地理环境。在分析病证的时候，要看到人是一个有机的整体，人与人之间有不同的特点，人与自然界的关系是密切的。把这些对疾病有影响的因素都进行考虑，才能灵活地运用针灸治病，取得较好的疗效。

第三节　针灸辨证施治纲要

辨证，就是在治疗疾病的过程中，收集病史、症状、体征进行综合、分析、归纳，以辨别疾病的原因、部位、正邪的盛衰情况等，是中医学的精华和特点，是治疗疾病的前提和依据。针灸治疗中的辨证，有其独特的形式，它是在整体观念的指导下，以八纲辨证为纲领，经络辨证为核心，结合脏腑、气血辨证，对疾病进行分析、归纳的过程。分析就是辨别疾病的病因、病机；归纳就是辨明疾病的病位、病性，只有这样才能作出正确的辨证，才能为针灸治疗提供准确的依据，取得满意的疗效。

一、八纲证治

八纲是指阴阳、表里、寒热、虚实。八纲辨证是中医学中概括性的辨证纲领，它反映了疾病各种错综复杂变化的几个主要方面，无论疾病发生于任何脏腑、经络，都离不开阴阳、表里、寒热、虚实的范围，它既与脏腑、经络辨证有纵横的联系，又是其总合。

八纲中阴阳是总纲，统领其他六纲。临床中八纲把疾病的所有症状和体征都归纳为八类证候，所以通过八纲辨证，不仅可以使我们明确疾病的部位、属性和正邪的消长等，而且在针灸治疗中对确定治疗原则、选取腧穴及针灸的施术方法，均有一定的意义。

（一）阴阳

阴阳是八纲中的总纲，分别概括表里、寒热、虚实。是说明人体阴阳盛衰情况的一对纲领。

凡是不及的、抑制的、衰退的、寒性的皆属于阴；凡是太过的、兴奋的、亢进的、热性的皆属于阳，这是阴阳划分的基本内容。

临床上阴证包括里、寒、虚证；阳证包括表、热、实证。阴证治宜温中、散寒、补虚，取背俞穴、阴经穴、任脉穴为主，深刺久留针，宜补宜灸；阳证治宜解表、清热、泻实，取阳经穴、督脉穴为主，浅刺疾出，宜泻不宜灸或少用灸。

阴证、阳证的相互转化，可以预测疾病的预后。若阴证向阳证转化，表明疾病有好转的趋势；若阳证向阴证转化，则提示疾病有加重的可能。

（二）表里

表里是说明病邪所处部位深浅的一对纲领。病在皮肤、肌肉、经络为表，病在筋骨、脏腑为里。表证多为外感病，一般发病急，病位浅，病势轻；里病多为内伤，或外感入里，一般发病慢，病位深，病势较重，病程较长。

表证治宜疏解表邪，通经活络，取阳经、手太阴肺经穴为主，浅刺疾出不留针，或用三棱针散刺，或用皮肤针叩刺；里证范围较广，治宜通调脏腑，行气活血，根据不同的脏腑和部位选用相应经络的穴位，深刺可留针。

（三）寒热

寒热是说明疾病性质的一对纲领。寒为阴盛或阳衰，热为阳盛或阴衰。寒证治宜温寒或补阳，多取任脉、督脉、脾经、肾经穴为主，温针久留，重用灸法；热证治宜泻热或滋阴，多取督脉、大肠经、胃经穴为主，重刺疾出或点刺出血，禁灸。

（四）虚实

虚实是说明正邪强弱的一对纲领，也是决定针刺补泻的关键。虚为正气虚，实为病邪盛，虚证宜用补法，取任脉、督脉、脾经、肾经穴为主，多灸少针，针用补法，若阴虚则不灸，阳虚可多灸重灸，补法的代表手法有"烧山火"；实证宜用泻法，取督脉、胃经、三焦经、大肠经穴为主，重刺或点刺出血，针用泻法，实热证禁灸，寒实证宜灸，泻法的代表手法有"透天凉"。

八纲虽然都包括有一定的内容，概括一定的证侯，但八纲辨证不是把临床证侯截然分成八种病证类型的，临床所见往往是错综复杂，相互交织在一起的，如表里同病、虚实夹杂、寒热错杂等。在辨证时它们之间又是密切联系并不可分割的，如辨别表里必须与寒热虚实相联系，辨别寒热又必须与表里虚实相联系。

在疾病发展的过程中，有时还会出现疾病本质与现象不一致的情况，如真寒假热、虚实真假等复杂证侯，这些情况往往在疾病发展到严重阶段时出现，应当特别注意，要灵活运用八纲辨证，不要被假象所蒙蔽。

二、脏腑证治

脏腑辨证是以脏腑学说为基础，在充分了解脏腑的病理变化、生理功能后，对四诊所获得的症状与体征进行综合分析，从而推断疾病所属的脏腑、病变的性质和正邪的盛衰，为疾病的治疗提供依据，以便确立相应的治疗原则和方法。

（一）肺

肺的病变主要为肺气宣降失常。常见的症状有：咳嗽、气喘、吐痰、胸痛、咯血、鼻塞、流涕、鼻衄、咽喉肿痛、失音等。

1.风寒束肺 恶寒重，发热轻，头痛，全身酸痛，无汗，鼻塞，流清涕，咳嗽，痰涎清稀，苔薄白，脉浮紧。治宜祛风散寒，宣肺解表。取手太阴经、手阳明经、足太阳经穴为主，针用泻法或平补平泻法，并可施用灸法。

2.热邪壅肺 发热重，恶寒轻，有汗，口渴，鼻干，或流黄涕，鼻衄，咽喉肿痛，咯痰黄稠，大便秘结，小便黄赤，舌红，苔黄，脉浮数。治宜祛风清热，宣肺解表。取手太阴经、手足阳明经穴为主，针用泻法或三棱针点刺出血。

3.痰湿阻肺 咳嗽气喘，胸膈满闷，喉中痰鸣，不得安卧，咳痰甚多，色白而粘，苔腻，脉滑。治宜除湿化痰，肃肺降气。取手足太阴、足阳明经穴和背俞穴，针用泻法或平补平泻法，可施用灸法。

4.肺气不足 咳喘无力，少气懒言，气短不足以息，声音低微，面色苍白，倦怠无力，自汗，舌淡，苔白，脉虚弱。治宜补肺益气，兼健脾温肾。取手足太阴经、足少阴经、任脉经穴及背俞穴，针用补法，并可加灸。

5.肺阴亏损 干咳少痰，或痰中带血，口干咽燥，声音嘶哑，消瘦颧红，潮热盗汗，舌红，少苔，脉细数。治宜润肺止咳，滋阴清热。取手太阴经、足少阴经穴及背俞穴，针用补法，或平补平泻法，一般不灸。

（二）大肠

大肠的病变主要为传导功能失常。常见的症状有：便秘，泄泻，里急后重，便血，肠痛，脱肛等。

1.**大肠寒证**　腹痛肠鸣，大便溏泄，舌苔白滑，脉沉迟。治宜散寒止泻。取大肠的募穴和下合穴，针灸并用。

2.**大肠湿热**　腹痛，便泻黄糜，移臭不爽，肛门灼热，里急后重，下痢赤白，身热口渴，苔黄，脉滑数；若热结为肠痈，则腹痛拒按，下肢屈不伸展。治宜清热利湿，理肠导滞。取手、足阳明经穴及大肠的募穴和下合穴为主，针用泻法。

3.**大肠虚证**　久泻，久痢，大便失禁，肛门滑脱，腹痛隐隐，喜暖喜按，四肢不温，舌淡，苔薄，脉细弱。治宜补气升阳，止泄固脱。取足太阴经、足阳明经、任督脉经穴为主，针用补法，重灸。

4.**大肠实证**　腹痛拒按，或发热，呕逆，便秘，或热结旁流，或便而不爽，苔黄，脉沉实。治宜通调腑气，清热导滞。取手足阳明经穴为主，针用泻法，不灸。

（三）脾

脾的病变主要为运化失常。常见的症状有：腹痛，腹胀，泄泻，便溏，肠鸣，水肿，出血等。

1.**中气不足**　食少纳呆，腹胀肠鸣，便溏或腹泻，面色苍白或萎黄，气短懒言，四肢乏力，舌淡，苔薄白，脉缓或濡细；或见消瘦，动则气坠于腰腹，内脏下垂等；或气不摄血，出现各种血证等。治宜补中益气，升阳举陷。取足太阴经、足阳明经、任脉、督脉经穴及脾胃的背俞穴、募穴，针用补法。

2.**脾阳虚衰**　面黄少华，纳少腹胀，食入胀甚，脘冷或泛吐清水，喜热饮，便溏，四肢不温，小便不利，白带清稀，或有水肿，舌淡，苔白，脉濡弱。治宜温补脾阳，和中健运。取足太阴经、足阳明经、任脉经穴及背俞穴为主，针用补法，重灸。

3.**寒湿困脾**　头身困重，纳差脘闷，口粘，大便溏或泄泻，舌苔白腻，脉濡缓。治宜散寒化湿，健运脾土。取足太阴经、足阳明经穴及脾胃的背俞穴、募穴为主，针用平补平泻法，可用灸。

4.**湿热阻脾**　腹胀脘痞，不思饮食，身重困倦，呕恶，厌油，面目身黄，皮肤发痒，口渴不欲饮，大便不爽，小便赤黄不利，苔黄腻，脉濡数。治宜清热利湿。取足太阴经、足厥阴经、足阳明经穴为主，针用泻法，不灸。

（四）胃

胃的病变主要为受纳与和降失常。常见的症状有：腹胀脘闷，不欲食，呕吐，呃逆，嗳腐吞酸，吐血，便血等。

1.**食积伤胃**　脘腹胀满，甚或疼痛拒按，口臭，嗳腐，呕恶，大便不爽，苔黄厚，脉滑。治宜消食化滞，调理肠胃。取足太阴经、足阳明经穴及胃的募穴为主，针用泻法，不灸。

2.**胃寒偏盛**　胃痛绵绵，喜暖喜按，泛吐清水，呕吐，呃逆，遇寒则重，得热则减，苔白滑，脉沉迟。治宜温中散寒，暖胃和降。取足太阴经、足阳明经穴及脾胃的背俞穴、募穴为主，针用补法，可用灸。

3.**胃热炽盛**　胃脘灼痛，嘈杂吞酸，消谷善饥，口渴饮冷，口臭，牙龈肿痛、糜烂或出血，舌红，苔黄少津，脉滑数。治宜清胃泄热。取手足阳明经穴为主，针用泻法，不灸。

4.**胃阴不足**　胃脘嘈杂而痛，干呕，呃逆，口干唇燥，饥不欲食，大便干燥，小便少，舌红少津，少苔或无苔，脉细数。治宜养胃生津。取手足阳明经、足少阴经及胃的募穴为主，针用平补平泻法，不灸。

（五）心

心的病变主要为血脉和神志的失常。常见的症状有：心悸，怔忡，心痛，健忘，失眠，癫狂，昏迷，吐血，衄血，斑疹，舌疮，梦遗等。

1. 心气不足　面色白，心悸，气短，自汗，体倦乏力，劳累后加重，舌淡，苔白，脉弱或结代；甚或四肢厥冷，大汗不止，咯血，吐血，口唇指甲青紫，神昏，虚脱。治宜温通心阳，补气调血。取手少阴经、手厥阴经穴及背俞穴、募穴为主，针用补法，可灸。

2. 心血亏虚　面色苍白，心悸不宁，胸闷气短，多梦少寐，健忘，盗汗，五心烦热，舌淡红或干红，少苔，脉细数或结代。治宜滋阴养血，宁心安神。取手少阴经、手厥阴经、足少阴经穴及背俞穴为主，针用平补平泻法，不灸。

3. 心火亢盛　心烦口渴，失眠，口舌生疮，吐血，鼻衄，小便短赤，甚或尿血，舌红，苔黄，脉数。治宜泻热降火，清心除烦。取手足少阴经、手厥阴经穴为主，针用泻法，不灸。

4. 痰火蒙心　神昏谵语，或如呆如痴，或喜怒无常，狂躁不安，不寐，壮热面赤，喉中痰鸣，舌红，苔黄腻，脉洪滑数。治宜涤痰清火，宁神开窍。取手少阴经、手厥阴经、手足阳明经及督脉经穴为主，针用泻法，或三棱针点刺出血，不灸。

5. 心脉瘀阻　心悸，胸闷，胸刺痛，或牵涉左肩胛区及上肢痛，甚或大汗，惊恐，四肢厥冷，口唇紫绀，舌紫暗或有瘀点、瘀斑，脉涩或结代。治宜活血化瘀，通络止痛。取手少阴经、手厥阴经穴及背俞穴、募穴为主，针用泻法或平补平泻法，一般不灸。

（六）小肠

小肠的病变主要为分清别浊的功能失常。常见症状有：大便泄泻，小便不利或短赤等。

1. 小肠虚寒　肠鸣腹泻，腹痛绵绵，喜温喜按，小便频数短少，舌淡，苔薄白，脉沉迟或细缓。治宜温肠散寒，理气止痛。取足阳明经穴及背俞穴、募穴、下合穴为主，针用补法或平补平泻法，可加灸。

2. 小肠实热　心烦口渴，小便短赤或涩痛，甚或尿血，或口舌生疮，舌红，苔黄，脉滑数。治宜清热泻火，通利小便。取手少阴经、手太阳经穴及背俞穴、募穴、下合穴为主，针用泻法，不灸。

3. 小肠气滞　小腹急痛，连及腰背，或少腹及阴中坠胀绞痛，苔白，脉沉弦或弦紧。治宜温经散结，行气止痛。取足阳明经、足厥阴经及任脉经穴为主，针用平补平泻法，可加灸。

（七）肾

肾的病变主要为生殖机能、生长发育、水液代谢的异常。常见的症状有：腰膝酸软，耳鸣耳聋，消渴，痿证，水肿，喘息，尿血，淋浊，遗尿，遗精，癃闭，阳痿，五更泄等。

1. 肾阴亏虚　腰膝酸软，眩晕耳鸣，健忘失眠，形体消瘦，五心烦热，潮热盗汗，颧红咽干，或见咳嗽，痰中带血，男子遗精，女子梦交，或经少、经闭，或生长发育迟缓，或不育、不孕等。舌红，苔少，脉细数。治宜滋阴降火，补肾培元。取足少阴经及背俞穴为主，针用补法，或平补平泻法，不灸。

2. 肾阳不足　腰膝酸软乏力，面色白，形寒肢冷，男子阳痿早泄，女子宫寒不孕，月经不调，大便溏薄，或久泻不止，或五更泄，小便清长，或遗尿，舌淡，苔白，脉沉弱。治宜温肾壮阳，固摄精气。取足少阴经、任脉、督脉经穴及背俞穴为主，针用补法，重灸。

3. **肾不纳气**　咳喘日久，呼多吸少，气短不续，动则喘甚，神疲乏力，声音低怯，面浮色白，舌淡，苔白，脉沉细无力。治宜温肾纳气，引气归元。取足少阴经、任脉、督脉经穴及背俞穴、募穴为主，针用补法，可加灸。

4. **肾虚水泛**　周身浮肿，腰以下为甚，按之陷而不起，大便溏泄，小便短少，水泛为痰则咳逆上气，痰多稀薄，动则喘息，舌淡，苔白润滑，脉沉滑。治宜温补肾阳，行气化水。取手足太阴经、足少阴经、任脉经穴及背俞穴为主，针用补法，重灸。

（八）膀胱

膀胱的病变主要为小便启闭失常。常见的症状有：小便频数，癃闭，淋沥，遗尿等。

1. **膀胱虚寒**　小便频数，清冷，或遗尿，或淋沥不禁，舌淡，苔白，脉沉细。治宜温阳化气，振奋膀胱。取足太阳经、足少阴经、任脉经穴及背俞穴、募穴为主，针用补法，可灸。

2. **膀胱湿热**　小便短涩不利，色赤混浊，或见脓血，或灼热尿痛，或尿中夹有砂石，少腹急胀疼痛，舌红，苔黄，脉数。治宜清热利湿，通调下焦。取足三阴经、足太阳经、任脉及背俞穴、募穴为主，针用泻法，不灸。

（九）心包

心包辨证与心基本相同。

（十）三焦

三焦的病变主要为气化失司、水道不利。常见的症状有：肌肤肿胀，腹部胀满，小便不利等。

1. **三焦虚寒**　肌肤肿胀，腹满，小便不利，或小便失禁，遗尿，舌淡，苔白滑，脉沉细。治宜温通三焦，行气利水。取足太阴经、足少阴经、任脉、督脉经穴及背俞穴为主，针用补法，可加灸。

2. **三焦湿热**　肌肤肿胀，身热口渴，气逆喘促，小腹胀痛，小便不利，舌红，苔黄，脉滑数。治宜清热利湿，疏经利水。取手少阳经、足三阴经、任脉及背俞穴、募穴为主，针用泻法，不灸。

（十一）肝

肝的病变范围较广，变化复杂，但主要为疏泄和藏血功能失常。常见的症状有：胸胁窜痛，头痛眩晕，中风昏厥，痉、痫、麻、震，积聚，吐血，衄血，耳鸣，耳聋，口眼㖞斜，失眠惊恐，月经不调等。

1. **肝气郁结**　精神抑郁，善太息，胸胁胀痛，或窜痛，嗳气纳差；或喉中有物，吞之不入，吐之不出；女性可伴有月经不调，痛经，乳房胀痛，苔薄白，脉弦。治宜疏肝解郁，理气和血。取足少阳经、足阳明经、足太阴经、足厥阴经穴为主，针用泻法，或平补平泻法，一般不灸。

2. **肝阳上亢**　头目胀痛，眩晕，胸胁胀痛，心烦易怒，舌红，苔薄黄，脉弦。治宜平肝潜阳，行气活血。取足少阳经、足厥阴经、足少阴经穴及背俞穴为主，针用平补平泻法，不灸。

3. **肝火上炎**　头痛眩晕，面红目赤，口苦咽干，心烦易怒，失眠多梦，耳鸣，甚或暴聋，咯血，吐血，小便黄赤，舌红，苔黄，脉弦数。治宜清肝泻火。取足少阳经、足厥阴经、足少阴经穴及背俞穴为主，针用泻法，不灸。

4. 肝风内动 头痛眩晕，头摇肢麻，肢体震颤，步履蹒跚，语言謇涩，甚或神昏卒仆，不省人事，口眼㖞斜，半身不遂，舌强不语，喉中痰鸣，舌红，苔白或黄腻，脉弦。治宜平肝熄风，醒脑开窍。取足厥阴经、足少阴经、督脉、任脉经穴及十二井穴为主，针用泻法，或三棱针点刺出血。

5. 寒滞肝经 少腹胀痛，下引睾丸坠胀或囊缩，舌淡，苔白润滑，脉沉弦或沉迟。治宜温经暖肝，散寒止痛。取足厥阴经、足太阴经、任脉经穴为主，针用泻法，可加灸。

6. 肝阴不足 眩晕头痛，耳鸣，耳聋，两目干涩或雀目，肢麻震颤，女性可伴有月经减少或闭经，舌红，少苔无津，脉细弦数。治宜柔肝养阴，滋肾潜阳。取足少阳经、足三阴经穴及背俞穴为主，针用补法，或平补平泻法，不灸。

（十二）胆

胆的病变主要为胆汁疏泄和情志失常。常见的症状有：口苦，黄疸，头痛，胁痛，目眩，失眠，惊悸等。

胆火亢盛 头痛目赤，耳鸣，耳聋，口苦咽干，呕吐苦水，胁肋疼痛，舌红起刺，苔黄，脉弦数。治宜泻火利胆，疏经理气。取足少阳经、足厥阴经穴为主，针用泻法，不灸。

三、经络证治

经络辨证是以经络学说为指导，根据经络的分布规律、与脏腑器官的联系特点、功能特性和经络异常反应，辨别经络病变的部位和性质，为制定相应的治疗方法提供临床依据。

《灵枢·九针十二原》说："凡将用针，必先诊脉，视气之剧易，乃可以治也。"针灸治疗在下针之前必须先观察经络的变化情况、气血的盛衰、气机运行是否通畅、是否有脏腑组织器官的病变通过经络表现出来等等。经络学说是针灸学的理论核心，在辨证论治中，经络学说同样有不可替代的作用。十二经脉作为经络系统的主体，在辨证论治中同样重要，这里以十二经脉及其腧穴作为反应病变的主体，主要有辨证归经、辨位归经和经穴诊察法三个部分。

（一）辨证归经

辨证归经是以临床证候为主要依据的归经形式，是古代医家对疾病证候按十二经脉进行归纳的方法，即《灵枢·经脉》中所载的"是动病"、"所生病"。所谓"是动病"，是指由于外邪侵入经络引起经气的变化而产生的疾病；所谓"所生病"，是指由于脏腑经络的功能失调所引起经气变化而表现出来的证候。每条经脉都有自己特定的证候表现形式，临床中可以按疾病证候进行归经辨证。具体证候归经参阅《灵枢·经脉》。

（二）辨位归经

辨位归经是按疾病证候所发生在某个具体部位与经络循行相关作为依据来进行归经的形式。因为十二经脉在人体的循行部位是相对固定的，人体的组织器官与十二经脉的关系也是相对固定的，根据病变发生的部位来判断是何经何脏腑的病证，其临床意义是十分重要的。如头痛一症，可以根据头痛的部位来分辨经络，前额为阳明经头痛，两侧为少阳经头痛，后头为太阳经头痛，巅顶为厥阴经头痛。又如急性腰扭伤，由于扭伤的部位不同，可以引起不同经脉的病变，治疗上也随之而异。痛在中间是损伤督脉，治疗以调理督脉为主，选取人中、腰阳关、后溪穴；痛在两侧是损伤太阳经脉，治疗以调理太阳经脉为主，选用委中、肾俞、腰痛穴；痛在腰胁是损伤少阳经脉，治疗以调理少阳经脉为主，选用阳陵泉、支沟或外关、肩井、章门等穴。辨位归经为针灸临床选穴处方提供了直接的依据，有一定的指导意义，尤其在治疗痛证时更为突出。

在进行辨位归经的同时，还要注意经气的虚实变化，一般来说，局部症见红肿、青紫、痉挛、发热、疼痛、拒按等属实，寒凉、麻木、痿软、瘫痪、疼痛、喜按、喜热等属虚。

(三) 经络穴位诊察法

经络穴位诊察法，是利用经络穴位的物理和生物特性来诊断疾病的方法，是以经络学说为理论基础，以穴位病理反应的各种衰现形式为指标，利用某种刺激方法如视察、触摸、按压、通电、加热等，检查有关经络穴位，来获得诊断疾病的依据。

经络穴位诊察法的内容主要有经络望诊、经络触诊、经络电测定和知热感度测定四个方面。

1. 经络望诊　主要是通过观察经脉循行部位的皮肤所发生的各种异常改变来诊断疾病的方法。如皮肤的颜色深浅、有无色素沉着、光泽是鲜明光亮还是枯燥晦暗，形态上或皱缩、肿胀，或凹陷、隆起及斑疹有无等。经络望诊是通过观察人体外部皮肤的变化来分析疾病属于何经何脏，是以十二皮部与十二经脉之间的关系为依据，同时结合五官、五体与五脏六腑的关系进行的。如肺系有病，尝在肺俞、中府等穴位处出现白色或红色皮疹，在双上肢内侧前沿出现皮肤颜色的改变；目赤肿痛在排除了眼病后，要考虑是否是肝阳上亢；腰骶部出现丘疹是痔疾的表现；皮肤病常在第3、4胸椎棘突附近出现丘疹等等。临床上在观察皮肤体表异常改变的同时，还要结合触诊、病人的主诉、表现的症状和体征来分析，最后提出诊断。

2. 经络触诊　又称"经穴按压"，是在经络循行部位或有关腧穴进行按压、触摸、寻找阳性反应或异常变化，以判断疾病之所在的方法。分为循经按压和穴位按压。

(1) 循经按压：按经络的循行路线来寻找阳性反应物。方法是用拇指或食指指腹的侧面沿着经络的循行路线进行循按、爪切或用拇、食指进行撮捏，来探找皮下或肌肉内的阳性反应物。在循经按压的过程中，要注意手指力量适中，在肌肉浅薄处，用力稍轻，肌肉丰厚处用力稍重，切忌用力时轻时重，以免出现假阳性反应。

循行按压寻找的阳性反应主要有疼痛、敏感、麻木、寒凉、灼热或肿块、结节、条索状反应物等。不同性质的疾病，有不同形式的阳性反应。根据阳性反应物所在部位属何经，即可诊断何经出现病变。

(2) 穴位按压：有目的地对身体一些穴位进行按压，寻找阳性反应，对疾病的诊断有一定的临床意义。尤其是特定穴，常用的穴位如俞、募、郄、合、原穴等。按压的顺序一般先检查腰背部，然后再检查胸腹和四肢。按压时用力要均匀，并注意左右对照，防止假阳性的出现。

经穴按压常见的阳性反应主要有压痛、敏感、麻木、迟钝、舒适或皮下组织隆起、结节、松弛、凹陷、硬块等。根据这些不同的现象来推断有关经络脏腑的寒热虚实等变化，如：俞、募穴出现压痛、过敏、迟钝或舒适感常提示脏腑的病变，并可归纳到相应的经脉；中府穴压痛，提示肺经的病变；巨阙、膻中过敏或迟钝，可判断为心经、心包经的病变；肾俞穴下按之空软，表明肾和肾经虚弱；膀胱俞下有结节、隆起，可诊为膀胱经病变，且多为膀胱结石。再如：四肢部的郄穴、合穴、原穴等都有一定的诊断意义。郄门穴有压痛，提示心胸有病变；梁丘、足三里有压痛，提示胃及十二指肠有病变；阳陵泉穴下有条索状物，提示肝胆两经的病变；阑尾穴有压痛，提示阑尾及肠道有炎症；胆囊穴处有压痛，提示胆囊有炎症或收缩功能差等；三阴交穴压痛，提示病在足三阴经，多见月经不调、痛经等妇科疾患。

3．经穴电测定法　是指利用经穴电测定仪器测量经络或穴位来诊断疾病的方法。初时是通过测量经络、穴位的皮肤导电量（或电阻值）的变化来分析脏腑经络病变情况，后来演变为在经络、穴位的皮肤上观察引出的电流（或电位）的变化，来判断脏腑、经络气血的盛衰虚实。

实验研究证明，人体皮肤表面存在着导电量较高（电阻值较低）的"良导点"，或高电位的"活动点"。这些点的分布与经典的经络、穴位的分布有密切的相关性。经络、穴位所具有的这种电学特性，可以反映经络的活动情况。所以，利用经穴测定仪测定经穴的导电量或电位值，分析各经代表性的导电量或电位值高低，可以推断各经气血的盛衰。测量时一般首选原穴，其次为井穴、郄穴及背俞穴等。按测量所得各经穴的数据，来进行分析，主要有以下几个方面。

（1）高数和最高数：所谓高数的标准，一般是比其他数据高 1/3 以上者（相差不足 1/3 者，不能说完全没有问题，但不如相差 1/3 以上的容易判断，还需要根据具体情况来决定）。如果出现几个高数，还可以在高数中选出最高数，高数表示病情属实。

（2）低数和最低数：低数的标准是比其他数据低 1/3 以上者，如果出现几个低数，可以在低数中选出最低数。低数表示病情属虚。

（3）左右相关数：即指同一经左右两侧的相差数。如左右相差数在 1 倍以上者，表示该经有病变，这种差数有时也用于没有高数和低数的情况下。

通过以上方法的观察分析，查出某一经（或数经）有异常后，仍应参合其他辨证方法进行综合分析，才能得出较为正确的诊断。

4．知热感度测定法　知热感度测定法是以经络学说理论为指导，通过穴位对恒温的敏感程度的变化，测知经络、脏腑虚实的方法。正常情况下，人体左右两侧同一经穴对温热的感知程度大致相同。如果感知程度差异较大，则说明该经左右失去平衡，脏腑经络可能出现病变。因此，可用恒温热源刺激两侧十二井穴（足少阴肾经以内至阴穴取代涌泉穴，指趾畸形或缺如者，改用原穴或背俞穴），测定其对温热的敏感度，并比较左右两侧的数值差异，分析各经络脏腑的虚实。一般采用特定的线香为热源（也有用点状发热的电热器，或特制的自动计数电热器），对准测定穴位做靠近和离开的节律动作，每次约隔半秒，过快过慢均不适宜。当受试者感到灼烫时，记录移动的次数作为知热感度的数值。测试的顺序是先手后足，在同名经穴上是先左后右，依次探测。如果左右两侧的测值相差 1 倍以上，即是病态。数值偏高者（时间长，超过正常值 1/2 以上的）为功能减退，属虚的表现；数值偏低者（时间短，不足正常值 1/2 以上的）为功能亢进，属实的表现。

现在临床上，已将知热感度测定法演变为对穴位温度的测量，即用特制的探穴测温仪测定各经井穴的温差（或左右对称井穴、背俞穴的温差）。研究表明，健康人与疾病患者井穴、背俞穴的温度均有显著的差异，而井穴的温差比背俞穴的温差出现的频率高而且明显。因此，测定对称井穴的温差对判断脏腑、经脉的失衡比背俞穴更具有重要意义。知热感觉属于知觉神经的反应。测定知热感度是患者的主观反应，误差在所难免；而皮肤温度属于自主神经支配，测定结果是客观的。因此，用敏感的穴位测温仪测量穴位的温差来判断经络失衡的情况，是更为理想可靠的方法。

第四节　针灸配穴处方

针灸配穴处方是针对病情的需要，在辨证立法的基础上，选择适当的腧穴和刺灸方法加以配伍组合而成的。

针灸配穴处方是针灸治病的关键步骤。临床时，针灸配穴处方应根据中医基础理论，结合针灸学科的特点和疾病的具体情况进行严密组合，做到有法有方，配穴要主次分明，灵活多变，刺灸要多种参合，相辅相成。必要时配合其他疗法，以冀取得满意的疗效。

古代医家对针灸配穴处方都非常重视，历代的针灸文献中有丰富的运用经验。他们为了学习者便于掌握和记忆，往往编成歌括和歌赋的形式，流传于世，如《四总穴歌》《行针指要歌》《标幽赋》《百症歌》等等，无一不是针灸配穴处方的典范。

一、选穴原则

选穴原则是指选用腧穴的基本法则，它是在经络学说的指导下，根据腧穴的分布和主治作用来进行选取穴位的。一般分为近部选穴、远部选穴、对症选穴三种。

（一）近部选穴

近部选穴是指选取病变的局部和邻近部位的腧穴。它是根据所有的腧穴都能治疗该穴所在部位及邻近脏腑、组织、器官、经络的病证这一普遍规律提出来的选穴方法，体现了"腧穴所在，主治所在"的规律。本法多用于治疗病变部位比较明显和比较局限的病证，急慢性病均可采用。如头痛选用百会、头维，牙痛选下关、颊车，耳疾选耳门、听宫、听会，关节疼痛选用该关节所在部位的腧穴，扭挫伤选阿是穴等。本法在临床运用较广，选穴时可用一条经的腧穴，亦可用多条经的腧穴，还可以适当选用经外奇穴和阿是穴。

（二）远部选穴

远部选穴是指选取远离病变部位的腧穴。它是根据某些腧穴，尤其是十二经脉肘膝关节以下的腧穴有治疗远部疾病作用的特点提出的，又可称为"循经取穴"。体现了"经脉所通，主治所及"的规律，在针灸临床上运用广泛。《灵枢·终始》说："病在上者下取之，病在下者高取之，病在头者取之足，病在足者取之腘。"《肘后歌》说："头面之疾寻至阴，腿脚有疾风府寻，心胸有疾少府泻，脐腹有疾曲泉针。"另外，还有《四总穴歌》等，都是远部选穴的实例。在具体应用远部选穴时，根据取穴所属经络的不同，分为本经选穴和异经选穴。

1. **本经选穴**　即在病变部位所属的经络选取穴位，这是典型的循经选穴，如心脏有病选神门、通里，肺病选列缺、尺泽、孔最、太渊，胃病选足三里、梁丘，腰脊疼痛针人中等。

2. **异经选穴**　又称为他经选穴，即在与病变经脉有密切关系的表里经和同名经上选取穴位。如：咳嗽、恶寒、发热是病在肺，选用表里经手阳明经的合谷穴；呃逆是胃气上逆所致，选用表里经足太阴经的公孙穴；风火牙痛，选用手、足阳明经的合谷、内庭二穴；失眠选用手、足少阴经的神门、太溪二穴。如若疾病牵涉到多个脏腑、经络，表现较复杂时，所选用的经络穴位就更为广泛了。

（三）对症选穴

亦可称为随症选穴和辨症选穴。本法是针对一些全身性的疾病，或者个别症状无法辨证时，结合腧穴的特殊作用来选取穴位的一种方法。对症选穴多属于经验用穴的范畴，如古代文献歌括中的配穴经验，经外奇穴的治疗范围及阿是穴的临床应用等。

对症选穴以治标为目的，消除当前突出的症状，为进一步治本创造有利条件。因此，对症选穴在针灸临床中的作用是不可忽视的，而且也易被人们掌握和应用。现将临床常见的对症选穴举例列表如下（表13－1）。

表 13－1　　　　　　　　　常见对症选穴举例表

症状	选 穴	症状	选 穴
发热	大椎、曲池、合谷	脱肛	百会(灸)
昏迷	人中、十宣	胁痛	支沟、阳陵泉
虚脱	百会、神阙、关元(灸)，足三里(针)	遗尿	阴陵泉、三阴交、关元
多汗	合谷、复溜	尿闭	曲骨或中极、三阴交、足三里
盗汗	后溪、阴郄	痛经	三阴交、地机、次髎
失眠	神门、三阴交、安眠	崩漏	隐白、三阴交
多梦	心俞、神门、太冲	胎位不正	至阴(灸)
失音	扶突、合谷、通里	项强	外关、后溪、天柱
牙关紧闭	下关、颊车、合谷	目赤肿痛	睛明、太阳、合谷
舌强	哑门、廉泉、合谷	麦粒肿	耳尖放血
喉痹	合谷、少商	鼻渊	合谷、印堂、迎香
流涎	合谷、承浆、颊车	痰多	丰隆、中脘、足三里
心悸	内关、郄门	小儿营养不良	四缝、足三里
胸痛	内关、膻中	缺乳	少泽、膻中
咳嗽	列缺、肺俞	虚损	关元、足三里
恶心、呕吐	内关、足三里	皮肤瘙痒	曲池、三阴交
呃逆	内关、公孙		上肢加曲池
泄泻	天枢、足三里、上巨虚		下肢加血海
便秘	支沟、照海、天枢		躯干加膈俞

二、配穴方法

配穴方法是在选穴的基础上，根据病情的需要，采用两个或两个以上的有协同作用的腧穴进行配伍应用的方法。配穴的目的是为了发挥穴位之间相互协调的作用，相辅相成，提高疗效。因此，在配穴时应注意，针对主要症状配穴，选用穴位时要尽量做到一穴治多症、一穴调多经，这样才能最大地发挥腧穴的治疗效应，做到取穴少而精，疗效高而见效快。具体的配穴方法很多，常用的配穴方法有前后配穴法、左右配穴法、上下配穴法、远近配穴法和表里配穴法五种。

（一）前后配穴法

前后配穴法是指选用身体前面（胸腹）的腧穴与身体后面（背腰）的腧穴进行配伍的方法。常用来治疗内脏疾病和躯干部的痛证，典型的配伍有俞募配穴法和偶刺法。前者在治疗脏腑及其相关的组织器官时选用，如胸痛选肺俞、中府；胃痛选胃俞、中脘；目疾选肝俞、期门等。偶刺法为《内经》刺法"十二刺"之一，是在躯体前后水平对应点进行针刺的一种配穴方法，常用来治疗躯干痛证。如心前区痛，可在痛点的胸前与背部找到对应点进行针刺。这个点，可以是穴位，也可以不是穴位。又如急性腰扭伤，可以找腰部的痛点和腹部的对应点进行针刺，有一定的治疗效果。

（二）左右配穴法

又称为交经缪刺法，是以经络循行左右对称、交叉、交会的特点为依据的配穴方法。常用来调节脏腑、经络、组织器官功能失衡的病证，典型配穴有《内经》的"巨刺"、"缪刺"。一般说来人体气血运行是左右对称分布的，如受到外邪侵袭或脏腑功能失调的影响，就可能出现左右不平衡的状态，使身体的一侧虚而不足，另一侧却实而有余，这样就必须用左右配穴法来补虚泻实。如中风后遗症，常出现患侧虚、健侧实的情况，治疗时就可左右同时取穴，用补患侧、泻健侧的方法治疗。左右配穴法可以用左右同取的方法，也可以用左病右取、右病左取。一般说来，内脏病、全身性或两侧同病的，多采用左右两侧同取的配穴方法，如胃痛取双侧足三里、梁丘，支气管炎取双侧肺俞、尺泽、列缺，四肢关节痛取双侧合谷、太冲、阳辅等。若功能障碍、疼痛在身体一侧且固定的，多采用左右交叉取穴的配穴方法，如偏头痛取对侧列缺，面瘫取对侧合谷穴，肌肉、肌腱扭挫伤取健侧对应点（穴）等。

（三）上下配穴法

上下配穴法是指人体上身部腧穴与下身部腧穴相配合取穴的方法。常用来治疗病变在身体上部或下部某些地方的疾病，典型的配穴有同名经取穴和八脉交会穴的配伍。临床最常见的是上、下肢腧穴的相互配伍应用。如风火牙痛，上取合谷、下取内庭；胁痛，上取支沟、下取阳陵泉；四关穴，上取合谷，下取太冲；胸腹满闷，上取内关、下取公孙。《灵枢·终始》说："病在上者下取之，病在下者高取之，病在头者取之足，病在足者取之腘。"这种上病下取、下病上取的配穴方法也属于本法范畴，如头顶痛取涌泉，目痛取光明、足临泣，腰背痛取委中，脱肛取百会，下肢瘫痪取肾俞、环跳等。

（四）表里配穴法

表里配穴法是以脏腑、经络的阴阳表里关系作为依据的配穴方法。常用来治疗一些常见病证及某一脏腑、经络病变后有可能或已经影响到与其相表里的脏腑、经络的病证，典型的配穴有原络配穴法。本法既可以单独取其相表里经的腧穴，又可以同时取表里二经的腧穴。如：呃逆属胃气上逆，选用脾经腧穴公孙；食不化、肌肉消瘦是脾的运化失司所致，取胃经腧穴足三里；腹痛、腹泻、消化不良、纳呆是脾胃功能不良，选用天枢、足三里、阴陵泉、公孙。另外《灵枢·厥病》说："厥心痛，以背相控，善瘛，如从后触其心，伛偻者，肾心痛也。先取京骨、昆仑。""厥心痛，腹胀，胸满，心尤痛甚，胃心痛也。取之大都、太白。"

《灵枢·五邪》说："邪在肾，则病骨痛……取之涌泉、昆仑。"

（五）远近配穴法

远近配穴法是"近部取穴"和"远部取穴"的配合使用，亦是临床上应用最广泛的一种配穴方法。一般近取局部或邻近部位的腧穴，远取四肢肘膝关节以下的腧穴。临床常用的远近配穴列表如下（表 13-2）。

表 13-2　　　　　　　　　常用远近配穴举例表

病　位	近　取	远　取
头顶	百会、四神聪	太冲、涌泉
前额	印堂、上星、头维	侠溪、内庭
颞部	太阳、率谷	外关、足临泣
后头	风池、风府、天柱	后溪、束骨
眼部	睛明、承泣	合谷、光明
鼻部	印堂、迎香	合谷、足三里
耳部	翳风、耳门、听会	中渚、外关、阳陵泉
咽喉部	天容、天突	合谷、少商
口齿部	颊车、下关	合谷、内庭
肺	肺俞、膻中、天突	列缺、尺泽
心	心俞、厥阴俞、膻中	内关、神门、公孙
肝	肝俞、期门	太冲、行间、阳陵泉
胆	胆俞、日月	阳陵泉、丘墟、支沟
脾	脾俞、下脘	足三里、公孙、内关
胃	胃俞、中脘	内关、足三里、公孙
肠	大肠俞、小肠俞、天枢	上巨虚、下巨虚、足三里、合谷
肾	肾俞、志室、命门	太溪、然谷、委中
膀胱	次髎、中极	三阴交、阴陵泉
前阴	中极、关元、归来	三阴交、太溪、地机
肛门	长强	承山、百会
腰背	背俞穴、局部穴	委中、承山、昆仑
胸部	局部穴	内关、公孙、太白
上肢	肩髃、曲池、合谷	夹脊(颈5~胸1)
下肢	环跳、委中、阳陵泉	夹脊(腰2~骶1)

三、处方的组成

针灸处方的组成就是将选穴、配穴、针灸施术和补泻方法组合，形成有针灸特色的处方形式。一般说来，针灸处方中，有主穴和次穴之分。所谓主穴就是起主导作用的穴，通常指的是针对疾病的主要症状起作用的穴；所谓次穴，又可叫辅穴，是起辅助作用的穴，即指针对次要症状起作用的穴或是协同主穴对主要症状起作用的穴。方中对所选的每一个穴位要标明是选双侧穴，还是单侧穴；是左侧，还是右侧；是选用针法，还是灸法；应该用补法，还是泻法。选用针法时，又应注明是毫针、电针、水针、三棱针、皮肤针，还是腕踝针、穴位埋线等等。选用灸法时，是艾条灸还是艾炷灸，是间接灸还是直接灸，是雀啄灸还是回旋灸，以及温针灸、发泡灸等皆应区别。对所选穴位针刺的深浅、留针或艾灸时间、出血量、艾炷灸的壮数、电针的波型、药物的品名剂量等，这些应在处方中有明确的表示。常用的针灸处方表示的方法列表如下（表13－3）：

表13－3　　　　　　　　　　　　常用的针灸处方符号

针灸方法	符号	针灸方法	符号
毫针补法	T	艾条灸	×
毫针泻法	—	艾炷灸	△
毫针平补平泻法	I	隔物灸	⊖
三棱针放血	↓	温针灸	⍓
电针	I7	拔罐	○
水针	IM	皮肤针	※
皮内针	⊖		

四、特定穴的临床应用

特定穴是指十四经中具有某种特殊治疗作用的腧穴。由于这些腧穴的分布和作用不同，故有其不同的含义和名称。当机体出现病变时，这些腧穴可以出现各种不同的病理反应，帮助我们对疾病进行诊断；若用针灸刺激这些反应点时，可以收到较好的疗效。古人在总结了临床经验后，对这些特定穴形成了独特的配穴方法，使特定穴在临床上的应用有丰富的内容、灵活多变的形式、快捷的疗效。特定穴的配伍，既可以相互间配伍，又可以与其他腧穴配伍。常用的特定穴分为五输穴、原穴、络穴、背俞穴、募穴、郄穴、八脉交会穴、八会穴、下合穴九种，介绍如下：

（一）五输穴

五输穴是指十二经脉中分布在肘、膝关节以下的五个特定穴。这些穴位都是从四肢末端向肘、膝关节方向，按井、荥、输、经、合的次序排列，故称为"五输穴"。五输穴共有60穴，历代医家都重视五输穴的应用。清代廖润鸿在《针灸集成》一书中称："周身三百六十穴，统于六十六穴。"

古人认为经气在经脉中运行的状况类似于自然界中的江河水流，由小渐大，由高往低，最后百川归大海。所以把四肢末端比做水之源头，经气由此而生，是谓"所出为井"，故井穴多位于四肢末端爪甲旁；经气稍盛，如刚出地面的泉水，细流无声，是谓"所溜为荥"，故荥穴多位于指（趾）掌（跖）关节部；经气渐盛，灌注之处，如水流由浅注深，是谓"所注为输"，故输穴多位于腕（踝）关节附近；经气愈盛，所经过的部位，如江河之水通畅无阻，是谓"所行为经"，故经穴位于腕（踝）或臂（胫）部；最后经气充盛、汇合深入，如江河入大海，是谓"所入为合"，故合穴多位于肘（膝）关节附近。

五输穴在临床应用中较为广泛，常用的方法有以下几种：

1. **按病选穴法**　根据五输穴的主病范围选穴，归纳如下（表13－4）：

表 13－4　　　　　　　　　　　五输穴主治范围表

《内经》	《难经》	现代归纳
病在脏者取之井	井主神识昏迷	井主心下满
荥主身热	病变于色者取之荥	荥主热病
输主关节痛	输主体重节痛	病时间时甚者取之输
病变于音者取之经	经主咽喉病	经主喘咳寒热
合主逆气而泄	病在胃及饮食不节得病者,取之于合	合主肠胃病

2.按时选穴法　是根据一年四季不同的时间来选穴。《难经·七十四难》说:"春刺井,夏刺荥,季夏刺输,秋刺经,冬刺合。"由于人体阳气随着一年四季的变化而变化,春夏人体阳气在上,在外浅表之处,故针刺宜浅,宜选用井荥穴;秋冬人体阳气蛰伏于里,故针刺宜深,宜选用经合穴。

3.补母泻子取穴法　是将五行与五输、脏腑、经络相配,利用五行的生克制化关系进行推衍,再根据脏腑病变的虚实状况,采用"虚则补其母,实则泻其子"的原则选穴。五行与五输穴的关系,按"阳井金"、"阴井木"相配后,依照五行相生的顺序排列,即可得出(见表13－5、表13－6)。

表 13－5　　　　　　　　　　五行与阴经五输穴关系表

经脉	井(木)	荥(火)	输(土)	经(金)	合(水)
手太阴肺经	少商	鱼际	太渊	经渠	尺泽
手厥阴心包经	中冲	劳宫	大陵	间使	曲泽
手少阴心经	少冲	少府	神门	灵道	少海
足太阴脾经	隐白	大都	太白	商丘	阴陵泉
足厥阴肝经	大敦	行间	太冲	中封	曲泉
足少阴肾经	涌泉	然谷	太溪	复溜	阴谷

表 13－6　　　　　　　　　　五行与阳经五输穴关系表

经脉	井(金)	荥(水)	输(木)	经(火)	合(土)
手阳明大肠经	商阳	二间	三间	阳溪	曲池
手少阳三焦经	关冲	液门	中渚	阳池	天井
手太阳小肠经	少泽	前谷	后溪	阳谷	小海
足阳明胃经	历兑	内庭	陷谷	解溪	足三里
足少阳胆经	足窍阴	侠溪	足临泣	阳辅	阳陵泉
足太阳膀胱经	至阴	足通谷	束骨	昆仑	委中

补母泻子取穴法在临床应用分为本经取穴和异经取穴法二种。

(1)本经取穴法:指病在某经,就在本经选取子母穴,进行补泻,如肺属金,本经经穴经渠属金为本穴,肺经实证,"实则泻其子",取本经水穴合穴尺泽泻之;肺经虚证,"虚则补其母",取本经土穴输穴太渊补之。其余各经,以此类推(表13－7)。

表 13－7　　　　　　　　　　　五输穴补母泻子取穴法本经取穴表

经　脉	虚　实	取　穴	经　脉	虚　实	取　穴
手太阴肺经	虚 实	太渊 尺泽	手阳明大肠经	虚 实	曲池 二间
手厥阴心包经	虚 实	中冲 大陵	手少阳三焦经	虚 实	中渚 天井
手少阴心经	虚 实	少冲 神门	手太阳小肠经	虚 实	后溪 小海
足太阴脾经	虚 实	大都 商丘	足阳明胃经	虚 实	解溪 历兑
足厥阴肝经	虚 实	曲泉 行间	足少阳胆经	虚 实	侠溪 阳辅
足少阴肾经	虚 实	复溜 涌泉	足太阳膀胱经	虚 实	至阴 束骨

（2）异经取穴法：指病在某经，取其母经或子经的本穴进行补泻。如：肺属金，其母经为脾经属土，其子经为肾经属水，当肺的虚证，应在脾经上取其本穴（属土）输穴太白行补法；当肺的实证，应在肾经上取其本穴（属水）合穴阴谷行泻法。其余各经以此类推（见表13－8）。

表 13－8　　　　　　　　　　　五输穴补母泻子取穴法异经取穴表

经　脉	虚实	取　穴	经　脉	虚实	取　穴
手太阴肺经	虚 实	脾经土穴太白 肾经水穴阴谷	手阳明大肠经	虚 实	胃经土穴足三里 膀胱经水穴足通谷
手厥阴心包经	虚 实	肝经木穴大敦 脾经土穴太白	手少阳三焦经	虚 实	胆经木穴足临泣 胃经土穴足三里
手少阴心经	虚 实	肝经木穴大敦 脾经土穴太白	手太阳小肠经	虚 实	胆经木穴足临泣 胃经土穴足三里
足太阴脾经	虚 实	心经火穴少府 肺经金穴经渠	足阳明胃经	虚 实	小肠经火穴阳谷 大肠经金穴商阳
足厥阴肝经	虚 实	肾经水穴阴谷 心经火穴少府	足少阳胆经	虚 实	膀胱经水穴足通谷 小肠经火穴阳谷
足少阴肾经	虚 实	肺经金穴经渠 肝经木穴大敦	足太阳膀胱经	虚 实	大肠经金穴商阳 胆经木穴足临泣

（3）子午流注纳子法：是以五输穴为基础，根据一日之中气血的出井、溜荥、注输、

行经、入合的流注盛衰、开合的道理，再配合阴阳、五行、天干、地支等，进行逐日按时开穴的一种取穴法。

（二）原穴与络穴

"原"即本原、原气的意思。原穴与三焦的关系密切，三焦是原气的别使，而原气来自"脐下肾间"，通过三焦散布于全身，当其在四肢注留的部位就称为原穴。原穴主要分布在腕、踝关节附近，共有 12 个。其中阴经是"以输代原"，即五输穴中的输穴，同时也是原穴。

"络"有联络的意思。络穴是络脉从经脉别出的部位，也是表里二经相联络的地方（主要指十二经脉），具有沟通表里二经之间联系的作用。主要分布在肘、膝关节以下的是十二经脉的络穴，分布在躯干部的有任脉络、督脉络和脾之大络。络穴共有 15 个。各经的原穴络穴见表 13－9。

表 13－9　　　　　　　　　　　　　　原穴、络穴表

经　脉	原　穴	络　穴	经　脉	原　穴	络　穴
手太阴肺经	大渊	列缺	手阳明大肠经	合谷	偏历
手厥阴心包经	大陵	内关	手少阳三焦经	阳池	外关
手少阴心经	神门	通里	手太阳小肠经	腕骨	支正
足太阴脾经	太白	公孙	足阳明胃经	冲阳	丰隆
足厥阴肝经	太冲	蠡沟	足少阳胆经	丘墟	光明
足少阴肾经	太溪	大钟	足太阳膀胱经	京骨	飞扬
任脉		鸠尾	督脉		长强
脾之大络		大包			

原穴和络穴在临床上可以单独应用，也可以配合应用。单独应用时，由于原穴可以通达原气，维护正气，抗御病邪，调节脏腑，《灵枢·九针十二原》说："五脏有疾，当取之十二原。""凡此十二原者，主治五脏六腑之有疾也。"因此，原穴在临床上常用来治疗脏腑病变，如肠炎、菌痢取合谷，心绞痛取大陵，神经衰弱取神门等。络穴可以疏调表里二经气血，常用来治疗表里二经病变。如列缺是手太阴肺经络穴，既可治疗本经病变引起的咳嗽气喘，同时又可以治疗相表里的手阳明大肠经的头痛；足太阴脾经之络公孙，既可以治疗由于脾运化失司所致的食不化，也可以治疗表里经足阳明胃经病变所致的胃痛、呕吐。原穴、络穴的配合使用又称为"原络配穴法"，也称为"主客配穴法"。这种配穴法实际上是表里配穴法的典范，具体应用是根据相表里的脏腑、经络，何者先病，何者后病，而产生的配穴方法。先病者为主，取其原穴，后病者为客，取其络穴。如：手太阴经与手阳明经相表里，若手太阴经先病，出现咳嗽、胸痛等，进一步影响到手阳明经，又出现颈项强痛等症状，取穴时，先取手太阴经原穴太渊，后取手阳明经络穴偏历。反之，若先出现手阳明经症状，后出现手太阴经症状，取穴时，则先取手阳明经原穴合谷，后取手太阴肺经络穴列缺。采用原络配穴法，必须是二经同病，且病分先后者。

（三）俞穴与募穴

俞穴又称为背俞穴，是指脏腑之气输注于背部的腧穴。这些穴位距离所属脏腑最近，且与脏腑相通。所以，当脏腑发生病变时，在相应的背俞穴部位，可能出现阳性反应，表现为压痛、敏感、皮下结节等。《灵枢·背俞》说："按其处，应在其中而痛解，乃其俞也。"募穴

是指五脏六腑之气汇集在胸腹部的穴位。这些穴位也基本上分布在柜关脏腑的附近，因此，脏腑的病变，也常在这些穴位出现阳性反应。各经俞穴、募穴见表 13－10。

表 13－10　　　　　　　　　　　　俞穴、募穴表

脏 腑	俞 穴	募 穴	脏 腑	俞 穴	募 穴
肺	肺俞	中府	大肠	大肠俞	天枢
心包	厥阴俞	膻中	三焦	三焦俞	石门
心	心俞	巨阙	小肠	小肠俞	关元
脾	脾俞	章门	胃	胃俞	中脘
肝	肝俞	期门	胆	胆俞	日月
肾	肾俞	京门	膀胱	膀胱俞	中极

由于俞穴、募穴所处的位置与相应的脏腑较近，临床上常用来治疗脏腑病变和相关的组织器官的病变。既可以单独应用，又可以相互配合应用。在单独应用时，俞穴在治疗脏腑病变时有直接的作用，尤其对五脏的病变和外感急性病。由于俞穴位于背腰部，所处位置属阳，而五脏属阴，所以这种选穴方法，又可称为"阴病引阳"。募穴在治疗脏腑病变主要是治六腑病，以及慢性病和局部病。由于募穴位于胸腹，所处位置属阴，而六腑属阳，所以本法又称为"阳病引阴"。俞穴、募穴配合应用时，又称为"俞募配穴法"，是属前后配穴法的典范。若某一脏或腑出现病变时，可以同时选用俞穴、募穴治疗，如心病取心俞、巨阙，胸痛、咳嗽取肺俞、中府，肠炎、菌痢取大肠俞、天枢等。

（四）郄穴

"郄"有间隙之意。郄穴是经脉之气深聚的部位。除十二正经之外，阴跷脉、阳跷脉、阴维脉、阳维脉各有郄穴，故有 16 个郄穴。郄穴一般分布在肘、膝关节以下部位（除胃经郄穴梁丘在膝上外）。郄穴有缓急止痛的作用，临床时常用来治疗本经或本脏腑的急性病变。在脏腑或经脉出现病变时，郄穴处往往会出现压痛阳性，所以郄穴具有诊断和治疗双重作用，如咽喉肿痛、咯血取孔最，胃痛取梁丘，月经不调、痛经取地机。各经郄穴见表 13－11。

表 13－11　　　　　　　　　　　　郄穴表

经 脉	郄 穴	经 脉	郄 穴
手太阴肺经	孔最	手阳明大肠经	温溜
手厥阴心包经	郄门	手少阳三焦经	会宗
手少阴心经	阴郄	手太阳小肠经	养老
足太阴脾经	地机	足阳明胃经	梁丘
足厥阴肝经	中都	足少阳胆经	外丘
足少阴肾经	水泉	足太阳膀胱经	金门
阴跷	交信	阳跷	附阳
阴维	筑宾	阳维	阳交

（五）八脉交会穴

八脉交会穴指的是奇经八脉与十二经脉交会于四肢部位的 8 个穴位。这些穴位分布在肘、膝关节以下的部位。这 8 个穴位临床运用广泛且灵活，既可以治疗所属经脉的病证，又可以治疗奇经八脉的病证。可以单独应用，也可以互相配合应用。单独使用时，可用来治疗头及躯干病变，如落枕、肩背痛取后溪，头痛、咳嗽取列缺等；也可用来治疗奇经八脉病变，如脊强而厥取后溪，咽喉肿痛取照海，一切外感表证取外关等。配合使用时，主要是根据奇经八脉两脉相合的原理，将与两脉相通的穴位配合应用，形成四组配合。这种组合通常是上、下肢穴位的组合，形成了上下配穴法的典范（表 13 – 12）。这 8 个穴位还可以用于时间针灸疗法，如飞腾八法、灵龟八法。

表 13 – 12　　　　　　　　　八脉交会穴配合主治表

所属经脉	穴 名	所通奇经	配合主治
手太阴肺经	列缺	任脉	肺系、咽喉、胸痛病证
足少阴肾经	照海	阴跷脉	
手太阳小肠经	后溪	督脉	耳、目内眦、头项、肩胛、腰背病证
足太阳膀胱经	申脉	阳跷脉	
足太阴脾经	公孙	冲脉	心、胸、胃病证
手厥阴心包经	内关	阴维脉	
足少阳胆经	足临泣	带脉	耳、目外眦、侧头、颈、肩、胸胁病证
手少阳三焦经	外关	阳维脉	

（六）八会穴

八会穴是指人体脏、腑、气、血、筋、脉、骨、髓的精气所会聚的 8 个穴位（表 13 – 13）。这些穴位在人体分布无规律。由于这 8 个穴位与所属的 8 种脏腑、组织、器官在生理方面有密切联系，在病理上也有调整作用，临床常用来治疗这 8 种组织器官的病变，如胸闷、气短取膻中，筋脉拘急取阳陵泉等。

表 13 – 13　　　　　　　　　　八会穴主治表

器 官	穴 名	主 治	器 官	穴 名	主 治
脏	章门	脏病	筋	阳陵泉	筋病
腑	中脘	腑病	脉	太渊	脉病
气	膻中	气病	骨	大杼	骨病
血	膈俞	血病	髓	绝骨	髓病

（七）下合穴

下合穴是指手、足三阳六腑下合于足三阳经的腧穴（表 13 – 14）。这些穴位分布在膝关节附近，常用来调整六腑的功能。《灵枢·邪气脏腑病形》说："合治内腑"。临床时应根据病变所属不同的六腑，取其相应的下合穴治疗。如肠痛取上巨虚，癃闭取委阳，胃痛取足三里等。

表 13 – 14 下 合 穴 表

六 腑	穴 名	所属经脉
胃	足三里	足阳明胃经
大肠	上巨虚	足阳明胃经
小肠	下巨虚	足阳明胃经
膀胱	委中	足太阳膀胱经
三焦	委阳	足太阳膀胱经
胆	阳陵泉	足少阳胆经

第十四章　治疗各论

第一节　内科病证

一、感　冒

感冒是以头痛、鼻塞、流涕、恶寒、发热为特征的外感性疾病。一年四季均可发生，以冬春季发病为多。轻者称为"伤风"，重者称为"重伤风"，一时在同一地区内暴发流行者称为"时行感冒"。

感冒见于西医学的普通感冒和流行感冒。

【病因病机】

感冒是由于外感风邪所致，"风为百病之长"，常因季节不同夹杂寒、热、暑湿为患。风邪外入常客于肺卫，使之失于调节，出现卫气失调、肺失宣降的症状。外邪侵入人体后，还可以根据素体情况从热化、从寒化，出现相应的临床症状和表现。风寒束表，寒为阴邪，主收引，风寒束表则毛窍闭塞，肺气不宣；风热犯肺，热为阳邪，热邪犯肺则肺失清肃，腠理疏泄失常；暑湿伤表，暑多夹湿，湿为阴邪，其性重浊，暑湿伤表，阻遏清阳，肺卫不和，留连难解。

【辨证论治】

症状与体征

风寒束表：症见恶寒发热，无汗，头痛身疼，鼻塞流涕，喷嚏，苔薄白，脉浮紧。

风热犯肺：症见发热恶风，汗出，头胀痛，鼻塞流黄涕，咽喉肿痛，咳嗽，痰稠，舌边尖红，苔薄黄或白，脉浮数。

暑湿伤表：见于夏季，头身困重，体乏疲倦，恶风发热，或身热不扬，午后甚，无汗或少汗，呕恶纳呆，苔微黄腻，脉濡数。

治法

风寒宜疏风散寒，宣肺解表；风热宜疏散风热，清利肺气；暑湿宜清暑利湿，解表和中。取手太阴经、手阳明经、足阳明经及督脉经穴为主。

处方

主穴：合谷　大椎　风池　外关

配穴：风寒束表加风门、列缺；风热犯肺加尺泽、曲池；暑湿伤表加足三里、阴陵泉；头痛甚加太阳、头维；咽喉肿痛加少商（用三棱针点刺出血）；小儿高热抽搐加印堂、人中；呕恶纳呆加内关、中脘。

刺灸方法

毫针刺，用泻法，风寒可加灸，风热不灸，暑湿用平补平泻法，每日1次，留针30分钟。

【其他疗法】

1. 耳针　取肺、内鼻、耳尖、肾上腺、胃、脾、三焦，每次选2～3穴，取双侧穴强刺激，每日1次，留针10～20分钟。

2. 艾灸　取大椎、风门、曲池、外关、足三里，每穴用艾条悬灸10分钟，使局部皮肤红润，热感入里为度。有防治感冒作用，风寒者尤佳。

【按语】

1. 针灸治疗感冒疗效较好，但治疗宜早。

2. 针灸对于预防感冒也有较好的作用。在接触感冒病人或流行季节，艾灸足三里穴20分钟，每日1次，有增强免疫功能、预防感冒的作用。

3. 某些急性传染病初期的临床表现与感冒有类似之处，临床应予鉴别，如麻疹、百日咳、小儿麻痹症、脑膜炎等。

二、中　暑

中暑是以头晕、头痛、懊侬呕恶，甚或猝然昏倒为特征的外感热性病，是夏季常见的一种急性病，长时间在高温状况下工作也可出现类似的症状。中暑古称"中暍"，俗称"闭痧"。根据发病的不同情况，又可分为"阳暑"和"阴暑"、"暑厥"等。

中暑见于西医学的日射病、热痉挛等。

【病因病机】

中暑的发生多因长时间在烈日下暴晒，或在高温环境下体力劳动、行走等。年老、体弱、产妇等也可在通风不良、过度疲劳时复感受暑热而发本病。

中暑轻证因暑邪郁于肌表，汗出不畅，热不外泄所致；重证因暑热炽盛，内犯心包，上扰清空而致高热、神昏、痉厥，甚至气阴两竭，出现虚脱的危候。

【辨证论治】

症状与体征

轻证：见头晕，头痛，身热少汗，懊侬，呕吐，烦渴，倦怠思睡，苔白腻，脉濡数，为阳暑。若精神疲惫，肢体困重，胸闷不畅，多汗肢冷，微有恶寒，恶心呕吐，渴不欲饮，苔薄腻，脉濡细，为阴暑。

重证：见壮热无汗，肌肤灼热，面红目赤，口唇干燥，烦渴多饮，神志昏迷，烦躁不安，手足痉挛或抽搐，舌红无津，苔黄，脉洪数或脉沉伏无力。

治法

轻证宜解表清暑，和中化湿；重证宜清泄暑热，宁心开窍。取手足阳明经、足太阳经及督脉经穴为主。

处方

主穴：轻证：大椎　合谷　陷谷　内关　足三里

　　　重证：百会　人中　十宣　委中　曲泽　曲池

配穴：头痛加头维；呕吐加中脘；四肢痉挛或抽搐加阳陵泉、太冲；烦躁不安加四神聪。

刺灸方法

毫针刺，用泻法，十宣、曲泽、委中可刺络放血，每日1次，留针至四肢体温恢复。

【其他疗法】

1. 耳针　取耳尖、神门、肾上腺、心、枕，取双侧穴，强刺激，留针20分钟，耳尖点刺出血。

2. 刮痧　用于中暑轻证。用光滑平整的陶瓷汤匙，蘸食油或清水，刮脊背两侧、颈部、胸胁间隙、肩、臂、肘窝、腘窝等处，刮至皮肤紫红为度。

【按语】

1. 中暑发病骤急，抢救应及时，病人应尽快移到通风阴凉处。

2. 中暑轻证经针刺、刮痧等治疗，病情可迅速减轻，但不能立即饮冷，否则易复发。

3. 中暑重证应先醒神，后泄热，必要时应配合综合治疗方法。

三、咳　嗽

咳嗽是以咳逆有声、咯吐痰液为特征的肺系疾患的主要症状，咳为肺气上逆作声，有声而无痰；嗽指咯吐痰液，有痰而无声；有声有痰则为咳嗽。咳嗽有急、慢性之分，急性多属外感，慢性多为内伤。外感咳嗽调治失当，亦可转为慢性咳嗽；内伤咳嗽感受外邪，引发宿疾，亦可急性发作。若咳嗽迁延日久或年老体弱，正气亏损，则可并发喘息，成为咳喘。

咳嗽见于西医学的上呼吸道感染、支气管炎、支气管扩张、肺炎、肺结核等。

【病因病机】

外感咳嗽多因气候冷热急剧变化，人体卫外功能失调，外邪乘虚而入，肺卫受邪，肺气壅遏，清肃失常，阻塞气道，发而为咳。临床可见风寒、风热、燥热的不同。

内伤咳嗽多因脏腑功能失调而致。故《素问·咳论》认为"五脏六腑皆令人咳"。由于咳嗽反复发作，肺气虚弱或肺阴亏损，肺失清润可致咳嗽。若他脏功能失调，影响肺的宣降，也可引起咳嗽，如脾失健运，聚湿生痰，壅塞肺系，肺气不降，上发为咳；或肝失疏泄，气郁化火，木火刑金，肺失清肃，可以为咳。

【辨证论治】

症状与体征

（1）外感咳嗽

风寒咳嗽：症见咳嗽喉痒，咯痰色白清稀，伴有头痛、鼻塞、恶寒发热、无汗等症，苔薄白，脉浮或浮紧。

风热咳嗽：症见咳嗽咽痛，咯痰色黄质稠，咳而不爽，伴有头胀痛，身热恶风，有汗不畅，苔薄黄，脉浮数。

燥热咳嗽：症见干咳咽燥少痰，咳吐不爽，咳甚则胸痛，舌尖红，苔薄黄而干，脉细数。

（2）内伤咳嗽

痰湿犯肺：症见咳嗽痰多，痰白而稀，胸脘作闷，或胃纳不振，神疲乏力，苔白腻，脉濡滑。

肝火灼肺：症见气逆而咳，痰少质粘，咳引胸胁作痛，面颊略红，咽干口苦，舌红，苔薄黄，脉弦数。

治法

风寒宜解表散寒，宣肺止咳；风热宜疏风清热，肃降化痰；燥热宜清肺润燥止咳；痰湿宜健脾化湿，祛痰止咳；肝火宜平肝降火，清肺止咳。取手太阴经、手阳明经、足太阴经、足阳明经、足太阳经穴为主。

处方

主穴：尺泽　肺俞　中府。

配穴：风寒咳嗽加列缺、外关；风热咳嗽加大椎、曲池；燥热咳嗽加太溪、照海；痰湿犯肺加脾俞、丰隆、太白；肝火灼肺加太冲、阳陵泉；咽痒加风门、天突；头痛加印堂、风池；咽痛加少商点刺出血；咯血加孔最、膈俞；脘闷纳呆加足三里、中脘；伴有喘者，加定喘穴。

刺灸方法

毫针刺，用泻法或平补平泻法，每日 1 次，留针 20～40 分钟。

【其他疗法】

1．耳针　取肺、神门、气管、肾上腺、肝、脾，选双侧穴，留针 10～20 分钟，隔日 1 次。或用王不留行籽压贴。

2．水针　取大椎、肺俞、定喘、风门、膻中，用黄连素、丙酸睾丸酮、普鲁卡因等药。注射量根据药物用量和辨证而定，每日或隔日 1 次，10 次为 1 疗程。多用于慢性久咳。

3．拔罐　取肺俞、膈俞、膏肓、风门，每日 1 次，留罐 10～15 分钟。

【按语】

1．针灸对急、慢性咳嗽均有疗效，综合治疗效果更佳。

2．本病与气候、饮食、情绪有关，平素应注意保暖，忌食辛辣厚味，戒烦戒怒，不吸或少吸烟。

3. 对久治无效者，应排除器质性病变。

四、哮 病

哮病是以呼吸急促，喉间哮鸣为特征的肺系疾病。哮病是因肺有宿痰，遇有外邪诱因，即可发作。一年四季都可出现，尤以寒冷季节，天气变化急剧时为甚，为反复发作性疾病。

哮病见于西医学的支气管哮喘。

【病因病机】

哮病的病因有二，主因是痰饮内伏于肺，诱因为寒热之邪。

寒痰内伏又屡感风寒，失于表散，则寒邪深入肺脏；或经常饮食生冷，伤及肺气，皆使上焦津液不布，凝聚而成寒痰，内伏肺与膈上，往往因外感而触发；病后或素体阳虚，较易使痰从寒化，内伏发病。

热痰内蕴是由于饮食酸咸肥甘太过，伤及脾胃，内酿痰热，上干于肺，敛聚不散，往往随感而发；寒痰内郁化热，转为热痰者多见，为热痰内蕴的常见原因，尤以病后阴伤或素体阳盛者多变发此证。

【辨证论治】

症状与体征

（1）发作期

冷哮：症见呼吸急促，喉中有哮鸣音，痰白而粘，或稀薄多沫，胸闷，面色晦暗，口不渴或渴喜热饮不多，舌淡，苔白滑，脉浮紧；或兼有头痛，恶寒发热，无汗等表证。

热哮：症见呼吸急促，喉中有哮鸣音，胸高气粗，咳嗽阵作，痰黄粘稠，咳吐不爽，心烦口渴，舌红，苔黄腻，脉滑数；或兼有头痛、发热、微恶风等表证。

（2）缓解期

或见畏寒自汗，易感风寒；或见平素痰多，脘痞，倦怠无力，纳少便溏；或见气短，动则喘甚，腰膝酸软，下肢欠温，或盗汗，手足心热。

治法

发作期，冷哮宜温肺散寒，豁痰利窍，热哮宜宣肺清热，化痰降逆。取手太阴经、手阳明经及任脉经穴为主。缓解期宜扶正益肺，补肾健脾。取手足太阴经、足少阴经及背俞穴为主。

处方

主穴：发作期：肺俞　列缺　合谷　天突　丰隆

　　　　缓解期：肺俞　脾俞　肾俞　膻中　定喘

配穴：冷哮加风门、尺泽；热哮加大椎、曲池；缓解期加肩井、足三里、膏肓。

刺灸方法

毫针刺，急性期用泻法，冷哮可加灸肺俞、风门，缓解期用补法，可用灸，每日 1 次，留针 30 分钟。

【其他疗法】

1. 耳针　取下屏尖、肾上腺、肺、气管、交感，每次选 2～3 穴，强刺激，每日 1 次，留针 5～10 分钟。

2. 水针　发作期取定喘、合谷，每穴注射0.1%肾上腺素0.1～0.2毫升，可迅速缓解症状。缓解期取肺俞、膏肓或胸 1～6 夹脊穴，每次取 1～2 对，每穴注射胎盘组织液0.5～1 毫升，由上而下，逐日更换穴位，每日或隔日 1 次。

3. 穴位埋线　取定喘、膻中，定喘穴用三角针埋线，膻中穴用开放性埋线，半年 1 次，最多埋线 3 次。

【按语】

1. 针灸对哮病有较好的疗效，但急性期要配合消炎药，缓解期要配合扶正固本药，可缩短治疗时间。

2. 平素要注意保暖，锻炼身体，戒烟酒。

3. 饮食要忌口，少吃肥甘、油腻、生痰食物。

五、喘　病

喘病是以呼吸急促，甚至张口抬肩，鼻翼煽动为特征的肺系疾病之一，常为某些急慢性疾病的主要症状。喘有虚实之分，一般说来，邪气壅肺者为实喘，精气内虚者为虚喘。喘病一年四季均可发病，无明显年龄、性别差异。

喘病见于西医学的支气管哮喘、慢性喘息性支气管炎、阻塞性肺气肿、肺心病、矽肺及癔病等。

【病因病机】

实喘因外感风寒、风热或素体阳热，复又外感，使肺失宣降，清肃失司，上逆而喘；或恣食肥甘、生冷，嗜酒伤中，脾失健运，聚湿成痰，阻遏肺道，失宣而喘；或情志所伤，思虑气结，阻塞肺道；或肝郁气逆，上乘于肺，肺失宣降，而发喘病。

虚喘因久咳伤肺，肺气日弱，以致气阴两虚，气失所主，而发短气喘促；或喘病日久，由肺及肾；或劳欲过度，伤精耗气，气纳失司，逆气而喘。

【辨证论治】

症状与体征

实喘：见呼吸短促，甚至张口抬肩，不能平卧。若感受风寒，则兼有恶寒发热，头痛，无汗，痰色清稀有泡，苔薄白，脉浮紧；痰热而喘，多见喘粗，痰粘腻，色黄，咳吐不畅，心胸烦闷，口干而渴，伴有发热恶风，舌边尖红，苔薄黄，脉浮数；肝气郁结者，可见突然气促，呼吸不畅，甚至胸痛，伴有失眠、心悸，苔薄白，脉弦。

虚喘：见喘促短气，语言无力，自汗畏风，舌淡，脉虚弱。若喘促日久，动则喘甚，张口抬肩，气短不能接续，汗出肢冷，舌淡，脉沉细。

治法

实证宜平喘降逆，兼风寒者疏风散寒，风热者清热解表，肝郁者疏肝解郁，取手太阴经、手阳明经及任脉经穴为主。虚证宜扶正固本，化痰平喘，取手太阴经、足少阴经、任脉穴及背俞穴为主。

处方

主穴：定喘　尺泽　肺俞　天突　膻中

配穴：风寒加风门、列缺；风热加大椎、鱼际；肝气郁结加太冲、肝俞；肺气虚加中府、太渊；肺肾阴虚加太溪、肾俞。

刺灸方法

毫针刺，实证用泻法，虚证用补法，或平补平泻法，每日1次，留针30分钟，病重可每日2次。

【其他疗法】

1. 耳针　取皮质下、下屏尖、肾上腺、肺、气管、交感、肾，每次取2~3穴，中刺激，每日1次，留针10~15分钟。

2. 伏灸　取肺俞、膏肓、脾俞、定喘，大艾炷隔姜灸，每穴灸3~5壮，每日1次，每年在三伏天施灸。

3. 埋线　方法如哮病。

【按语】

1. 针灸平喘有较好的疗效，不论何种喘病，都有治疗作用。

2. 喘病患者平素应注意保暖，防止受凉，加强体育锻炼，增强抵抗力。过敏性喘病，应注意避开过敏源。

3. 喘病发作严重时，应配合其他治疗方法，防止意外。

六、失　音

失音是以说话声音嘶哑，甚至不能发出声音为特征的肺系疾病。失音在《内经》称为"瘖"，亦有称为"声嘶"、"倒嗓"者，起病突然者称为"暴瘖"。

失音见于西医学的急、慢性喉炎，声带结节，声带劳损，喉头结核及癔病性失语等。

【病因病机】

实证因外感风寒、风热之邪，肺失宣降，病邪阻遏咽喉，气机不利，突发失音；或情志不畅，郁结化火，炼液为痰，阻滞经络，致气门不利而发暴瘖。

虚证因燥火伤肺，肺失滋润；或久病伤阴，肾水亏损，不能上承，声道失于润养，声音嘶哑，逐渐加重，难以发音。

【辨证论治】

症状与体征

凡外感或郁怒而失音，病程短，属实证，称为"金实不鸣"；凡久病阴损，或声带劳损者，病程较长，属虚证，称为"金破不鸣"。

实证：见猝然声音嘶哑或不出声，兼有喉痒，咳嗽痰稀，鼻塞流涕，口不渴，苔薄白，脉浮紧为风寒束表；兼有咽痛，咳嗽痰黄，发热口渴，苔薄黄，脉浮数为风热袭表；兼情志不畅，失音时作时好，伴有心烦、胸闷、头晕、嗳气、耳鸣，舌尖微紫，脉弦为肝郁气结。

虚证：多有慢性咽喉病史，声音嘶哑久不愈，说话费力，逐渐失音。兼有咽干口燥，咳嗽少痰为肺燥津伤；兼有消瘦，咽干，潮热盗汗，干咳无痰，舌红，少苔，脉细数为肺肾阴虚。

治法

开音利咽，行气活血，外感兼疏风解表，肝郁兼疏肝理气，肺燥兼清燥养肺，阴虚兼滋肺益肾。取手太阴经、手阳明经、足少阴经及任脉经穴为主。

处方

主穴：列缺　合谷　照海　天突　天鼎

配穴：外感风寒加风门、外关；外感风热加大椎、曲池、鱼际；肝郁加行间；肺燥加孔最、肺俞；阴虚加太溪。

刺灸方法

毫针刺，实证用泻法，虚证用补法，不灸，每日1次，每次留针30分钟。

【其他疗法】

1. 耳针　取肺、咽喉、颈、气管、大肠、肾，每次选2～3穴，轻刺激，每日1次，留针20～30分钟，5次为1疗程。病程长者，10～15次为1疗程。

2. 隔蒜灸　取鱼际穴，用独头蒜切成约2毫米厚片，刺数个孔后，置鱼际穴处，艾炷灸3～5壮。

3. 水针　取廉泉、扶突，用生理盐水2毫升或1%盐酸普鲁卡因3毫升，注射于穴内0.5厘米左右，每日1次。

【按语】

1. 针灸治疗失音有较好的疗效，对声带充血、水肿的效果较佳，声带肥厚、结节者效果稍差，结节较大时应进行手术治疗。

2. 治疗期间要避免过多说话和吸冷空气，否则影响疗效。

3. 失音是喉癌的信号之一，如遇年龄较大、治疗效果较差时，应进行相关检查，以免延误治疗。

七、呃　逆

呃逆是以气逆上冲，喉间呃呃连声，声短而频，令人不能自制为特征的病证。古称

"哕"，俗称"打呃"。可单独出现，亦可在多种慢性病的过程中出现。若属偶尔出现，多属轻微，不治可愈；若属急病、大病中出现，且连继不断者，则多为危重证候。

呃逆见于西医学中多种疾病引起的膈肌痉挛。

【病因病机】

呃逆的发生，主要是胃气上逆，扰动膈间而成。胃处中焦，上贯胸膈，以通降为顺。若因饮食不节，过食生冷或寒凉药物，而致胃寒；或过食辛辣、温补之品而致胃热；或情志不和，恼怒抑郁，久而化火，肝气上逆，犯胃动膈；或大病、久病，正气虚弱；或吐下过度，耗气伤阴，均可使胃失和降，上逆胸膈，发为呃逆。

【辨证论治】

症状与体征

呃逆初起，声响有力，形神未衰，多为实证；久病呃逆，声弱无力，神疲形枯，多为虚证。

实证：因胃寒者呃声沉缓有力，胃脘冷痛，得热则舒，遇寒则甚，纳少，苔白润，脉迟缓；胃热者呃声响亮，连续有力，口臭，心烦，喜冷饮，大便秘结，小便短赤，苔黄，脉滑数；肝郁气滞者，呃逆连声，常因情绪波动而发作，伴有两胁胀痛，喘气胸闷，苔薄白，脉弦。

虚证：因脾胃阳虚者呃声低弱无力，气不得续，面色苍白，手足不温，食少困倦，舌淡，苔白，脉沉细弱；胃阴不足者呃声短促，不连续，口干舌燥，饮不解渴，烦躁不安，舌红少津，苔少或无苔，脉细数。

治法

和胃降逆，胃寒者温中散寒，胃热者清胃消热，肝郁者疏肝解郁，脾胃阳虚者温中益气，胃阴不足者益胃养阴，取手足厥阴经、足阳明经、足太阴经穴为主。

处方

主穴：内关　公孙　中脘　足三里　膈俞

配穴：胃寒加灸梁门；胃热加内庭；肝郁加太冲、期门；脾胃阳虚加灸气海；胃阴不足加太溪、胃俞。

刺灸方法

毫针刺，实证用泻法，虚证用补法，或平补平泻法。胃寒及阳虚可加灸，胃热及阴虚慎灸。每日1次，留针30分钟或至呃止为度。

【其他疗法】

1. 耳针　取膈、胃、食道、交感、脾，每次选2~3穴，在穴区找压痛点，强刺激，每日1次，留针30分钟。顽固性呃逆，可用埋针或压丸，每日按2~3次。

2. 穴位按压　取双侧攒竹穴，用两手拇指按压穴位，由轻渐重，按压3~5分钟。

3. 刺鼻取嚏　以草刺鼻使之喷嚏，则呃止，适用于初起轻证。

【按语】

1. 针刺治疗呃逆，对初起实证较好；对久病虚证较差，配以中药可提高疗效。
2. 疾病危重后期出现呃逆，为正气虚败之象，预后不良，应配合其他方法急救。

八、呕　　吐

呕吐是以胃内容物从口中吐出为特征的临床常见病证。呕吐可单独成病，也可在多种急、慢性疾病中出现。古人认为有声无物为呕，有物无声为吐。但临床二者往往同时出现，故称为"呕吐"。

呕吐见于西医学的急性胃炎、贲门痉挛、幽门梗阻、胃神经官能症以及肝、胆、胰腺疾患。

【病因病机】

呕吐是由于胃失和降，胃气上逆所致。若感受外邪内犯胃腑，使胃失和降，水谷随气而上逆发为呕吐；若饮食不节，恣食生冷、油腻、不洁食物，伤胃损脾，食积不化，胃气不下而上逆以致呕吐；若抑郁暴怒，肝气横逆犯胃，气机阻滞，上逆而为呕吐；若脾胃虚弱，运化失司，或水谷不化，阻遏中焦；或水液停留，积而为痰，痰湿中阻，都可使胃气上逆引起呕吐。亦有胃阴不足失其润降，发为呕吐。

【辨证论治】

症状与体征

实证：多因外邪犯胃，症见呕吐暴急，时吐清水，伴恶寒发热，头痛身疼，胸脘满闷，苔白腻，脉缓；如饮食不节，则见呕吐酸腐，嗳气纳差，脘腹胀满，大便秽臭，苔厚腻，脉滑实；如肝气犯胃，症见呕吐吞酸，嗳气频频，胸胁满痛，舌红，苔厚腻，脉弦。

虚证：多因脾胃虚寒，症见饮食不慎则呕吐，时作时止，面色苍白，喜暖恶寒，四肢不温，大便溏薄，舌淡，脉虚弱；如胃阴不足则干呕，咽干，舌红少津，无苔或花剥苔，脉细数。

治法

和胃降逆，行气止呕，外感宜解表和中，饮食不节宜消食导滞，肝气犯胃宜疏肝行气，脾胃虚寒宜温中健脾，胃阴不足宜滋养胃阴。取手厥阴经、足阳明经、任脉经穴及背俞穴为主。

处方

主穴：中脘　内关　足三里　公孙

配穴：外感加外关、合谷；饮食不节加下脘、里内庭；肝气犯胃加太冲、期门；脾胃虚寒加灸气海、脾俞、胃俞；胃阴不足加太溪、胃俞。

刺灸方法

毫针刺，实证用泻法，虚证用补法，或平补平泻法，外感风寒及脾胃虚寒加灸，肝郁及胃阴不足慎灸，每日1次，留针30分钟。

【其他疗法】

1．耳针　取胃、交感、神门、皮质下、膈，每次选2~3穴，强刺激，每日1次，留针20~30分钟。

2．点刺法　取承浆穴，用三棱针点刺后，挤压出血。适用于热性呕吐。

3．挑刺法　取颈椎及旁开1.3寸，刺时先从哑门至大椎间隔1寸左右挑刺一针，后刺两侧膀胱经线路，刺法同前。适用于功能性疾病引起的呕吐。

【按语】

1．针灸对呕吐有一定的疗效，尤其对急性、功能性呕吐效果尤佳。

2．对于器质性病变，如消化道严重梗阻或坏死，及肿瘤引起的呕吐，效果较差，只能对症治疗，应该注重原发病灶的治疗。

九、胃　痛

胃痛是以上腹部近心窝处疼痛为特征的临床常见消化系统疾病。又称胃脘痛，俗称"心口痛"，但应与真心痛相区别。

胃痛见于西医学的急、慢性胃炎，胃、十二指肠溃疡，胃痉挛，胃神经官能症等。

【病因病机】

胃痛的病因虽有不同，但其发病的机制无外乎两个方面：一是气滞血瘀，所谓"不通则痛"；二是温煦不足或胃失濡养。

外感寒邪，邪犯于胃，或过食生冷，寒积于中；或饮食不节、过食肥甘，湿热内生；或忧思恼怒，气郁伤肝，肝木失于疏泄，横逆犯胃；或素体脾胃虚弱，劳倦过度，或久病脾胃受伤，以致中焦虚寒；或胃阴不足，胃失濡养，都可导致胃痛。

【辨证论治】

症状与体征

寒邪犯胃：胃脘疼痛暴作，畏寒喜暖，得热痛减，口不渴，或渴喜热饮，苔白，脉弦紧。

湿热内郁：胃脘胀满疼痛，嗳腐吞酸，苔厚腻，脉滑。

肝气犯胃：胃脘作痛，痛连两胁，嗳气频繁，大便不畅，每因情绪波动疼痛加重，苔薄白，脉弦。

脾胃虚寒：胃痛隐隐，泛吐清水，喜暖喜按，纳少，神疲乏力，甚至手足欠温，大便溏薄，舌淡，苔白，脉沉弱。

胃阴不足：胃痛有灼热感，口干，不多饮，大便干燥，舌红少津，少苔或无苔，脉细数。

气滞血瘀：疼痛较剧，固定不移，拒按，甚则吐血如咖啡，便血如柏油，舌紫暗或有瘀斑点，脉细涩。

治法

理气止痛，寒邪犯胃者温中散寒，胃热者解郁泄热，肝气犯胃者疏肝解郁，脾胃虚寒者温中和胃，胃阴不足者益胃养阴，血瘀者活血化瘀。取足阳明经、手厥阴经、足太阴经、任脉经穴及背俞穴为主。

处方

主穴：足三里　内关　梁丘　中脘　公孙

配穴：胃寒加灸梁门；胃热加内庭；肝郁加太冲、期门；脾胃虚寒加灸气海；胃阴不足加太溪；血瘀加膈俞、血海。

刺灸方法

毫针刺，实证用泻法，虚证用补法，胃寒及脾胃虚寒宜加灸，每日1次，留针30分钟。

【其他疗法】

1. 耳针　取脾、胃、肝、皮质下、神门、交感，每次选2~3穴，每日1次，留针20~30分钟。

2. 穴位埋线　取梁门、胃俞，三角针埋羊肠线，3个月1次，3次为1疗程。适用于胃、十二指肠溃疡引起的胃痛。

3. 拔罐　取中脘、胃俞、肝俞、气海，针后拔罐，每日1次，每次10~15分钟。适用于寒性和虚寒性胃痛。

【按语】

1. 针灸治疗胃痛，有较好的镇痛效果，尤其对急性胃痉挛效果更佳。

2. 胃痛患者应注意调整饮食，戒烟酒、辛辣之品。饮食应定时、定量，尽量少食多餐。还要注重调理情绪，戒恼怒，可以减少复发，促进康复。

3. 对慢性胃病，要注意坚持治疗，能取得较好的远期效果。如伴有溃疡出血及穿孔等情况，应及时采取有效的急救措施或转科治疗。

十、腹　痛

腹痛是指胃脘以下，耻骨以上的部位发生疼痛而言。是临床较常见的症状，是多种腹部疾患的伴随症状。

腹痛见于西医学的急慢性肠炎、肠粘连、肠痉挛、肠神经官能症等。

【病因病机】

外感寒邪，侵袭肚腹，或过食生冷，积寒留滞；或暴饮暴食，过食辛辣厚味、不洁食品，食积化热，壅滞肠间；或情志不遂，肝气郁结，失于条达，使气机滞阻肠间；或素体阴虚，脾阳不振，运化无权，气血化生无源，不能温养脏腑，均可导致腹痛。

【辨证论治】

症状与体征

寒邪腹痛：症见腹痛急暴，得温痛减，遇冷更甚，口不渴，小便清长，大便溏薄，苔白腻，脉沉紧。

食滞腹痛：症见脘腹胀满疼痛，拒按，恶食，嗳腐吞酸，或痛而欲泻，泻后痛减，苔腻，脉滑实。

肝郁腹痛：症见脘腹胀闷或痛，走窜不定，痛连两胁或少腹，嗳气后痛可稍减，每因情绪变化而疼痛加剧，苔薄白，脉弦。

阴虚腹痛：症见痛势绵绵，时作时止，喜按喜暖，面色少华，神倦乏力，畏寒，大便溏泄，舌淡，苔白，脉沉细。

治法

缓急止痛，寒邪腹痛则温中散寒，食滞腹痛则消食导滞，肝郁腹痛则疏肝理气，阴虚腹痛则温肾补脾。取手足厥阴经、足阳明经、足太阴经、任脉经穴及背俞穴为主。

处方

主穴：足三里　内关　中脘　天枢

配穴：寒邪腹痛加灸神阙；食滞腹痛加下脘、里内庭；肝郁腹痛加曲泉、太冲；阳虚腹痛加灸气海、脾俞、肾俞。

刺灸方法

毫针刺，实证用泻法，虚证用补法，肝郁用平补平泻法，寒及阳虚可加灸，每日1次，留针20～30分钟。

【其他疗法】

耳针　取大肠、小肠、脾、胃、神门、交感、腹，中等刺激，每次选2～3穴，每日1次，留针10～15分钟，可缓解腹痛。适用于各种腹痛。

【按语】

1. 针灸治疗腹痛有一定的疗效，对于炎性、功能性腹痛疗效较好，对于占位性、器质性病变引起的腹痛，只能暂缓疼痛或效果较差。

2. 治疗腹痛，应从"通"字立法，通则不痛，是治疗之根本。

3. 治疗腹痛，应该严密观察病情，凡出现手术指征的急腹症，应立即转科治疗，以防延误病机。

十一、泄　泻

泄泻是以排便次数增多，大便稀薄或完谷不化，甚至泻如水样为特征的消化道疾病，又称腹泻。一年四季均可发生，以夏秋两季多见。临床有急、慢性泄泻之分。

泄泻见于西医学的急慢性肠炎、胃肠功能紊乱、过敏性肠炎、肠结核等。

【病因病机】

泄泻的主要病变在脾、胃与大、小肠，不管病因如何，都是由于脾胃功能障碍所致。

急性泄泻多因感受寒湿暑热之邪，外邪客于脾胃，气机不利，传导功能失常，清浊不分，水谷夹杂而下；或因饮食不节，过食生冷、不洁之物，脾胃受损，运化失司而致泄泻。

慢性泄泻多因素体脾胃虚弱，生活调摄失宜；或肝气横逆，乘侮脾土；或久泄不已，肾阳不足，命门火衰，均可使脾胃运化失司，不能腐熟水谷，水液内停，混杂而下，遂成泄泻。

【辨证论治】

症状与体征

急性泄泻：症见发病急，病程短，大便次数增多。寒湿者症见大便清稀，肠鸣腹痛，喜温，口不渴，苔白腻，脉濡缓；食滞者症见脘腹痞满，腹痛肠鸣，泻后痛减，纳呆，嗳腐吞酸，苔厚腻，脉滑数。

慢性泄泻：症见发病缓慢，病程较长，大便次数不多。脾虚者症见大便溏薄，时作时止，甚至完谷不化，稍进油腻之物则大便次数增多，纳少，脘腹胀闷不舒，面黄肢倦，舌淡，苔白，脉细弱；肾虚者症见黎明之前，腹部作痛，肠鸣作泻，泻后即安，形寒肢冷，腰膝酸软，舌淡，苔白，脉沉细。

治法

健脾止泻，疏调胃肠气机，寒湿者散寒化湿，食滞者消食导滞，脾虚者温中益气，肾虚者温肾固涩。取足阳明经、足太阴经、任脉经穴及背俞穴为主。

处方

主穴：足三里　天枢　上巨虚

配穴：寒湿加风门、阴陵泉；食滞加中脘、公孙；脾虚加脾俞、胃俞；肾虚加肾俞、关元、命门。

刺灸方法

毫针刺，实证用泻法，虚证用补法，寒湿及阳虚加灸，每日1次，每次30分钟。

【其他疗法】

1. 耳针　取小肠、大肠、胃、脾、肝、肾、交感、神门，每次选3~5穴。急性泄泻中刺激，每日1次，留针10~15分钟；慢性泄泻轻刺激，隔日1次，留针10~20分钟。

2. 艾灸　大艾炷隔盐灸神阙穴，每次灸3~7壮，每日灸1次，适用于虚性久泻。

3. 隔姜灸　取中脘、天枢，每次灸3~5壮，每日灸1次，适用于寒性泄泻。

4. 火针　取长强穴，膝胸位，用26号1.5寸毫针，酒精灯上烧红后，迅速刺入长强穴1寸深左右，快速捻转数下即出针，隔日1次，5次为1疗程，适用于久泻。

【按语】

1. 针灸治疗泄泻，不论急、慢性均有较好的疗效。如遇脱水严重者，应适当给予补液。

2.注意饮食卫生，尤其发病期更应注意，避免生、冷、油腻之品。

十二、痢 疾

痢疾是以腹痛、里急后重、下痢赤白脓血为特征的肠道传染性疾病，常见于夏秋季。一般分为疫毒痢、湿热痢、噤口痢、寒湿痢、休息痢五种类型。

痢疾见于西医学的细菌性痢疾、中毒性痢疾、阿米巴痢疾等。

【病因病机】

痢疾多由饮食不洁之物，或感受湿热疫毒之邪而致。外邪与食滞交阻胃肠，气机不利，大肠传导功能失职，气血凝滞，络脉破损，遂致痢下赤白脓血。如热胜伤血，则赤多白少；如湿胜伤气，则白多赤少；如气血两伤，则赤白夹杂。

若暑湿、疫毒之邪，侵及肠胃，湿热郁蒸，气血阻滞，气血与暑湿、疫毒相搏结，化为脓血，而成湿热痢或疫毒痢；若湿热、疫毒之气上攻于胃，或久痢伤正，胃虚气逆，则胃不纳食，成为噤口痢；若痢疾迁延日久，中气虚弱，继而及肾，脾肾亏虚，正虚邪恋，则成时发时止的休息痢。

【辨证论治】

症状与体征

湿热痢：症见腹痛，里急后重，下痢赤白，肛门灼热，小便短赤，舌红，苔黄腻，脉滑数。

疫毒痢：症见发病急，壮热烦躁，腹痛剧烈，痢下脓血，里急后重，甚至昏迷、痉厥，舌红绛，苔黄燥，脉滑数。

噤口痢：症见痢下赤白，胸脘胀闷，饮食不进，食则呕恶，舌红，苔黄腻，脉濡数。

寒湿痢：症见痢下赤白粘冻，白多赤少，或纯为白冻，腹痛，里急后重，喜暖畏寒，舌淡，苔白腻，脉濡缓。

休息痢：症见下痢时发时止，日久不愈，发作时便下夹有赤白粘冻或呈果酱样，里急后重，腹痛，食少，倦怠怯冷，舌淡，苔腻，脉细。

治法

调和肠胃，行气止痢，湿热痢则清热利湿，疫毒痢则清热凉血解毒，噤口痢则和胃降浊，寒湿痢则温中化湿，休息痢则温肾益脾。取手足阳明经、足太阴经及任脉经穴为主。

处方

主穴：合谷　天枢　上巨虚

配穴：湿热痢加曲池、大椎；疫毒痢加大椎、十宣放血；噤口痢加内关、足三里、中脘；寒湿痢加阴陵泉、气海；休息痢加脾俞、肾俞、关元。

刺灸方法

毫针刺，用泻法，脾肾阳虚可加灸，每日1次，每次30分钟以上。

【其他疗法】

1.耳针　取大肠、小肠、胃、直肠、脾、肾、神门，每次选2~3穴。急性痢疾强刺激，每日1次，留针20~30分钟；慢性痢疾轻刺激，每日或隔日1次，留针5~10分钟。

2. 水针　取天枢穴，用5%葡萄糖注射液，分注两侧穴中，每穴1~2毫升，每日1次。

3. 灸神阙　艾条回旋灸神阙穴，每次灸30~50分钟，以患者腹中有温热感，腹痛减轻或消失为度。适用于寒湿痢。

【按语】

1. 针灸治疗痢疾有较好的疗效，尤其以急性菌痢为佳。针灸治痢疾，不但能有效地控制症状，而且还能消灭病原体。

2. 不典型的痢疾要注意与泄泻相区别。治疗本病时更宜分清寒热虚实。对于中毒性痢疾，由于病情险恶，要采用综合措施治疗和及时抢救。

3. 发病期间注意饮食和个人卫生，必要时应禁食，或控制饮食，并防止传染。

十三、便　　秘

便秘是以大便秘结不通，排便时间延长或虽有便意而排便困难为特征的肠道病证。常见于多种急慢性病中，虽为一个症状，常可影响整个疾病的转机。

便秘见于西医学的习惯性便秘。

【病因病机】

便秘多由大肠传导失司或津液不足所致。

若素体阳盛，或过食辛辣厚味，胃肠积热，或热病后，余热留恋，肠胃燥热，耗伤津液，津失输布，不能下润大肠导致大便干燥，排解困难；若忧思过度，或久坐少动，肺气不降，大肠传导失常，通降不能，糟粕内停，难以下行而致便秘；若年老体弱，病后、产后气血两亏，气虚则肠道传导无力，血虚则津枯不能润下，便结不通；若素体阴盛，肾阳不足，温煦无权，寒自内生，凝滞肠道，糟粕不行，而成便秘。

【辨证论治】

症状与体征

实热：症见大便干结，腹部胀满，按之作痛，身热口干，口臭，苔黄燥，脉滑实。

气滞：症见大便秘结，欲便不能，胁腹痞满，甚至胀痛，嗳气纳少，苔薄腻，脉弦。

气血亏虚：症见大便干燥，虽有便意，努责难下，伴有面色㿠白，倦怠乏力，时感头晕心悸，舌淡，苔薄白，脉虚细。

阴寒内结：症见腹中冷痛，喜热畏寒，大便艰涩，排出困难，小便清长，舌淡，苔白，脉沉迟。

治法

润肠通便，实热者清热保津，气滞者理气散结，气血亏虚者补气养血，阴盛者补肾温阳，取手足阳明经、足太阳经及任脉经穴为主。

处方

主穴：天枢　支沟　上巨虚　大肠俞

配穴：实热加合谷、内庭、曲池；气滞加中脘、照海；气血亏虚加脾俞、足三里；阴盛加肾俞、气海、关元。

刺灸方法

毫针刺，实证用泻法，虚证用补法，阴盛可加灸，每日1次，留针20～40分钟。

【其他疗法】

1. 耳针 取大肠、直肠、脾、肾，强刺激，每日1次，留针1～2小时，间歇行针。

2. 针加罐 取大肠俞、小肠俞、足三里、阳性反应部位，先在左下腹、臀部、大腿后侧寻找阳性反应部位，拔火罐10～15分钟，大肠俞、小肠俞针1.5～2寸深，提插刮柄法，足三里针1.5寸深，捻转手法，每日1次，均留针15～30分钟。

【按语】

1. 针刺有通便作用，以治疗单纯性便秘效果好。

2. 注意饮食，不偏食，多吃蔬果，适当锻炼，养成按时排便的习惯。

十四、脱 肛

脱肛是以肛管、直肠下段及粘膜脱出肛门为特征的病证，又称直肠脱垂。多见于老人、小孩、多产妇女、久病体虚之人。

【病因病机】

本病多由素体虚弱，中气不足，或劳伤耗气，产育过多，大病久病，气血亏损，便秘腹泻，长期咳嗽，以致气虚下陷；或小儿先天不足，或年老气血衰退，或滥用苦寒，攻伐太过，或因痔疾，湿热阻滞，均可发生脱肛。

【辨证论治】

症状与体征

发病缓慢，初时仅大便时感肛门胀坠，肠端轻度脱出，便后可自行回纳；日久收摄无权，兼见神疲乏力，舌淡，苔白，脉细弱；若湿热或痔疾引起，则局部红肿，苔黄，脉弦。

治法

益气升提，湿热则清泻湿热，取足太阳经及督脉经穴为主。

处方

主穴：百会 长强 承山 大肠俞

配穴：肺气虚加肺俞；肾气虚加肾俞、三阴交；湿热下注加下髎、阴陵泉。

刺灸方法

毫针刺，实证用泻法，虚证用补法，并可加灸，每日1次，留针30～40分钟。

【其他方法】

1. 耳针 取直肠下段、大肠、皮质下、神门，中等刺激，每日1次，留针30分钟，双耳交替。

2.挑刺 在腰骶部寻找皮肤丘疹，用三棱针挑刺，少量出血，隔日 1 次。

【按语】

1.针灸治疗脱肛效果好，以小儿为佳。成人完全性直肠脱垂，疗效欠佳。
2.若脱肛反复发作，局部感染溃疡者，可配合药物熏洗治疗。

十五、胁 痛

胁痛是以一侧或两侧胁部疼痛为特征的临床常见自觉症状，可见于多种疾病中。
胁痛见于西医学的肝、胆囊、胸膜的急慢性疾病及肋间神经痛等。

【病因病机】

肝居胁下，其经脉布于两胁；胆附于肝，其经脉循于胁，故胁痛之病，主要责于肝胆。
若情志郁结，肝气失于疏泄；或伤于酒食，积湿生热，移于肝胆；或外感湿热，郁于少阳，枢机不利；或跌仆伤损，胸胁闪挫，络脉瘀阻，血运不畅皆可发生胁痛。
久病或劳欲过度，精血亏损，肝络失养；或肝胆湿热，郁久化热，热火伤阴，络脉失养，均可致肝胆失于疏泄条达，导致胁痛。

【辨证论治】

症状与体征
肝气郁结：症见胁痛胀满，走窜不定，多因情志变化而增减，伴有胸闷气短，嗳气，苔薄白，脉弦。
肝胆湿热：症见胁痛，口苦胸闷，纳差欲吐，目赤身黄，小便黄赤，苔黄腻，脉弦滑数。
气滞血瘀：症见胁肋刺痛，痛有定处，舌暗，脉沉涩。
肝阴不足：症见胁肋隐痛，绵绵不休，遇劳加重，伴头晕目眩，口干烦热，舌红少苔，脉细数。

治法
行气活血，利胁止痛，肝郁则疏肝理气，湿热则清利湿热，瘀血则活血化瘀，肝阴不足则补益肝阴。取手足少阳经、足厥阴经穴为主。

处方
主穴：支沟 阳陵泉 期门
配穴：肝气郁结加太冲、肝俞；肝胆湿热加内关、中脘；气滞血瘀加膈俞、血海、阿是穴；肝阴不足加肝俞、太溪。

刺灸方法
毫针刺，虚证用补法，实证用泻法，或平补平泻法，一般不灸，每日 1 次，留针 30 分钟。

【其他疗法】

1.耳针 取肝、胆、胸、神门、皮质下，中刺激，每日 1 次，留针 30 分钟。可埋针或压丸。

2.电针 取期门、日月、相应节段夹脊穴，针刺得气后，联接电针仪，用连续波，强度以病人能耐受为度，每日1次，10次为1疗程。

3.水针 取相应夹脊穴，用10％葡萄糖注射液10毫升加维生素 B_{12} 注射液1毫升，直刺达神经根附近，待有明显针感后，将针稍向上提，查无回血，再注射药液，每穴1毫升，隔日1次，10次为1疗程。

4.皮肤针 用皮肤针轻轻叩击胁肋部痛点及与痛点成平面的背俞穴（须取上、中、下3个俞穴），并加拔火罐，隔日1次，10次为1疗程。

【按语】

1.针刺治疗胁痛有一定疗效，止痛效果比较快，但要注重对原发病灶的诊断和治疗。

2.由于肋间神经重叠分布，因此，治疗时应同时在上、中、下3条肋间神经支配区进行。

3.注意饮食和心身健康。

十六、鼓　胀

鼓胀是以腹胀大，皮色苍黄，脉络暴露为特征的腹部胀如鼓一类的疾病。又称为"单腹蛊"、"蛊胀"、"水蛊"、"蜘蛛蛊"、"臌脝"等。

鼓胀见于西医学中多种疾病的晚期，如肝硬化、结核性腹膜炎、腹腔内肿瘤等形成的腹水。

【病因病机】

情志郁结，气失调畅，肝郁气滞，气病及血，络脉瘀阻，久之肝病及脾，脾病则运化失司，水湿内停，聚而成鼓胀。嗜酒过度，饮食不节，滋生湿热，损伤脾胃，脾病及肝，则肝失条达，气血瘀阻，水液内停，发为鼓胀。感染水毒、火积，治未及时，影响肝脾，脉络瘀阻，升降失常，清浊相混，积渐成鼓胀。

【辨证论治】

症状与体征

气鼓：症见腹大，按之不坚，胁下胀满或疼痛，叩之声如鼓，纳食减少，食后作胀，常因情绪变化而胀加重，嗳气或矢气后可减缓，小便短，大便不爽，苔薄白，脉弦。

水鼓：症见腹大胀满，按之如囊裹水，脘腹胀闷，面色滞黄，神倦，怯寒，懒动，得热稍舒，小便不利，大便溏泄，苔白腻，脉沉缓。

血鼓：症见腹大坚满，青筋怒张，胁下痛如针刺，头颈胸臂可见血痣，放散赤丝，肌肤甲错，口干不欲饮，大便色黑，舌紫暗或有瘀斑，脉细涩。

治法

和中消胀，除湿散满，气鼓宜疏肝理气，水鼓宜健脾行水，血鼓宜活血化瘀，取足太阴经、足阳明经、足厥阴经穴及背俞穴、募穴为主。

处方

主穴：中脘　气海　足三里　三阴交　脾俞

配穴：气鼓加膻中，灸水分；水鼓加阴陵泉、肾俞；血鼓加膈俞、章门。

刺灸方法

毫针刺，用平补平泻法，适当加灸，每日1次，留针30～50分钟。

【其他疗法】

耳针　取肝、肾、胰、大肠、胃，中刺激，每次选2～3穴，每日1次，留针15～3C分钟，10次为1疗程。

【按语】

1. 鼓胀病属重症，宜早治，治疗过程中不宜攻伐过猛，应循序渐进。

2. 由于鼓胀的病机复杂，应采取综合治疗。临床时还应与肾性水肿作区别。

十七、消　渴

消渴是以多饮、多食、多尿、身体消瘦为特征的病证。

消渴见于西医学的糖尿病。

【病因病机】

饮食不节，长期过食肥甘、醇酒厚味，致脾胃运化失职，积热内蕴，化燥伤津，发为消渴。情志失调，长期的精神刺激，致气机郁结，进而化火，火热炽盛，消烁肺胃阴津，遂成消渴。素体阴虚，劳欲过度，阴津暗耗，肾阴亏损，阴虚火旺，上蒸肺胃，致使肾虚、肺燥、胃热齐致，成为消渴。

【辨证论治】

症状与体征

上消：症见烦渴多饮，口干舌燥，尿频量多，舌边尖红，苔薄黄，脉洪数。

中消：症见多食易饥，形体消瘦，大便秘结，苔黄燥，脉滑实有力。

下消：症见尿频量多，混浊如脂膏，或尿甜，口干舌燥，舌红，脉沉细数。

治法

养阴润燥、生津止消。上消宜清热润肺，中消宜清胃泻火，下消宜滋阴固肾。取手足太阴经、手足少阴经、足阳明经、足厥阴经穴及背俞穴为主。

处方

主穴：胰俞　脾俞　胃俞　肺俞　肾俞

配穴：上消加少府、太渊；中消加内庭、三阴交；下消加太溪、太冲。

刺灸方法

毫针刺，用补法或补泻兼施，每日1次，留针30分钟。

【其他疗法】

1. 耳针　取内分泌、肾上腺、胰、下脚端、神门、三焦、心、肝、肾，中刺激，每次选3～5穴，隔日1次，留针20分钟，10次为1疗程。

2.水针 取胰俞、肾俞、胸3、胸10、腰2夹脊（每天注射1组夹脊穴，分3组轮流），用当归注射液或维生素B_1、维生素B_2注射液，每穴注射0.5～1毫升，每天1次，10次为1疗程。

3.皮肤针 取脊柱两侧，以胸7～胸10段为重点叩刺部位，一般中度刺激，隔2日1次，10次为1疗程。

4.穴位埋线 取胰俞、肾俞、三焦俞（均双），每次选1～2穴，交替使用，0号羊肠线穿刺针埋线。10～14天1次，10次为1疗程。

【按语】

1.针灸治疗消渴，对轻型效果较好，中型其次，重型效果较差，对胰岛素依赖型糖尿病更差。

2.糖尿病并发症较多，针刺时注意消毒，防止感染。

3.治疗期间要严格控制饮食，规定食谱、食量。

4.如发现病人有恶心呕吐，腹痛，呼吸困难，嗜睡，甚则昏迷，呼吸深大而快，呼吸中有酮味（如烂苹果味）时，甚至可见血压下降，循环衰竭，是糖尿病引起的酮症酸中毒，病情危险，宜中西医结合及时抢救。

十八、胸　痹

胸痹是以胸闷疼痛，甚至痛剧彻背，喘息短气为特征的病证。以中老年发病为多。

胸痹见于西医学的冠状动脉粥样硬化性心脏病、慢性支气管炎、肺气肿等疾病。

【病因病机】

素体阳虚，或长期伏案，胸阳不展，气血运行不畅，外寒侵袭，致阴寒凝滞，痹阻脉络，而成胸痹；饮食不节，过食肥甘、生冷，或嗜酒贪杯，致脾胃损伤，聚湿成痰，痹阻胸阳，而发胸痹；情志所伤，气机郁结，气滞日久，血行不畅，脉络瘀滞，或久病入络，气滞血瘀，心脉瘀阻，发为胸痹。

【辨证论治】

症状与体征

胸阳不振：症见胸痛彻背，胸闷气短，心悸，形寒肢冷，甚则喘息，不能平卧，面色苍白，自汗，四肢厥冷，苔白，脉沉缓。

痰浊痹阻：症见胸痛而闷，咳嗽痰多，粘腻色白，甚或胸痛引背，气短喘促，苔白腻，脉滑。

气滞血瘀：症见胸痛如针刺，固定不移，或突发绞痛，痛彻肩背，冷汗自出，心悸不宁，唇紫，舌暗或有瘀斑，脉细涩或结代。

治法

温通心阳，理气止痛，胸阳不振则助阳散寒，痰浊痹阻则涤痰化浊，气滞血瘀则活血化瘀。取手厥阴经、手少阴经、任脉经穴及背俞穴、募穴为主。

处方

主穴：心俞　内关　巨阙　膻中

配穴：胸阳不振加厥阴俞、通里；痰浊痹阻加丰隆、中脘；气滞血瘀加膈俞、阴郄。

刺灸方法

毫针刺，用泻法，胸阳不振可加灸，每日 1 次或发作时针刺，留针 30 分钟。

【其他疗法】

耳针　取心、小肠、交感、皮质下为主，辅以脑点、肺、肝、胸、降压沟、兴奋点、枕，强刺激，每次选 3～5 穴，隔日 1 次，留针 1 小时。

【按语】

1. 针刺治疗胸痹早期有一定疗效，有明显的缓解疼痛的作用。
2. 此类病人要调整情绪，注意起居，适当锻炼。
3. 若出现心痛剧烈，手足青至节，汗出肢冷，脉沉细或结代者，多属急性心肌梗死，应当采用综合疗法，及时抢救。

十九、心　悸

心悸是以心中悸动不安，甚至不能自主为特征的心血管病证。又称为"惊悸"、"怔忡"。本病呈阵发性发作，常因情绪激动，或劳累引起，可伴有胸闷喘息，气短气促，以及失眠、健忘、眩晕、耳鸣等症。

心悸见于西医学的心脏神经官能症、各种心脏病引起的心律失常和缺铁性贫血、再生障碍性贫血、甲状腺机能亢进等所引起的心律失常等。

【病因病机】

平素心虚胆怯之人，或久病心血亏虚，骤受惊恐，致使心惊神摇，不能自主，久之遇惊则心悸不已。大病、久病之后，心阳虚弱，不能温养心脉，发为心悸。虚劳久病，或劳欲过度，或遗泄频繁，伤及肾阴；或肾水素亏，水不济火，心火偏亢，妄动扰神，致心悸不安。素体阳虚，脾阳不能健运，肾阳不能温煦，以致水液内停，聚而成饮，饮邪上犯，水气凌心，心阳被抑，引发心悸。心阳不振，心脉瘀滞，血行不畅；或由痹证而来，风寒湿热之邪，客居血脉，心血痹阻，心失所养，发为心悸。

【辨证论治】

症状与体征

心虚胆怯：自觉心跳，悸动不安，时作时止，遇有惊恐而加重，神倦乏力，少寐多梦易惊醒，舌淡，苔薄白，脉细弦。

心阳不足：心悸惕惕而动，面色苍白，胸闷气短，形寒肢冷，舌淡，苔白，脉沉细。

阴虚火旺：心悸不宁，心烦少寐，头晕目眩，耳鸣，手足心热，舌红，苔少或无苔，脉细数。

水气凌心：心悸，胸闷喘息，眩晕，胸脘痞满，小便短少，或下肢浮肿，渴不欲饮，呕恶，咳吐痰涎，舌淡，苔白滑，脉弦滑。

心血瘀阻：心悸，胸闷不安，心痛阵发，唇甲青紫，舌紫暗或有瘀斑，脉细涩或结代。

治法

宁心止悸，心虚胆怯宜益气安神，心阳不足宜温补心阳，阴虚火旺宜滋阴降火，水气凌心者宜温阳化水，心脉瘀阻者宜活血化瘀。取手少阴经、手厥阴经穴及任脉穴为主。

处方

主穴：心俞　巨阙　神门　郄门

配穴：心虚胆怯加大陵、足三里；心阳不足加关元、内关；阴虚火旺加太溪、肾俞；水气凌心加中脘、阴陵泉；心脉瘀阻加膈俞、膻中。

刺灸方法

毫针刺，补法或平补平泻法，每日1次，留针30分钟。

【其他疗法】

1. 耳针　取心、神门、胸、肺、皮质下、肾，中刺激，每次选2～3穴，每日或隔日1次，留针20分钟。

2. 电针　取内关、三阴交、心俞、膻中为主，间使、郄门、厥阴俞、肾俞、足三里、地机为辅。每次选主、辅穴1～2对，针刺得气后，联接电针仪，用疏密波，强度以病人能耐受为度，每日1次，每次15～30分钟，10次为1疗程。

3. 水针　取内关、心俞、厥阴俞、郄门，用丹参注射液，每穴注射0.5～1毫升，每日1次，10次为1疗程。

4. 穴位埋线　取心俞、郄门、内关，用埋线针分别埋入0号羊肠线，3个月埋一次。

【按语】

1. 针刺治疗心悸有一定疗效，近期效果较好，远期效果较差。
2. 治疗期间，嘱病人调情绪，避恼怒，远惊恐。

二十、不　寐

不寐是以经常不能获得正常睡眠为特征的病证，又称为"失眠"。轻证不易入寐或寐而易醒，或时寐时醒，或醒后不能再寐；重者整夜不寐，常伴有头痛、头晕、心悸、健忘等症。

不寐见于西医学的神经官能症、神经衰弱、更年期综合征、贫血及一些慢性疾病。

【病因病机】

不寐的原因总与心、脾、肝、肾及阴血不足有关。

情志所伤，肝气抑郁，化火上扰心神，神不安则寐不能。饮食不节，脾胃受伤，湿盛食积，酿成痰热，壅遏阻中，胃不和则卧不安，遂成不寐。素体虚弱，或疲劳过度，或久病之人，肾阴耗伤，或五志化火，心火内炽，都可致心肾不交，水火不济，神志不宁，因而不寐。劳倦思虑太过，损伤心脾，心血暗耗，则神不守舍，脾伤则食少纳呆，生化无源，营血亏虚，不能上奉养心，心神不安，而成不寐。

【辨证论治】

症状与体征

肝郁化火：症见心烦难入寐，急躁易怒，目赤耳鸣，口苦，小便黄赤，大便秘结，舌红，苔黄，脉弦数。

胃腑不和：症见寐而不实，胸脘痞闷，懊㤪噫气，头晕目眩，或呕吐痰涎，舌红，苔黄腻，脉滑数。

阴虚火旺：症见虚烦不寐，或时寐时醒，头晕耳鸣，健忘，手足心热，咽干，腰膝酸软，梦遗，舌红，少苔，脉细数。

心脾两虚：症见难以入寐，或多梦易醒，心悸，健忘，头晕目眩，面色少华，精神疲乏，舌淡，苔白，脉细弱。

治法

宁心安神，肝郁化火则疏肝清热，胃腑不和则和胃化痰清热，阴虚火旺则滋阴降火，心脾两虚则补益心脾。取手足少阴经、足太阴经、足阳明经穴及背俞穴为主。

处方

主穴：神门　心俞　三阴交　肾俞

配穴：肝郁化火加行间、肝俞；胃腑不和加内庭、丰隆、足三里；阴虚火旺加太溪、大陵；心脾两虚加膈俞、脾俞。

刺灸方法

毫针刺，实证用泻法，虚证用补法，或平补平泻法，心脾两虚可加灸，每日1次，留针30分钟。

【其他疗法】

1. 耳针　取皮质下、交感、心、脾、内分泌、神门、肾、神经衰弱点，轻刺激，每次选2～3穴，每日1次，留针30分钟，10次为1疗程。

2. 灸法　取百会穴，临睡前用艾条温和灸，每日1次，灸10～15分钟。

3. 皮内针　取安眠穴，常规消毒后，用撳针埋刺在穴位上，外用胶布固定，过1～2日取下，隔日再埋。

4. 皮肤针　用皮肤针在头部循经络轻叩刺，以局部泛红，或微出血为度，隔日1次。

【按语】

1. 针灸治疗不寐效果较好，一般宜下午或睡前半小时治疗更佳。

2. 老年人睡眠时间缩短，易醒觉，如无明显症状，属生理现象，无需治疗。

二十一、癫　病

癫病是以沉默痴呆，语无伦次，静而多喜为特征的精神性疾病，多见于青壮年。

癫病见于西医学的精神分裂症、抑郁症、强迫症。

【病因病机】

癫病发病较缓慢，多为七情所伤，喜郁无常，心阴暗耗，或所欲不遂，思虑过度，脾气郁积，痰浊内生，蒙蔽心神，致使阴阳失调，神志错乱，而成癫病。本病的发生与先天因素有关，往往有家族发病史。

【辨证论治】

症状与体征

精神抑郁，表情淡漠，沉默痴呆；或多疑妄想，语无伦次；或喃喃自语，悲喜无常；或呆若木鸡，傻笑，甚或妄见妄闻，动作离奇，自责自怨，不思饮食，面色萎黄，舌淡，苔白腻，脉滑或细弱。

治法

开郁安神，豁痰开窍，取手少阴经、手厥阴经、足阳明经、足太阴经及任脉、督脉经穴为主。

处方

主穴：百会　神门　大陵　丰隆　三阴交　膻中

配穴：妄见加睛明；妄闻加听宫；痰多加中脘、足三里；悲泣加太渊；表情痴呆加心俞。

刺灸方法

毫针刺，补泻兼施，痰多可加灸，每日1次，留针30分钟。

【其他疗法】

1. 耳针　取心、皮质下、神门、肾、枕、额，轻、中度刺激，每日1次，留针30分钟。
2. 电针　取百会、水沟、通里、丰隆，得气后在四肢穴位联接电针仪，用断续波，强刺激。每日1次。

【按语】

1. 针灸治疗癫病有一定疗效，配合药物和心理治疗，可取得更好的疗效。
2. 癫病患者在患病期间及愈后，都要加强护理，避免情志刺激，防止病情变化和复发。

二十二、狂　病

狂病是以喧扰不宁，躁动打骂，动而多怒为特征的精神性疾病，多见于青壮年。癫和狂在病理上有一定的联系，癫属阴，狂属阳，而且在一定情况下，可以相互转化。因此，临床上常合称为癫狂。

狂病见于西医学的精神分裂症、狂躁症。

【病因病机】

狂病发病较急，多由情志抑郁，五志化火，火郁痰凝，迷塞心窍；或恼怒急躁，肝阳暴涨，肝阳挟痰火上扰心神，以致阴阳失调，精神失常，发为狂病。亦有因气血凝滞于元神之府，脑气与脏腑不相连接而发为狂病。

本病的发生与先天因素有关，常有家庭发病史。

【辨证论治】

症状与体征

烦躁易怒，狂妄自大，喧闹不宁，怒目视人，狂言乱骂，打人毁物，终日不眠，登高而歌，弃衣而走，不避亲疏，讥不自制；久则形瘦面红，神倦，目光呆滞，舌红，苔黄腻或少苔，脉滑数或细数。

治法

清心泻火，豁痰宁神。取手足厥阴经、手足少阴经及任脉、督脉经穴为主。

处方

主穴：百会　水沟　上脘　少府　间使　大钟

配穴：热重加大椎、曲池；痰多加丰隆、中脘；狂躁加十二井穴，点刺出血；烦躁易怒加太冲。

刺灸方法

毫针刺，用泻法，可用刺络放血，每日1次，不留针。

【其他疗法】

1. 耳针　同癫病，用强刺激。

2. 电针　取人中、百会，或头颞（双），每日刺激2～4次，每次选1组穴，针后接电针仪，用高频断续波，控制症状后，可减少电针次数。

3. 水针　取心俞、膈俞、间使、足三里、巨阙、神门，每次选1～2穴，用氯丙嗪注射液25～50毫克，每日注射1次，各穴交替使用。

【按语】

1. 针灸治疗狂病有一定疗效，在针刺的同时配合清化热痰、重镇安神的中药，效果更佳。在症状缓解后还应维持治疗一段时间。

2. 患者有袭击他人或自伤行为倾向的，要做好安全监护工作。

3. 对狂病患者，应避免精神刺激，防止病情加重或愈后复发。

二十三、痫　　病

痫病是以发作性神识异常，甚则猝然昏仆，不省人事，强直抽搐，或喉中吼声如猪羊叫声，移时自醒，醒如常人为特征的精神性疾病。又称为"癫痫"，或"羊痫风"等。癫痫有原发性和继发性之分：原发性无明显病因，多见于青少年时期，也有婴幼儿期发病者；继发性与脑外伤、肿瘤、寄生虫等有关。

痫病见于西医学的癫痫。

【病因病机】

痫病的发病因素与痰、火、惊、先天及脑伤等有关，但以痰邪为最常见。

饮食伤脾，脾虚生湿，湿聚成痰，积痰内伏；或劳伤思虑，大惊大恐，气机逆乱，脏腑失调，气郁化火，火热炼液成痰；或痰随气逆，或随风，上扰清空，闭塞心窍，壅塞经络，发为痫病。

先天禀赋不足，或母体突受惊吓，以致气血逆乱，精伤肾亏，影响胎儿发育，脏气不匀，生痰生风而发癫痫；或因颅脑外伤，气滞血瘀，神明失养，动风抽搐，随发癫痫。

【辨证论治】

症状与体征

发病初期，可出现猝然昏倒，不省人事，角弓反张，四肢抽搐，牙关紧闭，口吐白沫；或喉中吼声如猪羊叫声，醒后常感头昏，肢体酸软，稍作休息后如常人。

发病后期，可出现发作次数频繁，常伴有记忆力减退，神疲乏力，眩晕时作，纳差，大便溏薄，或恶心呕吐等，舌淡，苔薄白，脉细弱。

治法

熄风化痰，宁神止痫，发病后期应补益心脾，取任脉、督脉、手少阴经、手厥阴经、足阳明经、足太阳经、足太阴经穴及背俞穴为主。

处方

主穴：百会　间使　通里　足三里　丰隆　昆仑

配穴：发作时，加人中、涌泉、太冲、鸠尾，休止期加腰奇、脾俞、阴陵泉、中脘等穴。

刺灸方法

毫针刺，用泻法，休止期可适当选用补法，或平补平泻法，每日1次，留针20~40分钟。

【其他疗法】

1. 耳针　取脑、神门、胃、心、枕、脑点，强刺激，每次选2~3穴，每日1次，留针30分钟，间歇行针。

2. 水针　足三里、内关、大椎、风池，每次选2~3穴，用维生素 B_1 注射液或维生素 B_{12} 注射液，每穴注射0.5毫升，隔日1次。

3. 穴位埋线　取心俞、肝俞、足三里、腰奇、长强，每次选穴1~2对，植入0号羊肠线，隔10天埋线1次，6次为1疗程。已埋线穴位局部，在埋线两周后无硬结和炎性反应，可进行第2次埋线。

【按语】

1. 针灸对于原发性癫痫有一定的治疗作用，对继发性癫痫，必须结合治疗原发病灶，效果才好。

2. 治疗初期应同步口服抗癫痫类药物，待病情好转、疗效稳定后，方可逐步撤退抗癫痫类药物。

3. 对持续发作，伴有高热、昏迷等危重病例，必须采取综合疗法。

二十四、郁　病

郁病是以情绪抑郁、多愁、多虑、易怒善哭，或咽中有异物感、失眠等为特征的精神性病证。临床以女性患者为多。

郁病见于西医学的神经官能症、癔病及更年期综合征。

【病因病机】

本病的发病原因主要是情志失调，造成脏腑气机不和所致。

郁怒不畅，使肝失条达，肝气郁滞，气滞血瘀，肝郁化火；思虑伤脾，脾失健运，聚湿成饮，火炼成痰，结于咽喉，则有异物感；若脾虚生化无源，气血亏虚，心血不足，神无所安，则烦躁易怒，失眠；病程日久，伤及肾脏，肾阴不足，营血暗耗，发为郁病。

【辨证论治】

症状与体征

精神抑郁，情绪不宁，多疑虑，善太息，胸胁胀痛，或咽中哽阻，吞之不入，吐之不出，但饮食无障碍，苔白腻，脉弦滑；或精神恍惚，心神不宁，喜悲伤善哭，或脘痞食少，神倦，面色无华，失眠多梦，舌淡，苔白，脉细弦；或病久眩晕耳鸣，面颊泛红，手足心热，多汗，健忘，不寐，舌红少苔，脉细数。

治法

疏肝解郁，化痰宁神，阴虚火旺则养阴清热。取手厥阴经、手少阴经、足阳明经、足太阴经及督脉经穴为主。

处方

主穴：百会　神门　内关　足三里　三阴交　太冲

配穴：肝气郁结加肝俞、期门；气郁化火加行间、期门；心脾两虚加脾俞、心俞、章门；阴虚火旺加肾俞、太溪；烦躁易怒加通里、心俞；梅核气加天突、列缺、丰隆。

刺灸方法

毫针刺，用平补平泻法，或补泻兼施，每日1次，留针30分钟。

【其他疗法】

1. 耳针　取心、皮质下、脑点、交感、神门、内分泌、肾、肝，每次选3~4穴，每日1次，留针20分钟。

2. 水针　取内关、足三里、三阴交、心俞、阳陵泉，每次选2~4穴，用丹参注射液或维生素 B_1 注射液，每穴0.5~1毫升，每日1次。

3. 穴位埋线　取肝俞、心俞、脾俞、足三里，采用无菌操作，开放性埋线，在所选穴皮肤进行浸润性局麻，切开皮肤约1厘米，分离皮下组织，放入消毒羊肠线1.5~2厘米后，缝合一针，切口上敷盖无菌纱布后固定，7 日后拆线，6 周内禁用消炎止痛药。

【按语】

1. 针灸治疗郁病有较好的疗效。
2. 要关心病人，解除患者的顾虑，适当配合暗示疗法，效果更好。
3. 要注意与有类似症状的器质性病变相区别。

二十五、淋   证

淋证是以小便频数，短涩淋沥，尿道刺痛或胀痛，小腹拘急，或胀痛连腰为特征的泌尿系统病证。根据病机和症状的不同，临床上一般分为石淋、血淋、气淋、膏淋、劳淋五种类型。

淋证见于西医学的急慢性前腺炎、急慢性泌尿系感染以及结石、乳糜尿等疾病。

【病因病机】

多食辛热肥甘之品，或嗜酒太过，酿成湿热，注于下焦，尿液受其煎熬，日积月累，尿中杂质结为沙石，则为石淋。湿热伤及血分，或棱石刺激，或阴虚火旺，脉络损伤，尿中带血者为血淋。久淋不愈，耗伤正气，或年老体弱，或劳累过度，房室不节，致脾肾两虚，中气下陷，肾关不固；或恼怒伤肝，气郁化火，或气滞不宣，气火郁于下焦，影响膀胱气化，均可出现小便艰涩，余沥不尽，发为气淋。湿热蕴结于下，以致气化不利，无以分清别浊，脂液随小便而去，小便如脂如膏，则为膏淋。肝肾亏虚，久淋不愈，遇劳则甚为劳淋。

【辨证论治】

症状与体征
石淋：症见尿中时有沙石，小便艰涩，或排尿时突然中断，尿道刺痛窘迫，少腹拘急，或腰腹绞痛难忍，甚则尿中带血，舌红，苔薄黄，或舌色正常，脉数。

血淋：症见小便热涩刺痛，尿中带血，或夹有血丝、血块，小腹微有胀痛，苔黄腻，脉滑数。

气淋：症见少腹及会阴部痛胀不适，排尿乏力，小便断续，甚则点滴而下，尿意频频，少气，腰酸神疲，舌淡，脉细弱。

膏淋：症见小便混浊，色如米泔，上有浮油如脂，置之有沉淀如絮状，或夹有凝块，或混有血液，排尿不畅，口干，苔白腻，脉濡数。

劳淋：症见小便赤涩不甚，但淋沥不已，时作时止，遇劳即发，腰膝酸软，神疲乏力，舌淡，脉虚弱。

治法
清热利湿，通淋止痛，补益肝肾，取足太阳经、足三阴经穴及俞穴、募穴为主。

处方
主穴：膀胱俞 中极 阴陵泉 太溪 太冲 委阳

配穴：石淋加肾俞、京门、委中、昆仑；血淋加膈俞、血海、三阴交；气淋加气海、水道、行间、支沟；膏淋加肾俞、血海、三阴交；劳淋加关元、气海、足三里。

刺灸方法

毫针刺，用泻法，或平补平泻法，酌情加灸，每日1次，留针30分钟或疼痛缓解为止。

【其他疗法】

1．耳针 取膀胱、肾、交感、枕、肾上腺、尿道，强刺激，每次选2～4穴，每日1次，留针20～30分钟，10次为1疗程。

2．电针 取患侧背、腹部穴1～2对，适当深刺，选用疏密波或断续波，强度以病人耐受为度，每日1～2次，留针40分钟～1小时，适用于石淋（尿路结石或肾绞痛者）。

3．皮肤针 取三阴交、曲泉、关元、曲骨、归来、水道、腹股沟、夹脊（14～21椎），用皮肤针自上而下，或自下而上循经叩击，以皮肤潮红为度，适用于慢性前列腺炎（气淋）。

【按语】

1．针灸治疗淋证，急性期可缓解疼痛，对石淋应采用综合疗法。

2．膏淋、气淋、劳淋应适当配合中药治疗。

3．合并感染或肾功能损害者，或结石过大，针灸难以奏效者，应及时转用其他方法治疗，不要延误病机。

二十六、癃　闭

癃闭是以排尿困难，小便不利，甚则小便闭塞不通为特征的泌尿系统病证。其中以小便排出不畅，点滴短少为"癃"；小便不通，欲解不能为"闭"，临床一般合称"癃闭"。

癃闭见于西医学的各种原因引起的尿潴留。

【病因病机】

多由老年肾气亏虚，命门火衰，致膀胱气化不能；或中气不足，膀胱收缩无双，传送无力，致尿液潴留膀胱内。还有中焦湿热，下注膀胱，热结膀胱，使膀胱气化受阻；或因下腹部手术后，或跌仆伤损，使膀胱经脉瘀滞，影响膀胱气化，尿液排出困难，而为癃闭。

【辨证论治】

症状与体征

实证：症见小便点滴而下，甚或不通，解时小便短赤灼热，小腹胀满，烦躁口渴，舌红，苔黄腻，脉数。

虚证：症见小便淋沥不畅，甚则点滴不通，小腹膨隆，排尿无力，面色无华，神气怯弱，腰膝酸软，气短，言语低微，舌淡，苔薄白，脉沉细无力。

治法

实证宜清热利湿，通利小便，虚证宜温阳益气，通利小便。取足太阳经、足阳明经、任脉经穴及背俞穴为主。

处方

主穴：中极　阴陵泉　三阴交　足三里

配穴：湿热下注加肾俞、次髎；肺热壅盛加肺俞、列缺、合谷；肾气亏虚加关元、肾俞；湿毒上犯加尺泽、少商点刺出血；神昏加中冲点刺出血。

刺灸方法

毫针刺，实证用泻法，虚证用补法，或平补平泻法，可加灸。每日 1 次，留针 30 分钟或至有尿意为止。

【其他疗法】

1．耳针　取膀胱、肾、尿道、三焦，中等刺激，每次选 1～2 穴，每日 1 次，留针 30～40 分钟，间歇捻针。

2．电针　取维道（双），沿皮刺，针尖向曲骨透刺约 2～3 寸，接通电针仪，约 15～30 分钟。

【按语】

1．针灸治疗癃闭有较好的疗效，若由于肾功能衰竭，或其他实质性病变引起的无尿症，不属于本病治疗范围。

2．当膀胱过度充盈时，下腹部穴位应慎用直刺，忌用深刺，宜用浅刺、斜刺。

3．癃闭与淋证均系小便困难，但癃闭是每日排出的尿量减少或无尿排出，而淋证虽然排尿淋沥涩痛，但每日排出的尿量多为正常。

4．癃闭在治疗过程中若出现头晕、心悸、喘促、浮肿、恶心呕吐、视物模糊，甚至昏迷抽搐等症状时，应及时转科治疗，切勿延误病机。

二十七、遗　精

遗精是以不因性生活而精液遗泄为特征的病证。有梦而遗者，称为梦遗；无梦而遗，甚至醒时精液滑泄者，称为滑精。成年未婚男子或长期分居的已婚男子，偶有遗精，无其他症状者，为生理现象，不需治疗。遗精频繁，伴有头晕、失眠、疲乏、腰痛等症状者，为病理状态，应积极治疗。

遗精见于西医学的神经衰弱、精囊炎、睾丸炎、前列腺炎等疾病。

【病因病机】

思欲太过，仰慕不已，心火亢盛，肾阴暗耗，水火不济，引动相火，扰动精室；或恣食肥甘、辛辣之品，湿热滋生，流注下焦，精室不宁，均可导致遗精。若恣情纵欲，房室无度，或梦遗日久，或手淫频频，或先天禀赋不足，均能导致肾阴暗耗，肾气疲惫，阴虚则火旺，扰动精室，阳虚则命门火衰，精关不固，发为滑精。

【辨证论治】

症状与体征

梦遗：夜寐不宁，阳事易举，梦中遗精，有时频作，头晕，心烦，耳鸣，腰痛，小便黄赤，舌红少津，脉细数。

滑精：无梦而遗，频频而作，甚则一夜数次，有时见色即遗，腰膝酸软，头晕目眩，面色白，神疲乏力，或兼阳痿，心烦健忘，舌淡，苔白，脉沉细。

治法

固涩精关，梦遗要清心火，利湿热，滑精则补肾固精。取手足少阴经、足太阴经、任脉经穴及背俞穴为主。

处方

主穴：神门　心俞　肾俞　关元　三阴交

配穴：心脾两虚加脾俞、足三里；肾虚不固加命门、气海。

刺灸方法

毫针刺，用平补平泻法，肾虚用补法，加灸，每日1次，留针30分钟。

【其他疗法】

1. 耳针　取内外生殖器、内分泌、神门、心、肾、精宫，每次选2~3穴，中刺激，留针20~30分钟，每日1次。也可用埋针或压豆法。

2. 水针　取关元、中极、三阴交，用维生素 B_1 注射液或当归注射液，腹部穴位在针刺入后，当针感传向前阴时，缓慢推药注入，每穴注入药液0.2~0.5毫升，隔日1次。

【按语】

1. 针刺治疗遗精有一定的疗效，但应注意精神卫生，建立良好的生活习惯，进行适当的体育锻炼，才能有利于提高疗效。

2. 由于某些器质性病变引起的遗精或滑精，应积极治疗原发病灶，杜绝诱发因素。

二十八、阳　痿

阳痿是以非生理性性功能衰退，出现阴茎勃起不能或勃起不坚，不能进行正常性生活为特征的病证。

阳痿见于西医学的性神经衰弱及某些慢性疾病的过程中或病后。

【病因病机】

本病多由纵欲过度，久患手淫，或思虑过度，或惊恐伤肾，损伤肾气，以致命门火衰，宗筋迟缓失养，出见阳事不举。亦有因湿热下注，湿热之邪浸淫，引起宗筋弛纵而发阳痿。

【辨证论治】

症状与体征

实证：见阴茎勃起困难，或虽能勃起，但时间短暂，每多早泄，阴囊潮湿臊臭，下肢酸重，小便黄赤，或尿有余沥、不畅，苔黄腻，脉滑数。

虚证：见阴茎痿软，或举而不坚，时有滑精，精神萎靡，心悸易惊，头晕目眩，面色㿠白，腰膝酸软，阴中冷痛，小便清长，夜尿多，舌淡白，脉沉细弱。

治法

益肾壮阳，实证兼清热利湿，虚证兼温补肾阳。取足三阴经、任脉、督脉经穴及背俞穴为主。

处方

主穴：肾俞　中极　阴陵泉　足三里　三阴交

配穴：命门火衰加命门、关元；惊恐伤肾加百会、神门；心脾两虚加心俞、脾俞；湿热下注加八髎穴、行间、阴谷。

刺灸方法

毫针刺，实证用泻法，虚证用补法，并可加灸，每日1次，留针40分钟。

【其他疗法】

1. 耳针　取内生殖器、心、肾、外生殖器、皮质下、神门，每次选2～3穴，中刺激，每日1次，留针15～30分钟。或耳穴埋针。

2. 水针　取肾俞、中极、三阴交、足三里，每次选2～3对穴，用鹿茸精注射液，针入得气后，缓慢注入药液，每穴0.5～1毫升，每日或隔日1次。

【按语】

1. 针灸治疗阳痿有一定疗效，适当配合药物治疗，可提高疗效。
2. 阳痿多为功能性，消除精神因素、增强自信心是治疗关键。
3. 治疗期间，应暂时停止性生活。

二十九、头　痛

头痛是以头部疼痛为特征的常见自觉症状，可以出现在多种急、慢性疾病之中。头痛可因病邪的性质不同，有风寒、风热、风湿、肝阳、血虚、气虚、痰湿头痛等的不同；可因头痛的部位不同，有前额（阳明）、两侧（少阳）、后头（太阳）、巅顶（厥阴经）的不同；可因不同的病史，有反复性头痛、继发性头痛、急性发作性头痛、慢性进行性头痛的不同。头痛发作的持续时间不定，有数分钟、数小时、数日，甚至数周或更久。

头痛见于西医学的血管神经性头痛、高血压、脑动脉硬化症、感染性发热病、颅内疾病、偏头痛，以及耳鼻咽喉科疾病引起的头痛。

【病因病机】

外感头痛多因起居不慎，坐卧当风，感受风寒湿热等外邪，自表袭入经络，上犯头窍，使清阳之气受阻，气血凝滞，阻遏脑络；或因火热上炎，侵扰清空，气血逆乱；或因痰湿蒙蔽清窍，清阳不升，均可引发头痛。

内伤头痛与肝、脾、肾三者有关，因情志所伤，肝失疏泄，郁而化火，上扰清窍；或肾水不足，水不涵木，致肝肾阴亏，肝阳暴涨，上扰脑窍，以致头痛。因操劳过度，或病后产后，脾胃虚弱，生化不足，或失血之后，营血亏虚，不能上荣脑络，可发头痛。因先天禀赋不足，或劳欲过度，致使肾精亏虚，脑窍空然，发为头痛。或因外伤跌仆，久病入络，气滞血瘀，脉络瘀阻，不通则痛，而发头痛。

【辨证论治】

症状与体征

1. 外感头痛

风寒头痛：症见头痛时作，连及颈背，或有紧束感，恶风畏寒，遇风寒尤甚，骨节疼痛，口不渴，苔薄白，脉浮紧。

风热头痛：症见头痛且胀，甚至头痛如裂，恶风发热，面红目赤，口渴欲饮，咽喉肿痛，舌尖红，苔薄黄，脉浮数。

风湿头痛：症见头痛且重如裹，肢体困重，胸闷纳呆，小便不利，大便稀溏，苔白腻，脉濡。

2. 内伤头痛

肝阳头痛：症见头痛头晕，烦躁易怒，夜寐不安，面红目赤，口苦、舌红，苔薄黄，脉弦。

痰浊头痛：症见头痛昏蒙，胸脘痞闷，呕恶痰涎，苔白腻，脉滑。

血虚头痛：症见痛隐隐，伴有头晕目眩，心悸少寐，神疲力乏，面色㿠白，食欲不振，舌淡，苔白，脉细弱。

肾虚头痛：症见头痛如空，腰膝酸软，神疲乏力，遗精带下，耳鸣，失眠，舌红，少苔，脉沉细无力。

瘀血头痛：症见头痛如刺，固定不移，久不易愈，有外伤史，舌紫暗或有瘀斑，脉细涩。

治法

通络止痛，取足三阳经、足少阴经、足厥阴经穴及背俞穴为主。

处方

主穴：百会　头维　风池　列缺　足三里

配穴：风寒加风门、肺俞；风热加合谷、大椎；风湿加阴陵泉、肩井；肝阳头痛加行间、肝俞；痰浊加中脘、丰隆；血虚加血海、脾俞；肾虚加肾俞、太溪；瘀血加天应穴、膈俞；前头痛加上星、阳白；侧头痛加率谷、太阳；后头痛加天柱、昆仑；巅顶痛加四神聪、太冲。

刺灸方法

毫针刺，外感及实证用泻法，或平补平泻法，内伤虚证用补法，酌情加灸。每日1次，留针15~30分钟。

【其他疗法】

1. 耳针　取枕、额、脑、神门、皮质下，每次选2~3穴，一侧或双侧均可，每日1次，留针20~30分钟，或埋针。顽固性头痛可在耳后静脉放血。

2. 皮肤针　用皮肤针重叩太阳、印堂及阿是穴，使之局部渗血，并加拔火罐。适用于实证头痛。

3. 水针　在肩胛内上角（天髎穴）处寻找阳性反应点，进针后向肩胛冈上快速注射

10%葡萄糖注射液 15 毫升，产生明显酸胀感，隔 1～2 天 1 次，适用于偏头痛。

【按语】

1. 针灸治疗头痛有较好的止痛效果。对反复发作又逐渐加重的头痛，应进一步查明原因，从原发病着手治疗。

2. 对继发性头痛，应配合治疗原发病灶，以提高和巩固疗效。

3. 注意与颅脑实质性病变作鉴别，以免延误病机。

三十、眩 晕

眩晕是以头晕目眩，视物运转为特征的自觉病证。"眩"指眼花，轻者闭目即可恢复，重者两眼昏花，视物不明；"晕"指头晕，轻者如坐舟船，飘摇不定，重者旋摇不止，难于站立，甚至昏倒，常伴有恶心呕吐、出汗等症。

眩晕见于西医学中的内耳性眩晕、颈椎病、心脑血管病、贫血及颅脑外伤导致的眩晕等。

【病因病机】

实证多由素体阳盛，或情志不舒，忧郁恼怒，气郁化火，以致肝阴耗伤，肝阳升动，上扰清空；或嗜酒肥甘，饥饱劳倦，伤于脾胃，健运失司，以致湿聚，为痰为饮，痰浊中阻，则清阳不升，浊阴不降，均可引发眩晕。

虚证可由久病不愈耗伤气血，或失血过多，或脾胃虚弱，不能化生气血，以致气血两虚；或先天不足，肝肾阴亏，或房劳过度，或年老肾亏，或久病伤肾，导致肾阴亏损，精不生髓，髓海不足，均可发为眩晕。

【辨证治疗】

症状与体征

实证：症见眩晕阵作，视物旋转。肝阳上亢兼有头痛胀，耳鸣，易怒，失眠多梦，面红目赤，口苦，舌红，苔黄，脉弦；痰浊中阻兼有头重如裹，胸闷，恶心，或呕吐痰涎，少食多寐，神疲困倦，舌胖，苔白腻，脉濡滑。

虚证：症见眩晕日久不愈，但无视物旋转。气血亏虚兼见面色㿠白，唇甲不华，神疲乏力，心悸少寐，舌淡，苔薄白，脉细弱。肝肾阴虚兼见神疲乏力，腰膝酸软，少寐健忘，耳鸣，舌红，苔少，脉细弦。

治法

定眩止晕，肝阳上亢兼平肝潜阳，痰浊中阻兼健脾化痰，气血亏虚兼益气补血，肝肾阴虚兼育阴潜阳，取足阳明经、足少阳经、足三阴经穴及背俞穴为主。

处方

主穴：百会 肩井 足三里 太冲 风池 头维

配穴：肝阳上亢加肝俞、行间；痰浊中阻加中脘、丰隆；气血亏虚加血海、膈俞；肝肾阴虚加肝俞、肾俞、太溪。

刺灸方法

毫针刺，实证用泻法，虚证用补法，或平补平泻法，每日1次，留针20~30分钟。

【其他疗法】

1. 耳针 取肾、神门、枕、内耳、皮质下，每次选2~3穴，中刺激，每日1次，留针20~30分钟，间歇捻针，5~7次为1疗程。

2. 头针 双侧晕听区，每日1次，5~10次为1疗程。

3. 水针 取胆俞、肝俞、合谷、太冲、内关、风池、足三里、丰隆，酌情每次选2~3穴，每穴注射5%或10%葡萄糖注射液2~3毫升，或维生素B_{12}注射液0.3~0.5毫升，隔日1次，5~10次为1疗程。

【按语】

1. 针灸治疗眩晕效果较好。但应辨证论治，分清标本缓急，急则治标，缓则治本。

2. 内科疾病引起的眩晕，均有原发疾病可查，应重点治疗原发疾病，眩晕随之可愈。

3. 内耳性眩晕多呈阵发性出现，其发作多与体位改变有关。

4. 药物中毒性眩晕，有长期使用链霉素、卡那毒素等药物史，且以失听、耳鸣为主症。早期、轻证针刺效果好，若听神经损害严重时，针刺效果多不理想。

三十一、面 痛

面痛是以面颊部抽掣样疼痛为特征的病证。具有突发性、短暂性和周期性发作的特点，多发于一侧面部，亦有少数患者两侧面部俱痛者。发病年龄在40~60岁为多见，女性多于男性。初时疼痛时间短暂，间隔时间较长，久则疼痛时间延长，间隔时间缩短，疼痛程度越来越重，严重时可长时间疼痛，阵发性加重。一般来说，面痛病情顽固，自愈极少。

面痛见于西医学的三叉神经痛。

【病因病机】

风寒之邪侵袭阳明筋脉，寒性收引，凝滞筋脉，气血痹阻，发为面痛。若阳明火盛，风热邪毒浸淫阳明，火热之邪循经上炎，趋于面部，气血运行不畅，引发面痛。若因外伤撞击，损伤阳明筋脉，气滞血瘀，而发面痛。

【辨证论治】

症状与体征

疼痛突然发作，呈阵发性电击样疼痛，有撕裂、针刺、火灼样感觉，患者极难忍受。疼痛呈周期性发作，间歇时间长短不定，每次发作疼痛时间很短，数秒或数分钟后可暂时缓解，可连续在数小时或数天内反复发作。疼痛部位以面颊上、下颌部为多，额部疼痛较为少见。患侧常有一诱发点，可因吹风、洗脸、说话、进食等刺激此点而发作疼痛。

风寒：常有面部受寒病史，痛处遇寒则甚，得热则轻，鼻流清涕，苔薄白，脉浮紧。

风热：多在感冒发热之后，痛处有灼热感，流涎，目赤，流泪，苔薄黄，脉浮数。

气滞血瘀：多见痛处不移，舌紫暗或有瘀斑，脉细涩。

治法

疏通筋脉，和络止痛，风寒证疏风散寒，风热证清泻阳明，气滞血瘀则行气活血化瘀。取手足阳明经、手太阳经、手少阳经穴为主。

处方

主穴：合谷　足三里　下关　耳门　内庭

配穴：额部痛加攒竹、阳白、头维；上颌痛加四白、颧髎、迎香；下颌痛加颊车、承浆、翳风。

刺灸方法

毫针刺，用泻法，风寒可加灸，每日 1 次，留针 40～50 分钟。

【其他疗法】

1.耳针　取面颊、颌、额、神门，强刺激，每次选 2～3 穴，每日 1 次，留针 20～30 分钟。或用埋针。

2.水针　在面颊部寻找压痛点，每次选 2～3 点，取维生素 B_{12} 或维生素 B_1 注射液，或 1% 普鲁卡因注射液，每点注入药物 0.5 毫升，每隔 2～3 日注射 1 次。

3.火针　在面颊部寻找压痛点，取最痛点，用细火针烧红后，迅速刺入 0.2～0.5 寸深，然后在上、下、左、右相隔 0.5 寸处，浅点刺 0.1 寸深，每刺一次要烧一次针。

【按语】

1.针灸治疗面痛效果较好。发病初期，治疗时间较短；病久者，治疗时间要相应长些，贵在坚持。

2.面痛患者应注意排除颅脑占位性病变。

3.继发性面痛患者，应积极配合治疗原发病灶，可望提高疗效，缩短疗程。

三十二、面　　瘫

面瘫是以口眼㖞斜为特征的病证，故俗称"口眼㖞斜"，又称"口㖞"。发病年龄不限，但以青壮年发病多见。本病发病突然，病情变化急速，为单纯的一侧面颊筋肉弛缓，无神志不清、半身不遂的症状。

本病见于西医学的面神经麻痹和面神经炎。

【病因病机】

本病常由脉络空虚，风寒、风热之邪乘虚而入，侵袭阳明、少阳经络，以致气血阻滞，经脉失养，面部筋肉纵缓不收而发病。

【辨证论治】

症状和体征

起病突然，每在睡眠醒时，发现一侧面部板滞、麻木、瘫痪，不能作蹙额、皱眉、露齿、鼓腮等动作，并有口角㖞斜，漱口漏水，进食时食物停滞于患侧齿颊之间的现象，患侧额纹消失，鼻唇沟变浅，眼睑闭合不全，迎风流泪，部分患者起病初时伴有耳后、耳下及面部疼痛，听觉过敏，耳鸣等症，也可出现患侧舌前 2/3 味觉减退或消失。病程日久时少数患者出现患侧肌肉萎缩，口角牵拉，歪向患侧，名为"倒错"。

风寒证：多有面部受凉病史，如迎风睡眠、开窗乘车、电风扇对一侧面部吹风过久等，一般无外感表证。

风热证：往往继发于感冒发热、中耳炎、牙龈肿痛之后，伴有耳内、乳突轻微作痛。

治法

祛风通络，活血牵正，取手足阳明经、手少阳经、手太阳经穴为主。

处方

主穴：合谷　人中　地仓　颊车　翳风　太冲

配穴：额纹消失加阳白；鼻唇沟变浅加迎香、口禾髎；颏唇沟歪斜加承浆；眼睑闭合不全加睛明、瞳子髎；耳鸣、耳痛加耳；舌麻、味觉消失加廉泉；燥热伤阴加太溪。

刺灸方法

毫针刺，初时用泻法，后期用补法，可加灸，每日 1 次，留针 20～30 分钟。

【其他疗法】

1. 皮肤针　用皮肤针叩刺阳白、太阳、地仓、颊车、合谷等穴，以局部微红为度，每日或隔日 1 次。

2. 电针　取地仓、颊车、阳白、合谷等穴，进针得气后，接电针仪，通电 5～10 分钟，通电量以患者自觉舒适、面部肌内微见跳动为宜；如见牙齿咬嚼者，为针刺过深，刺中咬肌所致，应将针退出重刺。

【按语】

1. 针灸治疗面瘫有非常好的疗效。在治疗中应避免局部受寒吹风，必要时要戴口罩、眼镜保护。

2. 本病为周围性神经病变，应与中枢性神经病变相区别。

3. 当眼睑不合致使眼睛巩膜充血，可适当滴用眼药水，每隔 2～3 小时滴 1 次，以防感染和不适。

三十三、中　风

中风是以半身不遂、口喝、舌謇，甚至突然昏仆、不省人事为特征的神经系统疾病。多在中年以上发病，因其发病骤然，症见多端，变化迅速，与自然界中风性善行数变的特性相似，故类比而名之为"中风"，又称"卒中"。本病常有头晕、肢麻、疲劳、急躁等先兆症状。

中风见于西医学的脑出血、脑血栓形成、脑栓塞、蛛网膜下腔出血、脑血管痉挛等疾病。

【病因病机】

患者平素气血亏虚，心、肝、肾三脏阴阳失调；或因房室不节，劳累太过，肾阴不足，肝阳偏亢；或因体质肥胖，恣食甘腻，湿盛生痰，痰郁生热，这是致病的基本因素。更兼忧思、恼怒、大喜、大悲、嗜酒等诱因，均可导致经络脏腑功能失常，阴阳失衡，气血逆乱，挟痰挟火，横窜经络，蒙蔽清窍，发生中风。

【辨证论治】

1. 中经络

症状与体征

半身不遂，麻木不仁，口眼歪斜，舌强语涩，神志尚清，多愁善怒，苔黄腻，脉弦有力或滑。

治法

疏通经络，调和气血，取手、足三阳经穴及背俞穴为主。

处方

主穴：上肢：肩髃　曲池　外关　合谷　中渚
　　　下肢：环跳　足三里　阳陵泉　悬钟　太溪　解溪
　　　口喝：地仓　颊车　太冲　合谷　人中

配穴：肝阳暴亢加肝俞、行间；风痰阻络加丰隆、脾俞；气虚血瘀加脾俞、气海、血海；肝肾阴虚加肝俞、肾俞、复溜；舌强语涩加哑门、廉泉。

刺灸方法

毫针刺，用泻法，或平补平泻法，每日1次，留针30分钟。

1. 中脏腑

(1) 闭证

症状与体征

突然昏仆，神志不清，牙关紧闭，两手握固，面红目赤，两目直视，肢体拘挛，甚至角弓反张，气粗，喉中痰鸣，二便闭塞，舌红，苔黄腻，脉滑数。

治法

启闭开窍，取手足厥阴经、足阳明经、督脉经穴及井穴为主。

处方

人中　十二井穴　太冲　丰隆　劳宫

刺灸方法

毫针刺，用泻法，十二井穴可点刺出血，每日1次，留针30分钟。

(2) 脱证

症状与体征

突然昏仆，神志迷糊不清，目合口张，手撒肢冷，鼻鼾息微，多汗肤凉，二便失禁，舌青紫或萎缩，脉微欲绝。

治法

回阳固脱，取任脉经穴为主。

处方

关元　神阙

刺灸方法

大艾炷隔盐灸，不拘壮数。

【其他疗法】

1. 耳针　取肾上腺、神门、肾、心、肝及偏瘫侧相应穴位，每次选 3~5 穴（双侧），中等刺激，隔日 1 次，留针 30 分钟。10 次为 1 疗程。

2. 头针　取顶颞前斜线、顶颞后斜线、顶旁 1 线、顶旁 2 线、颞前线等，沿皮下刺入 0.5~1 寸，频频捻针，同时鼓励病人活动患肢，适用于半身不遂患者。

3. 水针　取风池穴：①中风初期，用 5% γ-氨络酸 1.5 毫升，或三磷酸腺苷 10~20 毫升，注入患侧风池穴，每日 1 次，交替使用。②中风后期，用维生素 B_1 注射液 100 毫克加烟酰胺注射液 50 毫克混合后，注入风池穴，每日 1 次。

4. 电针　根据瘫痪部位，选上、下肢穴位 2~3 对，每次用上、下肢穴位各 1 对。毫针刺入后，行提插手法，使针感扩散到远端，然后接上电针仪，刺激量可由小逐渐增大，通电时间约半分钟，稍停后再通电约半分钟，重复操作 3~5 次。使病人感觉有酸麻的触电样或热烫样感觉，并出现肌肉节律性收缩。适用于半身不遂症。

【按语】

1. 针灸治疗中风疗效满意，近年研究证实针灸不仅擅治中风后遗症，且在急性期也有卓效。

2. 中风患者宜尽早采用针灸治疗，后遗症的治疗中，取穴宜广，重温补，促使患肢气血的运行，缩短疗程。

3. 中风急性期出现神识昏迷，及各种危象时，应及时抢救，综合治疗。

4. 中风患者应加强护理，防止褥疮和呼吸道感染，恢复期应加强功能锻炼。

5. 中老年人，出现头痛、头晕、肢麻、时有舌麻、语言不利、血压偏高或不稳定者，多为中风先兆，应积极防治。

三十四、痹　证

痹，有闭阻不通之意。痹证是指因外邪侵入人体的经络、肌肉、关节，导致气血运行不畅，引起肢体局部疼痛、肿大、重胀或麻木等症，甚至影响肢体运动功能的疾病。好发于冬春季节和寒冷潮湿地区。

痹证见于西医学的风湿热、风湿性关节炎、肌纤维组织炎和坐骨神经痛等。

【病因病机】

素体阳虚，卫气不固，腠理空疏；或劳累之后，汗出当风；或涉水冒寒，坐卧湿地等，以致风寒湿邪乘虚而入，引起经络痹阻，发为风寒湿痹。由于感受风寒湿邪各有偏胜，以风气胜者为行痹，以寒气胜者为痛痹，以湿气胜者为着痹，如素有蓄热，复感风寒湿邪，寒从热化则为风湿热痹。痹证迁延日久，正气虚惫，风寒湿热之邪，亦可内传于脏腑，产生相应的脏腑病变。

【辨证论治】

1. 行痹

症状与体征

肢体关节疼痛，游走不定，痛无定处，关节屈伸不利，伸则痛麻难忍，或伴有恶寒发热，苔薄白或微黄，脉浮弦。

治法

祛风通络，散寒除湿，取手足三阳经、足太阴经、督脉经穴为主。

处方

主穴：风池　风门　大椎　膈俞　血海

配穴：肩部：肩髎　肩髃　臑俞

　　　　肘臂：曲池　合谷　天井　外关　尺泽

　　　　腕部：阳池　外关　阳溪　腕骨

　　　　背脊：水沟　身柱　腰阳关

　　　　髀部：环跳　居髎　悬钟

　　　　股部：秩边　承扶　阴陵泉

　　　　膝部：犊鼻　梁丘　阳陵泉　膝阳关

　　　　踝部：申脉　照海　昆仑　丘墟　解溪

刺灸方法

毫针刺，用泻法，每日 1 次，留针 30 分钟。

2. 痛痹

症状与体征

肢体关节疼痛，痛势较剧，痛有定处，遇寒加重，得热则减，局部肤色不变，苔薄白，脉浮紧。

治法

温经散寒，祛风除湿，取足太阳经、督脉、任脉经穴为主。

处方

主穴：肾俞　关元　风门

配穴：同行痹。

刺灸方法

毫针刺，用平补平泻法，可加灸或温针法，每日 1 次，留针 30 分钟。

3. 着痹

症状与体征

肢体关节疼痛沉重，肌肤麻木不仁，下肢为甚，或局部肿胀，肤色不变，每因阴雨天气发作或加重，苔白腻，脉濡缓。

治法

除湿通络，祛风散寒，取足三阳经、足太阴经穴为主。

处方

主穴：脾俞　阴陵泉　足三里　三阴交

配穴：见行痹。

刺灸方法

毫针刺，用平补平泻法，可加灸，每日 1 次，留针 30 分钟。

4.热痹

症状与体征

起病急骤，关节疼痛，局部红肿灼热，痛不可触，活动受限，伴有咽痛，发热，恶风，多汗，小便短赤，苔厚黄腻或黄，脉滑数。

治法

清热利湿，祛风止痛，取手阳明经、督脉经穴为主。

处方

主穴：大椎　曲池　合谷

配穴：见行痹。

刺灸方法

毫针刺，用泻法，热甚大椎穴可点刺出血，每日 1 次，留针 30 分钟。

【其他疗法】

1.耳针　取交感、神门、相应区压痛点，强刺激，每日或隔日 1 次，留针 30 分钟。适用于疼痛为主的关节炎。

2.水针　采用当归、防风、威灵仙等注射液，注射位于肩、肘、髋、膝部的穴位，每穴0.5～1毫升(注意勿注入关节腔)，每隔 1～3 天注射 1 次，每次取穴不宜过多。

3.皮肤针　在患病关节及周围进行叩刺，同时在相应节段的脊柱两侧叩刺，每隔 3 日叩刺 1 次。适用于以肿胀为主的关节炎。

【按语】

1.针灸治疗痹证疗效满意，以风湿性关节炎为佳。

2.类风湿性关节炎近期止痛效果尚可，远期治疗应采用综合疗法。

3.本病应与骨结核、骨肿瘤等相鉴别，以免延误病情。

三十五、痿　证

痿证是以肢体软弱无力、肌肉萎缩，甚至运动功能丧失而瘫痪为特征的病证。因其多见于下肢患病，故又称为"痿躄"。

痿证见于西医学的周围性神经病变、脊髓病变、肌萎缩性侧索硬化症、周期性麻痹、重症肌无力。

【病因病机】

肺热伤津：由于感受温邪热毒，肺受热灼，津液耗伤，不能输津以润五脏，筋脉失养而痿弱不用。

湿热浸淫：由于久处湿地，涉水淋雨，感受湿邪，浸淫经脉，郁而化热；或饮食不节，过食肥甘，或嗜酒，或嗜辛辣，损伤脾胃，湿从内生，蕴湿积热，以致湿热浸淫筋脉，影响气血运行，使筋脉肌肉弛纵不收，因而成痿。

脾胃虚弱：由于素体脾胃虚弱，或久病致虚，脾胃受纳、运化功能失常，气血津液化生不足，肌肉筋脉失养，渐而成痿。

肝肾阴虚：由于先天肝肾不足，或久病阴虚不复，或房劳伤肾，阴精虚乏，肝血不足，筋脉失其营养、濡润，遂成痿证。

【辨证论治】

症状与体征

肺热伤津：症见发热，肢体软弱，咳嗽，烦心，口渴，小便短赤，大便干，舌红，苔黄，脉细数。

湿热浸淫：症见体倦，肢体困重无力，下肢尤甚，发热多汗，脘腹痞闷，苔黄腻，脉濡数。

脾胃虚弱：症见起病缓慢，渐见下肢痿软无力，时好时差，纳差，气短，面色无华，神疲乏力，舌淡，苔薄白，脉细弱。

肝肾阴虚：症见下肢痿软无力，腰膝酸软，头晕耳鸣，心悸，自汗，舌红少苔，脉细数。

治法

利湿除热，培补脾胃，滋养肝肾，取手足阳明经、手太阴经、足三阴经及督脉经穴为主。

处方

主穴：大椎　腰阳关　夹脊穴　肩髃　曲池　合谷　阳溪　髀关　梁丘　足三里　解溪

配穴：肺热加尺泽、肺俞；湿热加阴陵泉、八髎穴；脾胃虚弱加脾俞、胃俞、章门；肝肾阴虚加肝俞、肾俞、阴陵泉、太溪。

刺灸方法

毫针刺，湿热证用泻法，阴虚证用补法，每日1次，留针30分钟。

【其他疗法】

1. 耳针　取肺、胃、大肠、肝、肾、脾、神门、相应穴区，每次选2~3穴，中刺激，隔日1次，留针10分钟，10次为1疗程。

2. 电针　在瘫痪肌肉处针刺，得气后加脉冲电刺激，逐渐加大电量，强度适中，每次10分钟。

3. 皮肤针　用皮肤针轻叩背部肺、胃、肝、肾等背俞穴和手、足阳明经线，隔日1次，10次为1疗程。

【按语】

1. 针灸治疗痿证初期疗效较好，晚期疗效较差。

2. 治疗期间应加强护理，防止肺部感染及褥疮，四肢应保持功能位，减少萎缩及变形。

3. 治疗恢复过程中，应积极进行主动或被动运动，以助早日康复。

三十六、腰　　痛

腰痛是以腰部脊中，或一侧，或两侧出现疼痛，甚至影响工作和日常生活为特征的病证，又称"腰脊痛"。可发于任何年龄，是临床常见症状之一。本节仅就寒湿腰痛、劳损腰痛和肾虚腰痛重点叙述，其他原因引起的腰痛，可参考有关章节论治。

本病见于西医学的腰部软组织损伤、肌肉风湿病、腰椎脊柱病变等疾病。

【病因病机】

腰为肾之府，腰痛与肾的关系密切，因此内伤腰痛不外乎肾虚；湿邪重浊，最易痹着于腰部，所以外感腰痛离不开湿邪为患；劳损扭伤腰痛，常和气滞血瘀有关。

寒湿腰痛多因劳力汗出后，衣着湿冷，当风受寒，或久居湿地，遭雨涉水，寒湿之邪客于经络，气血阻滞而发腰痛；肾虚腰痛可因久病肾亏，或年老体弱，肾气虚惫，或房劳过度，肾精耗损，筋骨濡养溃乏，致筋骨衰退而腰痛；劳损腰痛每因负重闪挫，跌仆撞击，经脉受损，气滞血瘀，或积劳陈伤，郁阻经络，气血运行不利，均可导致腰痛。

【辨证论治】

症状与体征

寒湿腰痛：症见腰部重痛、酸麻，或拘急强直不可俯仰，或痛连骶、臀、腘，疼痛时轻时重，患部恶冷，每遇天寒阴雨而发作，苔白腻，脉沉。

肾虚腰痛：症见起病缓慢，隐隐作痛，绵绵不已，如神倦、肢冷、滑精、舌淡、脉细者为肾阳虚；如虚烦、尿黄、舌红、脉数者为肾阴虚。

劳损腰痛：多有陈伤宿疾，劳累后腰痛加剧，腰部强直酸楚，其痛固定不移，转辗俯仰不利，腘中常有青筋瘀血，苔脉多无变化。

治法

健腰止痛，寒湿腰痛兼温阳化湿，肾虚腰痛兼补肾培元，劳损腰痛兼舒筋活血。取足太阳经、足少阳经、足少阴经及督脉经穴为主。

处方

主穴：肾俞　志室　委中　阳陵泉　阿是穴

配穴：寒湿腰痛加腰阳关、风门；肾虚腰痛加太溪、悬钟；劳损腰痛加膈俞、承山；急性腰扭伤加人中、腰痛穴。

刺灸方法

毫针刺，实证用泻法，虚证用补法，局部可拔火罐，寒湿及阳虚证加灸，每日1次，留针30分钟。

【其他疗法】

1. 耳针　取腰椎、骶椎、肾、神门，选患侧穴，强刺激，频捻针，同时嘱患者活动肢体，作伸手、弯腰、转侧等动作，每日 1~2 次，留针 20~30 分钟。

2. 水针　取阿是穴，用 25% 葡萄糖注射液为主，精神紧张的患者可加入 1% 普鲁卡因注射液适量，每次注入药液 2~10 毫升，每隔 3~7 天注射 1 次。

3. 刺络拔罐　取阿是穴，用三棱针或粗毫针在患处散刺数针，然后拔火罐 5~10 分钟，略出血少量，2~3 天治疗 1 次。适用于劳损腰痛。

【按语】

1. 针灸治疗腰痛疗效较好，不论何型均有效果，采用综合疗法，可以减少复发。

2. 腰痛患者应慎起居，避风寒，劳逸结合，有利于本病的恢复。

第二节　妇科病证

一、月经不调

月经不调是以月经的周期、经色、经量、经质出现异常改变为特征的疾病。其中以月经周期异常为主，包括月经先期、月经后期、月经先后无定期。

月经不调见于西医学的排卵型功能失调性子宫出血和盆腔炎症所致的子宫出血。

（一）月经先期

月经周期提前 7~14 天者，称为"月经先期"，又称"经早"。

【病因病机】

本病主要由气虚、血热引起冲任不固，经血失约所致。气虚多由素体虚弱，或劳倦、思虑伤脾，或房劳、久病伤肾，致脾肾气虚，血失统摄，冲任不固，经血先期而下；血热多由素体阳盛，或过食温燥，或肝郁化火，或阴虚内热，皆可导致热伤冲任，迫血妄行，经血先期而下。

【辨证论治】

症状与体征

气虚：症见月经提前，经量或多或少，色淡质稀，神疲肢倦，气短懒言，小腹空坠，或见纳少便溏，腰膝酸软。舌淡，苔薄，脉细弱。

血热：症见月经提前，经量多，色红质稠，或有血块，心胸烦闷，面赤口干，便秘尿黄。舌红，苔黄，脉数。

治法

固冲调经。气虚者益气摄血，血热者清热凉血。取足太阴经和任脉经穴为主。

处方

主穴：三阴交　血海　关元

配穴：气虚加足三里、脾俞；实热加太冲、肝俞；虚热加太溪、照海；小腹空坠灸气海；出血量多重灸隐白。

刺灸方法

毫针刺，实证用泻法，虚证用补法或平补平泻法，每日 1 次，留针 20～30 分钟。

（二）月经后期

月经周期延后 7 天以上者，称为"月经后期"，又称"经迟"。

【病因病机】

本病主要由阴血不足，或寒客胞宫，或肝郁气滞，使气血运行不畅，血海不能按时满溢所致。血虚多由久病伤血，或脾虚纳少，生化乏源，营血亏少，冲任不足，血海空虚，不能按时满溢，致月经延后；血寒多由久病阳虚，阴寒内盛，或经期感寒，寒客胞宫，血为寒凝，冲任不畅，血海不能按时满溢，月经延后；气滞多由情志不遂，肝郁气滞，冲任血行不畅，血海不能按时满溢，月经延后。

【辨证论治】

症状与体征

血虚：见月经延后，经量少，色淡质稀，小腹空痛，头晕心悸，面色无华。舌质淡，苔薄，脉细无力。

血寒：见月经延后，经量少，色紫暗，有血块，小腹冷痛，得热稍减，或畏寒肢冷。舌质淡或暗，苔薄白，脉沉紧。

气滞：见月经延后，经量少，色暗，或有血块，小腹或胁乳胀痛，精神抑郁，胸闷不舒。舌苔薄，脉弦。

治法

调理冲任，血虚者补气养血，益冲调经；血寒者温经散寒，行血调经；气滞者疏肝解郁，理气通经。取足太阴经、任脉经穴为主。

处方

主穴：气海　三阴交

配穴：血虚加足三里、脾俞、膈俞；血寒加血海，灸关元、归来；气滞加太冲、血海、期门。

刺灸方法

毫针刺，实证用泻法，虚证用补法，寒盛加灸，每日 1 次，留针 20～30 分钟。

（三）月经先后无定期

月经周期或提前，或延后 7～14 天者，称为"月经先后无定期"，又称"经乱"。

【病因病机】

本病主要由肾虚、肝郁，使气血不调，冲任功能紊乱，血海蓄溢无常所致。肝郁多因情志抑郁，或愤怒过度，致肝气逆乱，疏泄失职，血海蓄溢失常；肾虚多因少年肾气未充，或素体肾气不足，或房劳多产、久病伤肾，肾气亏损，致封藏失职，开合无度，冲任失调。

【辨证论治】

症状与体征

肝郁：见经来或先或后，若经量或多或少，色暗红，有血块，经行不畅，胸胁、乳房、少腹胀痛，精神郁闷或急躁易怒，苔薄，脉弦。

肾虚：见经血量少，色淡质稀，头晕耳鸣，腰膝酸软，小便频数，舌淡，苔薄，脉沉细。

治法

调补肝肾，取足太阴经、足厥阴经、足少阴经和任脉经穴为主。

处方

主穴：三阴交　关元

配穴：肝郁加太冲、期门、肝俞；肾虚加肾俞、太溪；胁乳胀痛加阳陵泉、外关。

刺灸方法

毫针刺，实证用泻法，虚证用补法，每日 1 次，留针 20～30 分钟。

【其他疗法】

1. 耳针　取内分泌、内生殖器、皮质下、肝、脾、肾，每次选 2～3 穴，两耳交替使用，中度刺激，每日或隔日 1 次，留针 15～20 分钟。

2. 头针　取双侧额旁 3 线，按头针刺法操作，间歇运针，每日 1 次，留针 30 分钟。

3. 水针　取子宫、三阴交、足三里等穴，每次选 2～3 穴，用 5% 当归注射液 4 毫升或复方丹参注射液 4 毫升，每穴注入 1～2 毫升药液，每日 1 次。

【按语】

1. 由气候、生活环境变动和情绪波动等因素引起月经周期的暂时改变，一般不按病变处理。

2. 针灸治疗本病有一定疗效，首次针治应从月经干净 1 周后开始，以后在每次经前 5～7 天开始针治，至月经来潮停针，连续治疗 3 个月经周期或更长时间。

3. 注意调情志、适寒温，保持经期卫生。

二、痛　经

痛经是以妇女行经期间，或月经前后，出现周期性小腹或腰骶部疼痛，甚或剧痛难忍为特征的病证。临床以青年妇女多见。

本病见于西医学的原发性痛经、子宫内膜异位症、急慢性盆腔炎、宫颈狭窄或阻塞、子宫前倾或后倾、肿瘤或囊肿等病变。

【病因病机】

本病主要由气血运行不畅所致，有虚、实两方面。实者多因情志不舒，肝郁气滞，或经期感寒饮冷，寒凝胞脉，冲任不畅，气血运行受阻，不通则痛；虚者多因禀赋素弱，肝肾不足，精血亏少；或病后气血亏虚，以致冲任不足，血海空虚，胞脉失养，不荣则痛。

【辨证论治】

症状与体征

实证：见经前或经期小腹疼痛拒按，经行不畅，色暗有血块。气滞血瘀：见小腹、胸胁、乳房胀痛，血块下则痛减，舌紫暗，或有瘀斑，脉弦。寒凝血瘀：伴小腹冷痛，得热痛减，畏寒肢冷，面色青白，苔薄白，脉沉紧。

虚证：见经期或经后小腹隐痛喜按，经血量少，色淡质稀。肾气亏虚伴头晕耳鸣，腰膝酸软，舌淡，脉沉细；气血亏虚见神疲乏力，头晕心悸，面色苍白，舌淡，苔白，脉细弱。

治法

通经止痛，实证解郁散寒，活血化瘀，虚证调补气血，温养冲任。取足太阴经、足太阳经及任脉经穴为主。

处方

主穴：三阴交　地机　关元　次髎

配穴：气滞血瘀加太冲、气海；寒凝血瘀加归来、中极；肾气亏虚加肾俞、太溪；气血亏虚加血海、足三里；胁、乳胀痛加外关、阳陵泉、期门。

刺灸方法

毫针刺，实证用泻法，虚证用补法，寒盛加灸，每日 1 次，留针 20～30 分钟。

【其他疗法】

1. 耳针　取内生殖器、交感、内分泌、皮质下，每次选 2～3 穴，中度刺激，每日或隔日 1 次，留针 15～20 分钟。

2. 水针　取三阴交、血海、次髎，每次选 2～4 穴，用 5% 当归注射液 4 毫升或红花注射液 4 毫升，每穴注入药液 1～2 毫升，每日 1 次。

【按语】

1. 本病应注意调情志，适寒温，锻炼身体，讲究经期卫生。

2. 治疗时间以经前 3～5 天开始，至月经期末为宜，应连续治疗 3 个月经周期以上。

3. 继发性痛经，应重视治疗原发病灶，才能有效地控制痛经。

三、闭　　经

闭经是以女子年龄超过 18 岁，月经尚未来潮，或已形成月经，又中断 3 个月以上为特征的病证。前者为原发性闭经，后者为继发性闭经。妊娠期、哺乳期或更年期出现月经停闭属生理现象。

本病见于西医学的卵巢、内分泌功能障碍性疾病。如因生殖器官先天发育异常，或后天器质性损伤所致的闭经，不属讨论范围。

【病因病机】

本病主要由血枯，无血可下，或血滞，气血不行所致。血枯多由先天不足，肾气不充，或房劳、久病伤肾，精血不足，或饮食、劳倦伤脾，化源匮乏，至血海空虚，不能满溢而闭经。血滞多因情志伤肝，气滞血瘀，或脾失健运，痰湿内生，或经产感寒，寒凝血瘀，致邪气阻滞冲任，气血不行，血海不能满溢而闭经。

【辨证论治】

症状与体征

实证：气滞血瘀见经闭不行，少腹胀痛，胸胁胀满，烦躁易怒，舌紫暗或有瘀斑，脉弦；寒凝血瘀见经闭而小腹冷痛拒按，四肢欠温，舌紫暗，苔白润，脉沉紧；痰湿阻滞见形肥而闭经，伴肢倦乏力，脘闷头晕，带下色白，量多质粘，苔白腻，脉滑。

虚证：肾气不足见月经初潮迟至或来潮后复闭，伴头晕耳鸣，腰膝酸软，小便频数，舌淡红，苔薄，脉沉细；阴虚内热见经量先多后少，渐至经闭，兼五心烦热，颧红盗汗，舌红，苔少，脉细数；气血亏虚见月经后期，量少，渐至闭经，头晕心悸，面色无华，神疲乏力，舌淡，苔薄，脉细弱。

治法

实证祛邪行滞，活血通经，虚证补肾健脾，养血调经，肝郁者理气解郁，寒凝者温经散寒，痰湿阻滞者豁痰除湿。取足太阴经、足厥阴经、足少阴经和任脉经穴为主。

处方

主穴：三阴交　血海　气海

配穴：气滞血瘀加太冲、地机；寒凝血瘀加合谷、关元；痰湿阻滞加中脘、丰隆；胸胁胀满加阳陵泉；恶心欲呕加内关；肾气不足加肾俞、关元；阴虚内热加太溪、行间；气血亏虚加脾俞、足三里。

刺灸方法

毫针刺，实证用泻法，虚证用补法，寒凝及虚证可加灸，每日1次，留针30分钟。

【其他疗法】

1. 耳针　取内生殖器、内分泌、肾、卵巢，每次选2～3穴，中度刺激，隔日1次，留针15～20分钟。亦可用耳穴压籽法。

2. 皮肤针　取腰骶部夹脊穴、督脉、膀胱经，用轻度或中度叩刺，以皮肤潮红或微出血为度，隔日1次。

【按语】

1. 闭经应注意与早期妊娠相鉴别。

2. 引起闭经的原因很多，如贫血、结核病、垂体肿瘤、甲亢等，临证时应进行必要的检查，以明确病因，采取相应的治疗措施。

3. 针灸治疗本病有一定疗效，但疗程较长，必须坚持治疗，配合药物治疗效果更佳。

4. 少女初潮 2 年内或因生活环境改变，出现暂时闭经，无其他不适者，可不予治疗。

四、崩 漏

崩漏是以妇女不在行经期间，阴道突然大量出血，或淋漓下血不断为特征的病证。前者为"崩"，后者为"漏"，二者可相互转化，交替出现，故"崩漏"并称。本病以青春期和更年期妇女多见。

崩漏见于西医学的无排卵型功能失调性子宫出血及子宫肌瘤、炎症引起的子宫出血等。

【病因病机】

本病主要由冲任损伤，不能制约经血所致。引起冲任损伤的原因有虚、实两方面。实者多因素体阳盛，外感热邪，过食辛辣，或情志不遂，肝郁化火，热伤冲任，迫血妄行；或情志内伤，肝郁气滞血瘀，瘀阻冲任，血不归经，致经血非时而下，发为崩漏。虚者多因饮食劳倦，思虑过度，损伤脾气，脾虚统摄无权，冲任不固；或素体肾气不足，或房劳久病伤肾，肾虚封藏失职，冲任不固，致经血失约，非时而下，发为崩漏。

【辨证论治】

症状与体征

实证：见经血非时而下，量多或少，淋漓不断。血热则下血色红质稠，伴烦渴喜饮，便秘尿黄，舌红，苔黄，脉滑数；血瘀则血色紫暗有块，伴小腹疼痛拒按，血块下痛减，舌紫暗或有瘀斑，脉沉涩或弦涩。

虚证：见经血非时而下，量多如注，或量少淋漓不尽，色淡质稀。脾虚伴面色萎黄，神疲肢倦，纳差便溏，舌淡体胖，苔白，脉弱；肾阳虚见腰酸腹冷，畏寒神倦，小便清长，舌淡，苔白，脉沉细弱；肾阴虚见血少色红，伴头晕耳鸣，腰膝酸软，五心烦热，舌红，苔少，脉细数。

治法

调经止崩，血热兼清热凉血，血瘀兼活血化瘀，脾虚兼补脾益气，肾阳虚兼补肾助阳，肾阴虚兼滋阴补肾，取足阳明经、足太阴经、足少阴经、任脉及背俞穴为主。

处方

主穴：三阴交　血海　隐白

配穴：血热加曲池、陷谷；血瘀加膈俞、地机；脾虚加气海、足三里；肾阳虚加灸关元、肾俞；肾阴虚加肾俞、太溪。

刺灸方法

毫针刺，实证用泻法，虚证用补法，气虚、阳虚加灸，隐白用小艾柱灸 7～10 壮，每日 1 次，留针 20～30 分钟。

【其他方法】

1. 耳针　取内生殖器、内分泌、皮质下、肾、脾，每次选 2～3 穴，中等刺激，每日 1 次，留针 30～60 分钟。

2. 头针 取双侧额旁 3 线，毫针刺，捻针 1~3 分钟，间歇 3~5 分钟，再捻转 1 次，留针 30~60 分钟，每日 1 次。

3. 水针 取三阴交、血海、膈俞，每次选 2~3 穴，用当归注射液 4 毫升或维生素 B_1 2500U 加生理盐水至 4 毫升，每穴注入 1~1.5 毫升，每日 1 次。适用于崩漏属实者。

【按语】

1. 针灸治疗本病有一定疗效。

2. 绝经期妇女，如反复多次出现崩漏，应作进一步检查，排除肿瘤所致。

3. 出血量多时宜卧床休息，出现虚脱时应及时抢救。

五、绝经前后诸症

妇女在 50 岁左右月经终止，称为"绝经"。绝经前后诸症是指在绝经前后出现以月经紊乱、烦躁面赤、烘热汗出、手足心热、头晕耳鸣、心悸失眠、腰背酸痛、神倦畏寒、浮肿便溏，或情志异常等为特征的病证。这些症状常三三两两，综合出现，毫无规律，轻者可自行缓解，重者常影响生活和工作。病程长短不一，短者数月，长者迁延数年或更长时间。

本病见于西医学的更年期综合征，亦可见于双侧卵巢切除或接受放射治疗的妇女。

【病因病机】

本病是在肾气、天癸、冲任的衰退过程中，由肾之阴阳失调，引起心肝脾气血功能失调所致。素体肾阴不足，或房劳多产，思虑过度，暗耗营阴，至绝经前后，天癸渐竭，精血衰少，水不济火，心肝阳亢而发病；或素体阳虚，饮冷劳倦伤脾，或房劳久病伤肾，至绝经前后，肾阳亏虚，命门火衰，脾失温养而发病。

【辨证论治】

症状与体征

肾阴虚：见绝经前后，烦躁易怒，口干面赤，烘热汗出，头晕耳鸣，心悸失眠，手足心热，腰膝酸软，伴月经周期紊乱，经量少色红，舌红，苔少，脉细数。

肾阳虚：见绝经前后，精神萎靡，面色晦暗，头晕目眩，腰酸尿频，形寒肢冷，或浮肿便溏，舌淡，苔白滑，脉沉细无力。

治法

肾阴虚宜滋阴潜阳，肾阳虚宜温补脾肾。取足三阴经穴及背俞穴为主。

处方

主穴：肾俞　三阴交

配穴：肾阴虚加太溪、太冲；肾阳虚加命门、关元、脾俞；头晕目眩加百会；心烦失眠加神门；潮热加照海；浮肿便溏加阴陵泉、足三里。

刺灸方法

毫针刺，用补法或平补平泻法，肾阳虚加灸，每日 1 次，留针 30 分钟。

【其他疗法】

耳针　取内生殖器、内分泌、皮质下、交感、神门、心、肝、肾，每次选 2～4 穴，中等刺激，每日 1 次，留针 15～20 分钟。或用王不留行籽贴压。

【按语】

1. 诊断本病应作相关检查，以排除有关器质性病变。
2. 针灸治疗本病有较好效果，如配合心理、药物治疗，则疗效更佳。
3. 平时应注意调情志，适寒温，适当参加体育锻炼和社会活动。

六、带 下 病

带下病是以带下量明显增多，色、质、气味发生异常为特征的妇科疾病，可伴有全身或局部症状。正常妇女阴道内流出少量无色、无臭粘液，为生理性带下，不作病论。

带下病见于西医学的阴道炎、宫颈炎、盆腔炎等。

【病因病机】

本病多由脾虚、肾虚、湿热侵袭致带脉失约，湿浊下注而成。脾虚多因饮食、劳倦、忧虑过度，损伤脾气，运化失职，湿浊内生，流注下焦，损及任带，带脉失约，湿浊下注而为带下病。肾虚多由房劳多产，久病伤肾，肾虚气化失常，水湿停聚，下元亏损，任脉不固，带脉失约，水湿下注，发为带下病。湿热下注乃外阴不洁或经期产后，胞脉空虚，致湿热外侵，损伤任带，带脉失约，湿热下注，发为带下病。

【辨证论治】

症状与体征

脾虚：症见带下量多如涕，绵绵不断，色白或淡黄，无臭气，伴神疲肢倦，纳少便溏，舌淡，苔白腻，脉缓弱。

肾虚：症见带下量多色白，稀薄如水，淋漓不断，伴腹冷腰酸，畏寒肢冷，小便清频，夜间尤甚，舌淡，苔白润，脉沉迟。

湿热下注：症见带下量多色黄，质粘稠，或夹泡沫，或似豆腐渣，臭秽，伴阴痒，小腹作痛，小便短赤，舌红，苔黄腻，脉滑数。

治法

健脾温肾，除湿止带，湿热则清热利湿，取足太阴经、足太阳经及任脉经穴为主。

处方

主穴：带脉　白环俞　三阴交

配穴：脾虚加脾俞、阴陵泉、气海；肾虚加关元、肾俞、命门；湿热下注加中极、阴陵泉、行间；阴痒加蠡沟。

刺灸方法

毫针刺，实证用泻法，虚证用补法加灸。每日 1 次，留针 30 分钟。

【其他疗法】

1. 耳针　取内生殖器、内分泌、三焦、脾、肾，每次选2~4穴，中度刺激，每日1次，留针15~20分钟。

2. 电针　取三阴交、带脉，针刺得气后接电极，用疏密波，每日1次，留针20~30分钟。

3. 水针　取双侧三阴交穴，用黄连素注射液4毫升或庆大霉素注射液8万U，每穴注入药液1~2毫升，每日1次。

【按语】

1. 针灸治疗本病有一定疗效，但治疗前应作妇科检查，以明确诊断。

2. 40岁以上的妇女，出现赤带量多，应注意排除恶性肿瘤。

3. 注意卫生，保持外阴清洁。

七、妊娠恶阻

妊娠恶阻是以妊娠早期，反复出现以恶心呕吐、头晕厌食，甚则食入即吐为特征的病证。本病是妊娠早期常见病之一，日久可影响胎气，必须及时治疗。

本病见于西医学的妊娠呕吐或妊娠剧吐等。

【病因病机】

本病主要由胃虚、肝热、痰阻，引起冲气上逆，胃失和降所致。胃虚多由胃气素弱，孕后血聚冲任养胎，冲脉气盛，冲脉隶于阳明，其气上逆犯胃，致胃失和降而发呕恶；肝热多因素体肝旺，孕后血聚养胎，肝血不足，肝火更盛，挟冲气上逆犯胃，胃失和降而发呕恶；痰阻乃由素体脾虚，痰湿内盛，孕后经血壅闭，冲脉气盛，挟痰饮上逆犯胃，胃失和降而发呕恶。

【辨证论治】

症状与体征

胃虚：症见妊娠早期，恶心呕吐，吐出食物和清水，甚则食入即吐，脘闷腹胀，纳差肢倦，神疲思睡，舌淡，苔薄白，脉缓滑无力。

肝热：症见妊娠初期，呕吐苦水或酸水，胸胁满闷，嗳气头晕，心烦口苦，舌红，苔黄，脉弦滑。

痰阻：症见妊娠初期，恶心，呕吐痰涎，脘闷纳呆，口淡倦怠，头晕目弦，苔白腻，脉滑。

治法

和胃降逆止呕，胃虚宜健胃调中，肝热兼养血清肝，痰阻兼理气化痰，取足阳明经、手厥阴经及任脉经穴为主。

处方

主穴：中脘　内关

配穴：胃虚加足三里；肝热加太冲；痰阻加丰隆、足三里。

刺灸方法

毫针刺，用平补平泻法，每日 1 次，留针 30 分钟。

【其他治法】

1. 耳针　取胃、肝、神门、内分泌、皮质下，每次选 2~3 穴，轻度刺激，每日或隔日 1 次，留针 15 分钟，两耳交替。或用王不留行籽贴压。

2. 皮肤针　取内关、中脘、足三里、太冲，中度叩刺，每穴叩 2~3 分钟，每日 1 次。适用于体虚者。

3. 水针　取双侧内关穴，用维生素 B_6 注射液 100 毫克加生理盐水 2 毫升，每穴注入药液 1~1.5 毫升，每日 1 次。

【按语】

1. 妊娠早期，若仅见早晨轻度呕吐，食欲不佳，不影响营养和工作，妊娠 12 周后自行消失者，不做本病论。

2. 针灸治疗本病有很好的效果，但因此时胞胎未固，取穴宜少，手法宜轻，以免影响胎气。

3. 应注意调情志，慎饮食，少食多餐，调养胃气。

八、子　痫

子痫是指妊娠后期，或分娩时，或新产后，突然出现以眩晕昏仆、不省人事、两目直视、牙关紧闭、四肢抽搐、项背强直、少时自醒、醒后复发，甚或昏迷不醒为特征的病证，又称"妊娠痫病"。好发于高龄初产妇，属产科危急重症，若发作频繁或持久，可危及母婴安全。

本病见于西医学的妊娠高血压综合征。

【病因病机】

本病主要是肝风内动，痰火内生，风、火、痰上扰清窍所致。多因素体肝肾阴虚，孕后精血下聚养胎，阴血更虚，肝阳上亢，肝风内动，风火相煽，上扰清窍而发子痫；或素体脾虚湿盛，孕后血聚养胎，阴血虚少，心肝火旺，炼液成痰，痰火交织，肝风内动，风火挟痰，上扰清窍而发子痫。

【辨证论治】

症状与体征

子痫先兆：子痫发作前，常有头痛眩晕、胸闷恶心、下肢浮肿等症状，称为"子痫先兆"。

子痫发作：妊娠后期，或分娩时，或新产后，突然昏仆，不省人事，牙关紧闭，两目直视，四肢抽搐，项背强直，时作时止。

肝风内动：症见手足心热，面赤息粗，舌红或绛，苔少或薄黄，脉弦数有力。

痰火内扰：症见口吐涎沫，喉中痰鸣，面浮肢肿，舌红，苔黄腻，脉弦滑数。

治法

清热豁痰，平肝熄风，开窍醒神，取手厥阴经、足厥阴经、手阳明经、足少阴经及督脉经穴为主。

处方

主穴：百会　人中　合谷　太冲　劳宫

配穴：肝风内动加行间、太溪；痰火内扰加丰隆、内庭；牙关紧闭加下关、颊车；喉中痰鸣加天突；抽搐甚者加阳陵泉；项背强直加大椎、身柱；白昼发病加申脉；夜晚发病加照海。

刺灸方法

毫针刺，用泻法，每日1次，留针30分钟。

【其他疗法】

耳针　取肝、胃、肾、心、神门、皮质下、枕，每次选2～3穴，强刺激，隔日1次，留针30分钟。适用于子痫先兆。

【按语】

1. 孕妇应定期进行产前检查，及时发现和治疗子痫先兆，防止子痫发生。
2. 针灸仅用于子痫发作时的急救，应同时配合其他治疗措施控制发作。
3. 子痫病人应专人护理，保持环境整洁安静，避免噪音、强光、异味等不良刺激，以免诱发抽搐。

九、胎位不正

胎位不正是指妊娠30周后，经产前检查，发现以胎儿不居枕前位（正常胎位）为特征的病证。本病常见于经产妇或腹壁松弛及羊水过多的孕妇，是造成难产的主要原因之一。

胎位不正见于西医学的臀位、横位或斜位等胎位异常。

【病因病机】

本病主要由气虚或气滞所致。气虚多由素体气血不足，孕后血聚养胎，若孕期久站，负重劳作，伤及脾肾，脾虚生化乏源，肾气更虚，无力促胎调转，致胎位不正；气滞多因孕后情志不舒，肝郁气结，或多食少动，气机郁滞不畅，胎体不能应时调转，致胎位不正。

【辨证论治】

症状与体征

气虚：症见妊娠30周后，胎位不正，面色㿠白，神疲气短，舌淡，苔薄白，脉滑无力。

气滞：症见妊娠30周后，胎位不正，精神抑郁，胸胁胀闷，苔薄白，脉弦滑。

治法

补气调气，矫正胎位，以足太阳经穴为主。

处方

主穴：至阴

配穴：气虚加足三里、肾俞；气滞加太冲、肝俞。

刺灸方法

毫针刺，用平补平泻法，艾灸至阴，每日 1 次，留针 20 分钟。灸至阴法：嘱孕妇平卧床上，松解腰带，用艾条悬灸双侧至阴穴，每次 20～30 分钟。

【按语】

1. 灸至阴穴矫正胎位效果很好。若灸后胎位转至正常，几天后又复还原位者，可在灸至阴穴后加灸命门穴，使胎位不再复还。

2. 如因骨盆狭窄、子宫畸形、肿瘤或胎儿过大，发育异常导致的胎位不正，不属针灸治疗范围，应由产科处理。

3. 孕妇应定期进行产前检查，妊娠 30 周以前发现胎位不正者可暂不作处理，30 周后仍不正者，方须纠正异常胎位。

十、滞　产

滞产是指妊娠足月，临产时胎儿不能顺利娩出，总产程超过 24 小时者。

滞产见于西医学的子宫收缩异常（即产力异常）、产道异常、胎位或胎儿异常。这里仅讨论子宫收缩异常引起的滞产。

【病因病机】

本病主要由气血虚弱，或气滞血瘀，运胎不利所致。多因素体虚弱，气血不足，或临产时用力过早，胞浆早破，耗伤气血，致气血虚弱，胞宫失养，无力收缩运胎而发生滞产；或孕期情志不舒，肝郁气滞，或过度安逸，气血行缓，胎体沉滞，或临产时紧张过度，气机不利，或产时感寒，寒凝血瘀，致胞宫气滞血瘀，不能收缩运胎而发生滞产。

【辨证论治】

症状与体征

气血虚弱：症见产时腹部阵痛微弱，宫缩无力，久产不下，面色苍白，神疲乏力，气短心悸，舌淡，脉沉细无力。

气滞血瘀：症见产时腰腹持续剧痛，宫缩虽强，但无规律，久产不下，面色紫暗，胸脘胀闷，烦躁不安，舌暗红，脉弦有力或至数不均。

治法

行滞催产，气血虚弱宜益气养血，气滞血瘀宜理气活血，取手阳明经、足太阴经、足太阳经穴为主。

处方

主穴：合谷　三阴交　至阴

配穴：气血虚弱加足三里；气滞血瘀加太冲、内关。

刺灸方法

毫针刺，实证用泻法，虚证用补法，留针 20～30 分钟，或至胎儿娩出。

【其他治法】

1. 耳针　取内生殖器、皮质下、内分泌、腹，中度刺激，每间隔 3～5 分钟捻针 1 次，留针 20～30 分钟。

2. 水针　取合谷、三阴交，任选一对穴，用催产素针剂 10U 加生理盐水至 2 毫升，每穴注入药液 1 毫升。适用于宫缩乏力引起的滞产。

【按语】

1. 针灸可减轻宫缩引起的痛苦，促使宫缩正常，加速产程，对产力异常引起的滞产有较好疗效。

2. 对因产道异常、胎儿或胎位异常等引起的滞产，应由产科处理。

3. 妊娠后期，应注意心情平和，劳逸适度。

十一、产后血晕

产后血晕是以产妇分娩后，突然头晕目眩，不能起坐，或心胸满闷，恶心欲呕，或气急痰涌，甚至神昏，不省人事为特征的病证。是产后危重症之一，若抢救不及时，往往危及产妇生命。

产后血晕见于西医学的产后失血引起的虚脱、休克及羊水栓塞等。

【病因病机】

本病主要由产后血虚气脱，或血瘀气逆所致。血虚气脱多因新产失血过多，营阴下夺，气随血脱，心神失养而发为血晕；血瘀气逆多因产后胞脉空虚，复感寒邪，寒凝成瘀，阻滞气机，瘀血随气上逆，扰乱心神而发为血晕。

【辨证论治】

症状与体征

血虚气脱：症见产后出血量多，突然头晕目眩，不能起坐，面色苍白，心悸烦闷，甚则晕厥，目合口张，四肢逆冷，冷汗淋漓，舌淡，苔少，脉微欲绝。

血瘀气逆：症见产后恶露不下，或下而甚少，小腹疼痛拒按，心下满闷，甚则喘促，气急痰涌，昏厥不省人事，牙关紧闭，两手握固，面唇青紫，舌紫暗，脉弦涩有力。

治法

温经固脱，血虚气脱宜益气止血，血瘀气逆宜行血逐瘀，取督脉、任脉经穴为主。

处方

主穴：人中

配穴：血虚气脱加气海、关元、足三里、隐白；血瘀气逆加中极、三阴交、合谷、太冲。

刺灸方法

毫针刺，实证用泻法，虚证重灸至汗收脉复，人中强刺激，留针20～30分钟。

【按语】

针灸治疗本病，促醒效果较好。同时应针对病因，采取综合抢救措施。

十二、产后腹痛

产后腹痛是以产妇分娩后小腹疼痛为特征的病证，又称"儿枕痛"。

产后腹痛见于西医学的产后宫缩痛及产褥感染引起的腹痛。

【病因病机】

本病主要由血虚或血瘀，使气血运行不畅所致。前者多因产时伤血过多，冲任血虚，胞脉失养，不荣而痛；或血少气弱，运血无力，血行不畅，而致腹痛。后者乃因产时感寒，寒凝血瘀；或产后情志不遂，肝郁气滞，血行不畅，瘀阻胞脉，不通则痛。

【辨证论治】

症状与体征

血虚：症见产后小腹隐痛喜按，恶露量少色淡，头晕心悸，大便燥结，舌淡，苔薄，脉细弱。

血瘀：症见产后小腹疼痛拒按，恶露量少，色暗有块，块下痛减，或面白肢冷，或胸胁胀痛，舌暗，脉沉紧或弦涩。

治法

缓急止痛，血虚宜补气养血，血瘀宜活血行瘀，取足太阴经、足太阳经及任脉经穴为主。

处方

主穴：气海　三阴交

配穴：血虚加足三里、脾俞、膈俞；血瘀加血海、归来；寒凝加关元（灸）；肝郁加太冲。

刺灸方法

毫针刺，实证用泻法，虚证用补法，寒凝及虚证可加灸，每日1次，留针20～30分钟。

【其他疗法】

1. 耳针　取内生殖器、内分泌、皮质下、肝，每次选2～3穴，中度刺激，每日1次，留针15～20分钟。或用王不留行籽贴压。

2. 水针　取双侧三阴交穴，用当归注射液或维生素B_1加维生素B_{12}注射液，每穴注入药液1.5毫升，隔日1次。

【按语】

1. 针灸治疗本病疗效较佳。

2. 产后应注意调情志，避风寒，忌食生冷，保持外阴清洁。

3. 如因产褥感染引起的产后腹痛，应配合其他疗法，控制感染。

十三、乳 少

乳少是以产妇在哺乳期内，乳汁分泌甚少或全无为特征的病证，又称"缺乳"。

【病因病机】

本病主要由气血虚弱，化源不足；或肝郁气滞，乳络不通所致。脾胃素弱，气血不足，或产时失血耗气，气血亏虚，使乳汁化源不足而致乳少或全无；或因产后情志不舒，肝郁气结，气机阻滞，疏泄不利，乳汁运行不畅而致乳少或全无。

【辨证论治】

症状与体征

气血虚弱：症见产妇乳少，乳汁清稀，乳房柔软无胀感，面色无华，食少便溏，神疲倦怠，舌淡，苔少，脉细弱。

肝气郁滞：症见产妇乳少汁稠，或乳汁全无，乳房胀硬，痛连胸胁，精神郁闷，脘痞纳差，或微发热，苔薄黄，脉弦或弦数。

治法

益气补血，疏肝解郁，通络下乳。取手太阳经、足阳明经及任脉经穴为主。

处方

主穴：少泽　乳根　膻中

配穴：气血虚弱加脾俞、足三里；肝气郁滞加太冲、期门。

刺灸方法

毫针刺，实证用泻法，虚证用补法，每日 1 次，留针 20~30 分钟。

【其他疗法】

耳针　取胸、内分泌、肝、肾，每次选 2~3 穴，中度刺激，每日 1 次，留针 15~20 分钟。或用王不留行籽贴压。

【按语】

1. 针灸治疗肝郁气滞型乳少效果较好。

2. 因气血虚弱引起的乳少，治疗期间，应注意增加营养，多喝汤水，保证睡眠。

3. 注意纠正不当的哺乳方法。暂不能哺乳者，乳房胀后应挤出乳汁，以免发生乳痈。

十四、阴 痒

阴痒是以妇女外阴及阴道瘙痒，甚则痒痛难忍，坐卧不宁为特征的病证。本病发病年龄不限，但以更年期妇女多见。

阴痒见于西医学的各种阴道炎、外阴炎、外阴瘙痒症及外阴营养不良等。

【病因病机】

本病主要由肝肾阴虚，外阴失养；或湿热下注所致。肝脉绕阴器，肾司二阴。若素体肝肾阴虚，精血不足，化燥生风，或外阴失养，可致阴痒；或素体脾虚湿盛，复因情志伤肝，肝郁化热，湿热下注；或外阴不洁，久居湿地，湿虫邪毒侵蚀阴中而致阴痒。

【辨证论治】

症状与体征

肝肾阴虚：症见阴部瘙痒干涩，夜间加重，或灼热疼痛难耐，或阴部皮肤变白、增厚或萎缩；伴头晕目眩，腰酸耳鸣，五心烦热，舌红，苔少，脉细数。

湿热下注：症见阴部瘙痒难忍，灼热疼痛，带下量多，色黄秽臭，或色白如豆渣状，或呈泡沫状；伴心烦口苦，坐卧不安，小便黄赤，或脘闷胁痛，舌红，苔黄腻，脉弦数或滑数。

治法

肝肾阴虚宜滋阴养血，润燥止痒，湿热下注宜疏肝清热，利湿止痒，取足太阴经、足厥阴经及任脉经穴为主。

处方

主穴：中极　会阴　三阴交

配穴：肝肾阴虚加太溪、血海；湿热下注加太冲、蠡沟、曲泉。

刺灸方法

毫针刺，实证用泻法，虚证用补法，每日 1 次，留针 20 ~ 30 分钟。

【其他疗法】

1. 耳针　取外生殖器、神门、皮质下、肝、脾，每次选 2 ~ 4 穴，强刺激，每日 1 次，留针 15 ~ 20 分钟。

2. 电针加灸　取三阴交、中极，针刺得气后，接电极，用连续波，每日 1 次，留针 20 ~ 30 分钟，艾条灸外阴部 30 分钟。此法适用于外阴瘙痒症。

【按语】

1. 针灸治疗阴痒有较好疗效。
2. 应作妇科检查，针对病因，配合局部用药。
3. 注意阴部卫生。

十五、阴　挺

阴挺是以子宫位置下移，甚至脱出阴户之外为特征的病证。发病常与多产、产伤、产后过早参加重体力劳动等有关。

阴挺见于西医学的子宫脱垂、阴道壁膨出等。

【病因病机】

本病主要由中气、肾气不足，冲任不固，系胞无力而致。多因素体脾虚，中气不足，或产时用力太过，或产后过早劳累，耗伤中气，气虚下陷，无力提摄胞宫而致阴挺；或先天不足，或房劳多产，损伤肾气，肾虚冲任不固，系胞无力而发阴挺。

【辨证论治】

症状与体征

气虚：症见子宫下移，或脱出阴户之外，状如鹅卵，劳累后加重，小腹空坠，神疲乏力，带下量多，色白质稀，舌淡，苔薄白，脉弱。

肾虚：症见子宫下脱，腰酸腿软，小腹下坠，小便频数，头晕耳鸣，舌淡，苔薄，脉沉细。

治法

补脾益肾，固摄胞宫。取足太阴经、足少阴经、督脉及任脉经穴为主。

处方

主穴：百会　气海　维道　子宫

配穴：气虚加足三里、脾俞；肾虚加肾俞、关元。

刺灸方法

毫针刺，用补法加灸，每日1次，留针30分钟。

【其他疗法】

1. 头针　取顶中线、双侧额旁3线，按头针操作，每隔5分钟捻针1分钟，每日1次，留针30分钟。

2. 电针　取子宫穴，用2寸毫针向子宫方向斜刺，以患者感到子宫上提，腰部、阴部酸胀为度。接电极后，用疏波通电15~20分钟，电流强度以患者能耐受为度，每日1次。

3. 水针　取维胞、子宫、三阴交，每次选2~3穴，用催产素针剂10U加生理盐水至5毫升，或维生素 B_1 针剂100毫克，维生素 B_{12} 针剂500U加生理盐水至5毫升，或当归注射液4毫升（以上药物，可根据病情任选一种），每穴注入药液1~2毫升，隔日1次。

【按语】

1. 针灸治疗本病有一定疗效，但疗程较长。

2. 治疗期间，应避免重体力劳动，并嘱患者配合提肛锻炼，每日1次，每次15—20分钟。

3. 体质虚弱，或有继发性感染者，应针药并用。

十六、不　孕

育龄妇女，夫妻同居2年以上，配偶生殖功能正常，未避孕而不受孕；或曾有孕育，未避孕又2年以上未再受孕者，称为"不孕"。前者称"原发性不孕"，后者称"继发性不孕"。

因生殖器官畸形、盆腔肿瘤引起的不孕，不在本节讨论范围。

不孕见于西医学的生殖器官畸形，内分泌失调，排卵障碍，盆腔炎症，肿瘤致输卵管、宫颈管阻塞等。

【病因病机】

本病主要由肾虚、肝郁、痰湿、血瘀致冲任气血失调，胞宫不能摄精成孕所致。肾虚多因禀赋不足，或房劳多产，损伤肾气，耗血伤精，致肾气虚弱，命门火衰，胞脉失于温煦，宫寒不能受精成孕；或肾阴亏虚，冲任血少，胞脉失养，不能摄精成孕；甚则阴虚火旺，热扰冲任，灼伤精液，不能成孕。肝郁乃因情志不遂，肝郁气滞，疏泄失常，气血不和，冲任不能相资成孕。亦有素体肥胖，或恣食厚味，脾虚不运，痰湿内生，湿浊下注；或湿郁化热，湿热内蕴，阻滞冲任、胞脉，致胞宫不能摄精成孕。或因经期、产后余血未净，摄生不慎，邪入胞宫，与血互结，瘀血阻滞冲任，胞脉不通，不能受精成孕。

【辨证论治】

症状与体征

肾虚：症见婚久不孕，月经后期，量少色淡。肾阳虚兼腰酸腹冷，四肢不温，性欲淡漠，舌淡，苔白滑，脉沉细；肾阴虚兼头晕耳鸣，腰膝酸软，五心烦热，舌红，苔少，脉细数。

肝郁：症见婚久不孕，月经前后不定，经行不畅，量少，色暗有血块，经前烦躁易怒，胸胁、乳房、小腹胀痛，舌红，苔薄或黄，脉弦。

痰湿：症见婚久不孕，形体肥胖，月经后期量少，甚则经闭不行，带多质粘，头晕胸闷，脘痞纳呆，肢倦心悸，苔白腻，脉滑。湿热内蕴见带多，色黄质稠，有秽臭，舌苔黄腻，脉滑数。

血瘀：症见多年不孕，有痛经史，月经后期，量少色暗，有血块，经行不畅，腹痛拒按，舌紫暗或有瘀斑，脉弦涩。

治法

补养肾气，调理气血，肝郁者疏肝解郁，痰湿者健脾化痰，血瘀者活血化瘀，取足太阴经、足少阴经、足阳明经及任脉经穴为主。

处方

主穴：中极　三阴交

配穴：肾虚加关元、命门、太溪；肝郁加太冲、气海、期门；痰湿加丰隆、足三里、大赫；血瘀加血海、地机、归来。

刺灸方法

毫针刺，实证用泻法或平补平泻法，虚证用补法，阳虚及痰湿证可加灸。每日1次，留针20~30分钟。

【其他疗法】

耳针　取内分泌、肾、内生殖器、皮质下，每次选2~3穴，中度刺激，每日1次，留针 20～30 分钟。

【按语】

1. 针灸治疗不孕有一定疗效。
2. 治疗前应做必要的检查，以明确诊断。
3. 注意情志调适，过度肥胖者，应配合减肥。

第三节　儿科病证

一、急 惊 风

急惊风是以小儿突然出现高热抽搐、口噤不开、角弓反张、神志不清为特征的病证，又称"惊厥"，俗称"抽风"。发病不限季节，多见于 5 岁以下的小儿，年龄越小，发病率越高，是儿科常见急症之一。

急惊风见于西医学的高热、脑炎、脑膜炎等疾病过程中。

【病因病机】

本病主要由外感时邪、疫疠，内蕴痰热、食积及暴受惊恐所致。小儿肤薄神怯，气血未充，若外感时邪、疫疠，邪郁化热化火，灼伤筋脉，引动肝风，内陷心包，可致高热、抽搐、昏迷；小儿脏腑娇嫩，若饮食不节，损伤脾胃，食积痰凝，蕴郁中焦，化热化火，引动肝风，热入营血，内陷心包而致昏迷、抽搐；小儿元气不足，筋弱神怯，不耐刺激，若暴受惊恐，气机逆乱，神明受扰，肝风内动而致惊厥。

【辨证论治】

症状与体征

外感时邪：初起见发热头痛，咽痛，咳嗽，流涕，继之烦躁高热，突然出现四肢抽搐，牙关紧闭，两目直视，角弓反张，神志不清，舌红，苔薄黄，脉数。

痰热食积：先见纳呆，呕吐，腹痛腹胀，便秘，痰多，继之发热，烦躁，突然出现神昏痉厥，喉中痰鸣，呼吸气粗，苔黄厚而腻，脉滑数。

暴受惊恐之后出现面色时青时白，突然惊叫抽搐，神志不清，四肢厥冷，或昏睡不醒，醒后哭啼，惊惕频作，苔薄白，脉乱不齐。

治法

清热消积，豁痰开窍，镇惊熄风，取足厥阴经、手阳明经及督脉经穴为主。

处方

主穴：人中　印堂　合谷　太冲

配穴：壮热加大椎、曲池、十二井穴；痰多加丰隆、内关；食积加中脘、足三里；惊恐加神门、三阴交。

刺灸方法

毫针刺，用泻法，十二井穴用三棱针点刺放血，每日 1 次，留针 10 ~ 15 分钟，直至惊厥停止。

【其他疗法】

指针　取人中、合谷穴，用大拇指指甲掐之。用于神昏窍闭者。

【按语】

1. 病应与癫痫鉴别，癫痫发作除抽搐外，还可见口吐白沫，一般不发热。
2. 针灸治疗本病可镇惊止痉以救急，痉止之后，须查明原因，采取相应的治疗措施。

附：慢惊风

慢惊风是以发病缓慢，四肢抽搐无力，时作时止，或仅两手颤动，筋惕肉眴为特征的病证，又称"慢脾风"。多见于急惊风失治或大病久病之后，正气虚弱者，预后较差。

慢惊风见于西医学的维生素 D 缺乏性手足搐搦症。

【病因病机】

由于暴吐暴泻，或久病吐利，或急惊风失治，热病伤阴，致津液耗伤，脾胃虚弱，气血乏源，土虚则木旺化风，虚风内动；或先天不足，后天失养，精、气、血、津液俱虚，筋脉失养，手足搐搦。本病以虚为主。

【辨证论治】

症状与体征

起病缓慢，病程较长，面色苍白或萎黄，神疲形瘦，四肢不温，囟门低陷，嗜睡露睛，抽搐无力，时作时止，或时有手足颤动。

脾虚兼见大便清稀带绿，时有肠鸣，舌淡，苔白，脉沉无力。

肾阴虚兼见身微热，面潮红，虚烦，手足心热，舌光少苔或无苔，脉沉细数。

治法

扶元固本，补脾益肾，镇惊熄风，取手足阳明经、足厥阴经及督脉经穴为主。

处方

主穴：百会　印堂　足三里　合谷　太冲

配穴：脾虚加气海、脾俞；肾虚加太溪、关元；抽搐频繁加阳陵泉。

刺灸方法

毫针刺，用补法，脾虚加灸，每日 1 次，留针 15 ~ 20 分钟。

【其他疗法】

灸法　取百会、气海、关元、脾俞、足三里，用艾条灸，每日 1 次，每穴 3 ~ 5 分钟。用于脾阳虚弱证。

【按语】

1. 惊风多属虚证，针灸配合药物治疗，疗效更佳。
2. 本病在针灸治疗的同时，应注意饮食调养，以增强体质。

二、痄 腮

痄腮是以发热、耳下腮部漫肿疼痛为特征的流行性急性传染病，俗称"抱耳风"。本病一年四季均可发生，冬春两季较易流行。好发于3~5岁的小儿，年长儿发病虽少，但易生变证，并发睾丸肿痛或少腹疼痛。

本病见于西医学的流行性腮腺炎。

【病因病机】

本病主要为外感风热邪毒，经口鼻内袭少阳而发。手、足少阳经循行中经过耳前、耳后，邪犯少阳，热毒循经上攻耳下腮部，郁而不散，壅滞经脉，局部气血运行不畅而漫肿疼痛；少阳厥阴互为表里，病则相互传变，足厥阴经循少腹、绕阴器，若感邪较重，邪毒循经下行，可出现睾丸肿痛或少腹疼痛；热毒炽盛，内窜心肝，搅动肝风，扰乱神明则见高热、神昏、惊厥。

【辨证论治】

症状与体征

发病前有痄腮接触史。初起发热轻，一侧或两侧耳下腮部肿大，其肿特点是：以耳垂为中心漫肿，边缘不清，皮色不变，触之热痛。

温毒在表伴有微恶寒，头痛，咽痛，咀嚼不便，舌尖红，苔薄白，脉浮数。

热毒蕴结则高热，头痛，腮部焮热肿胀，疼痛拒按，张口不利，咽痛口渴，便秘尿黄，舌红，苔黄，脉数有力。

毒窜睾腹兼有一侧或两侧睾丸肿痛，或少腹疼痛。

邪陷心肝见壮热不退，神昏嗜睡，呕吐痉厥。

治法

疏风清热，解毒消肿，取手少阳经、手足阳明经穴为主。

处方

主穴：翳风 颊车 外关 合谷

配穴：热盛加大椎、曲池、侠溪、关冲；毒窜睾腹加太冲、三阴交、归来；毒陷心肝加人中、百会、太冲、中冲；头痛加风池；呕吐加内关。

刺灸方法

毫针刺，用泻法，关冲、中冲点刺放血，每日1次，留针15~20分钟。

【其他疗法】

1. 耳针 取面颊、对屏尖、皮质下、耳轮4~6，强刺激，每日1次，留针15分钟。

2. 灯火灸 取角孙穴，先将患侧角孙穴处头发剪去，用灯心草蘸麻油点燃后，对准穴位迅速点按，听到一声爆响即起。每日1次，一般治疗1～2次即可。

【按语】

1. 灸法治疗本病有一定疗效，重症者应配合中药内服、外敷。
2. 本病属急性呼吸道传染病，治疗期间应注意隔离，直至腮肿完全消退。

三、顿 咳

顿咳是以小儿阵发性痉挛性咳嗽，咳后有鸡鸣样吸气性吼声，最后咯吐痰涎而暂止为特征的儿科病证。是小儿常见的呼气道传染病，好发于冬春季节，以5岁以下的小儿患病为多，年龄越小，病情越重，病程可长达2～3个月以上。

本病见于西医学的百日咳。

【病因病机】

本病主要由外感时行疫气，酿痰胶结气道所致。小儿体弱，调养失宜，时行疫气从口鼻而入，初袭肺卫，卫表失和，肺气不宣而上逆作咳，似感冒咳嗽；继之，邪郁化火，炼液为痰，痰火胶结，阻塞气道，肺失清肃则痉咳阵作，待痰咯出，气机稍得通畅，咳嗽方可暂缓。痰火肆疟，扰心袭肝，犯胃伤络，则可见呕吐胁痛、咯血衄血、舌下溃疡等症；病至后期，久咳损伤肺脾，正虚邪恋，则出现肺阴不足和肺脾气虚之证。

【辨证论治】

症状与体征

初咳期：病程约1周。见微热恶风，鼻塞流涕，继而咳嗽逐渐加剧，日轻夜重。风寒证伴恶寒，痰稀色白，苔薄白，脉浮紧；风热证伴咽痛，痰稠难咯，苔薄黄，脉浮数。

痉咳期：病程约2～6周。咳嗽阵作，日轻夜重，咳时面红目赤，涕泪交流，咳后伴有深吸气鸡鸣样吼声，吐出痰涎或乳食后，痉咳方可暂缓，咳剧时，可见痰中带血，两胁疼痛，甚则鼻衄，眼衄，舌下溃疡，舌红，苔黄，脉数。

恢复期：病程约2～3周。痉咳逐渐减少，咳声低微，形体虚弱。肺阴亏虚见干咳少痰，咳声嘶哑，颧红盗汗，舌红，苔少，脉细数；肺脾气虚见咳痰稀白，神疲气短，纳呆便溏，舌淡，苔白，脉沉弱。

治法

初咳期疏风祛邪，宣肺止咳；痉咳期清热泻肺，涤痰镇咳；恢复期补益脾肺，化痰止咳。取手太阴经、足太阳经穴为主。

处方

主穴：风门 肺俞

配穴：初咳期加列缺、合谷；痉咳期加大椎、尺泽、丰隆、定喘；恢复期加脾俞、足三里、太溪；发热加大椎、曲池；咯血、衄血加孔最。

刺灸方法

毫针刺，初咳期、痉咳期用泻法，恢复期用补法，气虚加灸，每日1次，不留针。

【其他疗法】

1. 耳针 取支气管、肺、交感、神门、平喘，每次选2~3穴，中度刺激，每日1次，留针15~20分钟，两耳交替。适用于痉咳期。

2. 皮肤针 取肺俞、风门、胸1~4夹脊、足三里、丰隆，每穴轻叩1分钟，每日1次。适用于顿咳轻证。

3. 拔罐 取肺俞、风门、大椎、膻中、中府，用小火罐吸拔，背部、胸部交替使用，每日1次。适用于顿咳轻证。

【按语】

1. 本病痉咳期用针灸治疗，能较快缓解症状。
2. 注意保护易感儿童，按时接种"白百破"疫苗。
3. 发现顿咳患者，应立即隔离，隔离时间一般为40天，或痉咳期开始后30天。

四、疳 疾

疳疾是以小儿形消肌瘦，面黄发枯，肚腹膨胀，或腹凹如舟，精神萎靡或烦躁，饮食异常为特征的病证。"疳"字含义有二：一指病因，"疳者甘也"，小儿恣食肥甘，损伤脾胃，日久成"疳"；二指病机和症状，"疳者干也"，气津干涸，形体干瘦。本病多见于5岁以下的小儿。起病缓慢，病程迁延，日久可影响小儿的生长发育，为儿科四大证之一。

疳疾见于西医学的小儿慢性营养不良、多种维生素缺乏症及由此引发的并发症。

【病因病机】

本病主要由喂养失当，乳食不节；或因久病、虫症，脾胃受损所致。乳食不节，饥饱无度，或过食肥甘厚腻，食积内停，损伤脾胃，水谷精微无从运化；或乳食不足，精微匮少，脾胃化生乏源，气血亏虚，脏腑筋肉失于濡养，日久成疳；亦有小儿体弱多病，或感染虫疾，日久耗伤气血津液，或脾胃俱虚，化生不足，气血久亏，脏腑筋肉失养成疳。

初起脾胃不和，运化失健，称为"疳气"；继之脾胃虚弱，虫食内积，虚中挟实，称为"疳积"；日久气血虚损，津液消亡，脾胃衰败，出现形瘦干枯，称为"干疳"。甚则病及他脏，元气衰竭，可致阴阳离决之危候。

【辨证论治】

症状与体征

疳气：形体略见消瘦，面色萎黄，毛发无华，纳呆或多食，精神不振，易发脾气，大便干稀不调，舌淡，苔薄，脉细。

疳积：形体消瘦，肚腹膨胀，甚则青筋暴露，面黄发稀，精神不振或烦躁不宁，或伴动作异常，食欲不振，或多食多便，或嗜食异物，舌淡，苔薄腻，脉细滑。

干疳：极度消瘦，皮包骨头，面呈老人貌，皮肤干枯起皱，腹凹如舟，精神萎靡，啼哭无力，不思饮食，便溏或稀，时有发热，舌质红嫩，苔少，脉细弱。

治法

疳气宜健脾和胃，疳积宜消积理脾，干疳宜补益气血，取足太阴经、足阳明经及俞、募穴为主。

处方

主穴：中脘　足三里　脾俞　四缝

配穴：疳积加章门、天枢、梁门；干疳加膈俞、三阴交；虫积加百虫窝；烦躁加神门、三阴交。

刺灸方法

毫针刺，疳气、干疳用补法，疳积补泻兼施，四缝穴用三棱针点刺，挤出少量黄水或淡血水，每日1次，留针15~20分钟。

【其他疗法】

皮肤针　取脾俞、胃俞、肾俞、华佗夹脊（第7~17椎），轻叩上述诸穴，以皮肤微红为度，每日1次。

【按语】

1. 针灸治疗本病效果较好，但预防较治疗更为重要。
2. 小儿乳食应适量，不宜过饥过饱，或过食肥甘厚腻，或偏食，婴幼儿提倡母乳喂养。
3. 经常带小儿到户外活动，多晒太阳，增强体质。
4. 本病由肠道寄生虫和其他疾病引起者，应配合药物治疗原发病。
5. 在治疗中可配合捏脊疗法，以提高疗效。

五、小儿食积

小儿食积是以小儿不思乳食，食而不化，腹胀嗳腐，大便不调为特征的病证。多见于婴幼儿。食积与疳疾关系密切，若伤于乳食，滞久为积，积久不消，迁延失治，可转化为疳，所以有"无积不成疳"之说。

本病见于西医学的小儿消化不良、厌食症等。

【病因病机】

本病主要由脾胃虚弱，乳食内积所致。多因小儿乳食不知自节，若喂养不当，乳食过饱，或肥甘生冷，杂食乱投，损伤脾胃，胃失和降，脾不运化，乳食不消，壅滞中焦而成食积；亦有小儿脾胃素弱，或病后脾胃虚弱，胃不腐熟，脾失健运，乳食停滞不消，因虚致积，形成虚中挟实的食积。

【辨证论治】

症状与体征

乳食内积：不思乳食，脘腹胀满，时有疼痛，拒按，烦躁哭闹，或嗳腐呕吐，便溏秽臭或便秘，苔厚腻，脉弦滑。

脾虚挟积：面色萎黄，困倦乏力，不思饮食，腹满喜伏卧，夜寐不安，便溏酸臭，夹有乳食残渣，舌淡红，苔白腻，脉细滑。

治法

健脾和胃，消积化滞，取足阳明经及俞、募穴为主。

处方

主穴：中脘　足三里　天枢

配穴：食积加四缝、梁门；脾虚加脾俞、胃俞；呕吐加内关。

刺灸方法

毫针刺，用泻法或平补平泻法，四缝用三棱针点刺，挤出少量黄水或淡血水，每日1次，不留针。

【其他疗法】

皮肤针　取脾俞、胃俞、华佗夹脊（第7～17椎），轻度叩刺，每日1次，每次20分钟。

【按语】

1. 治疗期间应严格控制进食量，饮食应富有营养并易于消化，忌食肥甘厚味。
2. 治疗期间配合捏脊疗法，效果更佳。

六、小儿泄泻

小儿泄泻是以小儿大便次数增多，粪质稀薄，或如水样为特征的病证。是儿科常见病之一，一年四季均可发生，夏秋两季较为多见，2岁以下的婴幼儿发病率较高。本病最易耗气伤阴，迁延日久，可致小儿营养不良，转为疳疾和慢惊风等。

本病见于西医学的婴幼儿腹泻。

【病因病机】

本病主要由外感六淫，内伤乳食，致脾胃虚弱，运化失常，清浊不分，并走大肠而成。外感六淫多因冬春风寒、夏秋暑湿侵入腹部，内应脾胃，风寒伤阳，致脾失健运，水谷不化，合污而下；或湿热困脾，运化失常，湿渍热迫，大肠传导失职而发泄泻。乳食内伤乃由喂养不当，乳食过饱，或过食生冷油腻，损伤脾胃，胃失和降，脾失运化，宿食内停，清浊不分，并走大肠而发泄泻。脾胃虚弱多因禀赋不足，或调护失宜，或久病之后，皆能致脾胃虚弱，胃弱不能腐熟水谷，脾虚运化失职，水停为湿，谷停为滞，湿滞下注，清浊相干，并走大肠，发为泄泻。

【辨证论治】

症状与体征

风寒泻：见大便清稀，多泡沫，色淡黄，气味稍臭，肠鸣腹痛，渴不多饮。常伴鼻流清涕，或恶寒发热，舌淡，苔薄白，指纹浮红。

湿热泻：见泻下急迫量多，大便水样或蛋花汤样，深黄秽臭，腹痛时作，肛门红热，口渴多饮，神疲纳差，或见发热，舌红，苔黄腻。

伤食泻：见大便稀溏，夹有乳片或食物残渣，臭如败卵，脘腹胀痛，不思饮食，嗳气酸腐或呕吐，泻前腹痛哭闹，泻后痛减，夜寐不安，苔厚腻，指纹紫滞。

脾虚泻：见大便稀溏，色淡不臭，或夹有食物残渣，每于食后作泻，时作时止，时轻时重，面黄形瘦，纳差倦怠，舌淡，苔白，指纹淡。

治法

祛风散寒，清热利湿，消积导滞，健脾益气，和中止泻，取足阳明经穴及俞、募穴为主。

处方

主穴：中脘　天枢　足三里

配穴：风寒泻加神阙；湿热泻加曲池、商阳；伤食泻加内关、公孙；脾虚泻加脾俞、胃俞、大肠俞。

刺灸方法

毫针刺，实证用泻法，虚证用补法加灸，神阙穴隔姜灸，商阳点刺放血，每日 1 次，不留针。

【其他疗法】

1. 灸法　取中脘、足三里、神阙，艾条灸，每穴 3~5 分钟，每日 1 次。适用于脾虚泻。
2. 水针　取足三里、大肠俞，每次选一对穴，用维生素 B_{12} 注射液 500U 或黄连素注射液 2 毫升，每穴注入药液 0.5~1 毫升，每日 1 次。

【按语】

1. 脾虚久泻针灸效果较好，婴幼儿配合按摩收效更快。
2. 吐泻严重者，应控制饮食，必要时适当禁食数小时。若暴泻不止，出现津竭先兆者，应配合西医补液治疗。
3. 平时应注意调节饮食，调适寒温。

七、小儿遗尿

小儿遗尿是以年满 3 周岁以上，具有正常排尿功能的小儿，出现睡眠中小便自遗，醒后方觉为特征的疾病，亦称"尿床"。3 周岁以下的小儿，形气未充，排尿自控能力尚未形成，因疲劳或睡前多饮，偶发遗尿者，不作病论。

本病见于西医学的原发性遗尿症，或继发于精神创伤和行为问题的遗尿。

【病因病机】

本病主要由气虚所致，与肺、脾、肾三脏关系密切。肾为先天之本，主水，司开合。若早产、双胎等先天不足，下元虚冷，气化、开合失司，肾气不固，膀胱约束无权可发为遗尿；脾主制水，肺主治节，通调水道。若屡发外感，久咳喘泻，脾肺气虚，上虚不能制下，膀胱约束无权，发为遗尿。

【辨证论治】

症状与体征

肾气不固：可见睡中遗尿，醒后方觉，甚者一夜数次，或白天也见小便不能自控，小便清长、频数，面色㿠白，腰酸腿软，肢冷畏寒，舌淡，苔白，脉沉无力。

脾肺气虚：可见睡中遗尿，尿频量少，感冒、咳嗽时作，面白神疲，乏力懒言，纳少便溏，舌淡，苔薄白，脉弱。

治法

健脾补肺，温肾固摄。取足太阴经、足太阳经及任脉经穴为主。

处方

主穴：中极　三阴交　膀胱俞　夜尿点

配穴：肾虚加肾俞、关元；脾肺气虚加气海、足三里。

刺灸方法

毫针刺，用补法加灸。每日1次，留针30分钟。

【其他疗法】

1. 耳针　取肾、膀胱、皮质下、肺、脾，每次选2～3穴，中度刺激，每日1次，留针15～20分钟。

2. 皮肤针　取肾俞、膀胱俞、脾俞、三阴交、中极、关元、气海，睡前叩刺，中度刺激，每日1次，每次20分钟。

3. 水针　取足三里、三阴交、肾俞、膀胱俞、中极、关元、气海，每次选2～3穴，用维生素 B_{12} 注射液500U加维生素 B_1 注射液100毫克，每穴注入药液1～1.5毫升，隔日1次。

【按语】

1. 针灸治疗遗尿效果较好。继发于膀胱、尿道等器质性病变的遗尿，应以治疗原发病为主。

2. 治疗期间，家属应密切配合，勿使患儿过度疲劳，睡前控制饮水，夜间定时叫醒患儿排尿，使其逐渐养成自觉起床排尿的习惯。

3. 鼓励患儿消除紧张、怕羞情绪，树立战胜疾病的信心，坚持治疗。

八、小儿麻痹后遗症

小儿麻痹后遗症是以小儿早期表现发热、肢痛，后期出现肢体瘫痪，肌肉萎缩，关节畸形为特征的病证，亦称"小儿痿证"。是因感受时邪疫毒引起的一种小儿急性传染病，多见于夏秋季节，5岁以下的小儿发病较多。

小儿麻痹后遗症见于西医学的脊髓灰质炎后遗症。

【病因病机】

本病主要由风热暑湿之邪，或时行疫毒侵入人体，郁闭肺胃，流注经络，日久气虚血滞，损及肝肾所致。风热暑湿疫毒侵袭人体，初起邪郁肺胃，肺失清肃，卫表不和，胃失和降，大肠传导失司；继之风热伤肺，肺热叶焦，肺不布津，筋脉失养；湿热浸淫胃经阳明，阳明主润宗筋、利关节，邪注经络，阳明受病，宗筋失于濡润而弛缓；邪在经络，耗伤气血，后期邪退正伤，气虚血滞，气血运行不畅，筋脉失养，肢体萎软不用。病久不愈，损及肝肾，肝主筋藏血，肾主骨藏精，肝肾亏损，精血不足，筋、脉、骨、肉俱失濡养，发为痿证。

【辨证论治】

症状与体征

邪郁肺胃：见发热咳嗽，头痛咽痛，全身不适，纳呆神疲，呕吐或腹泻，舌红，苔薄黄或腻。邪注经络则再度发热，嗜睡，肢体疼痛沉重，转侧不利，拒绝抚抱，烦躁哭闹，舌红，苔黄腻，脉濡数。

气虚血瘀：见身热已退，肢体麻痹，痿软无力，难以站立行走，面色无华，神疲乏力，舌暗淡，苔薄，脉细。

肝肾亏损：见瘫痪日久，肌肉萎缩，患肢短细欠温，关节纵缓不收，骨骼畸形，舌淡，苔薄白，脉沉细。

治法

早期祛风解表，清热利湿，中期清热化湿，益气活血，后期滋补肝肾，强筋壮骨。取手足阳明经、足太阴经、足少阳经穴及背俞穴为主。

处方

主穴：曲池　合谷　足三里　阴陵泉　三阴交

配穴：上肢瘫痪加肩髃、肩贞、手三里、外关；下肢瘫痪加环跳、风市、阳陵泉、悬钟、解溪；发热加大椎、列缺；吐泻加内关、天枢；肢体疼痛加阳陵泉、外关；气虚血瘀加气海。

刺灸方法

毫针刺，早期用泻法，中期用平补平泻法，后期用补法加灸，每日 1 次，留针 20 ~ 30分钟。

【其他疗法】

1. 耳针　取肺、皮质下、神门、颈椎、胸椎、腰椎，每次选 3 ~ 4 穴，中度刺激，每日 1 次，留针 30 分钟。

2. 皮肤针　取脊柱两侧及腰部、大椎、陶道、命门、腰阳关、足三里，用轻度叩刺，每日 1 次，每次 20 分钟。

3. 电针　取穴同体针，每次选 2 ~ 4 穴，针刺得气后，接电极，用疏密波或断续波，通电 20 ~ 30 分钟，电流强度以小儿能耐受为度，每日 1 次。

4. 水针　取穴同体针，以肌肉丰厚处穴位为主，每次选 2 ~ 4 穴，用维生素 B_1 注射液100 毫克，维生素 B_{12} 注射液 500U，加兰他敏注射液 1 毫升混合液，或复方当归注射液 4 ~ 6毫升，（任选一种），每穴注入药液 1 ~ 2 毫升，隔日 1 次。

【按语】

1. 积极做好小儿计划免疫，按期服用脊髓灰质炎减毒活疫苗糖丸。
2. 本病后遗症，针灸治疗配合功能锻炼，有助于恢复；且治疗越早，疗效越好。
3. 关节严重畸形者，可考虑矫形手术。

九、小儿脑性瘫痪

小儿脑性瘫痪是以小儿大脑发育不全或脑损伤，出现智力低下，语言不清，四肢运动障碍为特征的病证，又称"脑瘫"。属中医"五迟"、"五软"的范畴。

本病见于西医学的因胎儿期感染、缺氧、缺血，或分娩时难产，或出生后头部外伤，引起脑实质损害所致的后遗症。

【病因病机】

本病多由先天胎禀不足，肝肾亏损，或后天心脾两亏，气血虚弱所致。由于母体素弱，精血不足，或孕期久病，致胎元失养，发育失常，先天不足，肝肾亏损，肾虚精亏，不能养骨生髓充脑；肝虚血弱，不能濡养筋脉，发为脑瘫。亦有因产时或产后颅脑损伤，失治误治，或后天调养不当，损伤心脾，致气血虚弱，筋脉骨肉失于滋养而发病。

【辨证论治】

症状与体征

肝肾亏损：见生长发育迟缓，神情呆滞，面色无华，肢体瘫软或筋脉拘急，屈伸不利，舌淡，苔薄，脉弦细。

心脾两亏：见四肢萎软，智力低下，语言迟钝，神情呆滞，面色苍白，口角流涎，神疲食少，舌淡，苔少，脉细弱。

治法

滋养肝肾，补益心脾，取足阳明经、足太阴经、督脉经穴及背俞穴为主。

处方

主穴：百会　四神聪　足三里　三阴交

配穴：肝肾亏损加肝俞、肾俞；心脾两亏加心俞、脾俞、中脘；上肢瘫痪加肩髃、曲池、合谷；下肢瘫痪加环跳、阳陵泉、悬钟；语言迟钝加通里、廉泉；流涎加承浆、地仓；颈软加大椎、天柱；腰软加腰阳关、肾俞。

刺灸方法

毫针刺，用补法，每日1次，不留针。

【其他疗法】

1. 耳针　取神门、皮质下、交感、肝、脾、心、胃，上肢瘫痪加肩、肘、腕，下肢瘫痪加髋、膝、踝，每次选2~3穴，中度刺激，每日1次，留针20~30分钟。亦可用王不留行籽贴压。

2.头针 取额中线、顶颞前斜线、顶中线、枕下旁线，上肢瘫痪加顶旁2线，下肢瘫痪加顶旁1线，每次选2~3线，毫针刺，加用电针，每日1次，留针60分钟。

【按语】

本病应尽早治疗，轻症患儿用针灸有一定效果，同时应配合语言、肢体功能锻炼及智力培训，有助于提高疗效。

第四节 外科病证

一、蛇 丹

蛇丹是以皮肤上出现簇集成群、累累如串珠样疱疹，疼痛剧烈为特征的由病毒引起的非传染性急性疱疹性皮肤病。因为它每多缠腰而发，故又名"缠腰火丹"。又因其状如蛇行，故亦称"蛇窜疮"。亦有发于胸部及颜面者。多发于春秋季节，成人患病为多，愈后极少复发。

蛇丹见于西医学的带状疱疹。

【病因病机】

本病多因情志内伤，肝经气郁生火，以至肝胆火盛；或因脾湿郁久，湿热内蕴，外感毒邪，均可导致肌肤之营卫壅滞，发为疱疹。

【辨证论治】

症状与体征

蛇丹初起皮肤发热灼痛，继则出现密集成簇的绿豆至黄豆大小的丘状疱疹，迅速即变成小水疱，三五成群，集聚一处或数处，排列成带状，疱疹之间皮肤正常。严重时可出现出血点、血疱。患者有带索状刺痛。疱疹2~3周后逐渐干燥结痂，愈后一般不留瘢痕，但遗留神经痛较为顽固。水疱常发生于身体之一侧，以腰肋部、胸部为多见，面部次之。发于面部者疼痛更为剧烈。

肝胆火盛：疱疹多发于腰肋部，兼见皮损鲜红，疱壁紧张，口苦，头痛，眩晕，心烦易怒，或面红目赤，小便短赤，苔黄或干腻，脉弦数。

湿热证：疱疹多发于胸面部，兼见皮损淡红，疱壁松弛，疲乏无力，胃纳不佳，胸脘痞满，大便时溏，舌红，苔黄而腻，脉濡数。

治法

清热解毒，祛风消疹。肝胆火盛兼清肝泻胆；湿热证兼运脾利湿。取手足少阳经、足阳明经、足太阴经、足厥阴经穴及背俞穴为主。

处方

主穴：皮损局部 皮损同侧相应夹脊穴 外关 阳陵泉 期门

配穴：心烦者加郄门、神门；便秘者加支沟；后遗疼痛者加内关、阳辅；皮损发于面部者加风池、合谷。脘痞纳差、便溏者加中脘、天枢；热盛者加大椎、合谷；皮损发于面、颈者加风池、合谷、外关。

刺灸方法

毫针刺用泻法。皮损局部用围针：常规消毒后，在疱疹连接成块的皮肤周围，进行针刺，用1寸长的毫针沿皮刺向疱疹中心，针数的多少，随疱疹面积的大小而定，相距1～2寸刺一针为宜。局部可加灸，轻证每日1次，重证每日2次，留针1～2小时。

【其他疗法】

1. 耳针　取皮损相应区、肺、肝、胆、皮质下、神门，强刺激，每日1次，捻转5分钟，留针30分钟，同时配耳尖点刺放血。

2. 皮肤针　取皮损周围与病灶相应的夹脊穴或背俞穴。用重叩刺法，以微出血为度。疱疹初起阶段每日2次，待疼痛减轻疱疹开始吸收时，每日1次。

3. 电针　取皮损局部，常规消毒后，在皮损周围呈菱形沿皮围刺，接脉冲电针仪，中度刺激，每日1次，留针15～20分钟。

【按语】

1. 针灸治疗蛇丹镇痛作用显著，可缩短病程，痊愈后多无后遗疼痛。
2. 治疗期间忌食辛辣、鱼虾、牛羊肉等发物。

二、湿　疹

湿疹是以皮肤出现多种形态，发无定处，易于糜烂流津的瘙痒性、渗出性皮损为特征的一种常见皮肤病。亦称湿疮、湿癣。具有对称分布、反复发作、易演变成慢性等特点。男女老幼皆可发病，而以先天禀赋敏感者为多，无明显季节性。急性者多泛发全身，慢性者多固定于某些部位。根据发病性质有"浸淫疮"、"血风疮"等名称。根据患病部位不同有多种名称：如发于面部的称"奶癣"（婴儿湿疹），发于乳头部的称"乳头风"，发于手部的称"瘑疮"，发于脐部的称"脐疮"，发于阴囊部的称"肾囊风"，发于肘窝、腘窝部的称"四弯风"等。

本病见于西医学的湿疹。

【病因病机】

本病是由禀赋不耐，感受风、湿、热邪，皮肤经络受阻而成。其急性者以湿热为主；或久延失于治疗，血虚生风化燥，肌肤失去濡养而成慢性湿疹。

【辨证论治】

症状与体征

湿热证：发病急，可泛发全身各部，初起皮损潮红灼热、肿胀，继而粟疹成片或水疱密集，渗液流津，瘙痒不堪。可伴有身热、心烦口渴、大便秘结、小便短赤，舌红，苔黄腻，脉滑数。

血虚证：病情反复，病程较长，局部皮损颜色暗淡、粗糙肥厚、瘙痒、脱屑、血痂等。

可伴有头昏乏力、腰酸肢软，舌淡苔白，脉细弦。

治法

祛风止痒，湿热者清泄湿热，血虚者养血润燥。取手足阳明经、足太阳经、足太阴经穴为主。

处方

主穴：肺俞　阴陵泉　曲池　委中　血海　膈俞　足三里　三阴交

配穴：渗液多者加水分；发热者加大椎、合谷；便秘者加天枢、支沟；腰膝酸软者加肾俞、太溪。

刺灸方法

毫针刺用泻法或平补平泻法。每日针 1 次，留针 20～30 分钟。

【其他疗法】

1. 耳针　取肺、神门、肾上腺、耳背静脉，毫针刺，中等刺激，每日 1 次，留针 1～2 小时，耳背静脉点刺放血。慢性湿疹加肝、皮质下。

2. 皮肤针　取皮损局部、相应夹脊穴或足太阳经第 1 侧线。常规消毒后，皮损局部用重叩刺法，以微出血为度，脊柱两侧用轻叩法，以皮肤红晕为度，每日 1 次。若痒甚而失眠者，加风池、百会、四神聪等穴叩刺。

3. 火针　取皮损局部，常规消毒后，用细火针在酒精灯上烧红后迅速点刺皮损部位，重点刺红斑、丘疹、水疱及苔藓样病变部位。隔日 1 次。

4. 灸法　取皮损局部，用艾卷灸至局部皮肤潮红为度，每日 1 次。

【按语】

1. 针灸治疗湿疹疗效较好。

2. 患处忌用热水烫洗和肥皂清洗，尽量避免搔抓。若因搔破皮肤感染者，应配合药物外治。

3. 本病多系过敏性皮肤病，因而忌食辛辣、荤腥海鲜、鸡、牛、羊肉等发物，以免加重病情。

三、风　疹

风疹是以皮肤上出现鲜红色或苍白色、瘙痒性、成堆成块的疹块或瘭起团块为特征的一种常见的皮肤病。又称"荨麻疹"，俗称"风疹块"、"风疙瘩"，因其时隐时现故又名"瘾疹"。风疹发病突然，消退迅速，不留任何痕迹。急性者短期发作后多可痊愈，慢性者常反复发作，可历数月或经久难愈。发病年龄不限，多在春冬季节发病。

风疹见于西医学的荨麻疹。

【病因病机】

本病总因禀赋不耐，人体对某些物质过敏所致。可因外界冷热刺激，或因食物、药物、生物制品、病灶感染、肠寄生虫或精神刺激等因素等而诱发。

外感风邪由腠理不固，为风邪侵袭，遏于肌肤而成。胃肠积热因禀赋不耐，过食鱼虾荤腥等物，或肠道寄生虫，导致胃肠不和，蕴湿生热，内不得疏泄，外不得透达，郁于肌肤而发。血虚风燥因素体气血亏虚，或久病反复发作，耗伤气血，血虚则生风化燥，气虚则卫外不固，风邪乘虚而入，致营卫失和而致。

【辨证论治】

症状与体征

皮肤疹块发作突然，此起彼伏，大小、疏密不一，颜色或白或红，瘙痒异常，皮损可因搔抓而扩大、增多，有的融合成环状、地图状，但消退迅速，不留痕迹。旋又可成批发生，时隐时现，一天可发生数次。若风疹发于咽喉部者，可引起呼吸困难，甚至造成窒息。

外感风邪：见风疹起病急骤，伴有恶寒发热或兼咳嗽，肢体酸楚。若风团色鲜红、灼热剧痒、遇热加重，咽喉肿痛，苔薄黄，脉浮数为风热犯表；若皮疹色白、遇风寒加重、得热则减，口不渴，舌淡，苔薄白，脉浮紧为风寒束表。

胃肠积热：见皮疹色红，成块成片，伴脘腹疼痛，神疲纳呆，恶心呕吐，大便秘结或泄泻，苔黄腻，脉滑数。

血虚风燥：见皮疹反复发作，迁延日久，午后或夜间加重，伴心烦少眠，口干，手足心热，舌红，少苔，脉细数无力。

治法

疏风和营退疹，风热者兼清热，风寒者兼散寒，胃肠积热者清胃肠积热，血虚风燥者养血润燥。取手足阳明经、足太阳经、足太阴经穴及背俞穴为主。

处方

主穴：曲池　血海　足三里　三阴交　膈俞

配穴：风热者加大椎；风寒者加风池、肺俞；胃肠积热加合谷、内庭；血虚风燥加脾俞、肩井；脘腹疼痛者加中脘、天枢；恶心呕吐者加内关；心烦、失眠、手足心热者加神门、内关、阴郄。

刺灸方法

毫针刺，用泻法平补平泻法，每日1次，留针30分钟。

【其他疗法】

1. 耳针　①取神门、肺、枕、内分泌、肾上腺，中强刺激，每日1次，留针20分钟。②取耳尖、耳背静脉，三棱针点刺放血，每周2次。

2. 拔罐　取神阙穴，仰卧位，用闪火法拔罐，留罐3～5分钟后，将火罐取下，再按前法拔罐，连续拔罐3次，每日治疗1次，3次为1疗程。

3. 皮肤针　取风池、血海、曲池、风市、颈7至骶4夹脊穴，用重叩法，至皮肤隐隐渗血为度，每日或隔日1次。

4. 水针　取大椎、曲池，氟美松注射液0.5～1毫升，用注射用水稀释至5毫升，先在大椎穴注射1～2毫升，余药分别注射于双侧曲池。每隔1～2日注射1次，5次为1疗程。

5. 艾炷灸　取合谷、阳池、行间、解溪，大艾炷灸法，每次每穴各灸3壮，每日灸1～2次，至症状完全消失停止，慢性者再灸3～5次，以巩固疗效。

【按语】

1. 针灸治疗本病疗效较好。

2. 本病是属过敏性皮肤病，应注意寻找过敏源，重视病因治疗，以减少或避免复发。对某些慢性风疹则较难根治。若发作时出现呼吸困难（合并过敏性哮喘），应采取综合疗法治疗，以免发生窒息死亡。

3. 平素应慎起居，避风寒，忌食过敏的食物或药物，便秘者应保持大便通畅。

4. 部分女性患者在月经前几天出现风疹，并随着月经的干净而消失，但在下次月经来潮时又发作，可伴有痛经或月经不调，应引起注意。

四、痤　疮

痤疮是以颜面部出现丘疹、脓疱、结节、囊肿，有时可挤出白色碎米样粉汁为特征的一种皮肤病。又称"粉刺"，是青春期常见的一种毛囊皮脂腺炎症。好发于面部，亦可发于胸背上部。多见于青春期男女，发育期过后大都自然痊愈或减轻，少数严重者留有疤痕。

本病见于西医学的寻常性痤疮。

【病因病机】

本病因肺经风热，熏蒸于肌肤；或多食辛辣油腻厚味之品，脾胃湿热蕴积，侵蚀肌肤；脾虚不运，聚湿成痰，痰湿凝结，阻于颜面、胸背肌肤所致。或因冲任不调，肌肤疏泄功能失畅而发。

【辨证论治】

症状与体征

肺经风热：症见丘疹红色，或有痒痛，多发于颜面、胸背的上部，舌红，苔薄黄，脉浮数。

湿热蕴结：症见皮疹红肿疼痛，或有脓疱，伴口臭、便秘尿黄，舌红，苔黄腻，脉滑数。

痰湿凝结：症见皮疹以脓疱、结节、囊肿、疤痕等多种损害为主，或伴有纳呆、便溏，舌淡，苔腻，脉滑。

治法

清热利湿，化痰消痤，肺经风热者疏风清热，湿热蕴结者通腑清胃，痰湿凝结者健脾散结。取手足阳明经、手太阴经穴为主。

处方

主穴：合谷　曲池　尺泽　足三里　内庭

配穴：肺经风热加大椎、肺俞；湿热蕴结加三阴交、大椎；痰湿凝结加丰隆、脾俞；咽喉肿痛者加少商；纳呆、便溏者加天枢、中脘；脓疱甚者加大椎、膈俞。

刺灸方法

毫针刺用泻法，每日1次，留针30分钟。

【其他疗法】

1. 耳针　取肺、内分泌、皮质下、肾上腺、神门、交感、缘中、面颊。每次选 2～3 穴，强刺激，每日 1 次，留针 20 分钟，同时耳尖用三棱针点刺出血。或用王不留行籽耳穴贴压。

2. 挑治　在胸 1～12 旁开 0.5～3 寸的范围内，寻找阳性反应点，常规消毒后，用三棱针挑断皮下部分纤维组织，使之出血少许，隔日 1 次，10 次为 1 疗程。

【按语】

1. 针灸治疗痤疮疗效较好。

2. 不宜用手挤压皮疹，以免引起继发感染，遗留疤痕。

3. 本病以脂溢性为多，治疗期间禁止用化妆品及外擦膏剂。宜用温水硫黄肥皂洗面，以减少油脂附着面部，堵塞毛孔。

4. 不食或少食辛辣、油腻及糖类食品，多食新鲜蔬菜及水果，保持大便通畅。

五、疔　疮

疔疮是以好发于颜面和手足部为特征的一种外科急性感染性疾病。因其初起形小根深，底角坚硬如钉，故名"疔疮"。又因其发病部位和形状各异，有唇疔、蛇头疔、红丝疔、虎口疔、人中疔、鼻疔、烂疔等名称。

本病见于西医学的颜面部疖、痈，及急性甲沟炎、化脓性指头炎、急性淋巴管炎、气性坏疽等。

【病因病机】

本病因火热之毒为患。内因脏腑积热，火毒结聚；外因风热火毒侵袭，邪热蕴结肌肤所致。多因食膏粱厚味及酗酒辛辣，以致脏腑蕴热，毒从内发；或肌肤不洁，邪毒外侵，流窜经络，气血阻滞而成。若毒热亢盛，内攻脏腑，则成危候。

【辨证论治】

症状与体征

本病初起状如粟粒，其色或黄或紫，或起水疱、脓疱，根结坚硬如钉，自觉麻痒而微痛，继则红肿灼热，肿势蔓延，疼痛增剧，脓肿形成后变软，伴有寒热，舌红，苔黄，脉数。如见壮热烦躁、眩晕、呕吐、神昏谵语、舌红绛、脉洪数者为钉毒内攻之象，称为"疔疮走黄"。

治法

清热解毒，取督脉、手阳明经穴为主。

处方

主穴：身柱　灵台　合谷　委中

配穴：根据患部所属经脉配穴。如生于面部加商阳、曲池；生于食指端加曲池、迎香；生于面颊部加阳陵泉、足窍阴；生于足小趾次趾加阳陵泉、听会；如系红丝钉，可沿红丝从头到尾进行点刺。

刺灸方法

毫针刺，用泻法，每日 1 次，留针 30 分钟，委中也可用三棱针点刺出血；红丝疔用三棱针沿红丝进行点刺，每隔 1~2 厘米点刺一下，可见有渗血或黄白相间的粘液。

【其他疗法】

1. 耳针　取神门、肾上腺、皮质下、相应部位，每次选 2~3 穴，中强刺激，每日 1 次，留针 30~60 分钟，耳尖用三棱针点刺出血 3~5 滴。

2. 挑治　取背部脊柱两旁有丘疹样突起处，用粗针挑治，每日 1 次。

3. 隔蒜灸　取病变局部，将大蒜（独头蒜尤佳）切成 2~3 毫米左右的蒜片，用针扎数孔后，放置在患部进行艾灸，每日 1 次，局部痛者灸至不痛，不痛者灸至痛为宜。适用于疔疮初起未成脓者。

【按语】

1. 针灸治疗疔疮初起未成脓者有一定疗效。如已成脓，应予外科处理。

2. 疔疮初起，患部切忌挤压、针挑、拔罐，红肿发硬时忌手术切开，以免扩散。若疔疮走黄，证情凶险，必须及时抢救。

3. 忌食辛辣厚味、鱼虾等发物。

六、丹　　毒

丹毒是以患部鲜红灼热，色如涂丹为特征的急性接触性感染性皮肤病。特点是起病突然，迅速扩大，发无定处，一般好发于小腿和颜面部。因其发病部位不同而有多种名称，生于头面者称"抱头火丹"；发于下肢的称"流火"；游走全身的称"赤游丹"。本病常见于儿童和老人，春秋季是好发季节。

本病见于西医学的皮肤或粘膜感染链球菌而引起的急性网状淋巴管炎。

【病因病机】

本病多因皮肤、粘膜破损，外受火毒，蕴阻肌肤而发；或因素体蕴热，复感风热毒邪，与血热搏结，经络阻滞，气血壅遏肌肤而成。

【辨证论治】

症状与体征

发病迅速，患处皮肤一片鲜红，色赤如丹，边缘清楚，按之灼热，略高出皮肤，很快向四周蔓延，中间由鲜红转为暗红，或见发水疱，破烂流水，疼痛作痒，经数天后脱血而愈。如见神昏谵语、壮热烦躁、恶心呕吐者为危象。

风热证：多发于头面部，发热恶寒，头痛，骨节酸痛，便秘溲赤，舌红，苔薄白或薄黄，脉浮数。

湿热证：多发于下肢，发热，心烦，口渴，胸闷，关节肿痛，小便黄赤，苔黄腻，脉洪数。

治法

清热解毒，风热者疏风散热，湿热者利湿清热。取手足阳明经、足太阳经、足太阴经腧穴为主。

处方

主穴：曲池 合谷 解溪 内庭 委中 阿是穴

配穴：风热加风门、肺俞；湿热加阴陵泉、血海；热盛者加大椎；头痛者加太阳、百会；若见红丝上行者，皮肤红丝局部取穴；胃纳不佳、渴不欲饮者加足三里、胃俞。

刺灸方法

毫针刺，用泻法，每日针 1 次，留针 30 分钟，委中、曲池可用三棱针点刺放血，阿是穴用三棱针散刺出血。

【其他疗法】

1. 耳针　取神门、肾上腺、皮质下、枕、耳尖，中强刺激，每日针 1 次，留针 30～60 分钟，耳尖用三棱针点刺出血 3～5 滴。或王不留行籽耳穴贴压。

2. 刺络拔罐　红肿局部常规消毒后，用三棱针散刺或用皮肤针叩刺，放出少量血液，针后加拔火罐，每日 1～2 次。

【按语】

1. 针灸治疗丹毒有一定的疗效，一般应用于下肢丹毒。

2. 丹毒发于头面部或发于其他部位蔓延面积较大，出现高热神昏等毒邪内攻证候时，必须采取综合治疗，以防出现败血症或脓毒血症。

3. 治疗中被污染的针具、火罐、棉花等应注意严格消毒，防止交叉感染。

七、扁 平 疣

扁平疣是以患者面部及手背出现大小不等的轻度高起的扁平丘疹为特征的皮肤病，又称"扁瘊"，属于"瘊子"、"疣目"的范畴，好发于青少年，以手背和颜面为多见。

本病见于西医学的青年扁平疣。

【病因病机】

本病多由风热之邪毒搏于肌肤，或因肝气郁结，气血凝滞，发于肌肤而成。

【辨证论治】

症状与体征

本病为表面光滑的扁平丘疹，如针头、米粒、黄豆大小，呈淡褐色或正常肤色，散在分布或簇集成群，有的互相融合。一般无自觉症状，成批发出时偶有瘙痒感。

治法

行气活血，疏风解毒。取阳经腧穴及阿是穴为主。

处方

主穴：曲池　鱼际　中渚　丘墟　阿是穴

配穴：风火加风池、商阳；郁火加行间、侠溪。

刺灸方法

毫针刺，用泻法，每日 1 次，留针 20～30 分钟。

【其他疗法】

1. 耳针　神门、肺、肾上腺、枕立部位。毫针中强刺激，留针 30 分钟，每日 1 次，10 次为 1 疗程。

2. 艾灸　用艾条于病变部位上熏灸 30 分钟左右，每日 1 次，10 次为一疗程。

3. 火针　取阿是穴，常规消毒后，用细火针或粗毫针，烧红后浅点刺较大的扁平疣，入皮即可，每次选 2～3 个，每个点刺 2～4 针，每周治疗 1 次。

4. 挑刺　在胸 1～5 棘突两侧至肩胛内缘之间，寻找丘疹，常规消毒后，用三棱针或圆利针挑刺丘疹处，每周治疗 1 次。

5. 刺络放血　取两耳后静脉，常规消毒后，用三棱针或圆利针点刺耳后静脉，出血数滴即可，每周治疗 1 次。适用于早期或轻症。

【按语】

1. 本病好发于青少年，尤以青春期少女为多，常可自行消退，但也可复发。

2. 西医学认为疣是发生在皮肤浅表部的赘生物。根据皮损的形态，通常分为寻常疣、扁平疣、传染性软疣、掌跖疣、丝状疣等 5 种，病毒感染是发病的主要原因。

3. 本病忌搔抓、摩擦，少食辛辣、刺激之品。

八、瘿　病

瘿病是以颈前喉结的两侧漫肿或结块，皮色如常，不痛不溃，随吞咽而上下移动，逐渐增大，缠绵难消等为特征的慢性非化脓性疾病。又称"瘿气"，俗称"大脖子"。古典医书将本病分为气瘿、肉瘿、血瘿、筋瘿和石瘿等五类。本节所述以气瘿为限。气瘿可发于任何地区，以高原地带及山区缺碘和低碘地区多见，男女老幼均可患病，而以中青年女性为多。

本病见于西医学的单纯性甲状腺肿，甲状腺炎、甲状腺瘤、甲状腺功能亢进等亦可参照本节治疗。

【病因病机】

瘿气多由情志抑郁，气化不利，津液凝聚成痰，气滞血瘀，气、痰、瘀三者互结于颈部而成。或由外感六淫之邪，山岚沙土病气侵犯，或水土不宜，均可导致气化失调，痰凝血瘀，经络阻塞而成本病。西医学认为，平素饮水或食物中含碘不足，为本病形成的重要外因。

【辨证论治】

症状与体征

瘿病初起，颈部呈弥漫性肿胀，逐渐增大，边缘不清，皮宽而不紧，皮色如常，质软不痛，一般无全身症状。其后可出现咽干口燥，烦躁易怒，心悸多汗，五心烦热等。

气滞痰凝：多见于病变初期，一般无明显全身症状，苔薄腻，脉弦滑。若偏气滞者，肿块喜消怒长，兼胸胁胀闷，情绪易于波动，妊娠期、哺乳期或绝经期加重；若痰湿者，兼脘痞纳呆。阴虚火旺伴有多食易饥，形体消瘦，潮热多汗，头晕目眩，眼干手颤，舌红，少苔，脉弦细数。

气血两虚：多伴有神疲乏力，胸闷气短，呼吸不利，喉部有紧缩感，声音嘶哑，便溏纳少，面色萎黄，舌淡，苔薄腻，脉弦细数。

治法

行气化痰，消瘿散结，气滞痰凝兼疏肝解郁，阴虚火旺兼滋阴降火，气血两虚兼益气养血，取手阳明经、足少阴经、足厥阴经、任脉及阿是穴为主。

处方

主穴：臑会　合谷　太冲　水突　膻中　天突　瘿肿局部

配穴：气滞痰凝加足三里、丰隆；阴虚火旺加太溪、复溜；气血两虚加膈俞；偏气滞者加内关、阳陵泉；偏痰湿者加阴陵泉、丰隆；伴眼突者加天柱、风池；易饥消瘦者加三阴交、足三里；潮热盗汗者加劳宫、阴郄；气阴两虚者加关元、气海；喉部紧缩感、声音嘶哑者加廉泉、照海。

刺灸方法

毫针刺，实证用泻法，虚证用补法或平补平泻法，瘿肿局部用1.5寸毫针围刺，即从肿大腺体周围边缘进行，呈45°角向腺体中心斜刺，每次可刺4~6针，行平补平泻法。每日或隔日1次，留针40分钟。

【其他疗法】

1. 耳针　取神门、皮质下、内分泌、颈、相应部位，每次取2~3穴，中强刺激，每日1次，留针30分钟。适用于单纯性甲状腺肿。

2. 皮肤针　取颈1~7旁开1寸的夹脊线、颈前及两侧经脉，中等刺激，先叩刺夹脊线，再叩刺颈前及两侧经脉（从颌至锁骨上缘的范围内），按任脉、足阳明经、手阳明经、手少阳经的顺序，从上而下依次进行，每日1次。

【按语】

1. 针灸对单纯性甲状腺肿有较好的疗效。

2. 本病与饮食缺碘或机体消耗碘过多而摄入量不足有关，因而针灸治疗同时配合口服碘剂，疗效更佳。

3. 平时应食用碘化食盐，多食海带、紫菜等含碘食物，可预防本病，至青春期过后为好，发育期的青少年、妊娠和哺乳期的妇女应重视预防。流行区域要改善水源。

4. 情志因素是本病发病的重要因素，因而注意精神调养，是避免复发和缩短疗程的重要环节。

5. 如瘤体过大压迫气管，引起呼吸困难者，应考虑手术治疗；如属于甲状腺机能亢进，出现高热、呕吐、谵妄、脉细数等甲状腺危象者，应迅速进行抢救。

九、瘰 病

瘰病是以颈项及耳后结核累累如贯珠，溃后脓出清稀，疮口经久不愈为特征的慢性感染性疾病。俗称"疬子颈"或"老鼠疮"。亦可生于颌下、缺盆、胸腋等处，因发于不同部位名称亦有所异，如生于颈前称"痰疬"；生于颈项两侧称"气疬"；生于腋下连胸胁称"马刀夹瘿"等。发病多见儿童及青年人。

本病见于西医学的颈淋巴结核和颈淋巴结的慢性炎症。

【病因病机】

多因情志不畅，肝气郁结，气郁化火，炼液为痰，凝阻经络，久则肾水亏耗而肝火愈亢，痰火互结，形成结核，渐至血瘀而溃烂不收。

【辨证论治】

症状与体征

初起结核如豆，一个或数个不等，皮色不变，按之坚实，推之可动，局部无热无痛，日久逐渐增大，与皮粘连或相互成串，推之不动，有压痛，视之结核高出肌肤，触之表面较正常皮肤热。成脓将溃时，皮肤转暗红，疼痛发热加剧，溃破后脓水清稀，夹有败絮样物质，不易收口或此愈彼破，缠绵日久。

早期气滞痰凝：症见肿块坚实，精神抑郁，胸胁胀满，脘痞纳呆，苔薄腻，脉弦滑。

中期阴虚火旺：症见骨蒸潮热，盗汗，咳嗽，虚烦不寐，头晕神疲，舌红，少苔，脉细数。

后期气血两虚：症见形体消瘦，精神倦怠，面色无华，舌淡质嫩，苔薄，脉细数。

治法

清火涤痰，消瘰散结，气滞痰凝兼理气化痰，阴虚火旺兼滋阴降火，气血两虚兼补气养血。取手三阳经、足阳明经、足太阴经腧穴及经外奇穴为主。

处方

主穴：肩井 章门 天井 百劳 肘尖

配穴：气滞痰凝加丰隆、太冲；阴虚火旺加肾俞、太溪；气血两虚加脾俞、足三里；胸胁胀痛加阳陵泉、内关；脘痞纳呆加中脘、足三里；盗汗加阴郄、膏肓；咳嗽加肺俞、列缺。

刺灸方法

毫针刺，实证用泻法，虚证用补法或平补平泻法，每日 1 次，留针 30 分钟。肘尖用小艾炷灸 5～7 壮。

【其他疗法】

1. 火针 ①取病灶局部，每次选一核，从最早发生或最大核开始，常规消毒后，用中粗火针烧红后，迅速刺入核中心或基底部，不留针，隔 2～3 日 1 次，适用于结核未溃者。②取肩井、天井、手三里、足三里、四花穴、结核点，每次选 2～4 穴，常规消毒后，用细火针烧红刺入穴位，速刺疾出不留针，每周 1 次。

2.挑割　取正坐位或俯卧位，在胸6~9棘突旁开1.5寸的区间寻找阳性反应点，常规消毒后，局麻，用手术刀片向外横向划破皮肤约1~2厘米长，用消毒三棱针将切口处白纤维逐一挑断，直至脂肪处，术毕缝合切口，消毒后敷上无菌纱布固定，每月割一次。适用于结节期。手术局部皮肤有炎症者禁用。

3.瘢痕灸　取瘰疬穴（定位：以患者中指末端至肘横纹长度为标准，从长强穴沿脊柱正中向上量至标准长度的顶端，再作垂直于该线的水平线，其长度以患者的口角间距为准，中线与垂直线交叉，两端点即是穴位），穴处搽凡士林或蒜汁后，用中等大艾炷灸5~7壮，灸后发泡化脓形成瘢痕，2个月灸1次。应注意防止感染扩散。

【按语】

1.针灸治疗本病有一定疗效，以火针疗效最佳，艾灸其次。但应注意火针刺不宜太深，到达核心或基底部即可，太深恐伤正气，出现变证。

2.结核变软，可能已成脓，局部慎用针刺。已破溃者，局部应配合药物外敷，以助排脓收口，久不收口者，可在局部加用灸法，促使加快愈合。

3.结核为消耗性疾病，应加强营养，避免劳累，忌食辛辣大发之品。

十、乳　痈

乳痈是以乳房部结块肿胀疼痛、溃后出脓稠厚为特征的乳房急性化脓性疾病。又称"吹乳"，发于妊娠期的，称"内吹"；发于哺乳期的，称为"外吹"；发于非上述两期的，称"蓐风呵乳"。常见于哺乳期妇女，尤以初产妇为多见，好发于产后3~4周。如初期治疗及时、适当，一般多能消散痊愈；重症若处理不当，可形成瘘管。

本症见于西医学的急性乳腺炎。

【病因病机】

本病多由平素嗜食辛辣厚味之品，致胃腑积热；或忧思恼怒而肝气郁结；或由乳头破裂，外邪火毒入侵；或因胎气旺盛，阳明蕴热，致使脉络阻塞，积乳与邪热火毒互结乳房而致肿成痈。

【辨证论治】

症状与体征

本病以乳房红肿疼痛为主证。初起乳房结块，肿胀疼痛，排乳不畅，或伴全身不适，寒热往来。若乳房肿胀疼痛加剧，局部色红，常为化脓之象。如肿块中央渐变软者则示脓已生成。如排脓通畅，肿消痛减则将渐愈。胃热兼见口渴欲饮，或恶心呕吐，口臭便秘，苔黄腻，脉弦数。气郁兼见胸闷胁痛，口苦呕逆，纳呆，苔薄黄，脉弦。

治法

疏肝解郁，清热散结，取手足厥阴经、足阳明经及任脉腧穴为主。

处方

主穴：足三里　乳根　内关　膻中　肩井

配穴：胃热加内庭、胃俞；气滞加太冲、期门；乳房胀甚者加膺窗、足临泣；发热加合谷、曲池、大椎。

刺灸方法

毫针刺，用泻法，每日 1 次，留针 40 分钟。

【其他疗法】

1. 耳针　取乳腺、胸、肾上腺、内分泌、胸，强刺激，每日 1 次，留针 20～30 分钟。

2. 艾灸　①初起时用葱白或大蒜捣烂，敷患侧处，用艾条熏灸，每天 1～2 次，每次 10～20 分钟。②主穴取肩井、乳根，配穴取手三里、曲池、足三里。用艾条温和灸患侧穴位，每日 1～2 次，每次灸 5～10 分钟。

3. 三棱针　取背部胸椎 7～12 间的阳性反应点，一般为红色丘疹，局部常规消毒后，用三棱针点刺并挤压出血，只针 1 次，不必进行第 2 次。

【按语】

1. 针灸治疗本病疗效较好，针刺的最佳时机应在肿块出现后，未化脓之前。

2. 乳痈初期可配合局部热敷、按摩，以提高疗效。脓已成者，宜及时切开排脓，如高热肿痛者应采取综合疗法治疗。

3. 哺乳期妇女乳头应经常保持清洁，断乳时应先逐渐减少哺乳时间，再行断乳，以防止乳汁淤积。

4. 应注意饮食调配，宜食清淡，忌食辛辣厚味之品。同时应注意精神调养，避免情绪激动。

十一、乳　癖

乳癖是以乳房发生肿块和疼痛，且与月经周期有关为特征的乳房疾病。因其初时自觉症状不明显，肿块不易被发现，故名"乳癖"。特点是乳房出现大小不等、形状不同、表面光滑、推之移动、有压痛或肿胀的肿块，每因喜怒而消长，常在月经前加重，月经后缓解。多发于中青年妇女。

本病见于西医学的乳腺增生、乳房纤维腺瘤和乳房慢性囊性增生等疾病。

【病因病机】

本病多因情志内伤，冲任失调，痰瘀凝结而成。

忧郁思虑，以致肝失调达，心脾郁结，气血失调，痰湿瘀阻乳络而成肿块；若久病、多产、坠胎或房劳过度，损及肝肾，冲任失调，则经络失养而成痼疾。

【辨证论治】

症状与体征

本病初起可见一则或双侧乳房发生一个或数个大小不等的肿块，表面光滑，可以移动，与周围组织不粘连，皮色不变，亦不发热，不破溃。一般无痛感，少数病例亦有轻微胀痛者。

若乳房肿块随喜怒消长，伴有胸闷胁胀，善郁易怒，心烦口苦，失眠多梦，得嗳气则舒，苔薄黄，脉弦滑者，此乃肝郁痰凝；若乳房肿块月经前加重，经后缓解，伴有腰酸乏力、倦怠神疲、头晕耳鸣、月经失调、量少色淡，或闭经，苔白，脉沉细者，则属冲任失调。

治法

行气解郁，化痰通络，调理冲任。取厥阴经、阳明经腧穴为主。

处方

主穴：膺窗　乳根　内关　丰隆　膻中

配穴：肝郁加太冲、期门；冲任失调加肝俞、肾俞、关元。

刺灸方法

毫针刺，用泻法或补泻兼施法，每日 1 次，留针 30 分钟。

【其他疗法】

耳针　取内分泌、乳腺，中等刺激，每日 1 次，留针 30 分钟。

【按语】

1. 针刺对本病疗效较好，能使乳腺增生的肿块减小或消失。

2. 本证与内分泌紊乱、黄体素分泌减少、雌激素分泌相对增高有关。少数病人有恶变的可能，要注意及时检查，以进行其他疗法治疗，以免延误病情。

十二、肠　痛

肠痛是以转移性右下腹疼痛为特征的病证。因其发病部位的不同而有不同的名称，痛在天枢穴附近的名"大肠痛"，痛在关元穴附近的名"小肠痛"；又因发病以右腿不能伸直为特点的称"缩脚肠痛"。可发于任何年龄，但以青壮年为多见。

本病见于西医学的急、慢性阑尾炎。

【病因病机】

本病的发生多因饱食后剧烈运动，或跌仆损伤，导致肠络受损；或饮食不节，恣食厚味、暴饮暴食等损伤脾胃，致使胃肠转化不利，湿热积滞，蕴结于肠间；或因感受寒邪，郁而化热，导致肠腑气血壅滞，瘀滞积热不散，血腐肉败而成痈肿。

【辨证论治】

症状与体征

肠痛初起，在上腹部或脐周作痛，继则疼痛转移至右下腹部，以手按之，疼痛加剧，痛处固定不移，拒按，有不同程度的腹急，右下肢伸直则痛甚。伴有轻度发热恶寒，恶心呕吐，便秘溲赤，苔黄腻，脉弦滑或数。甚则腹痛剧烈拒按，腹皮拘急，壮热自汗，局部可触及肿块。

治法

清热导滞，活血散结。取足阳明经、足太阴经腧穴为主。

处方

主穴：天枢　上巨虚　阑尾穴　足三里　地机

配穴：恶心呕吐者加中脘、内关；发热者加大椎、曲池；腹胀者加气海、大肠俞；便秘加支沟、腹结、阳陵泉。

刺灸方法

毫针刺，用泻法，强刺激，每日针 1~2 次，留针 1~2 小时，急性发作可延长留针时间，视病情留针 2~4 小时，每隔 5~10 分钟行针 1 次。

【其他疗法】

1. 耳针　取阑尾、交感、神门、大肠，强刺激，每日针 1~2 次，留针 20~30 分钟。

2. 电针　取足三里、阑尾穴、阿是穴，每次选 1 对穴位，进针得气后接通电针仪，刺激强度以病人能耐受为度，每隔 8~24 小时治疗 1 次，留针 20~30 分钟。

3. 激光针　取阑尾穴、麦氏点。用氦-氖激光治疗仪，输出功率为 3~5 毫伏，激光管口距皮肤 30~60 毫米，每日 2 次，每穴 10 分钟。

4. 水针　取阑尾穴、阿是穴，用 10% 葡萄糖注射液，每穴注射 2~5 毫升，针刺深度 0.5~0.8 寸，每日 1 次。

【按语】

1. 针灸对单纯性非化脓性阑尾炎疗效较好。若已化脓，伴有高热等重症，必须采取综合治疗措施。

2. 慢性阑尾炎除了参照本节选穴外，在局部可配合艾条温和灸或隔姜灸，疗效更好。

十三、痔　疮

痔疮是以肛门部出现肿痛、瘙痒、出血及痔核脱出肛外等为特征的外科疾病。由于直肠末端粘膜下和肛管皮下的静脉丛曲张和充血形成的静脉团引起的小肉突起统称为"痔核"，亦称为"痔"。生于肛门齿线以上者为"内痔"，生于齿线以下者为"外痔"，内外兼有者为"混合痔"，一般以内痔为多见。男女均可发生，以青壮年、经产妇多见。

本病见于西医学的痔疮。

【病因病机】

本病的发生多因久站久立，负重远行，或久泻久痢，长期便秘，或胎产、劳倦，或饮食不节，嗜食辛辣厚味等均可导致肛肠气血不调，络脉瘀滞，蕴生湿热而成痔疮。

【辨证论治】

症状与体征

内痔初起，痔核很小，质柔软，疮面鲜红或青紫色，常因大便时摩擦而出血，或出血如射，或点滴不已。反复发作，痔核增大可脱出肛外，因嵌顿或感染而发生局部剧痛、肿胀、溃烂、坏死，或因化脓而继发肛漏。外痔于肛门之外发生皮瓣，逐渐增大，按之质地较硬，呈光滑状，一般不疼痛，也不出血，常自觉肛部有异物感。

湿热瘀滞伴有口渴，大便困难，小便不利，舌红苔薄黄，脉数。

气虚下陷见肛门坠胀，短气懒言，食少乏力，舌淡，苔薄白，脉弱。

治法

清利湿热，调和气血，行滞化瘀，取足太阳经、督脉腧穴为主。

处方

主穴：次髎　承山　会阳　长强　二白

配穴：气虚下陷者加灸百会、神阙、气海、关元；出血者加血海、膈俞；肛门肿痛者加秩边、飞扬；便秘者加天枢、支沟。

刺灸方法

毫针刺，实证用泻法，虚证用补法，可加灸，每日1次，留针30分钟。

【其他疗法】

1. 耳针　取直肠、缘中、神门、大肠、肛门，每次选3～5穴，中刺激，每日1次，留针20～30分钟。

2. 挑治　在胸7～12及腰骶椎棘突旁开1.0～1.5寸的范围内，寻找状为红色丘疹的痔点，一个或数个不等。常规消毒后，用粗针逐一挑刺，并挤出血珠或粘液，每周1次。

3. 割治　暴露上唇系带，常规消毒后，用止血钳夹住上唇系带中部有大小米粒突起处，用手术刀迅速作0.3～0.5厘米之半月形切除，随之用消毒棉球压于局部止血。

【按语】

1. 针灸治疗痔疮可改善症状，对感染后肿痛、血栓外痔的剧痛和便后出血等效果较好。

2. 平时应保持大便通畅，注意肛门卫生，劳逸结合，少食辛辣等有刺激性食物，避免着凉、受寒等，以防诱发和加重病情。

3. 病情严重者，必要时可做外科手术治疗。

十四、腱鞘囊肿

腱鞘囊肿是以关节附近或腱鞘内滑液增多后发生的囊性疝出为特征的病变，属中医"筋结"、"筋瘤"的范围，又称为"筋疣"、"胶瘤"。好发于关节和腱鞘部活动较多处。常见于腕背和足背部，患者多为青壮年，女性较多。

本病见于西医学的腱鞘囊肿。

【病因病机】

由于外伤、机械刺激、慢性劳损等导致局部筋脉不和、气血运行失畅、阻滞于筋脉络道而致。

【辨证论治】

症状与体征

病变为局限性，发展缓慢的圆形或椭圆形小肿块，高出皮肤，不与皮肤粘连，日久囊液充满、囊壁纤维化而变硬，初时无自觉症状，较大时局部可有轻微疼痛，按压时痛可加重，囊肿边缘清楚，质软，有囊性感。

治法

行气活血散结，以局部穴为主。

处方

主穴：阿是穴

配穴：生于上肢腕背部加外关、阳池；生于下肢足踝部加解溪、丘墟。

刺灸方法

先固定囊肿，常规消毒后，用扬刺法，先于囊中央刺一针，然后从四周各刺一针，针尖必达囊肿中心，以刺破囊壁为度，留针 20～30 分钟。可配合艾条局部温和灸，隔日 1 次，至囊肿消失。出针后，应用力挤压囊肿，可加速囊肿消失。

【其他疗法】

1. 火针　取阿是穴，刺时将囊肿固定，局部常规消毒后，用火针迅速刺入囊肿中心，出针后，用力挤压囊肿，使囊液挤出，排空后，加压包扎，每周针 1 次。
2. 三棱针　取阿是穴，刺法与火针基本相同。

【按语】

1. 腱鞘囊肿治疗方法有多种，针刺效果较佳，但治疗须彻底，防止反复发作。
2. 针刺时，必须刺破囊壁，出针后，用力挤压，排空囊液，加压包扎，是治疗关键。
3. 若隔时囊肿再起，可采用同样方法，重复治疗，直到囊肿消失。

十五、网球肘

网球肘是以肘部外侧疼痛、关节活动障碍为特征的疾病，又称"肘劳"，属中医"伤筋"、"筋痹"、"筋出槽"的范畴。多由慢性劳损所致。多见于从事旋转前臂、屈伸肘关节和肘部长期受震荡的劳动者，如木工、钳工、水电工、矿工、网球运动员、家庭妇女及学生等。

本病见于西医学的肱骨外上髁炎。

【病因病机】

本病主要由于慢性劳损引起，前臂在反复用拧、拉等动作时，使肘部伤筋，迁延日久，加之感受风寒，以致劳伤气血，阻滞经脉而成。

【辨证论治】

症状与体征

起病缓慢，常反复发作，无明显外伤史。多发生一侧，偶见双侧。以肘关节肱骨外上髁部疼痛为主，局部压痛明显，患肢只能伸直提物，不能负重，肘关节活动受限。

治法

舒筋通络。取局部、手阳明经穴为主。

处方

主穴：压痛点　曲池　肘髎　手三里　合谷

配穴：肘内侧疼痛者加少海；肘尖疼痛者加天井。

刺灸方法

毫针刺，用泻法，并加灸，每日或隔日1次，留针20～30分钟。

【其他疗法】

1. 水针　取阿是穴，早期用醋酸氢化可的松0.5毫升局部注射，每周1次；或用当归注射液2毫升局部注射，每周2次。后期用威灵仙注射液1毫升局部注射，隔日1次。

2. 电针　取压痛点，配曲池、手三里、肘髎、合谷，每次取压痛点与配穴1个，得气后分别接电极，采用锯齿波，频率80～100赫兹，每次20～30分钟。

【按语】

1. 针灸治疗本病疗效较好，治疗期间配合推拿和敷贴等方法，可加强疗效。

2. 在治疗期间尽量减少肘部活动。

十六、肩周炎

肩周炎是以单侧或双侧肩关节酸重疼痛，运动障碍，日轻夜重为特征的病证，又称"肩凝"、"漏肩风"、"冻结肩"，因本病好发于50岁左右年龄，又称为"五十肩"。

本病见于西医学的肩关节周围炎、肱二头肌长头腱鞘炎、肩峰下囊炎等病证。

【病因病机】

本病多因营卫虚弱，筋骨衰颓，局部复感风寒，或劳累闪挫，或习惯偏侧而卧，筋脉受到长期压迫，遂致气血阻滞而发肩痛，日久局部气血运行不畅，筋肉失养，关节僵硬，活动受限，疼痛加重，肩关节形似凝结。

【辨证论治】

症状与体征

初时单侧或双侧肩部痛，日轻夜重，患肢上举、外展、后伸等动作均受限制，局部畏寒怕冷，劳累及遇寒冷后，症状加重；若迁延日久，肩关节障碍愈重，患部肌肉可见萎缩现象。

治法

疏风散寒，通络止痛，取手三阳经穴为主。

处方

主穴：肩髃　肩髎　肩贞　臂臑　曲池　外关

配穴：肩内廉痛加尺泽、太渊；肩外廉痛加后溪、小海；肩前廉痛加合谷、列缺。

刺灸方法

毫针刺，用泻法或平补平泻法，寒证可加灸，每日1次，留针30分钟。

【其他疗法】

1. 耳针　取肩、肩关节、锁骨、肾上腺、压痛点，每次选 2～3 穴，强刺激，频捻针，嘱患者同时活动患肩，隔日 1 次，留针 10～20 分钟。

2. 水针　取阿是穴，每次选最痛点 1～3 处，用 10％葡萄糖注射液，每处注射药液 5 毫升，隔日 1 次，10 次为 1 疗程。

3. 刺络拔罐　取阿是穴，厬皮肤针叩刺，使局部渗血后，加拔火罐。

【按语】

针灸治疗本病疗效较好，痛减后配合患肢的功能锻炼，可提高疗效。

十七、扭　　伤

扭伤是指以肢体受外力扭转、牵拉后，关节超过正常活动范围而引起关节周围软组织的损伤，如肌肉、肌腱、韧带、血管等，而无骨折、脱臼、皮肉破损为特征的疾病。临床主要表现为受伤局部肿胀疼痛、关节活动障碍等。任何年龄都可发病，多见于运动员和青壮年男性。

【病因病机】

本病多由剧烈运动或持重不当、跌仆、牵拉以及过度扭转，使受外力的关节超过正常活动范围，引起筋脉及关节损伤，气血壅滞局部而成。

【辨证论治】

症状与体征

新伤如见局部微肿，肌肉压痛，肌肤发红，则伤势较轻；如肿胀高起，皮色紫红，关节屈伸不利，疼痛剧烈，则伤势较重。陈伤一般肿胀不明显，常因风寒湿邪侵袭而反复发作。扭伤常发生于颈、肩、肘、腕、腰、髋、膝、踝等关节部位。

治法

活血止痛，祛瘀消肿，以局部取穴为主。

处方

主穴：颈部：风池　天柱　大杼　后溪
　　　　肩部：肩髃　肩髎　肩贞
　　　　肘部：曲池　小海　天井
　　　　腕部：阳池　阳溪　阳谷
　　　　腰部：肾俞　腰阳关　委中
　　　　髋部：环跳　秩边　承扶
　　　　膝部：膝眼　梁丘　阳关
　　　　踝部：解溪　昆仑　丘墟

配穴：疼痛较重者加合谷、太冲；瘀血肿胀甚者加血海、三阴交。

刺灸方法

毫针刺，用泻法，陈伤加灸，或用温针，每日 1 次，新伤不留针，陈伤留针 20～30 分钟。

【其他疗法】

1. 耳针　取扭伤相应点、皮质下、神门、肾上腺，中强刺激，每日或隔日 1 次，留针 10～30 分钟。或用王不留行籽贴压，揉压时配合活动患部。适用于各种急性扭伤。

2. 刺络拔罐　常规消毒后，用皮肤针重叩压痛部至微出血，加拔火罐。适用于新伤局部血肿明显，陈伤瘀血久留，寒邪袭络等病证。

【按语】

1. 针灸治疗本病对止痛和恢复正常功能疗效显著。
2. 在治疗陈旧性扭伤时可配合热敷或温热理疗。

十八、斑　秃

斑秃是以头部突然发生斑状脱发为特征的疾病。因本病头发脱落突然，头皮鲜红光亮，故名"油风"，俗称"鬼剃头"。本病往往在精神过度紧张后发生，严重者头发完全脱落，甚至累及眉毛、胡须、腋毛、阴毛等。多见于成年人。

【病因病机】

本病多因思虑伤脾，气血生化无源或久病体弱，肝肾阴虚，精血不足，血虚生风，使毛发失养而脱落；或情绪不畅，肝气郁结而阻滞，瘀血不去，新血不生，血不养发而脱落；若精神刺激，心火亢盛，血热生风，风动亦可脱发。

【辨证论治】

症状与体征

发病突然，患部头发迅速地成片脱落，呈圆形或不规则形，小如指甲，大如钱币，一个或数个不等，脱发后皮肤平滑光亮，境界清楚。如继续发展，损害部位可增多、扩大，严重时累及全头，以至全身毛发，包括眉毛、胡须、腋毛、阴毛等都脱落（普秃）。

血虚伴有头晕，失眠，舌淡，苔薄，脉细弱。

血瘀病程较长，面色晦暗，舌边有紫色瘀点，脉细涩。

治法

养血祛风，活血化瘀，取督脉穴、阿是穴为主。

处方

主穴：百会　风池　阿是穴

配穴：血虚加足三里、三阴交；血瘀加膈俞。

刺灸方法

毫针刺，实证用泻法，虚证用补法，局部用梅花针叩刺，每日或隔日 1 次，留针 20 分钟。

【其他疗法】

1. 艾灸 取阿是穴，将艾条点燃后在患部熏灸，至皮肤呈微红为止，每日1次。

2. 水针 取心俞、脾俞、膈俞、风池、曲池、大椎、命门，每次选穴2～3个，交替使用。用维生素 B_1，或维生素 B_6 或维生素 B_{12} 注射液中一种，每穴注射药物0.5～1毫升。每日1次，10次为1疗程。

【按语】

1. 针灸治疗本病有一定疗效，但疗程较长，一般需1～5个月。因此，坚持长期治疗是关键。

2. 若发现患部开始生长细软黄白色的稀疏嫩发时，提示疾病开始好转，这时梅花针宜轻叩。

第五节　五官科病证

一、麦粒肿

麦粒肿是以眼睑边缘部发生小硬结，红肿痒痛，形如麦粒，易于化脓溃烂为特征的眼外病。又称"针眼"、"偷针眼"、"土疳"，多生于单眼，常见于青少年。

本病见于西医学的眼睑毛毛囊炎、眼睑腺组织急性化脓性炎症。

【病因病机】

因外感风热之邪，客于眼睑；或因过食辛辣炙烤之物，以致脾胃湿热上攻于目，均使营卫失调，气血凝滞，热毒壅阻于眼睑皮肤经络之间，发为本病。反复发作者多因余邪未消，热毒蕴伏，或体质虚弱、屈光不正等原因。

【辨证论治】

症状与体征

初起眼睑痒痛并作，患部睫毛毛囊根部皮肤红肿、硬结，形如麦粒，推之不移；继而红肿热痛加剧，甚则拒按，垂头时疼痛加剧，轻者数日内可自行消散。较重者经3～4天后，可见睫毛根部附近或相应的睑结膜上出现黄色脓点，不久可自行溃破，排出脓液而愈。

外感风热兼有恶寒发热，头痛，周身不适，苔薄白，脉浮数等。

脾胃湿热兼有口干口臭，心烦口渴，便秘溲黄，舌红，苔黄，脉数等。

治法

疏风清热，利湿止痛，取手足阳明经、足太阳经腧穴为主。

处方

主穴：睛明 攒竹 合谷 承泣 太阳

配穴：头痛者加风池；恶寒发热者加外关；腹胀、疳证者加足三里、大横、四缝。

刺灸方法

毫针刺，用泻法，每日1次，留针20～30分钟，太阳穴可用三棱针点刺出血。

【其他疗法】

1. 耳针 取眼、肝、脾、耳尖、肾上腺、神门，强刺激，每日1次，留针20分钟，亦可在耳尖、耳背小静脉点刺出血，屡发者可用王不留行籽贴压。

2. 拔罐 取大椎，常规消毒后，用三棱针点刺出血后拔罐。

3. 挑刺 在胸1～7棘突两侧探寻淡红色疹点或敏感点，每次选3～5点，常规消毒后，用三棱针点刺，挤出少许粘液或血液即可。亦可用三棱针挑断疹点处皮下纤维组织。

【按语】

1. 麦粒肿初期针灸效果好，能消肿散结，已成脓者，亦有止痛和促进早期排脓的效果。

2. 脓成之后，患处切忌挤压，以免脓毒扩散，变生他证。

3. 本病有惯发性，多发生于一目，也有两目同时发病；或一目愈后，他目又起。因此平素应注意眼部卫生，增强体质，防止发病。

二、眼睑下垂

眼睑下垂是以上睑提举无力或不能自行抬起，以致睑裂变窄，甚至遮盖部分或全部瞳仁，影响视力为特征的一种眼病。又称"上胞下垂"、"睑废"、"雕目"。有先天和后天之分、单眼与双眼之别。

本病见于西医学的重症肌无力眼肌型、眼外伤、动眼神经麻痹等。

【病因病机】

本病可因先天不足，或因风邪外袭，或因脾虚气弱，经筋受损所致。

由于先天禀赋不足，肾气虚弱，以致眼睑松弛。有因风邪外袭，筋脉失和，或因脾虚气弱，肌肉弛纵所致。外伤损及筋脉亦可引起本病。

【辨证论治】

症状与体征

症见上眼睑下垂，遮掩瞳孔，眼肌无力挣开，双侧下垂者影响瞻视，重者眼球转动不灵，视一为二。

先天不足则自幼双侧或单侧眼睑下垂，终日不能抬举，兼有眉毛高耸，额部皱纹加深，小儿伴有五迟、五软，舌淡，苔白，脉弱。

风邪袭络则起病突然，多单侧眼睑下垂，兼有其他肌肉麻痹症状，舌红，苔薄，脉弦。

脾虚气弱则起病缓慢，上睑抬举无力，朝轻暮重，休息后减轻，劳累后加重，兼有精神疲倦，面色少华，眩晕，肢体无力，食欲不振，眼睑肌肉麻木不仁，舌淡，苔薄，脉虚弱无力。

治法

益气提睑，先天不足兼培元补肾，风邪袭络兼疏风解表，脾虚气弱兼补脾益胃，取手足阳明经、足太阳经、足少阳经穴为主。

处方

主穴：合谷　攒竹　丝竹空　阳白　足三里

配穴：先天不足者加太溪、命门、脾俞、肾俞；风邪袭络者加风池、膈俞；脾虚气弱者加三阴交、脾俞、胃俞。

刺灸方法

毫针刺，实证用泻法，虚证用补法，每日1次，留针30分钟。

【其他疗法】

1. 皮肤针　取患侧睛明、攒竹、眉冲、阳白、头临泣、目窗、目内眦经上眼睑至瞳子髎，头部穴位中等刺激，眼区局部穴位轻度刺激，每日1次，每次15分钟。

2. 神经干电刺激　取眶上神经与面神经刺激点（位于耳上切迹与眼外角连线中点处），眶上神经接负极，面神经接正极，电流强度以患者能耐受为度，隔日1次，留针20分钟左右，10次为1疗程。

【按语】

1. 本病针灸治疗有一定疗效。

2. 先天性重症患者可考虑手术治疗。

三、目　瞤

目瞤是以胞睑不自主牵拽跳动为特征的疾病，又称"胞轮振跳"，俗称"眼跳"、"眼皮跳"。上下胞睑均可发生，以上睑最为常见，多为一侧患病，偶然发生者无需治疗。若振跳频繁重者，可牵动口角乃至面颊部肌肉跳动。在情绪紧张、疲劳、久视、睡眠不足等情况下加剧，少数患者日久不愈，可引起口眼㖞偏之变。多见于成年人。

本病见于西医学的眼轮匝肌痉挛、面肌痉挛。

【病因病机】

本病多由心脾两虚，筋肉失养而致筋惕肉瞤，或由肝脾血虚，日久生风，虚风内动，牵拽胞睑而振跳。

【辨证论治】

症状与体征

心脾两虚症见胞睑跳动，时疏时频，劳累或紧张时加重，伴有心烦失眠，忡忡健忘，或食少纳呆，倦怠乏力，舌淡，脉细弱。

血虚生风病程较长，胞睑振跳频繁，牵拽面颊口角，眉紧肉跳，伴有头晕目眩，面白无华或萎黄，唇色淡白，舌淡红，苔薄，脉弦紧。

治法

调理心脾，养血熄风止跳，取手少阴经、足太阴经、足厥阴经及背俞穴为主。

处方

主穴：神门　三阴交　心俞　脾俞　太冲　合谷　膈俞　足三里

配穴：上胞振跳者加丝竹空、阳白、鱼腰、攒竹；下胞振跳者加承泣、四白、翳风、下关。

针刺方法

毫针刺，用补法，可加灸，每日1次，留针20~30分钟。

【其他疗法】

1. 耳针　取眼、神门、肝、心、脾，每次选2~3穴，强刺激，每日1次，留针20~30分钟，或埋揿针，每日按压数次。

2. 水针　取翳风、阳白、下关、足三里，用丹参注射液或维生素B族药物，每穴注入0.5毫升，每日或隔日1次，10次为1疗程。

3. 离子透入　用钙离子透入，或直流电中药离子导入，对部分患者可减轻症状。常用的正极性中药，如草乌、丹参、钩藤等；负极性中药，如五味子、酸枣仁、陈醋等。但对心区及孕妇腹部慎用。

【按语】

1. 本病的病因较为复杂，病程长者，较为难治。

2. 对局限性癫痫引起的局限性面肌抽搐应加以鉴别。伴有颅神经受损症状者，为继发性面肌痉挛，应进一步检明病因。

3. 生活起居应有规律，建立良好的心理素质，克服紧张状态，加强体育锻炼，并要注意劳逸结合。

四、迎风流泪

迎风流泪是以眼泪经常外溢，以风吹后更甚为特征的病证，又称"流泪症"。临床有冷泪和热泪之分。冷泪目无红肿，泪流清冷，一般冬季较甚，若年远日久，则不分冬夏；热泪为外障眼病的证候之一；若因情志刺激而流泪者，不属病态。

本病见于西医学的泪道不通或不畅以及泪囊功能不全引起的溢泪症等。

【病因病机】

冷泪多为肝肾不足，精血亏耗，泪窍狭窄，风寒外袭，泪液外溢。悲泣过频者每易患之。热泪多为肝火盛，风热外袭所致。

【辨证论治】

症状与体征

冷泪症见眼睛不肿不痛，泪下无时，迎风更甚，泪水清稀无热感。如久流失治，令目昏暗，可伴面色少华，头晕目眩，苔薄，脉细。

热泪症见眼睛红肿焮痛，羞明，泪下粘浊，迎风加剧，泪流时有热感。

治法

散风止泪，冷泪则补益肝肾，益气养血，热泪则清肝明目，取手阳明经、足太阳经、足厥阴经腧穴为主。

处方

主穴：睛明　攒竹　合谷　太冲　风池

配穴：冷泪加足三里、肝俞、肾俞；热泪加太溪、阳白、行间；头痛泪多加神庭、头临泣。

刺灸方法

毫针刺，用补法，背俞穴加灸，每日或隔日1次，留针20分钟。

【其他疗法】

耳针　取眼、肝、肾、目1、目2，强刺激，每日1次，留针30分钟。

【按语】

1. 针灸对热泪及冷泪而泪窍未受阻者疗效较好。

2. 中老年人因眼睑皮肤松弛，失去正常的张力，导致泪道功能不全，出现溢泪者用针灸治疗效果较好。

3. 若患者泪道极度阻塞，可考虑眼科会诊治疗。

五、目赤肿痛

目赤肿痛是以目赤而痛、羞明多泪为特征的一种眼科常见的急性病证，俗称"红眼"、"火眼"，根据其临床症状，又有"天行赤眼"、"风热眼"之称。多发于夏、秋之际，具有传染性和流行性。

本病见于西医学的流行性结膜炎和流行性角膜炎等。

【病因病机】

本病多因外感风热之邪或猝感时邪疫毒，以致经脉闭塞，血壅气滞交攻于目；或因肝胆火盛，火郁不宣，循经上扰，气血壅滞于目而成。

【辨证论治】

症状与体征

目睛红赤，畏光流泪，目涩难开。初起时仅见一目，渐及两目。外感风热则起病较急，兼有头痛、恶寒发热、恶风，舌红，苔薄白或微黄，脉浮数；肝胆火盛则起病较缓，病初眼有异物感，兼有口苦咽干、烦热、便秘溲赤、耳鸣，舌红，苔黄，脉弦数。

治法

清泻风热，消肿定痛。取手阳明、足太阳、足厥阴经穴为主。

处方

主穴：合谷　睛明　太阳　太冲

配穴：外感风热加风池、少商；肝胆火盛加行间、侠溪。

刺灸方法

毫针刺，用泻法，每日 1 次，病情重者每日 2 次，留针 20～30 分钟，太阳穴可点刺放血。

【其他疗法】

1. 耳针　取耳尖、眼、目 1、目 2、肝，强刺激，每日 1 次，留针 30 分钟，耳尖（或耳背静脉）用三棱针点刺出血。

2. 挑治　在两肩胛间按找敏感点，·或在大椎穴及旁开0.5 寸处，以及太阳、印堂、上眼睑等处选点，每次选 2～3 穴，常规消毒后，用三棱针挑刺，每日或隔日 1 次。

3. 水针　取太阳、肝俞、光明、风池，每次选 2～3 穴，用维生素 B_1 注射液，每穴注入 0.3 毫升左右，每日 1 次。

【按语】

1. 针灸治疗本病效果较好。缓解病情快，多数患者针治 1～2 次后症状明显好转，还有预防发病的效果。

2. 本病流行期间应隔离患者，毛巾、脸盆等需煮沸、日晒或消毒，防止传染给他人。羞明重者应避免强光刺激，忌食辛辣食物。

六、青　盲

青盲是以患眼外观无异常而视力逐渐下降，以致失明为特征的内眼疾病。有原发性和继发性之分，原发性者指脊髓痨、轴性球后视神经炎及外伤所致的视神经萎缩；继发性者指继发于视神经乳头炎、视网膜动脉栓塞、视网膜色素变性、青光眼等眼底病的后期，以及颅内炎症后或肿物压迫所致的视神经萎缩。

本病见于西医学的各种原因引起的视神经萎缩。

【病因病机】

本病多因肝气郁滞，或肝肾阴虚，或气血两虚等因，以致神光耗尽，视力缓降。

凡事不遂意，抑郁好怒，怒则气上，肝气不舒，肝气郁滞导致神光不得发越；或由久病过劳，禀赋不足，肝肾阴虚，精血虚少，不能荣目，以致目窍萎闭，神光遂没；或久病、产后，气血亏虚，目窍失养，神光耗尽而致。

【辨证论治】

症状与体征

眼外观如常，无翳障气色，唯患者自觉视力逐渐减退；初期视物昏渺，蒙昧不清，或眼前阴影一片，呈现青绿蓝碧或赤黄之色；日久失治，而至不辨人物、不分明暗。眼底检查可见视乳头色淡或苍白。

肝郁气滞：见情志不舒、急躁易怒、胸胁满闷、口苦，舌红，苔薄，脉弦。

肝肾阴虚：见双眼干涩、头晕耳鸣、咽干颧红、遗精腰酸，舌红，苔薄，脉数。

气血两亏：见面色无华、神疲乏力、少气懒言、心悸怔忡，舌淡，苔薄，脉细。

治法

补血活血，清肝明目，取足厥阴经穴、足少阴经穴，背俞穴及眼部穴位为主。

处方

主穴：承泣　睛明　合谷　行间　球后

配穴：肝郁气滞者加风池、太冲、期门；肝肾阴虚者加肝俞、肾俞、太溪、照海；气血两虚者加心俞、膈俞、足三里。

刺灸方法：毫针刺，实证用泻法，虚证用补法，每日1次，留针40～60分钟。

【其他疗法】

1. 耳针　取眼、目1、目2、肝、肾、皮质下、枕，常规消毒后，埋揿针，每日按压2～3次，每次3～5分钟，5～7日更换一次。

2. 皮肤针　取目眶周围、胸5～12两侧、风池、膈俞、肝俞、胆俞，常规消毒后，眼区轻度叩刺潮红，其余部位及经穴中强度叩刺，每日1次。

3. 头针　取额旁2线、枕上正中线、枕上旁线，按头针刺法操作，隔日1次，10次为1疗程。

【按语】

1. 针灸治疗青盲有一定近期疗效，可控制病情发展和促进恢复。

2. 青盲患者，应慎起居、戒恼怒、劳逸结合，可延缓致盲。

七、暴　盲

暴盲是以平素无眼病，而猝然一眼或双眼视力急剧下降，甚至失明为特征的疾病，是眼科常见急症之一。

本病见于西医学的急性视力障碍眼底病，主要是指视网膜中央动脉阻塞、眼底出血和急性视神经炎等。由癔病、脑炎、鼻窦炎、糖尿病、各种中毒及其他传染病，或维生素缺乏等原因引起的暴盲，可参照本节治疗。

【病因病机】

本病多由暴怒惊恐，气滞血瘀，或热邪上壅，肝风内动，或气血两虚引起。

情志抑郁，怒气伤肝，气滞血瘀；或忧思太过，惊恐失神，气机逆乱，致目系脉络阻塞。或平素肝肾阴亏，精血不足，血不养睛；肝阳偏亢，每因酗酒、发怒、过劳而易动肝风；或小儿为纯阳之体，感受外邪，邪从风化，上乘于目终至神光离散。

【辨证论治】

症状与体征

发病急骤，病人视力突然丧失。见有双眼先后或同时发病，视力模糊，眼前阴影，中央有大片遮挡，日渐加重，盲无所见。

肝郁气滞见情志不舒、急躁易怒、郁闷胁痛、口苦，舌红，苔薄，脉弦。

肝肾阴亏见有双眼昏蒙，眼前有黑影遮挡，视觉障碍，渐致失明，双眼干涩，头晕耳鸣，咽干颧红，腰酸遗精，舌红，苔薄，脉细数。

气血两虚见有视力渐降，日久失明，面色苍白，神疲乏力，懒言少语，心悸气短，舌淡，苔薄，脉细弱无力。

治法

疏肝理气，滋阴降火，补益气血，以局部取穴为主。

处方

主穴：睛明　瞳子髎

配穴：气滞血瘀加内关、膈俞、肝俞、太冲；肝肾阴虚加太溪、行间、风池、光明；气血两虚加肝俞、脾俞、足三里、三阴交。

刺灸方法

毫针刺，实证用泻法，虚证用补法，每日 1 次，留针20～30分钟。

【其他针法】

1. 耳针　①取肝、胆、心、内分泌；②取眼、肝、耳尖、神门、肾上腺；③取眼、肝、脾、胃。根据辨证分别选穴，用短毫针直刺或埋针，耳尖可点刺出血，每日 1 次，留针20～30分钟。

2. 水针　①取球后、合谷；②取睛明、外关；③取光明、风池。用维生素 B_1 或 B_{12} 注射液 2 毫升加0.5%盐酸普鲁卡因0.2毫升，每日 1 组，每穴0.5毫升，三组交替使用，每日 1 组，10 日为 1 疗程。

【按语】

1. 针刺对于急性球后视神经炎、外伤及癔病引起的失明疗效好，对其他眼器质性病变引起的失明应查明病因后再行治疗。

2. 本病急重，应及时抢救视力，采用综合治疗。

3. 由脑炎、维生素 B_1 缺乏等原因引起的暴盲，也可参考本病治疗。

八、近　视

近视是以视近清楚、远视模糊为特征的眼病，又称"能近怯远症"。清代黄庭镜所著《目经大成》始称为近视，为屈光不正疾病之一。多发于青少年。

本病见于西医学的近视眼。

【病因病机】

近视眼的形成多因先天禀赋不足而遗传；或后天发育不良、劳心伤神、心阳耗损，使心肝肾不足，致睛珠形态异常而成本病；或因不良用眼习惯，如阅读、书写距离过近，照明不足，光线过强，姿势不正，持续时间过长而久视伤血等，使目失所养而致。

【辨证论治】

症状与体征

视物模糊，视力减退，能近怯远。视物过久则双眼疲劳，进展期双眼球痛。

肝肾阴虚则视物昏花，失眠健忘，腰膝酸软，两目干涩，舌红，脉细。

脾胃不足则气血亏虚，面色少华，头晕乏力，少气懒言，或有自汗，舌淡，苔薄，脉细弱。凡屈光度在 −3.0D 以下者为低度近视；−6.0 以下者为中度近视；−6.0 以上者为高度近视。病理性近视（用镜片矫正，视力仍难接近正常者）除有高度近视外，还伴有飞蚊症、夜盲、弓形盲点等。合并高度散光，可出现双眼或单眼复视，外观表现有假性眼球突出、角膜色素沉着和摆动性眼球震颤等。

治法

滋补肝肾，益气补血，明目，取背俞穴和近部穴为主。

处方

主穴：肝俞　肾俞　睛明　攒竹　承泣　风池　光明

配穴：肝肾阴虚加太溪、太冲；气血两虚加四白、三阴交、足三里、脾俞、胃俞。

刺灸方法

毫针刺，用补法，气血不足可加灸，以上穴位分 3 组交替使用，每日 1 次，或每周 3 次，留针 30 分钟。

【其他疗法】

1. 耳针　取眼、肝、心、肾、神门，每次选 2～3 穴，中等刺激，隔日 1 次，留针 20～30 分钟，10 次为 1 疗程。

2. 皮肤针　取眼周围穴位及风池等，轻度或中度叩刺，每日 1 次，10 次为 1 疗程。或用电梅花针治疗。

3. 头针　取枕上旁线、枕上正中线，两区交替使用，每日 1 次，15 次为 1 疗程。

4. 激光照射　取睛明、承泣、光明，用小功率 4 毫瓦氦－氖激光针治疗，每穴照射 3～5 分钟，每日或隔日 1 次，10 次为 1 疗程。

【按语】

1. 针灸对近视治疗效果很好，尤其对假性近视疗效显著。

2. 近视应趁早、趁轻、趁年少及时治疗，治愈率高，不戴眼镜者较戴眼镜者效果要好。

3. 在治疗同时，要重视对眼的保护，坚持做眼保健操、经络穴位按摩。在用眼时间较长后，应闭目养神或向远处眺望，对保护眼睛和预防近视具有重要意义。

九、斜　视

斜视是以两眼不能同时注视正前方，呈现一眼眼位偏斜为特征的眼病，又称"风牵偏视"、"双目通睛"。

本病见于西医学的动眼神经、滑车神经和外展神经麻痹性斜视。

【病因病机】

多因体虚，脾胃之气不足，风邪乘虚侵袭，目系拘急而成；或因肝肾素亏，精血不足，目系失养，目系维系失调而致；或由外伤瘀滞，气血瘀阻，经筋受损而致。

【辨证论治】

症状与体征

一眼或双眼黑睛偏向内眦或外眦，转动受限，视一为二。

外感风邪起病突然，发热，头痛，恶心，呕吐，苔白，脉浮。

肝肾亏损起病缓慢，头晕目眩，视物昏蒙，耳鸣，舌淡，脉沉细。

外伤瘀滞有外伤史，伤后目偏斜，或有胞睑、白睛瘀血，头痛眼胀，眼球活动受限，视一为二，或有恶心呕吐，舌红，苔薄，脉弦。

治法

祛风通络，补益肝肾，活血化瘀，取手足阳明经、背俞穴、局部腧穴为主。

处方

主穴：四白　合谷　风池　足三里　肝俞　肾俞

配穴：外感风邪加风门；肝肾亏损加太溪、太冲；外伤血瘀加睛明、瞳子髎、球后、膈俞；内直肌麻痹加睛明、印堂；上直肌麻痹加上明、攒竹；下直肌麻痹加承泣；外直肌麻痹加太阳、瞳子髎；下斜肌麻痹加丝竹空、上明；上斜肌麻痹加球后。

刺灸方法

毫针刺，实证用泻法，虚证用补法，每日1次，留针30分钟。

【其他疗法】

1. 皮肤针　取眼周围穴位及太阳、风池等，中度或强度叩刺，每日1次，10次为1疗程。或用电梅花针治疗。

2. 电针　以眼区穴位睛明、瞳子髎、球后、承泣为主，也可配合四肢远端穴位如太冲、太溪、足三里、合谷等。进针得气后，选用疏密波或断续波，电流强度以病人能耐受为度，每日或隔日1次，每次20～30分钟。

【按语】

1. 针灸治疗本病疗效较好，对病程短者疗效更为满意。眼肌麻痹针刺治愈后，远期疗效稳定。

2. 针灸对外伤性斜视有一定效果，若属急性传染病后遗症，应即时针治，否则影响效果。

十、聤　耳

聤耳是以耳内化脓、引起耳膜穿孔为特征的疾病，又称"脓耳"、"耳漏"、"耳疳"等。脓色黄者为"聤耳"，脓带青色者名"囊耳"，脓出白色者称"缠耳"，脓水秽臭者谓之"耳疳"。

本病见于西医学的急、慢性中耳炎。

【病因病机】

本证有虚实之分。实证多由肝胆火盛，邪热外袭，内外合邪，结聚少阳，熏灼耳窍，化腐生脓而成；虚证多由脾虚失健，湿浊不化，停聚耳窍所致。

【辨证论治】

症状与体征

实证起病较急，耳底疼痛，耳内流出黄色粘脓，听力减退，伴发热恶寒，头痛，流涕，或口苦咽干，小便黄赤，大便秘结 舌红，苔黄，脉弦数。

虚证耳中流脓，终年不愈，脓水清稀不断。伴头晕，耳鸣，食少纳呆，倦怠乏力，面色萎黄，便溏，舌质淡，苔白，脉细弱。

治法

解毒开窍，实证疏散风热，虚证健脾化湿，取手足少阳经、足阳明经穴为主。

处方

主穴：听会 听宫 翳风 外关 侠溪 足三里

配穴：肝胆火盛加行间、足窍阴；外感风热加合谷、风池；发热恶寒加合谷、大椎；脾虚湿困加阴陵泉、三阴交、脾俞。

刺灸方法

毫针刺，实证用泻法，虚证用补法，每日 1 次，每次留针 30 分钟。

【其他疗法】

1. 耳针　取肾、内耳、外耳、内分泌、枕，中等刺激。每日针 1 次，留针 20～30 分钟，耳背小静脉可点刺放血。

2. 水针　取耳部穴，每次选 1～2 穴，用 5％盐酸普鲁卡因注射液，按穴位封闭要求操作，每穴注射 1 毫升，每日 1～2 次。

【按语】

1. 针灸治疗急性中耳炎，具有止痛、消炎的功效，短时即可见效。若已化脓，针刺前应清洗患耳，保持外耳道干燥清洁。

2. 慢性中耳炎疗程较长，治疗时要持之以恒，才能取得满意的效果。

3. 聤耳患者应积极治疗急慢性上呼吸道疾病，维持咽鼓管正常的通气和排痰功能。有骨膜穿孔的病人，不宜游泳或入水前做好防护工作。部分病人的发病与食物有一定关系，对鱼、虾发物和辛辣刺激食物忌食或少食。

十一、耳鸣、耳聋

耳鸣、耳聋是以听觉异常为特征的疾病。耳鸣是指耳内鸣响，如蝉如潮，妨碍听觉；耳聋是指听力不同程度减退或失听。两者虽有不同，但往往同时存在，后者多由前者发展而来。

本病见于西医学的先天性耳聋、中耳炎、听神经病变、高血压和某些药物中毒引起的耳聋。

【病因病机】

耳为胆经所辖，若情志不舒，气郁化火，或暴怒伤肝，逆气上冲，循经上扰清窍；或饮食不节，水湿内停，聚而为痰，痰郁化火，以致蒙蔽清窍而发为本病，多为实证。

素体不足或病后精气不充，房劳过度等使肾气耗伤，髓海空虚，导致耳窍失聪；或因饮食劳倦，损伤脾胃，使气血生化之源不足，经脉空虚不能上承于耳发为本病，多为虚证。

【辨证论治】

症状与体征

实证：见突发耳鸣、耳聋，耳中闷胀或鸣声不断，声如蝉鸣或雷鸣，或如海潮声，按之不减。肝胆火盛者多在恼怒后加重，伴有头胀，面赤，口苦，咽干，烦躁不宁，夜眠不安，舌红苔黄，脉弦数。痰火郁结者多见脘腹满闷，呕吐痰涎，头昏头痛，口苦口淡，舌红，苔黄腻，脉弦滑。

虚证：见耳鸣耳聋已久，或时作时止，劳累后加剧，多伴头晕目眩，腰膝酸软，虚烦不眠，遗精带下，神疲纳少，面色萎黄，舌红苔白，脉细弱。

治法

通络复聪，肝胆火盛则清肝泻火，痰火郁结则豁痰开窍，虚证则滋阴补肾，健脾益气。取手足少阳经、手足阳明经、足少阴经腧穴为主。

处方

主穴：翳风　听会　中渚　侠溪　太溪　三阴交　足三里

配穴：肝胆火盛加太冲、丘墟；痰火郁结加丰隆、劳宫；肾虚加肾俞；脾虚加脾俞、胃俞。

刺灸方法

毫针刺，实证用泻法，虚证用补法，每日1次，留针20～30分钟。

【其他疗法】

1.耳针　取皮质下、内分泌、肝、肾、内耳，选用同侧或双侧耳穴，强刺激，或用电针，每日1次，留针30～60分钟。亦可埋揿针或用王不留行籽贴压。

2.头针　取晕听区。每日1次，留针30分钟，间歇行针2～3次，10次为1疗程。

3.水针　取听宫、翳风、完骨、肾俞，每次两侧各选1穴，用654-2注射液，每穴注射5毫升；或用维生素B_{12}注射液，每穴注入0.2毫升；也可用普鲁卡因作穴位封闭。每日1次。

【按语】

1.针灸治疗本病有一定疗效，一般对实证、病程较短者效果较好。

2．本病发病原因较多，应对其病因进行治疗。

3．本病还可结合自我按摩疗法。患者以两手掌心按外耳道口，同时以四指反复敲击枕部或乳突部，继而手掌起伏，使外耳道口有规律地开合，每天早晚各做数分钟。

4．平素应做到劳逸结合，调节情志，忌房劳过度，注意摄生调养。

十二、鼻　渊

鼻渊是以鼻流浊涕、鼻塞、嗅觉丧失为特征的疾病，又称"脑漏"、"脑渗"。

本病见于西医学的慢性鼻炎、急慢性鼻窦炎和副鼻窦炎等。

【病因病机】

肺开窍于鼻，鼻渊的发生与肺经受邪有关。多因外感邪毒，或因风寒侵袭，蕴而化热，热郁于肺，邪热循经上蒸于鼻；或肝胆火盛，胆火循经上犯于脑而成；或因脾胃湿热使运化失常，湿热循阳明经上炎，上犯于鼻而发此病。

【辨证论治】

症状和体征

肺经风热：见头痛，鼻流黄涕，粘而量多，间歇或持续性鼻塞，嗅觉不灵，伴有恶寒发热、咳嗽，舌红，苔微黄，脉浮数。

肝胆郁热：见鼻涕黄浊粘稠如脓样，有腥臭味，嗅觉减退，鼻塞，眉心部疼痛，伴有口苦咽干，耳鸣目眩，烦躁易怒，舌红，苔黄，脉弦数。

脾经湿热：见鼻涕黄浊而量多，鼻塞重而持续，不辨香臭，头晕头重，头痛以前额较重，伴神疲倦怠，脘闷纳呆，舌红，苔黄，脉滑数。

治法

清热泻火，宣肺通窍，取手太阴经、手阳明经腧穴为主。

处方

主穴：列缺　合谷　迎香　上迎香　印堂

配穴：肺经风热加外关、少商点刺放血；肝胆郁热加行间、阳陵泉；脾经湿热加阴陵泉、商丘；恶寒发热加大椎、曲池；头痛加太阳、风池。

刺灸方法

毫针刺，用泻法，每日1~2次，留针20~30分钟。

【其他疗法】

1．耳针　取内鼻、肺、肾上腺、额、屏间，每次选2~3穴，重刺激，每日1~2次，留针20~30分钟，或埋揿针，或用王不留行籽贴压上穴。

2．灸法　日久不愈者，酌情用小艾炷灸印堂、迎香，或隔布灸通天穴。

3．点刺　取上星、迎香、巨髎、瞳子髎、少商，用三棱针点刺，挤压出血数滴，隔日1次。

4．头针　取额中线或额旁1线，沿皮刺1寸，隔日1次。

5. 水针　取上星、迎香、巨髎、禾髎，每次选 2～3 穴，注入鱼腥草注射液每穴0.5 毫升，或复合维生素 B 注射液，每穴0.3～0.5 毫升，隔日 1 次。

【按语】

1. 针灸治疗鼻渊有一定疗效，要坚持治疗，才能获得显著疗效。
2. 嗅觉异常或嗅觉过敏者，多属神经或精神因素所致，原发病治愈后，嗅觉多可恢复。
3. 对上额窦炎继发鼻渊者应注意原发病的治疗。对慢性反复发作者，应进行专科检查，排除肿瘤。

十三、咽喉肿痛

咽喉肿痛是以口咽和咽喉部出现红肿疼痛，甚至影响吞咽为特征的疾病，属于"喉痹"、"乳蛾"范畴。因小儿形气未充，故患病者居多。

本病见于西医学的急慢性扁桃体炎、急慢性咽炎、单纯性喉炎及扁桃体周围脓肿等。

【病因病机】

咽喉为肺胃所属，咽接食管，通于胃；喉管接气管，通于肺。外感风热，邪毒从口鼻而入，首先犯肺，搏结咽喉；或外邪入里化热，或过食辛热炙烤，过饮热酒，或肺胃热盛，热邪上灼煎津成痰，搏结于咽喉；或热邪伤津，肺肾精气耗损于内，虚火上攻咽喉。

【辨证论治】

症状与体征

风热外袭见咽喉红肿疼痛，有干燥灼热感，吞咽不利，当吞咽或咳时加剧，伴恶寒发热、头痛，舌红，苔黄，脉浮数。

肺胃实热见咽喉红肿疼痛，痛连耳根和颌下，颌下有核，牙痛明显，伴高热头痛，咽干口臭，咯痰黄稠，便结溲黄，舌红，苔黄，脉洪数。

肺肾阴虚见咽喉稍见红肿，色暗红，疼痛较轻，伴口干舌燥，颧颊红赤，手足心热，舌红，苔少，脉细数。

治法

利咽止痛，风热外袭则疏风清热，肺胃实热则清胃泻热，肺肾阴虚则滋阴降火，取手太阴经、手足阳明经、足少阴经腧穴为主。

处方

主穴：少商　尺泽　合谷　商阳　列缺

配穴：风热外袭加外关、大椎；肺胃实热加内庭、肺俞；肺肾阴虚加太溪、照海。

刺灸方法

毫针刺，用泻法或平补平泻法，每日 1～2 次，留针 30 分钟。

【其他疗法】

1. 耳针　取咽喉、肺、心、神门、扁桃体、耳尖，中强刺激，每日 1 次，留针 20～30

分钟。慢性咽炎、慢性扁桃体炎可用王不留行籽贴压。

2. 水针　①取合谷，用0.5%盐酸普鲁卡因，每穴注入0.5毫升，每日1次。②取大椎、曲池，用维生素 B_1 或维生素 B_{12} 注射液，每穴注入0.5毫升，每日1次。儿童不宜注射合谷穴。

3. 激光照射　取增音穴（甲状软骨两侧凹陷处），用氦-氖激光治疗机，照射距离10～20厘米，电流量8毫安，每日1次，照射1～3分钟。适用于慢性咽喉炎。

【按语】

1. 针灸治疗急性咽喉肿痛效果较好，治疗慢性咽喉肿痛也有效，但疗程较长。
2. 平素少食辛辣、煎炸刺激性食物。注意口腔卫生，预防感冒。

十四、牙　痛

牙痛为口腔疾患中常见的症状。牙齿及周围组织的疾病、牙邻近组织的牵涉痛及全身疾病均可引起牙痛。若遇冷、热、酸、甜等刺激时可引起或加剧本症。任何年龄和季节都可发生。

本病见于西医学的龋齿、牙髓炎、根尖炎、冠周炎、牙周炎、牙本质过敏等。

【病因病机】

手足阳明经之循行分别入于上、下齿。大肠、胃腑积热，或风热邪毒外袭经络，郁于阳明而化火，火郁循经上炎而引起牙痛。肾主骨、齿为骨之余，肾阴不足，虚火上炎亦可引起牙痛。亦有多食甘酸、口腔不洁、垢秽腐蚀牙齿而作痛的。

【辨证论治】

症状与体征

风火牙痛者见牙痛阵发性加重，龈肿，遇风发作，遇热加剧，形寒身热，舌红，苔薄白，脉浮数。

胃火牙痛者见牙痛剧烈，齿龈红肿或出脓血，口臭，便秘，舌红，苔黄，脉弦数。

肾虚牙痛者见牙痛隐隐，时作时止，龈肉萎缩，牙齿松动，手足心热，舌红，少苔，脉细数。

治法

疏风清热，通络止痛，取手、足阳明经腧穴为主。

处方

主穴：合谷　下关　颊车

配穴：风火牙痛加外关、风池；胃火牙痛加内庭、劳宫；虚火牙痛加太溪、行间。

刺灸方法

毫针刺，用泻法或平补平泻法，每日1次，留针20～30分钟。

【其他疗法】

1. 耳针　取神门、上颌、下颌、屏尖，强刺激，每日1次，留针30分钟，或埋揿针，或用王不留行籽压丸法。

2. 水针　取合谷、下关，用柴胡或鱼腥草注射液，每穴注射0.5毫升，每日或隔日1次。

3. 电针　取颊车、下关、合谷。毫针刺，得气后接电极，用脉冲电流，选用密波，通电20~30分钟，每日1~2次，直至缓解为止。

【按语】

1. 针刺对牙痛效果良好。一般急性发作，牙痛剧烈者，针刺可立即奏效。但对龋齿感染、坏死性牙髓炎、智齿难生等效果较差，应同时进行病因治疗。

2. 本病注意与三叉神经痛相鉴别。

3. 平素应注意口腔卫生，避免酸、甜、冷、热等刺激。

十五、口　　疮

口疮是以口腔粘膜发生浅表小溃疡、出现灼热疼痛为特征的疾病，亦称"口疳"。易发于青少年，具有反复发作的特点。

本病包括西医学的复发性口疮和口疮性口炎。

【病因病机】

本病多由心脾积热或阴虚火旺所致。

心脾积热常因过食辛辣厚味，情志不遂，小儿喂养不当而致；或由感受风、火、燥邪诱发，邪热上攻于口；或因口腔不洁，邪毒袭入所致。阴虚火旺可因素体阴亏，或病后余毒未尽，或劳伤过度，阴液不足，虚火上炎于口。

【辨证论治】

症状与体征

唇、颊、上颚、舌面处见黄豆大小的黄白色溃疡，周围鲜红微肿，灼热疼痛，影响进食，口疮呈反复发作，具有周期性。

心脾积热：见口腔溃疡，色鲜红，疼痛明显，尤以进食时为甚，舌红，苔黄腻，脉滑数。

阴虚火旺：见口内疼痛，口疮灰白，周围色淡红，口内粘膜溃疡较小而少，溃点不融合成片，每因劳累诱发，此愈彼起，反复发作，伴舌红，苔少，脉细数。

治法

祛腐止痛，心脾积热则清热解毒，阴虚火旺则滋阴降火。取手少阴经、足阳明经、足少阴经腧穴为主。

处方

主穴：地仓　内庭　合谷　阴郄　太溪　劳宫

配穴：疼痛甚者点刺金津、玉液出血；便秘者加天枢、大肠俞；肝肾阴亏者加三阴交；心烦失眠者加神门；咽喉干燥者加照海。

刺灸方法

毫针刺，用泻法或平补平泻法，每日 1 次，留针 30 分钟。

【其他疗法】

1. 耳针　取心、脾、胃、口、舌、神门，中强刺激，每日 1 次，留针 20 分钟。或埋揿针，或采用王不留行籽贴压。

2. 三棱针　取四缝、地仓、承浆，用三棱针点刺后，挤出血水或粘液少许，隔日 1 次。

3. 水针　取合谷、曲池、太溪、足三里、承浆、地仓、廉泉。上穴交替使用，每次选近部、远部各 1 穴，每穴注射当归或丹参注射液0.5毫克，或维生素 B_1、B_6 各 50 毫升，每日 1 次。

4. 挑治　取大椎及大椎旁开1.5～2厘米处，皮肤常规消毒后，用三棱针于上述部位皮下拨动，拨断皮下纤维组织 2～3 根，刺后挤压针孔，令出血少许，用消毒棉球擦后，涂上碘酒，以防感染，每周 2 次。

5. 激光照射　取阿是穴（口疮的相应部位），照射 1～3 分钟，每日或隔日 1 次。

【按语】

1. 针灸治疗口疮有一定疗效，可减轻症状，缩短病程，防止复发。

2. 做好预防口疮工作。要注意口腔卫生，避免进食刺激性食物，戒除不良嗜好，调整好睡眠及情志，保持大便通畅，加强身体锻炼。

3. 复发性口疮常伴有神经系统症状，应注意整体治疗。

第六节　急　症

一、高　热

高热是以发热，体温升高达 39℃ 以上为特征的病证。是临床常见的一种症状，中医文献中称"壮热"、"身大热"。其病因多由外感引起，亦有内伤发热。本节仅讨论外感发热。

高热见于西医学的急性感染、急性传染病、中暑等疾病的过程中。

【病因病机】

本病主要由感受外邪，正邪相争所致。或风寒袭人，寒束肌表，卫阳被郁，正邪交争而见高热；或风寒在表不解，入里郁而化热，内热炽盛而发高热；或风热犯肺，肺卫失宣，郁而发热；或感受暑邪，阳热偏胜，传变迅速，外蒸气分，内闭心包亦见高热；或温邪疫毒肆虐，侵犯人体，熏蒸脏腑、肌表，外燔气分，内陷营血，导致高热。

【辨证论治】

症状与体征

风寒表证：见高热恶寒，头身疼痛，无汗，鼻塞，苔薄白，脉浮紧。

风热表证：见高热微恶寒，头痛，咽痛，口渴，咳嗽，苔薄黄，脉浮数。

热伤气分：见身热面赤，烦躁多汗，口渴饮冷，便秘尿黄，舌红，苔黄燥，脉洪数。

热陷营血：见高热夜甚，烦躁不安，甚则神昏谵语，抽搐，舌红绛，脉细数。

治法

清热祛邪，泻火解毒，取手阳明经及督脉经穴为主。

处方

主穴：大椎　曲池　合谷

配穴：风寒证加列缺、风门；风热证加鱼际、外关、尺泽；暑热证加曲泽、委中；热伤气分加商阳、内庭；热陷营血加中冲、内关、曲泽；神昏抽搐加人中、十宣、十二井穴、太冲。

刺灸方法

毫针刺，用泻法，大椎、曲泽、委中、商阳、中冲、人中、十宣、十二井穴，可点刺放血。每日1~2次，留针30~60分钟，至热退为止。

【其他疗法】

1. 耳针　取耳尖、耳背静脉、肾上腺、神门，强刺激，每日1次，留针20~30分钟，耳尖、耳背静脉可点刺放血4~5滴。

2. 刮痧　取督脉、夹脊穴、膀胱经第1侧线、腋窝、肘窝，用刮痧板或光滑平整的汤勺蘸食油或清水，自上而下刮至皮肤出现紫红色痧点为度。

3. 水针　取双侧曲池穴，用柴胡注射液4毫升或安痛定2毫升，每穴注入药液1~2毫升，每日1~2次。

【按语】

1. 针灸对高热有一定疗效，但必须查明发热原因，针对病因采取相应的治疗措施。

2. 针灸退热不显著者，应及时配合其他方法。

二、痉　证

痉证是以项背强急，四肢抽搐，口噤不开，甚至角弓反张为特征的病证。

痉证见于西医学的高热、癫痫、癔病、颅脑外伤、流行性乙型脑炎、各种脑膜炎、颅内感染、破伤风等疾病的过程中。

【病因病机】

本病主要由外邪壅滞经络，或体内风阳动扰，或津血不足，或瘀血内阻，致脑髓、神机受损，筋脉拘挛而发病。多因六淫外邪，或风毒疫邪，侵袭肌腠，穿卫透营，直入血脉、壅滞经络，上犯脑髓，神机失用，下损筋脉，拘急而病；或外感热邪疫毒，郁于体内，消灼阴津，肝筋失养，水不涵木，肝阳暴亢，热极而风阳内动发痉；亦有素体阴血亏少，或失血过多，或汗、下太过，伤津损液，亡血失精，致筋脉失养，血虚生风而发痉；若头部外伤，瘀血内阻，或病久入络，脉络瘀阻，致经脉不畅，精血失于输布，血不养筋而发痉。

【辨证论治】

症状与体征

邪壅经络：发热恶寒，头痛，项背强直，四肢抽搐，口噤不语，苔白，脉浮紧。若病前有创口不洁史，病发时伴烦躁多汗，苦笑面容，为风毒内侵。

风阳内动：高热不解，头痛烦躁，腹胀便秘，手足挛急，口噤齘齿，项背强直，甚至角弓反张，神昏谵语，舌红绛，苔黄腻或黄燥，脉弦数。

津血不足：头晕目眩，神疲气短，口干唇燥，四肢抽搐，项背强急，舌淡少津，脉细数。

瘀血内阻：头痛如刺，项背强直，四肢抽搐，舌紫暗或有瘀点，脉细涩。

治法

熄风止痉，实证宜清热祛邪，平肝通络，虚证兼滋阴补血。取足厥阴经及督脉经穴为主。

处方

主穴：风府　印堂　合谷　太冲　阳陵泉

配穴：热盛加大椎、曲池；神昏加人中、内关、十二井穴；风阳内动加行间；瘀血内阻加三阴交、血海；津血不足加太溪、足三里、肝俞。

刺灸方法

毫针刺，用泻法，十二井穴点刺放血。每日1次，每次留针20～30分钟。

【其他疗法】

1. 耳针　取皮质下、脑干、神门、肝、心、相应部位，每次选3～4穴，强刺激，留针30～60分钟。

2. 电针　取合谷、太冲、阳陵泉，得气后，接电极，用密波通电20～30分钟，强度以患者能耐受为度，用于痉证发作时。

【按语】

1. 针刺止痉效果较好，可作为对症治疗的应急方法，同时应查明病因，采取相应的治疗措施。

2. 针刺止痉时，应防止因肢体抽动导致弯针和断针。

三、厥　证

厥证是以突然昏仆，不省人事，或伴四肢逆冷为特征的病证，又称"昏厥"。是临床常见的危急证候，常因精神刺激、惊恐、体位突然变动而诱发。

晕厥见于西医学中各种原因引起的脑组织一时性广泛缺血、缺氧而导致的病证。

【病因病机】

本病主要由气机突然逆乱，气血运行失常所致，有虚、实之分。实证多因外感暑邪，热郁气逆，扰乱神明；或恼怒惊恐、情志过极，或外伤剧痛，致气机逆乱，血随气上壅心脑，清窍受扰；或形体肥胖、痰湿内盛之人，偶因恼怒气逆，痰随气升，上蒙清窍，皆可致气血逆乱，暂闭清窍，昏不知人而发厥。虚证乃因元气素弱，过劳耗气，或大病耗伤气血，或失血过多，气随血脱，均可致清阳不升，气虚下陷，气血一时不能上充于脑，神明失养而发厥。

【辨证论治】

症状与体征

本病以突然而短暂的意识和行动丧失为特点。初时自觉头晕乏力，眼前昏黑，继则突然昏倒，不省人事，四肢逆冷，血压下降。轻者短时间内逐渐苏醒，重者一厥不醒而致死亡。

实证：气厥者素体健壮，因情志过极而诱发昏厥，伴呼吸气粗，口噤握拳，脉沉弦有力；痰厥者兼喉中痰鸣或吐痰涎，苔白腻，脉弦滑；暑厥者发于暑热夏季，昏厥而面赤身热，汗出肢冷，舌红而干，脉洪数。

虚证：素体虚弱，疲劳惊恐，或大失血后而发昏厥，伴面色苍白，气短息微，口张手撒，冷汗淋漓，舌淡，脉细微。

治法

苏厥醒神，实证宜祛邪开窍，虚证宜回阳救逆，取督脉、任脉经穴为主。

处方

主穴：人中　内关　百会　足三里

配穴：实证加太冲、合谷；虚证加气海、关元、神阙；痰厥加丰隆、天突；暑厥加曲泽、委中；牙关紧闭加颊车、承浆。

刺灸方法

毫针刺，实证用泻法，曲泽、委中可点刺放血，虚证用补法，气海、关元、神阙可用灸法，至厥醒为止。

【其他疗法】

耳针　取心、皮质下、神门、交感、肾上腺，强刺激，留针30分钟，每隔5分钟捻针1次。

【按语】

1. 针灸治厥促醒有效而迅速，尤对情绪激动、外伤剧痛所致的晕厥效果良好。
2. 针灸救急的同时，应尽快明确病因，采取相应的治疗措施。

四、脱　证

脱证是以突然出现面色苍白，汗出肢冷，目合口开，神情淡漠或神志昏迷，血压下降，脉微欲绝为特征的病证,又称"虚脱"。多为大病、久病之后,元气虚弱,精气衰竭的危重证候。

本病相当于西医学中各种原因引起的休克。

【病因病机】

本病多由大量失血、大吐大泻后,亡血失精;或大病、久病之后,脏腑衰竭,耗气亡阳,气血津液严重耗损,不能供养全身,脏腑阴阳衰竭,不相维系,出现亡阴亡阳之危象。

【辨证论治】

症状与体征

面色苍白,头晕目眩,汗出肢冷,目合口开,神情淡漠或烦躁不安,血压下降,甚者神志昏迷,呼吸微弱,大汗淋漓,手撒尿遗,脉微细欲绝。

治法

补虚固脱,回阳救逆,取手厥阴经、任脉经穴为主。

处方

主穴:素髎 神阙 关元 内关

配穴:神志昏迷加人中、百会;大汗淋漓加气海、足三里。

刺灸方法

毫针刺,用补法,神阙、关元、气海、百会重用灸法,至证情好转为度。

【其他疗法】

1. 耳针 取心、皮质下、肾上腺、神门,轻刺激,留针 60～120 分钟,间歇行针。
2. 灸法 取神阙、关元,用大艾炷隔盐或隔姜灸,至汗收、脉复为止。

【按语】

脱证可由多种原因引起,发病突然,病情复杂,必须针对病因进行综合治疗。针灸对本病有较好的救治效果,可作为抢救措施之一。

五、出 血

出血是以血液不循常道,上溢于口鼻诸窍,或下出于前后二阴,或渗于肌肤为特征的病证,又称"血证"。根据不同的出血部位可分为如下几种情况:凡因肺系出血,经口排出者,称咯血;因胃及食道出血,经口排出者,称吐血;血随大便而下,甚至单纯下血者,称便血;不因外伤而目、鼻、齿、耳、肌肤出血者,称衄血。

出血见于西医学中呼吸系统、消化系统、热病、血液病、药物中毒等多种疾病中。

【病因病机】

本病主要由火热亢盛,或阴虚火旺,迫血妄行;或气虚不能摄血所致。伤于阳络则血上溢,溢出鼻窍为鼻衄,溢于肺者为咯血,出于胃者为吐血;伤于阴络则血下溢,发为便血。

咯血多因外感燥热之邪，灼伤肺络；或情志不舒，肝郁化火，迫血上逆；或肺阴不足，阴虚火旺，迫血妄行，至血溢肺中，发为咯血。吐血多由饮酒过多，或嗜食辛辣厚味，热蕴胃中，胃热炽盛，迫血妄行；或肝郁化火，横逆犯胃，热伤胃络；或忧思劳倦过度，伤脾耗气，气虚不能摄血，皆可使血溢胃中，胃失和降，血随胃气上逆而发为吐血。便血多因过食辛辣厚味醇酒，滋生湿热，湿热下注，熏灼阴络，迫血妄行；或损伤脾胃，脾气虚统摄失职，血溢下行发为便血。鼻衄多因肺热、胃火循经上窜鼻窍，迫血妄行而发病。

【辨证论治】

1. 咯血

症状与体征

血因咳而从口腔排出，量少仅见痰中带血，量多则大口咯血，血色鲜红，兼夹泡沫。

风热燥邪伤肺兼见喉痒咳嗽，口鼻干燥，或有发热，舌红少津，苔薄黄，脉数。

肝火犯肺兼见咳嗽阵作，胸胁掣痛，烦躁易怒，舌红，苔黄，脉弦数。

阴虚火旺兼见咳嗽少痰，口干咽燥，潮热盗汗，舌红，苔少，脉细数。

治法

清肝泻肺，滋阴降火，凉血止血，取手太阴经、足少阴经穴为主。

处方

主穴：尺泽　肺俞　孔最　鱼际

配穴：风热燥邪犯肺加列缺、大椎、少商；肝火犯肺加行间、太冲；阴虚火旺加太溪、涌泉。

刺灸方法

毫针刺，用泻法，每日1次，留针30分钟。

2. 吐血

症状与体征

血随呕吐而出，血色鲜红或紫暗，常混有食物残渣。

胃热炽盛伴脘腹胀痛，口臭便秘，口渴喜饮冷，舌红，苔黄腻，脉滑数。

肝火犯胃见吐血量多，兼心烦易怒，口苦胁痛，舌红绛，脉弦数。

气虚不摄见呕血缠绵不止，时轻时重，大便黑稀，伴面色㿠白，神疲气怯，头晕心悸，舌淡，脉细弱。

治法

实证宜清肝泻胃，凉血止血，虚证宜健脾补中，益气摄血，取手厥阴经、足阳明经穴及俞、募穴为主。

处方

主穴：郄门　公孙　膈俞

配穴：胃火炽盛加内庭、大陵；肝火犯胃加行间、涌泉；气虚不摄加足三里、脾俞。

刺灸方法

毫针刺，实证用泻法，虚证用补法，每日1次，留针20～30分钟。

3. 便血

症状与体征

血由肛门而出，或在便前，多血色鲜红，来自肛肠；或在便后，多血色暗黑，来自上消化道。

肠道湿热见先血后便，伴大便不畅，肛门灼热，或有腹痛，舌红，苔黄腻，脉数。

脾虚不摄见先便后血，伴脘腹隐痛，神倦懒言，面色无华，舌淡，脉细弱。

治法

肠道湿热宜清热利湿，凉血止血，脾虚不摄宜健脾益气，养血止血。取足阳明经、足太阴经、足太阳经穴为主。

处方

主穴：大肠俞　承山　三阴交

配穴：肠道湿热加长强、次髎、上巨虚，脾虚不摄加脾俞、足三里、太白。

刺灸方法

毫针刺，实证用泻法，虚证用补法加灸。每日 1 次，留针 20～30 分钟。

4. 鼻衄

症状与体征

血由鼻孔流出，血色鲜红，量大则鼻口血涌。

肺热兼见鼻咽干燥，或身热咳嗽，舌红，苔薄，脉数。

胃火兼见口渴口臭，烦躁便秘，舌红，苔黄，脉数。

治法

清热泻火，凉血止血，取手太阴经、足阳明经及督脉经穴为主。

处方

主穴：合谷　上星　委中　迎香

配穴：肺热加尺泽、鱼际；胃热加内庭、二间。

刺灸方法

毫针刺，用泻法，每日 1 次，留针 20～30 分钟。

【按语】

出血是许多疾病的一种临床症状，针灸可作为一种辅助治疗方法。临床应及时查明出血原因，明确诊断，采取相应治疗措施。

六、剧 痛 证

剧痛证是以在人体不同部位突然发作的剧烈疼痛为特征的病证。通过前人长期的实践和今天大量的临床资料及实验研究结果证实，针刺止痛效果良好，针刺治疗痛证广泛应用于临床。本节仅就内脏的几种常见突发性剧痛（心绞痛、胃痉挛、胆绞痛、泌尿系绞痛）的治疗作概要介绍。

（一）心 绞 痛

心绞痛是指因冠状动脉供血不足，心肌出现急剧的暂时性的缺血、缺氧所致的发作性胸痛。中医称"胸痹"、"心痛"、"真心痛"。多见于 40 岁以上的男性。本病严重时可发生猝死。

心绞痛见于西医学的冠心病引起的急性心肌缺血。

【病因病机】

本病的发生多与寒邪内侵、情志失调、饮食不当、年老体虚等因素有关。多因年老阳衰，寒自内生，或感受寒冷邪气，阴寒内盛，寒凝心脉，胸阳不展，心脉痹阻而发本病；或情志不舒，肝气郁结，气滞血瘀，心脉痹阻而成本病；或饮食不节，过食肥甘厚味，损伤脾胃，脾失健运，聚湿生痰，痰浊上犯心胸，阻滞心脉而发心绞痛。其病机总为本虚标实：本虚为心肝脾肾功能失调，气血阴阳亏虚；标实为寒凝、气滞、血瘀、痰阻，致胸阳被遏，心脉痹阻，不通则痛。

【辨证论治】

症状与体征

患者每于受寒、劳累、饱食或情绪激动后，突然发生胸骨后或左前胸闷痛，呈压榨性或窒息性，可放射至左颈肩背、左臂，直至无名指和小指。疼痛一般持续 1~5 分钟，伴有汗出，乏力，面色苍白，心悸气短及恐惧感。

寒凝心脉则遇风寒而诱发，兼肢冷畏寒，舌淡，苔白，脉沉紧或弦紧。

气滞血瘀则因情志因素而诱发，心痛如刺如绞，兼有脘闷嗳气，舌紫暗或有瘀斑，脉弦涩。

痰浊内阻则心胸闷重，形体肥胖，兼气短喘促，倦怠纳呆，苔白腻或白滑，脉滑或结代。

治法

通阳行气，化瘀止痛，取手厥阴经、手少阴经穴及俞、募穴为主。

处方

主穴：内关　阴郄　膻中

配穴：寒凝心脉加心俞、厥阴俞；气滞血瘀加膈俞、太冲；痰浊内阻加巨阙、丰隆。

刺灸方法

毫针刺，用泻法，寒凝加灸，每日 1 次，留针 30 分钟。

【其他疗法】

1. 耳针　取心、交感、皮质下、神门，中度刺激，留针 30~60 分钟，每 10 分钟捻针 1 次。

2. 水针　取内关、心俞、厥阴俞，每次选 2 穴，用复方丹参注射液 4 毫升，每穴注入药液 2 毫升，每日 1 次。

3. 按压　取至阳穴，用 1 角硬币的边缘按压 1~2 分钟，可迅速缓解心绞痛。

【按语】

1. 针灸对减轻和缓解心绞痛、心律不齐有较好的疗效，但心绞痛证情危急，救治应及时，慎重处理，必要时应转科治疗。

2. 患者平时应注意调情志，适寒温，慎饮食，勿过累。

（二）胃痉挛

胃痉挛是指由于胃平滑肌突然发生痉挛而产生的以胃脘部剧烈疼痛为特征的病证。中医属"胃脘痛"范畴。

胃痉挛见于西医学的急性胃炎、胃溃疡及胃神经官能症等。

【病因病机】

本病多由饮食不节，过食生冷，或外感寒邪，寒凝胃络；或饮食不节，过食肥甘辛辣，湿热内阻；或进食过急，食滞不化，阻于中焦；或肝气不舒，横逆犯胃。均可致胃络不和，气机阻滞而作痛。气滞日久，可致血瘀，瘀阻胃络，不通则痛。

【辨证论治】

症状与体征

寒邪犯胃见胃脘冷痛暴作，畏寒喜暖，苔白，脉弦紧。

饮食停滞见胃脘胀痛，嗳腐吞酸或呕吐酸腐，吐后痛减，苔厚腻，脉滑。

肝气犯胃见胃脘胀痛连胁，嗳气频作，每因情志因素而诱发，苔薄白，脉弦。

瘀阻胃络见胃脘刺痛拒按，痛处固定，或有黑便，舌质紫暗或有瘀斑，脉涩。

胃热炽盛见胃脘灼痛，痛势急迫，嘈杂吐酸，心烦口苦，舌红，苔黄，脉数。

治法

理气和胃，通络止痛，取足阳明经、手厥阴经及任脉经穴为主。

处方

主穴：中脘　足三里　内关　公孙

配穴：饮食停滞加梁门、天枢；肝气犯胃加太冲、阳陵泉；瘀阻胃络加膈俞、三阴交；胃热炽盛加合谷、内庭。

刺灸方法

毫针刺，用泻法，寒邪犯胃灸中脘穴或拔火罐，每日1次，留针20~30分钟。

【其他疗法】

1. 耳针　取胃、神门、交感，强刺激，每日1次，留针20~30分钟，间歇捻针数次。

2. 水针　取中脘、胃俞、膈俞、足三里、阿是穴（胃脘部压痛点），每次选2~3穴，用维生素 B_1 注射液100毫克加维生素 B_{12} 注射液500毫克，每穴注入药液1~1.5毫升，每日或隔日1次。用于胃脘痛瘀阻胃络型。

【按语】

1. 针灸治疗急性胃痉挛起效快，疗效好。如反复发作者，应查明原因，以求根治。

2. 本症应注意与肝胆疾病及胰腺炎引起的上腹部剧痛相鉴别。

（三）胆绞痛

胆绞痛是指由于胆道梗阻、胆囊或胆总管平滑肌扩张及痉挛引起的以急性剧烈的右上腹部疼痛为特征的病证。属中医"胁痛"的范围。

胆绞痛多见于西医学的胆石症、胆道蛔虫症及急性胆囊炎等。

【病因病机】

本病多由情志不畅,肝胆气滞,疏泄不利;或湿热内盛,胆汁熬结成石,阻于胆道;或素有虫积,寒温不适,蛔虫不伏于肠而上窜,误入胆道,均可致胆腑气血不畅,郁而作痛。

【辨证论治】

症状与体征

突然发生的右上腹疼痛,呈持续性绞痛并阵发性加剧,可放射至右肩胛区,痛处拒按,有压痛、反跳痛及肌紧张。伴恶心呕吐,冷汗淋漓,面色苍白,恶寒发热或寒热往来,便秘溲赤,甚或出现黄疸。舌红,苔黄腻,脉弦数。疼痛发作时间短暂,多为数分钟至数小时,间歇期疼痛消失或很轻微。

治法

疏肝利胆,解痉止痛,取足少阳经、足厥阴经穴为主。

处方

主穴:日月　期门　阳陵泉　太冲　胆囊穴

配穴:恶心呕吐加内关、足三里;发热恶寒加大椎、曲池、外关;便秘加支沟、天枢;黄疸加至阳、阴陵泉;胆道蛔虫症加迎香透四白。

刺灸方法

毫针刺,用泻法,每日1次,留针30分钟。

【其他疗法】

1. 耳针　取肝、胆、交感、神门、皮质下、耳迷根,每次选3~4穴,强刺激,每日1次,留针30~60分钟。

2. 电针　取穴同体针,每次选2~4穴,得气后,接电极,用快频率的疏密波,强电流刺激30~60分钟。用于胆绞痛发作时。

3. 水针　取阳陵泉、支沟、胆囊穴、阿是穴(腹部压痛最明显处),用654-2注射液10毫升(2毫升)或黄连素注射液4毫升及注射用水0.5毫升,每次选四肢部2~3穴,每穴注入654-2注射液1毫升或黄连素注射液1~2毫升,腹部阿是穴注入注射用水0.5毫升。每日1~2次。

【按语】

1. 针灸对缓解胆绞痛确有良效。

2. 急性胆囊炎、胆石症、胆道蛔虫症均可引起胆绞痛,临床时应明确病因,止痛同时配合对因治疗。

3. 病情严重或有严重并发症者,应采取综合治疗,或施行外科手术。

(四) 泌尿系绞痛

泌尿系绞痛是指由泌尿系结石移动、刺激泌尿系管道壁引起的以突发性腰腹剧痛,甚或放散至阴部及大腿内侧为特征的病证。常因损伤管壁粘膜而伴发血尿,中医属"石淋"、"血淋"范畴。西医学根据结石所在部位,分为肾结石、输尿管结石、膀胱结石、尿道结石,其中，肾和输尿管结石多以肾绞痛为主要表现。

泌尿系绞痛见于西医学的泌尿系结石、泌尿道痉挛等。

【病因病机】

本病多由饮食不节，过食肥甘辛辣之品，损伤脾胃，积湿生热，蕴结下焦；或情志不舒，肝失疏泄，气郁化火，气火郁于下焦，致膀胱气化不利，水道不畅，湿热郁火煎熬尿液，日久尿中杂质聚结成石，阻于水道，通降失利，发为绞痛，热伤血络则见血尿，闭阻尿道则小便涩痛。

【辨证论治】

症状与体征

突发性一侧腰部剧痛，痛如刀割，连及小腹，并向会阴、大腿内侧放射，肾区有叩击痛；或小便时尿液突然中断，小腹、尿道刺痛，并向会阴放射；或排尿困难，小便淋沥涩痛；常伴血尿，或有砂石排出，舌红，苔黄，脉弦数。痛甚者可见恶心、呕吐，冷汗淋漓，脉微细，血压下降等。

治法

清热利湿，通淋止痛，取足太阳经、足太阴经及任脉经穴为主。

处方

主穴：肾俞　膀胱俞　中极　阴陵泉　三阴交

配穴：肾、输尿管结石加志室、三焦俞；膀胱、尿道结石加水道、曲骨；血尿加血海、太冲；小便淋沥涩痛加水泉、照海；恶心呕吐加内关、足三里。

刺灸方法

毫针刺，用泻法，每日 1~2 次，留针 30 分钟，间隔 3~5 分钟行针 1 次。

【其他疗法】

1. 耳针　取肾、膀胱、输尿管、皮质下、交感、神门、三焦，强刺激，持续捻转 3~5 分钟，留针 30~60 分钟。或用王不留行籽贴压，嘱患者疼痛时自行按压 3~5 分钟。

2. 电针　取穴同体针，每次选病侧 2~4 穴，得气后，接电极，用快频率的疏密波，强电流刺激 30 分钟以上，痛止为度。

【按语】

1. 泌尿系绞痛发作时，针灸止痛效果较好，电针镇痛效果最佳。

2. 针灸还具有一定的排石作用，位于输尿管中、下段，直径小于 1 厘米，表面光滑的结石较易排除。若针刺治疗期间出现腰腹部疼痛阵发性加剧，往往为排石的先兆，当疼痛突然消失，可能结石已经排出。

3. 发作不能缓解者，应采取综合治疗措施。

第十五章　针刺麻醉

　　针刺麻醉是在中医理论的基础上，应用针灸方法刺激穴位，激发机体内部产生一系列适应性的、整体的、有序的机能调整过程，从而改变了原有的机能状态，提高了机体痛阈、耐痛阈，增强了神经、循环、消化以及免疫等重要生命系统的适应调节能力，使病人（含动物）处于清醒状态下而能够安全接受外科手术的一种新的临床麻醉方法。

　　针刺麻醉从最初针刺摘除扁桃体开始，到复杂的胸、腹、开颅手术，经过 20 多年的大量临床实践，针刺麻醉日臻完善。尤其在 1980 年以后，科研人员在总结过去研究工作经验的基础上，制订了科研规划，并对针麻工作进行了必要的调整，强调保证病人不受痛苦，合理采用辅助药物，并进一步开展了针刺复合麻醉，多种针麻手术临床规范得到不断修改和补充，使之更加完善。

第一节　针刺麻醉的作用和特点

一、针刺麻醉的作用

　　通过我国多年来的针麻临床观察与原理研究，可以确认针刺麻醉的作用有五：①镇痛作用；②抗内脏牵拉反应；③抗创伤性休克；④抗手术感染；⑤促进术后创伤组织的修复。

二、针刺麻醉的特点

　　1. 适用范围广　针刺不仅不会引起对病人严重的危害，而且对病人的某些疾病还有一些治疗作用，特别是对心、肝、肾脏器功能不全而不宜接受药物麻醉的病人，以及对麻醉药物过敏而又必须进行手术的病人来说，采用针刺麻醉较为有利，从而扩大了外科手术的适用范围。在我国应用针麻进行手术，使用范围已经推广到 100 多种大小手术，成功率达 80% 左右。通过大量临床实践，约有二三十种常用手术针麻效果稳定。一般认为对颈、胸部手术效果好，如针麻在甲状腺、上颌窦、青光眼、腹式输卵管结扎等手术中已普及应用，针麻在剖腹产、脾切除、胃大部切除、全喉截除等手术中也取得较好成效。作为常规麻醉，有些单位已将针麻列为颅脑手术、前列腺切除、半月板摘除、肺叶切除等手术的首选方法。还有用针麻进行体外循环、心内直视手术，也取得较满意的效果。

2.生理扰乱少　由于针刺经穴具有调整人体各种机能的作用，因而针麻手术时病人血压、脉搏、呼吸都比较平稳，在整个手术过程中，病人保持神志完全清醒，便于同医生配合，便于护理。病人在清醒状态下接受外科手术是针刺麻醉的一大特点。这对手术过程中需要及时查看病人感觉或运动机能状态是十分有利的。不但降低了麻醉药物对病人的副作用，也减少了某些手术引起的并发症。

3.使用安全　由于针麻具有生理扰乱少的优点，因而对肝肾功能不全，以及休克、病危、衰老等身体状态差的病例均可应用。在针麻下做手术，还无需担心因麻药过量、病人对药物过敏而发生麻醉意外。自针刺麻醉问世以来，据不完全统计，我国已用针刺麻醉进行了200余万例外科手术，尚未见到因针刺麻醉本身而造成意外死亡的报道。

4.术后痛苦少　在针麻下手术，术后少有药物麻醉所出现的头痛、鼓肠、尿闭等副反应，且有进食早、活动早、恢复快等优点。

5.经济方便　针麻操作比较简便，不需要特殊的器械设备，且有花钱少，减轻病人经济负担的优点。

不过，针麻还没有达到完全无痛的要求，未能完全控制内脏牵拉反应，以及肌肉松弛不全。这些缺点，还有待克服，以利提高针麻效果。

第二节　针刺麻醉的适应范围

一、手术种类

颅脑、五官、颌面、口腔、颈、胸、腹、四肢部的多种手术都可以用针麻。一般来说，以头面部、颈部、胸部的手术针麻效果较好，适宜针麻的病例较多；腹腔手术因腹腔肌紧张、内脏牵拉反应等原因，相对来说适宜针麻的病例较少；对会阴部手术或四肢骨科手术的效果较差。此外，对某些心肺功能不全、肝肾功能较差、休克、年老体弱，以及对麻药过敏、脊柱畸形等施用药物麻醉禁忌或有困难而必须进行手术者，在积极治疗和严密监护下也可考虑选用针麻。

二、选择适宜病例

针麻适宜病例的选择主要从三个方面加以考虑：

1.病灶状况　一般来说，针麻适用于病灶较为单纯，诊断明确而不需要作广泛探查的病例。而病灶位置深，病变范围广，粘连严重，需作广泛探查的病例，因对镇痛和肌肉放松程度要求高，针麻效果往往不能令人满意。如病变伴随气管压迫症状，有明显的呼吸气体交换功能低下，或估计术中难以保持呼吸道通畅者，慎用或不用针麻。如必须施用针麻，通常应予面罩给氧或气管插管，以保证良好的通气、换气。若估计术中可能大量出血，尤其是鼻窦、鼻咽深部和口腔内的大型手术，为了避免患者在术中吸入血液，一般不首选针麻。至于病情复杂，并伴有重症高血压、心力衰竭或严重心律紊乱者，一般应视为针麻禁忌。

2.机能状态　针麻可以提高人体的痛阈和耐痛阈，但不同个体对针刺的耐受力和反应形式各异，针刺的效应也各不相同。一般来说，基础知觉阈值较高，针刺耐受力强，针刺后痛阈和耐痛阈大幅度升高者，针麻效果较好；反之，阈值低，针刺耐受力差，针刺后痛阈和耐痛升高幅度不大，甚至反而下降者，则不宜选用针麻。针刺诱导后，呼吸和心率均匀平稳或减慢，末稍血管扩张，指端血管容积波幅度增高，微循环改善，皮肤电反射幅度减少趋于稳定者，针麻效果往往较好；反之，则较差。辨证分型属于虚寒或阳虚者，针麻效果也往往比实热或阴虚者为好。

3. 心理状态　由于术中患者处于清醒状态，这就使针麻效果有可能受到心理因素的影响。当患者情绪稳定，对针麻和手术有一定的认识，能很好地配合手术，则有助于机体内部抗病镇痛机制的调动和针刺调节作用的加强；而怀疑、恐惧、极度紧张和不合作状态，可明显降低针刺效应，同时使自主神经系统功能也不同程度地失调，从而可诱发或加剧内脏反应和痛感。儿童的心理过程尤其不稳定，特别是婴幼儿，在清醒状态下施行手术很难合作，因此不宜单行针麻，可以考虑采用针药复合麻醉。

第三节　针刺麻醉的操作方法

一、术前准备

针麻术前准备和其他麻醉相同，首先要对病人的情况进行综合分析，制定针麻方案，预测手术过程中可能出现的问题，作好预防和补救措施，并要了解病人的针感情况和对针刺的耐受力，必要时应进行术前试针和对病人进行在术中配合手术的训练（如开胸时的深呼吸）以及介绍针麻的特点，使之主动配合，消除紧张情绪。

二、选穴原则

确定针刺麻醉方案后，选穴是针刺麻醉的第一步骤。选择穴位多以中医学理论为主要根据，结合现代生理解剖知识和病人的病情需要而定。大致可分为：

1. 循经取穴法　又可分为同经取穴和异经取穴。一般根据"经脉所过，主治所及"的原理，先选取与手术切口部位和手术所涉及的经络脏腑表里有关系的经脉，再在这些经脉上选取最佳穴位。如胃大部切除术多选胃经上的穴位，而输卵管结扎术则选足太阴脾经上的三阴交穴效果较好。

2. 辨证取穴法　取穴时主要结合手术类别、手术过程可能出现的各种证候，以及对手术疾病有特殊疗效的主治穴位。如胃大部切除术中常见恶心呕吐、心律不齐等症状，采用宁心安神的穴位配合，则可提高效果。

3. 局部取穴法　中医学理论中有"以痛为输"的原则，针麻时可以选取某些压痛明显和切口旁的部位进行针刺。也可以根据同神经和按神经节段分布施针，督脉针即是此法之一。

4. 神经分布取穴法　它是按照神经解剖生理学理论来选穴的。具体应用，可选用支配手术区的神经干附近的腧穴，或直接刺激神经干，或选用同一神经节段附近的腧穴。如甲状腺手术取扶突（颈浅神经丛）；下肢手术用第3、4腰神经，股神经，坐骨神经等。

5. 耳针、鼻针、头针 采用这些针刺麻醉则按现行耳针、鼻针、头针等穴位，根据不同病种选取最佳穴位进针。

常用手术针麻选穴举例（见表15-1）：

表 15-1 常用手术针麻选穴举例表

手术名称	针 麻 选 穴 举 例	
	体 针	耳 针
斜视矫正术	合谷、四白透承泣、阳白透鱼腰	眼、肝
青光眼手术	合谷、支沟、四白透承泣、阳白透鱼腰	眼、肝
拔牙术	合谷、颊车、颧髎、大迎	拔牙麻醉点
上颌窦手术	合谷、支沟、颧髎、四白、阳白透鱼腰、四白透承泣	
扁桃体摘除术	合谷、支沟、扶突	咽喉、扁桃体
前颅窝手术	颧髎、太冲、足临泣、金门	脑干透皮质下、神门透肾、交感、肺
肺叶切除术	郄门、内关透三阳络	神门、肺
二尖瓣扩张分离术	合谷、内关、支沟	神门、肺、胸
食道手术	合谷、内关、翳风	
乳房肿瘤切除术	合谷、内关	神门、交感、内分泌、胸、肺
胃大部切除术	足三里、上巨虚	胃、神门、交感、肺
甲状腺手术	合谷、内关、扶突	神门、肺、颈、内分泌
胆囊切除术	足三里、三阴交、胆囊穴	胆、腹、神门、交感、肺、皮质下
脾切除术	足三里、三阴交、太冲	
阑尾切除术	上巨虚、太冲、阑尾穴	阑尾、口
疝修补术	阴陵泉、三阴交、横骨、维道	神门、外生殖器、皮质下
剖腹产术	足三里、三阴交、带脉、切口针	神门、子宫、腹、肺
输卵管结扎术	三阴交	肺、皮质下、子宫
膀胱切开取石术、膀胱造瘘术	三阴交、中极、关元	膀胱、腹、神门、肺
四肢闭合性骨折复位术	上肢：极泉、曲池、合谷 下肢：阳陵泉、悬钟、太冲、外丘 在骨折端各取1~2个感应较强的腧穴	神门、交感、皮质下 上肢：腕、肘、肩 下肢：膝、髋、踝

三、确定手法

选穴是取得镇痛的关键，而针刺方法、获得圆满的针感得气，又是保证针麻疗效的关键。一般认为采用针刺进行麻醉时也与针刺治疗疾病一样，进针后必须出现"针感"（即得气），然后进行手法运针及给予电针脉冲刺激。

1. **手法运针**　运针在于加强疗效，取得针感，保持所产生的酸、麻、胀、重的感觉，以达到镇痛的目的。一般体针多采用提插加捻转术。捻转频率一般 120 次/分左右，捻转幅度是 90°～360°，提插幅度一般在 10 毫米以内。由于手法运针要求术者用力均匀平稳，容易产生疲劳，为了减轻术者的劳累，创制了手法模拟仪，以电驱动针达到捻转、提插的效果，临床应用，效果很好。耳针只宜捻转，且捻转幅度要小，不要改变针尖方向，要注意防止掉针或穿通耳廓，要使病人耳部有胀、热等感觉。

2. **电针刺激**　针刺得气后，打开电针仪电源开关，把输出强度调节旋钮调至最小（无输出），再将两个输出头分别连接在两根毫针的针柄上，然后调节输出强度，使病人产生酸、麻、胀、重的感觉，其强度要因人而异，控制在中等强度，以保持得气为度。目前国内常用的电脉冲刺激器，主要有 G6805 治疗仪、57－6D 电脉冲刺激器、BT－701 治疗机等。电刺激参数中主要因素是刺激电脉冲的波型和频率。波型中有双相尖波、方波、正弦和矩齿波。电脉冲可以连续给予，也可以断续或疏密的方式给予。电刺激频率一般常用 2～8 赫兹的低频率或 40～200 赫兹的高频率。也有采用两种频率施于不同部位同时使用，或间断使用者。

3. **穴位注射**　常用的注射液有生理盐水、维生素 B_1、当归注射液等。根据肌肉厚薄不同，每穴可注入 2～5 毫升，耳穴每穴注入 0.1～0.2 毫升则可，手术中还可补加注射 1～2 次。

4. **激光穴位照射**　多采用氦－氖激光治疗仪，一般功率为 3 毫瓦，光直径小于 1 毫米，直接照射选好的穴位皮肤上，照射时间每穴 10 分钟，可连续或断续照射。

四、施术方法

1. **术前诱导**　手术开始之前，可在预先选好的穴位上进行一段时间的刺激，称为诱导。其目的在于使病人适应穴位的刺激，安定情绪，还可以起到调整机体各器官功能的作用，为接受手术作好准备。诱导时间一般需要 20～30 分钟。

2. **术中运针**　手术过程中一般为轻刺激，对手术部位影响较小的穴位，可暂停刺激，予以留针；对手术部位敏感的穴位，可加强针感效应。

术中针刺方法可采用手法运针，也可采用电针刺激，还有耳针、穴位注射、激光针、指针等方法。具体选择运用必须根据病人的实际情况施行，也可以根据术前效果预测来决定。

3. **辅助用药**　针麻和其他麻醉一样，常需给予适当的辅助药物以提高麻醉效果，使病人处于最安全、最有利的条件下进行手术。辅助药物的种类甚多，主要有镇静、镇痛和抗胆碱等药物。使用时分为术前用药和术中用药的不同。

（1）术前用药：手术前 1 天与术前需要一些药物来镇定情绪，以保证呼吸畅通、循环机能正常，常用药物如哌替啶、吗啡、异丙嗪、苯巴比妥钠、芬太尼、氟哌啶醇、氟哌啶、安定、优降宁，以及某些抗胆碱能药，如山莨菪碱、阿托品、氢溴酸、东莨菪碱等。

通常在术前 1 小时肌肉注射苯巴比妥钠 0.1 克，术前 15～30 分钟肌肉或静脉注射盐酸哌替啶 50 毫克。为减少呼吸道和消化道分泌物，可在术前 30～60 分钟皮下或肌肉注射阿托品 0.5 毫克或东莨菪碱 0.3 毫克。

（2）术中辅助用药：在针刺诱导期，病人仍表现烦躁不安、精神紧张或切皮时镇痛不完全，可考虑给予镇静、镇痛药。但注意不要使患者进入催眠状态，否则会使患者不能清楚地反映情况和主动配合。如切腹膜、结扎大血管或牵拉内脏之前，估计病人可能出现较强烈反应，可先用1%普鲁卡因作局部浸润麻醉。如局部阻滞未能奏效时，应考虑给予盐酸哌替啶，甚至芬太尼等药。

（3）针刺复合麻醉：针刺复合麻醉是指针刺穴位结合应用药物麻醉的方法，它可使镇痛率明显提高，也减轻了麻醉药对机体免疫功能抑制等副作用，可应用于病灶复杂、大手术、镇痛要求高，或患者耐针力低，经预测针麻效果不佳者。它扩大了针麻的适应范围，也扩大了外科手术的适应证。针刺复合麻醉大致有三种形式：针刺与局麻复合、针刺与硬膜外麻醉复合、针刺与全身浅麻复合。

第四节　针麻的作用机理和影响效果的因素

一、作用机理

针刺麻醉，主要在于针刺能达到镇痛的目的。关于针刺镇痛的机理，通过大量的研究工作表明：

1.在针刺穴位之后，可以引起神经冲动，沿着传入神经传导到神经中枢，通过各级中枢的整合作用，便对手术部位和脏器产生镇痛和调整等作用。例如：针刺可使神经中痛觉纤维的传导发生阻滞；可使脊髓背角内发生突触后抑制；针刺的信号通过脊髓入脑，经过复杂的整合活动，可兴奋内在的镇痛系统，下行抑制背角，从而发挥镇痛效应。

2.在针刺过程中，还有神经体液的参与，并起着重要的调节作用。如针麻之后，可使动物脑内5-羟色胺含量增加，使儿茶酚胺类递质的受体受到抑制。特别是针刺镇痛时，动物脑内内啡肽含量明显增加。延缓脑啡肽的降解，可以延长针刺镇痛的效应。

总之，针刺镇痛，既有神经系统的参与，也有神经递质的参与，而二者又是相互配合的，这就为针刺麻醉作用机理提出了初步理论依据。针刺镇痛是针刺作用下，在机体内发生的一个从外周到中枢的各级水平，涉及神经、体液许多因素，包括致痛与抗痛这一对立而又统一的两个方面的复杂动态过程。

二、影响效果的因素

承认针刺麻醉的优越性，了解针刺麻醉的特点，就应该争取针刺麻醉的成功。为了取得针刺麻醉的临床效果，必须注意以下六个主要因素：

1.个体机能状态　上述针刺麻醉对机体的作用存在着显著的个体差异。神经类型和心理状态、病人体质的强弱与针麻手术的效果均有一定关系。一般来说，神经类型的均衡型和抑制型较兴奋型的效果要好一些；对针麻有正确的认识、情绪镇静者，效果较好；年老体弱者，效果也比较好。

2.穴位相对特异性　从中医理论来看，穴位是从属于经络的，不同的穴位与脏器的联系途径、生理功能、病理反应等都不相同。因此，对于不同部位的手术需要采用不同的穴位处方。优选穴位是针刺麻醉成功的关键之一。

3. **刺激条件**　对穴位施以针刺的方式、数和量与针麻的效果也有密切的关系。刺激条件包括手法中的提插、捻转，电针的波型、波宽、频率和强度，以及穴位注射的药物性质和剂量。刺激条件又因其他影响因素的不同而有差异，有时还需要根据手术过程中不同时期而改变刺激的条件。

4. **辅助用药技巧**　包括用药的种类、剂量和时间，以及用药的部位均需灵活掌握。针刺麻醉常常由于辅助药物的用法不当而导致失败。

5. **手术操作方案和技巧**　这也是针刺麻醉成败的关键问题之一。由于针刺麻醉的生理效应是有限度的，因此，需要有外科手术者的充分配合，要设法缩短手术时间并减少手术创伤。在手术技巧上尽量做到稳、准、轻、快。

6. **心理因素**　由于针刺麻醉下的病人是处于清醒状态的，而针刺镇痛等作用又有一定的生理限度，所以术前给病人说明手术过程可能出现的情况、针刺麻醉的优越性等，以消除病人紧张状态，稳定情绪，无疑是必要的。术中医务人员的态度和语言也会影响到病人的精神状态，从而影响麻醉效果。